김경빈 박사의
100세 건강법

김경빈 박사의
100세 건강법

2003년 7월 10일 1판 1쇄 찍음
2003년 11월 20일 1판 수정쇄 펴냄

지은이 | 김경빈
펴낸이 | 김영희

펴낸곳 | 도서출판 성림
　　　　서울시 종로구 중학동 111번지 경제통신사 빌딩 503호
전화 | (02)720-1747~8
팩스 | (02)723-0822

등록일자 | 1989. 11. 21
등록번호 | 제2-911호

값 50,000원

ISBN 89-7124-048-2

♣ 저자 연락처 : 인당한의원, (02)557-3906/7, H·P 011-256-3906
URL : http://www.indang.com　E-mail : indang1@hanafos.com

김경빈 박사의
100세 건강법

도서
출판 **성림**

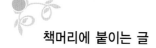

책머리에 붙이는 글

이 책이 햇볕을 보게 된 것은 2000년 1월부터 10월까지 KBS2-TV의 『언제나 청춘』에서 「김경빈 박사의 100세 건강법」 코너가 방영되었는데, 그것이 계기였다. 당시 많은 시청자들의 관심과 인기를 불러모으며 방영된 내용과 건강장수에 꼭 필요한 내용을 보태어 여러분들에게 조금이나마 도움을 드리려고 이 책을 펴내게 된 것이다.

『언제나 청춘』은 매주 일요일 이른 아침에 방영되었는데, 나이가 많은 분들을 위해 만들어진 프로그램이었다. 그런데 『언제나 청춘』이란 타이틀은 참으로 멋져 보였다. 나 자신과 이웃에 항상 건강한 평화를 깃들게 한다는 의미로 쓰여진 『언제나 청춘』이라면 정말 멋진 제목이 아닌가. 하지만 노인이 청년을 이길 수 있다고 생각한 '오기'의 청춘이라면 오히려 건강을 해침은 물론, 생명까지 단축하는 어리석은 결과를 낳을 수도 있다.

왜냐하면 오십 세 이후는 무리가 통하지 않는 시기이고, 오로지 건강에 겸손한 자에게만 하늘은 장수의 기회를 준다는 사실을 알아야 하기 때문이다. 나이가 많은 사람이나 젊은이들이나 건강장수하는 데 대한 기본적인 인식은 한 가지다. 건강에 대하여 겸손을 다하라는 것, 즉 무리를 삼가라는 것이다. 이것은 건강장수하는 데 있어 불변의 진리다. 그렇다면 과연 사람은 100세까지 건강하게, 보람되고 값있게, 그리고 자신과 이웃에게 평화를 가져다 주는 아름다운 삶을 지켜갈 수 있을까?

한의학에서는 장수하지 못하는 근본 원인이나 건강장수의 주적(主敵)인 질병의 원인을 오장육부(五臟六腑)의 유기적인 관계가 조화를 이루지 못하기 때문이라고 규정한다. 그 부조화의 원인은 정신, 즉 마음으로부터 비롯된다고 본다. 다시 말하면 모든 병의 원인은 마음가짐에 달려 있으므로, 그 마음이 편안하고 맑아야 건강장수할 수 있다는 것이다. 그렇다면 그 마음을 늘 편안하게 하여 건강장수를 누릴 수 있는 묘책은 없을까? 물론 있다. 필자는 그 묘책이 '절제(節制)'라는 단어 속에 숨어 있다고 본다. 여기서 '절제'라는 한자의 뜻풀이를 잠시 생각해 보기로 한다.

첫째, '節'은 '마디절, 토막절'이라 한다. ─생각이나 일에는 마디, 즉 토막이 있어야 한다. 다시 말하면 시작이 있으면 끝이 있게 마련이고, 처음이 뚜렷하면 맺음도 확실하다는 뜻이다. 때문에 휴식이 필요하고, 이를 통해 원래대로 회복이 된다. 그래서 새로운 창조가 가능해진다.

둘째, '節'은 '예절 절'로도 불린다. ─인간이 다른 동물과 근본적으로 다른 점은 인간에게는 이성이 있고, 그 이성을 바탕으로 하여 도(道)와 예(禮)가 형성된다. 그 예는 공동사회 속에서 인간을 인간답게, 풍요롭게, 그리고 행복하게 만든다. 제아무리 건강하고 장수한다 하더라도 예를 떠난 사람은 아무도 진실된 사람으로 대우해 주지 않는다. 또한 이런 삶은 진정한 의미를 잃어버린 것으로 간주한다. 깊이 생각해야 할 대목이다.

셋째, '節'은 '절개 절'의 의미로도 쓰인다. ─위의 예(禮)에 따라 신념이나 지조를 지키는 생활을 해야 참다운 삶이라 할 수 있다. 이것을 지키지 못하는 삶이라면 이는 진정한 삶이라 할 수 없기 때문이다.

넷째, '節'은 '풍류가락 절'이라고도 한다. ─신이 만든 소리 중에서 가장 아름다운 것은 사람의 목소리라고 한다. 사람은 소리와 가락에 의해 마음과 영혼까지 영향을 받는 감성을 지녔다. 따라서 가락과 풍류를 느끼고 즐길 수 있어야 여유와 안락, 그리고 스트레스가 해소되어 장수할 수 있는 기틀이 마련된다.

다섯째, '節'은 '절제할 절'이란 뜻도 있다. ─이 대목에 가장 귀를 기울여야 한다. 왜냐하면 인간이 동물과 다른 것은 이성을 소유하고 있다는 점이라고 했는데, 바로 그 이성에 의해 조절되는 대표적인 것이 절제이다. 이 절제는 앞에서도 언급했듯이 '건강에 겸손한 사람만 장수한다'는 가장 기본이 되고 중요한 대목을 함축한 의미를 지녔기 때문이다. 모든 욕심의 절제, 음식이나 운동 등 헤아리기 어려울 만큼 절제해야 할 목록은 많은데, 그 중에서도 으뜸은 과욕과 과식에 대한 절제이다. 이것만 지켜도 충분히 건강장수할 수 있다.

여섯째, '節'은 '때'로도 표현된다. ─때를 알고 그것을 적절하게 지킨다는 것은 참으로 슬기로운 지혜다. 앞으로 나아갈 때와 뒤로 물러날 때, 욕망을 그칠 때와 그만 먹을 때 등등, 그 시(時)와 절(節)을 적절히 지키지 않고서는 결코 건강장수할 수 없다.

그러나 이 절제(節制)를 억제(抑制)로 잘못 알면 안 된다. 여기서 말하는 절제는 쾌락을 죄악시하거나 만족을 멀리하자는 것이 아니며, 즐거움을 참자는 것도 아니다. 오히려 최고 수준의 만족, 최고 수준의 즐거움, 그리고 과욕하지 않는 행복을 추구하자는 것이다. 그래서 궁극적으로 건강장수하는 아름다움을 누리자는 것이다. 따라서 절제한다는 것은 인간의 아름답고 풍요로운 삶을 도외시하자는 것이 아니라, 최고 수준의 행복한 건강장수 지수를 찾자는 것이다. 절제와 인내는 아주 닮은꼴이면서도 뭔가 다르다는 느낌이 든다. 인내는 희생에 가깝고, 절제는 추구에 가까운 의미로 볼 수도 있다.

이 책에는 간단하면서도 꾸준히 계속하면 좋은 효과를 기대할 수 있는 생약차와 식이요법, 그리고 운동을 소개해 놓았다. 또한 마음을 맑게 해줄 맺음말 한마디도 곁들여 놓았다. 이것은 여러분들의 건강하고 보람된 삶을 위해 반드시 필요한 것이다.

이 책의 내용 중에 생약제(生藥劑)의 사진은 본초학(本初學:藥理學)의 대가인 안덕균 교수의 저서 《한국본초도감(韓國本草圖鑑)》에서 영인(影印)하였다. 깊이 감사드린다.

특히 각 질병의 맺음말은 극도의 절제를 통해 무소유의 개념을 삶 속에 용해시킨 **법정 스님**의 청명한 말씀을 많이 인용하였다. 이것은 각종 질환의 치료와 절제된 삶을 사는 데 큰 도움을 줄 것이다.

이 책이 여러분들을 더 아름답고, 풍요롭게 장수할 수 있는 삶이 되도록 그 길잡이가 되었으면 얼마나 좋을까. 이것이 필자의 간절한 희망입니다.

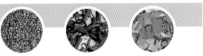

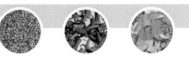

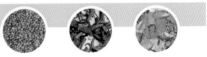

■편집자주 : 본 목차의 항목 중 일부는 표기된 페이지에 돌출되어 있지 않습니다. 그러나 목차에 그 항목을 넣은 이유는 독자
들의 편의를 위해서 입니다.

100세
건강 포인트

 ## 오래 살려면?

사람은 120살까지 날 수 있다.

우리는 누구나 건강하고 행복하게 살 수만 있다면 100세 이상 장수하기를 마다할 이유가 하나도 없을 것이다. 인류의 가장 큰 소망을 들라면 아마도 건강과 행복일 터인데, 이 목표를 달성하려면 미래 지향적이고, 정의로운, 그래서 이웃을 사랑할 수 있는 꿈을 지녀야 한다. 이 꿈을 실현하기 위해서는 정의(正義)를 행하며 겸손히 최선을 다하는 길밖에 없다.

2차 세계대전의 영웅인 맥아더에게 어떤 이가 질문했다.

"당신은 나이가 많음에도 불구하고 어떻게 늙은이가 아닙니까?"라고 하자 대답하기를 "세월은 사람의 얼굴에 주름살을 만들지만, 꿈을 잃으면 영혼에 주름살이 생깁니다. 나는 항상 미래의 꿈을 가지고 최선을 다할 따름입니다."라고 했다.

과연 그렇다. 마음에 주름살이 없어야 진정한 건강장수가 가능해진다. 값진 꿈을 가지고 최선의 삶을 살 수만 있다면, 그 삶이 몇 살에서 끝이 나든, 그 인생은 건강장수한 삶이 되는 것이다.

나는 여러분에게 다음과 같은 질문을 우선 던지고 싶다.

"여러분은 몇 살까지 살고 싶습니까?"

"몇 살까지 살 수 있을 것 같습니까?"

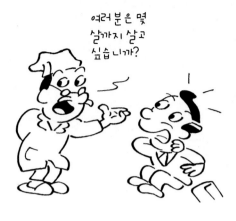

여러분은 몇 살까지 살고 싶습니까?

"당신은 몇 살까지 살아야 할 의무나 가치가 있다고 생각하십니까?"

하지만, 어느 누가 감히 생명의 길이를 엿가락 늘리듯이 마음대로 잡아당기고, 제멋대로 끊어버릴 수 있단 말인가?

사람은 태어날 때 자신의 의지에 의해 태어난 것이 아니다. 죽을 때도 아주 특수한 경우를 제외하고는 자기 자신이나 그 외 다른 사람의 의지에 의해 좌우되는 것도 결코 아니다.

여기서 우리의 태어남에 대하여 잠깐 생각해 보기로 하자.

누구든지 이 세상에 태어나기 위해서는 수억의 어머니 아버지 중에서 꼭 내 어머니 내 아버지여야 하고, 또 바로 그날 그 시각에 두 분이 사랑을 나누었어야 하며, 그리고 그 분들의 어머니나 아버지들도 또 그렇게 하였어야 한다.

내가 이 시대 이 자리에 존재한다는 것은 매우 희귀한 확률에 의한 결과이다. 이 기적 같은 결과에 의해 탄생된 이 귀한 나의 생명, 더없이 귀중한 이웃의 생명들, 어찌 이 생명들을 서로아끼고 소중히 여기지 아니할 수 있겠는가?

내가 지금 만나고 있는 그 이웃들이 내 옆자리에 함께 있는 것이 그냥 우연이란 말인가? 정녕 그것이 우연일지라도 그것은 참으로 절묘한 인연들이 아닐 수 없다.

우리 모두는 이 귀한 생명을, 이 소중한 만남을 숭고한 가치관을 가지고 잘 지켜 나가야 할 것이다.

그러기 위해서 우리의 삶은 늘 진리를 향해 성숙되어야만이 희귀한 확률에 의해 부여받은 귀한 생명을 진실되고 값있게 마무리할 수 있을 것이다.

우리가 건강하게 장수할 수 있느냐 없느냐의 문제는 자신의 삶이 인격적인 삶이냐 아니냐에 전적으로 달려 있는 것이다.

그러므로 참다운 진리를 바탕으로 한 인격적인 삶을 산 사람의 일생은 사십에서 끝나든지 칠십에서 끝나든지, 그 삶은 진정 장수한 참된 삶이라고 할 수 있다.

100세가 넘도록 장수하고 있는 사람이라도 현재의 삶이 썩어 없어질 것만을 추구한다면, 그것은 진정한 의미에서 결코 장수하고 있는 삶이라고 할 수 없다.

여러분은 몇 살까지 살고 싶은가? 이에 대한 정확한 답은 오직 자신의 삶이 어떠하냐에 달려 있다.

나이를 먹는다는 건은 무얼 의미하는가?

하나의 세포인 난자와 정자가 결합된 수정란이 모태의 태반에 착상된 후 부단히 분열 증식되어 무려 60조 정도의 세포로 하나의 완전한 생명인 인간이 태어난다.

그런데 조직이나 장기의 세포는 짧은 시간 동안에도 헤아릴 수 없이 많은 수가 생성되고 사멸되기 때문에 거의 쇠약해지지 않으나 문제는 뇌세포이다.

뇌세포 1일
수천 ~ 30만 개
소멸

뇌세포 중에 특히 대뇌피질세포는 모태로부터 태어날 때는 150억 정도로 구성되며, 탄생 직후부터 분열은 중지되고(뇌세포는 재생이 되지 않음) 기능만 발달하다가 20세를 지나면서부터 조금씩 사멸되기 시작한다. 학설에 의하면 나이나 환경의 영향에 따라 1일 수천 개에서 30만 개 정도까지 사멸된다고 한다. 수명은 단 한 개도 재생되지 않고 사멸되기만 하는 뇌세포에 달려 있다고 볼 수 있다.

만약 뇌세포가 몸의 조직 세포와 마찬가지로 노쇠한 세포는 자꾸 사멸하고 부단히 새로운 세포가 생성된다면 150세 이상도 살 수 있다. 이 얼마나 신나는 일인가! 그러나 이보다 더 끔찍한 일이 또 어디 있겠는가?

며칠 전 밤새워 외운 영어단어는 한순간에 다 잊어버리고, 몇 달이 지난 어느날 이번에는 일가친척, 부모형제의 이름은 물론이고 얼굴까지 까마득하게 기억에서 사라지게 될 터이니 이를 어찌하면 좋단 말인가? 뇌세포가 새로운 세포로 재생되지 않도록 배려한 것은 창조주의 지극하신 사랑이 아닐까?

그렇다면 우리는 과연 몇 살까지 살 수 있을까?

앞에서 말한 대로라면 뇌세포가 반쯤 사멸되는 기간은 대략 120~130년 정도라는 계산이 나온다. 다시 말해 누구나 자연섭생을 순리대 어혈(瘀血) : '끈끈한 피', '혈전(血栓)이 섞인 피', '산소가 부족한 피', '콜레스테롤의 수치가 높은 피', 그리고 이 모두를 포함한 혼탁한 피, 즉 욕심이 가득한 피를 말한다.

로 잘하면 120세까지는 살 수 있다는 것이다.

뇌세포가 사멸되는 가장 큰 원인은 무엇일까?

뇌세포를 사멸시키는 원흉은 바로 스트레스에 의한 '어혈(瘀血)'이다. 어혈에 의해서 피가 탁해지고, 적혈구가 폐에서 산소와 결합하는 친화력이 떨어져 뇌세포에 신선한 산소공급을 충분하게 하지 못하는 것이 최대의 원인이다.

만병의 독은 어혈

동양의학에는 '만병(萬病)의 독(毒)'이라는 말이 있다. 여기서 독이라는 것은 어혈, 즉 깨끗하지 못한 피를 말한다. 다시 말하면, 모든 병의 원인은 거의 혈액이 깨끗하지 못하여 혈류(血流)에 장해를 일으키기 때문이라는 뜻이다.

한의학에서는 모든 질병의 원인을 어혈이라고 단정한다. 이 어혈만 해결하면 장수의 문제는 저절로 해결된다고 보는 것이다. 어혈에 관해서는 다음에 자세히 설명할 것이다.

뇌세포의 사멸을 늦추는 약제

뇌세포에 신선한 산소를 공급해서 활력을 줄 뿐만 아니라, 두뇌도 총명하게 해주고, 신경성 두통이나 편두통까지 근원적으로 해결해 주는 명약은 없을까?

그것은 '오령산(五苓散)'과 '계지복령환(桂枝茯苓丸)'으로 해결할 수 있다. 이 두 약제는 인간이 만든 처방이 아니라, 신이 우리에게 선물한 최상의 보물이라 해도 지나친 말이 아닌 명처방이다.(오령산의 자세한 내용은 '두통' 편을 참고할 것)

오령산(五苓散)

종　류	1일 분량	효　　　능
택사(澤瀉)	6g	이뇨(利尿), 구갈(口渴)과 소변불리(小便不利)와 부종, 두통, 현훈을 다스리며, 혈압도 조절한다.
세계지(細桂枝)	4g	이뇨, 발한해열, 말초(末梢) 모세혈관의 혈액순환을 원활히 하고 氣의 소통을 돕는다.
복령(茯苓)	3g	이뇨, 정신안정, 건위(健胃), 보정기(補精氣)
백출(白朮)	3g	이뇨, 건위, 소부종(消浮腫), 보정(補精)
저령(豬苓)	2g	이뇨, 복수(腹水)를 해소하고, 탁뇨(濁尿)를 치료한다.

이 약제들은 구하기가 쉽다. 또한 효능이 아주 높은 약제인데도 불구하고 가격이 저렴하다. 조제하기도 매우 쉬워 구입해서 평소 상복(常腹)하면 거의 모든 성인병 예방은 어느 정도 해결할 수 있다.

지금 여러분 식탁에 진수성찬의 '오령산'을 차려놓았다고 하자. 그냥 보기만 하고 먹지 않으면, 그것은 단지 그림의 떡일 뿐이다. 뇌에 신선한 산소를 공급하여 뇌세포 사멸의 속도를 늦출 수 있는 명처방이 바로 오령산이다.

"사람은 무엇 때문에 사는지, 또한 무엇을 위하여 살아야 할 것인가, 그리고 순간순간을 어떻게 살아야 할 것인지는 저마다 자신이 선택해야 할 과제다. 우리가 명심해야 할 것은 우리들 각자는 이 세상에서 단 하나밖에 없는 독창적인 존재라는 사실이다. 단 하나뿐인 존재이기 때문에 어떤 상황에 놓여 있을지라도 자기 의지로 사는 일이 중요하다. 개체의 삶이라 해서 제멋대로 아무렇게 사는 것이 아니라, 전체의 삶과 조화를 이루며 살 때 그 개체는 가치를 부여받을 수 있다." 이러한 삶은 그 연수에 관계없이 장수하는 인생이라 할 수 있다.

어혈(瘀血)

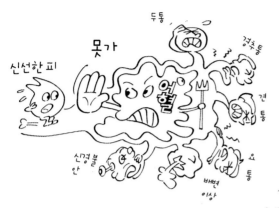

필자의 한의학 입문은 30여 년이지만, 실제로 필자의 몸에 한약 냄새가 배기 시작한 지는 50여 년이 넘었다. 그 동안 수많은 환자와 접해 오는 동안 점점 확실하게 느낄 수 있었던 것은 만병의 독으로 알려져 있는 어혈을 해결하여 피를 싱싱하고 맑게 하면, 질병을 이길 수 있는 강인한 체질로 개선할 수 있다는 사실이었다. 뿐만 아니라 어혈만 해결해 주면 성인병을 근본적으로 치료할 수 있어 건강한 몸으로 천수를 다할 수 있는 유일한 방법이라고 확신하게 되었다.

현대적인 개념으로 설명하면, 어혈은 '끈끈한 피', '혈전이 포함된 피', '산소가 부족한 탁한 피', '중성지방이나 콜레스테롤(LDL) 수치가 높은 피', 그리고 이 모두를 포함한 혼탁한 피이다. 나는 이와같은 어혈을 한마디로 '욕심(慾心)이 가득한 피'라고 정의한다. 왜냐 하면 어혈은 과욕에 의한 기체(氣滯)에서 비롯된다고 보기 때문이다.

어혈의 초기 증상으로는 두통, 경추통, 견통, 요통, 배변(排便)이상, 불안신경증 등 확실하게 설명할 수 없는 전신증상들이 나타나는데, 심해지면 신부전(腎不全), 간경변(肝硬變), 심근경색(心筋梗塞), 암(癌) 등 모든 성인병의 원인이 될 수도 있다.

이제부터 어혈의 일반적인 발생 원인과 어혈로 인해 발생하는 질환의 종류, 어혈의 증상, 어혈치료에 있어서 정신요법, 식이요법, 그리고 약물요법에 관해서 설명키로 한다.

이 어혈에 관해서 깊은 이해를 쌓고, 치료법을 실천하면 건강하게 천수를 누리는 지름길이 되리라고 확신한다.

종합검진으로 성인병을 예방할 수 있을까?

성인병이 종합검진에서 발견되면 때는 이미 늦은 경우가 많다.

고혈압, 당뇨병, 심장병, 간장병, 신장병 등 성인병 환자가 매년 걱정스러울 정도로 늘어나고 있다. 2003년 현재 건강하게 일하는 사람들도 언제 어느 때 성인병에 걸릴지 모르면서 사는 게 현실이다. 왜냐하면 병은 아주 서서히 진행되며 자각증상을 확실히 느끼게 될 때나, 정기 종합검진에서 이상이 발견된 때는 이미 그 성인병이 상당히 진전된 후인 경우가 많기 때문이다.

장기별 진단법에는 한계가 있을까?

현대의학에서 실행하는 검사로도 초기의 성인병을 발견하기가 어려운 몇 가지 이유가 있다.

그 하나는 성인병을 각 장기의 이상으로 본다는 것이다. 따라서 진단도 각 장기 자체의 기능적인 이상이나 구조적인 이상을 중심으로 검사한다. 혈압이 정해 놓은 정상치보다 높으면 고혈압으로 진단하고, 혈액검사(GOT, GPT 등) 등을 통해서 간장병을 판단하며, 혈액 중의 콜레스테롤 수치로 동맥경화의 정도를 판단한다. 그리하여 어느 이상이든 간에 정상수치로 환원시키는 것을 치료의 최우선으로 여기며 이것에 몰두한다.

환자의 자각증상에 관한 호소에는 별로 신경을 쓰지 않고, 일단 확진이 되었다고 판단되면 이미 정해진 치료법에 따라 그대로 진행시킨다. 다시 말해, 혈압강하제나 GOT, GPT의 수치를 내리는 약으로 처방한다. 어느 정도 수치가 좋아져도 환자의 자각증상이나 기본적인 체력은 그대로인 경우가 대부분이다. 그보다 더 안타까운 문제는 수치가 정상으로 나타나도 그와 같은 병을 일으킨 원인이 제거되지 않았다는 사실이다.

성인병의 근본원인은 무언일까?

어혈은 아무도 모르게 진행된다.
두통, 두중(頭重), 후두부가 무겁고 뻐근하고, 때때로 어지럽고, 현훈, 견통, 변비, 생리통, 하반신 냉, 심한 피로, 안정피로, 불면 등 헤아리기 어려운 갖가지 증상은 모두 어혈 때문에 느껴지는 것이다.

한 가정을 책임지고 열심히 일하는 가장이나 집에서 여러 가지 일을 하는 주부들 중 좌측에 열거한 증상의 몇 가지를 느끼지 않는 사람은 아마도 없을 것이다. 그런데 이 괴로움을 병원에 가서 호소하고 진단하여도 오장육부의 어느 장기에서도 이런 증상은 질병으로 나타나지 않기 때문에 병명은 일괄적으로 '신경성'이라고 결정된다는 데 큰 문제가 있다.

이와같은 진단 때문에 안심하고 계속해서 무리를 하게 되고, 아프면 진통제로 달래면서 참는 동안에 쥐도새도 모르게 병은 진전되어 얼마 지나지 않아 무서운 성인병으로 발전하는 경우가 허다하다.

모든 질병의 으뜸 원인인 '어혈'이라는 무서운 적을 일반적인 증상이 나타날 때마다 미리미리 공격하여 제거해 줌으로써 하나밖에 없는 귀중한 생명을 반드시 보전해야 한다.

한의학적인 진단으로 성인병 발견이 과연 가능할까?

그런데 전혀 다른 차원에서 질병을 해석하는 의학이 있다. 그것은 다름 아닌 우리의 전통적인 풍속에서 고유하게 지켜 온 한의학이다. 전체를 통해 부분을 보고, 다시 부분적인 병명을 전체의 장기로 연관시켜 이해하는 의학이 바로 한의학이다.

예를 들면 두통을 단순히 머리의 병으로 보지 않고 전신적인 밸런스의 부조화로 보며, 이를 오장육부의 기능과 연계시키는 특유한 방법으로 진단한다. 그리하여 전체적인 균형을 조절하여 두통을 치료한다. 이렇게 하면 두통은 거의 재발되지 않는다. 그 이유는 두통을 일으키는 근본을 개선했기 때문이다. 이것이 한방의 치료방법이다.

다시 설명하면, 병명을 결정하고 그 병을 치료하는 의학이 아니다. 그와 같은 증상을 일으키는 현상은 장기 상호간에 잘못된 균형에 있다고 보고, 그 생리적인 기능을 바르게 조절하여 정상으로 되돌리는, 즉 호전된 환자의 기능이 질병을 스스로 치료하는 근치요법이 바로 한의학이다.

한의학의 근본 원리 중에 '氣, 血, 水'라는 개념이 있다. 이 원리는 매우 심오해서 두꺼운 책 한 권으로도 설명을 다하기 어려우나, 아주 간단히 설명하면, '氣'는 정신활동, 신경활동, 호흡, 즉 생명 에너지이며, '血'은 혈액, 임파액, 호르몬 등 수분을 제외한 체액이고, '水'는 체내의 수분을 말한다.

'血'이라는 개념 속에는 어혈이란 단어가 있다. 어(瘀)는 더러운, 즉 흘러야 할 것이 흐르지 못하고 정체된 상태를 말하므로, 어혈이 氣와 水와 함께 어우러져 병인(病因)의 근본이 된다고 한의학에서는 정의한다.

현대의학에서 전혀 생각지도 않는 이 어혈이라는 병인에 대해 필자는 오랜 동안 연구했다. 그 결과 이 어혈을 제거해야만 성인병을 초기에 진단하고 치료할 수 있다는 확신을 갖게 되었다.

그 이유는 성인병의 거의 대부분이 어혈에 의해 발병되며, 또 어혈을 조기에 제거하는 치료를 통해서만이 만족할 만한 결과를 얻을 수 있었기 때문이다. 따라서 이 어혈을 제거하지 않고서는 결코 성인병의 근본적인 치료는 불가능하다고 필자는 믿는다. 성인병을 치료할 때 먼저 이 어혈을 제거해 주면, 여러 가지 불유쾌한 증상이 급속도로 사라진다. 또한 성인병 자체도 치료하기가 매우 쉬워질 뿐만 아니라, 성인병 예방이란 목적달성에도 큰 효과를 볼 수 있다.

피가 더러워지면 어혈이 될까?

우리 몸 속에 있는 적혈구의 수는 무려 30조 이상이며, 하루에 210억 개 정도가 파괴되며, 동시에 그와 비슷한 수가 새롭게 탄생된다. 적혈구는 폐에서 산소를 받아 몸 속 구석구석의 조직으로 운반하며, 각 조직에서 사용하고난 탄산가스와 교환한다.

혈액은 외적으로부터 몸을 보호하는 백혈구, 피를 응축시키는 혈소판, 그리고 생명활동을 지속시키기 위해 필요한 단백질을 비롯해서 당질, 지방, 비타민, 호르몬, 미네랄, 효소 등을 포함한 혈장(血漿)으로 구성되어 있다.

건강한 몸을 유지하기 위해서는 혈액의 성분을 비롯해 피에 의해 운반되어지는 산소나 여러 영양분의 밸런스가 정상적으로 유지되어야 한다. 필요 이상의 지방을 섭취한다든지 필수 비타민이 부족하다든지 하면 조직이나 세포는 정상적인 활동을 할 수 없게 된다.

이와같이 성분이나 영양분의 밸런스가 깨어진 상태의 혈액을 '깨끗하지 못한 피' 라고 하는데, 필자는 이것을 어혈의 한 요소로 본다.

혈관은 비명을 지른다

혈관은 혈액이 흐르는 파이프 라인이다. 성분이나 영양의 밸런스가 균형을 이룬 깨끗한 피가 흐르면 혈관은 탄력이 풍부해지고, 혈관의 내벽도 윤택해지므로 혈액이 잘 흐를 수 있다. 그러나 혈액의 성분이나 영양의 밸런스가 깨지고 산소가 부족한 어혈 상태가 되면 혈관에도 즉각 영향을 미친다.

예를 들어 혈액이 끈끈하게 되면 응고되기 쉽다. 또 혈관이 탄력을 잃으면 파열되기 쉽다. 따라서 혈관은 비명을 지를 수밖에 없다.

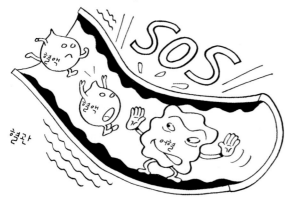

혈전을 만드는 범인은 어혈이다

혈관 벽이 갈라지거나 상처가 생기면, 어혈에 의해 그 갈라진 틈은 더욱 벌어진다. 상처에는 콜레스테롤 등이 달라붙어 혈관이 막히거나 '혈전'을 만들기도 한다. 또한 갈라진 부분이 약해져서 혈관이 파열되기도 한다.

혈액 중에 지방이 지나치게 많이 함유되어 끈끈해지면 혈전이 발생한다. 이런 상태가 되면 조직으로 산소나 영양분을 충분히 운송할 수 없게 된다.

끈끈하고 걸쭉한 혈액과 혈전 때문에 말초 부위의 혈액순환은 장애를 받아 염증이 발생하게 된다. 이와같은 결과로 인해 어혈 상태가 되면 여러 가지 질병이 발생하기 쉬워진다.

어혈을 예고하는 증상

영양분의 과잉섭취, 즉 동물성지방, 동물성단백질, 흰설탕, 고도의 정제식품, 화학첨가물이 다량으로 함유된 가공식품 등을 과다하게 섭취하거나 심한 스트레스 등에 의해 발생한 어혈은 피를 탁하게 만든다. 이것이 전체 성인병의 주된 원인이라 해도 무리는 없다.

어혈상태가 되면 어떤 일이 일어날까?

먼저 혈액순환이 장애를 받아 생명을 유지시키기 위해 절대로 필요한 산소나 다른 영양분들을 세포나 조직으로 운반하기가 힘들어진다. 그 결과 산소부족과 영양장애가 일어나 세포나 조직의 활동이 나빠진다. 이런 현상은 점점 근육, 신경 등의 조직으로 침투해 간다.

이와같이 어혈로 인하여 말초 부위의 조직은 염증을 일으키며 비후해지고 주위의 혈액순환도 나빠진다. 이 단계의 어혈이 된 경우 그 증상으로는 어깨결림, 두중감, 심한 피로 등 원인이 확실치 않은 현상이 나타난다.

그러나 장기의 기능장애까지는 아직 일어나지 않은 상태이므로 종합병원에 가서 여러 가지 검사를 하여도 이상은 거의 나타나지 않는다.

성인병의 조기진단이 불가능한 것은 바로 이 때문이다. 안정제나 진통제 등을 복용하면서 그냥 방치하면 종국에 가서는 돌이킬 수 없는 성인병에 돌입하게 된다.

종합진단에서 병명이 정해지면 때는 이미 늦다

어혈이 진전되었다면 이미 부분적으로 세포나 조직이 파괴되어 위험한 지경에 이른 것이다. 따라서 뇌출혈, 뇌혈전, 심근경색, 간경변, 심부전, 암 등으로 발전하여 결국 돌아올 수 없는 길을 가게 된다.

검사에 이상이 나타나 병명이 결정된 때에는 증상도 이미 상당히 진전되어 치료를 시작한다고 해도 오래 걸릴 뿐만 아니라, 치료가 잘 안되는 경우도 많다. 이는 지나간 버스 뒤꽁무니만 멀건히 바라보는 꼴이라 할 수 있다.

오래된 피는 노화를 촉진시킨다

외과수술로 쥐 두 마리(젊은 쥐 한 마리와 늙은 쥐 한 마리)의 동맥과 동맥, 정맥과 정맥을 연결해 두 쥐가 혈액을 공유하도록 하고, 노쇠한 쥐가 젊은 쥐의 혈액을 공급받게 하였다. 그 결과 노쇠한 쥐의 수명은 상당히 연장되었다. 이는 프랑스 출신의 노벨의학상 수상자 알렉시스 카렐 박사에 의해 증명되었다.

이 실험에서 노쇠한 쥐는 평균수명보다 3분의 1 정도 더 오래 살았다. 다시 설명하면 젊은이의 싱싱한 혈액은 수명을 연장시키는 왕성한 세포 분열을 함으로써 늙은 쥐의 혈액보다 월등히 우수함을 입증한 것이다. 반대로 말하면 오래된 피, 즉 오래 사용해서 더러워진 피는 빨리 노화를 촉진한다는 사실이 입증된 것이다. 따라서 어혈은 수명을 단축시키는 원흉임을 알 수 있다.

어혈을 제거하면 젊음은 오랫동안 유지된다

위와 같은 실험을 통해서 알 수 있듯이 어혈을 청소하면 젊음이 오랫동안 유지될 뿐 아니라, 고혈압, 간장병, 심장병, 신장병, 당뇨병 등 혈액순환과 관계가 깊은 질병들은 가깝게 다가오지 못할 것이다.

현대의학에서 신경성으로 진단되는, 즉 검사에서 이상이 발견되지 않음에도 불구하고 환자 자신은 몹시 괴로워하는 원인불명의 증상도 어혈을 제거하면 거의 소멸된다.

이것은 조직의 최소단위인 세포가 신선해지기 때문이다. 어혈을 깨끗이 정화하면 혈액은 신선해지고 젊어져서 세포가 활발하게 분열하여 말단조직들은 싱싱해진다.

옛날부터 '동물의 수명은 성장기의 5배'라고 전해져 온다. 그런데 생리적 의학적인 데이터에 의하면 인간의 성장기는 20~25년 정도이며, 최소한 100세까지는 살 수 있다고 한다.

'어혈정화(瘀血淨化)' 건강요법만 실행하면 누구든지 100세 되는 생일에는 건강하게 웃으면서 케이크를 자를 수 있게 될 것이다.

도대체 어혈을 만드는 원인은 무엇일까?

좌측에 열거된 어혈의 원인들은 끈끈한 피, 혈전이 포함된 피, 산소가 부족한 피, 중성지방이나 콜레스테롤이 많은 혼탁한 피, 욕심이 가득한 피 등을 만들어낸다. 즉, 우리를 빨리 죽음(성인병)으로 몰아가는 피를 만든다.

어혈의 원인 중 가장 주의해야 할 것은 과식이다. 과식은 혈액을 오탁(汚濁)시켜 혈관에 상처를 낸다. 지나친 과식을 계속하는 사람, 특히 육류나 당분이 많이 함유된 산성식품을 주로 섭취하는 사람은 비만해진다. 뿐만 아니라 소화, 흡수, 배설에 무리가 오게 되며, 내장이 피로해지기 쉽다. 이로 인해 어혈이나 수독(水毒) 증상이 발생하고, 이것은 성인병을 유발하는 원인으로 작용하게 된다.

어혈을 만드는 원인

- 과욕
- 스트레스
- 시기나 질투
- 과식
- 동물성지방, 염분, 설탕의 과잉섭취
- 식물성섬유의 섭취부족
- 칼슘의 섭취부족
- 비타민 C나 E의 섭취부족

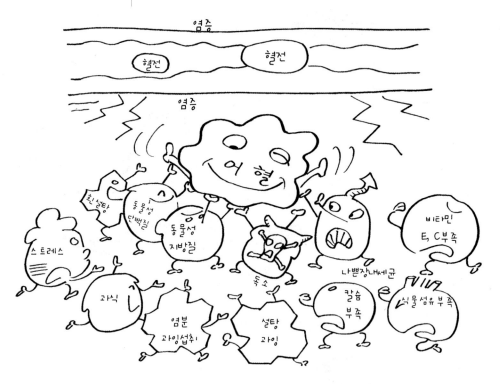

어혈이 일으키는 구체적인 증상들

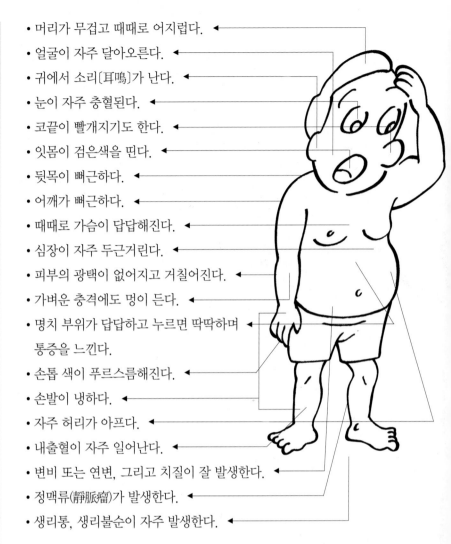

- 머리가 무겁고 때때로 어지럽다.
- 얼굴이 자주 달아오른다.
- 귀에서 소리〔耳鳴〕가 난다.
- 눈이 자주 충혈된다.
- 코끝이 빨개지기도 한다.
- 잇몸이 검은색을 띤다.
- 뒷목이 뻐근하다.
- 어깨가 뻐근하다.
- 때때로 가슴이 답답해진다.
- 심장이 자주 두근거린다.
- 피부의 광택이 없어지고 거칠어진다.
- 가벼운 충격에도 멍이 든다.
- 명치 부위가 답답하고 누르면 딱딱하며 통증을 느낀다.
- 손톱 색이 푸르스름해진다.
- 손발이 냉하다.
- 자주 허리가 아프다.
- 내출혈이 자주 일어난다.
- 변비 또는 연변, 그리고 치질이 잘 발생한다.
- 정맥류(靜脈瘤)가 발생한다.
- 생리통, 생리불순이 자주 발생한다.

어혈의 제거와 치료

우선 일상생활에서 어혈을 제거할 수 있는 방법에 관해서 생각해 보자.

① 단식(斷食)이나 적당한 밸런스의 소식(小食)을 하면 효과가 있다.

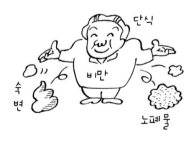

- 몸을 청소한다.(숙변)
- 내장을 쉬게 한다.
- 신진대사를 활발히 한다.

② 비타민 E는 혈액의 응고를 방지한다.

- 과산화지질(過酸化脂質)의 생성을 억제한다.
- 세포막을 보호한다.
- 혈행(血行)을 촉진한다.

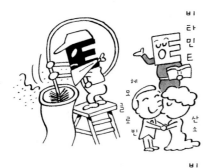

- 혈중 콜레스테롤을 저하시킨다.
- 호르몬의 분비를 조절한다.

③ 비타민 C는 염증을 억제해서 혈전을 방지한다.

- 혈액 벽을 든든히 해서 혈전을 방지한다.
- 혈중 콜레스테롤을 저하시킨다.
- 부신피질호르몬의 분비를 촉진해서 스트레스로부터 몸을 보호한다.

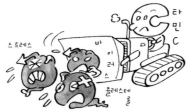

- 항산화작용으로 과산화지질의 생성을 억제한다.

④ 식물섬유는 혈액을 청소한다.

- 혈중 콜레스테롤과 중성지방을 저하시킨다.
- 장내세균을 증식시켜 통변(通便)을 하게 함으로써 체내에서 독소의 발생을 억제한다.

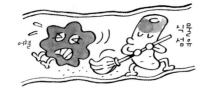

⑤ 칼슘은 혈액을 깨끗이 하여 혈전을 방지한다.

- 혈액 중의 산성물질을 중화시켜 약알칼리성이 되도록 한다.
- 동맥경화를 방지한다.
- 정신신경을 안정시킨다.

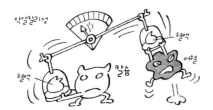

⑥ 현미, 식초콩은 혈중 콜레스테롤을 억제하고 좋은 콜레스테롤을 증진하여 혈압을 조절한다.

어혈제거 치료

　어혈제거의 처방인 '계지복령환(桂枝茯苓丸)'은 어혈의 원인과 증상을 근본적으로 개선시킨다.

　한방의 경우 약을 사용하는 목적이 되는 것은 병명이 아니라 증(證)이다. 이 증을 파악하는 것이 질병치료의 열쇠이다. 따라서 계지복령환을 투약할 목표에 대하여 알아보기로 한다.

타각(他覺)증상이란?

　배꼽 좌측 3~4cm의 부위를 눌러 보면 통증을 많이 느낀다. 한방에서는 이를 어혈괴(瘀血塊)라고 하며, 계지복령환(桂枝茯苓丸), 도핵승기탕(桃核承氣湯), 대황목단피탕(大黃牧丹皮湯)과 같은 어혈치료제를 사용케 한다.

어혈괴(어혈 덩어리)라고 하는 것은 소장이나 대장 등에 흡수된 영양분을 간장으로 보내는 굵은 문맥(정맥)에 염증이 발생하여 혈액이 울체되고, 그 결과 복부에 나타난 증상을 말한다.

자각(自覺) 증상이 란?

때때로 얼굴이 달아오르고 어깨와 목뒤가 뻐근하며, 하복부가 가끔 당기고 아프며, 두통, 두중(頭重), 어지러움 등의 증상을 느낀다.

이와같은 타각증상이나 자각증상이 있고, 또 잘 짜여진 보통 체격에 어느 정도 체력이 있는 경우 계지복령환을 투약하기에 적합하다. 체격이 좋고 신경질적인 부인이나, 30~40대의 과장, 부장 등 건장하게 보이는 사람에게 계지복령환증이 의외로 많다. 이는 스트레스를 가장 많이 받는 위치에 있기 때문인 것 같다.

이와같이 어혈증상이 있는 사람은 병의 유무에 관계없이 어혈 치료제를 가끔 복용하면 성인병을 예방할 수 있다. 이 계지복령환은 모든 성인병에 유효하나, 특히 어혈이 원인인 만성 성인병에 매우 우수한 효과를 나타낸다.

계지복령환으로 치료가 잘 되는 질환은?

계지복령환으로 치료가 잘 되는 질환은 다음과 같다.
- 생리불순, 갱년기장애
- 불임증
- 여드름, 거친 피부, 비만증 • 모든 성인병(동맥경화, 고혈압, 간장병, 당뇨병 등등)과 기타 질환 (요통, 알러지, 치질, 타박상, 관절염, 신경증, 여드름 등)

계지복령환(桂枝茯苓丸)

종 류	효 능
세계지(細桂枝)	이뇨, 말초 부위의 혈액촉진, 신경통, 두통, 한다(汗多)
백복령(白茯苓)	이뇨, 정신안정, 건위(健胃), 보정기(補精氣)
백작약(白芍藥)	완화자양강장(緩和慈養强壯), 복통, 신경통, 부인병 일체
목단피(牧丹皮)	량혈해열제(凉血解熱劑), 통경(通經), 진정진경(鎭靜鎭痙－두통, 요통, 관절통)
도인(桃仁)	활혈통경거어제(活血通經祛瘀劑 ; 혈액순환을 도와서 여성 생리기능을 원활히 하고, 어혈을 풀어 준다.), 중풍, 타박상, 부인병, 여드름

고혈압을 예로 들어 널 명하면

어혈제거에 효과…

계지 복령환

식초, 콩

머리가 약간 어지러우면서 구름 위를 걷는 것 같은 느낌이 든다. 이 것은 약간 위험한 고혈압의 전형적인 증상이다.

• 일이 매우 바쁘다는 핑계로 섭생을 제대로 하지 않으면 위험하다.

• 양약의 혈압강하제는 자율신경을 일시적으로 안정시키는 약이든 지, 심장의 박동력을 약하게 하든지, 이뇨제 등으로 일생 동안 계 속하지 않으면 안 된다.

• 최저혈압이 적어도 100을 넘는 경우는 모세동맥에 동맥경화가 일어나고 있다는 증거이므로 대단한 주의를 요한다.(최저혈압이 높을 경우 양약만으로 는 치료가 불가능하다.)

• 계지복령환으로 어혈을 제거하여 혈관장애가 점점 진행되어 합병 증을 유발하는 것을 막아 주고, 정신신경을 안정시켜서 화(火)를 제거해 줌으로써 마음이 편안해져 화를 내지 않게 된다.

• 식초콩(식초에 콩을 담았다가 식초와 콩을 함께 먹음)은 혈압을 내리는 작용을 한다. 풍부한 유기산(有機酸)과 아미노산, 특히 콩 에는 나쁜 콜레스테롤치를 저하시키고, 혈관을 청소하며 자율신 경을 조절하는 작용이 있어 어혈을 제거해 준다.

• 칼슘은 정신안정과 혈관을 젊게 하는 작용이 강하다.

• 비타민 E, C도 어혈을 제거하는 작용이 있어 혈액순환을 돕는다.

이와같은 과정을 잘 지키면 어혈은 자연히 제거되어 근본적인 치료 가 가능하다.

"빗방울이 연잎에 고이면 연잎은 한동안 물방울의 유동으로 함께 일렁인다. 그러다가 어느 만큼 고이면 크리스탈처럼 투명한 물을 미련없이 쏟아 버린다. 그 물이 아래 연잎에 떨어지면 거기에 서 또 일렁이다가 도르르 연못으로 떨어져 버린다. 이런 광경을 무심히 지켜보면, '아하, 연잎은 자신이 감당할 만한 무게만을 싣고 있다가 그 이상이 되면 비워 버리는구나' 하고 그 지혜에 감 탄하게 된다. 그렇지 않고 욕심대로 받아들이면 마침내 잎이 찢기거나 줄기가 꺾이고 말 것이다. 세상을 살아가는 이치도 이와 마찬가지다. 연꽃 내면의 모습을 귀로 듣고 그 신비스런 향기를 눈 으로 맡으려면 이슬이 걷히기 전 이른 아침이어야 한다." 이렇게 해맑은 삶을 살 수 있으면 우 리의 피는 싱그러워진다. 거기에 '어혈'이 자리할 곳은 없다.

장수하려면 긍정적 생각을 가져라

긍정적 생각은 과연 저항력을 강하게 할까?

긍정적인 생각이란 항상 진리를 추구하며, 이를 통해서 현재 처한 자신의 상황을 있는 그대로 수용하는 마음의 자세를 말한다. 만약 하고 있는 일이 생각처럼 잘 풀리지 않는다든지, 몸이 불편해지는 것까지도 있는 그대로 겸허하게 받아들이는 것을 긍정적인 생각이라 한다.

무슨 뚱딴지 같은 소리냐고 반문할 수도 있겠지만, 우리는 생각대로 잘 풀리지 않는 기회를 통해서 자신을 되돌아볼 수 있게 된다. 또 이를 통해 보다 발전할 수 있는 길도 모색하게 된다.

몸이 불편해지는 것을 통해서 건강의 소중함을 되새기게 된다. 뿐만 아니라 건강에 대하여 늘 겸손한 생각을 가짐으로써 더욱 더 건강해질 수 있다.

무소유의 행복을 가슴으로 뼈저리게 음미함으로써 혈연의 정까지, 아니 자기 자신까지도 포기한 어느 마음이 투명한 분께서는 "당신은 얼마만큼이면 만족할 수 있는가? 가을 나무에서 잎이 떨어지듯이 당신의 인생에서 나이가 하나씩 떨어져 나간다는 사실을 아는가? 적게 가지고도 얼마든지 잘 살 수 있다. 자신이 서 있는 자리를 내려다보라."고 하였다. 이 얼마나 투명하고 해맑은 말씀인가?

비록 일이 뜻대로 되지 않고, 건강이 나빠지더라도 하늘이 주시는 것으로 알고 오히려 감사하게 받아들이는 준비가 되어 있을 때 우리의 건강은, 나아가 인생은 아름다워질 수밖에 없다는 깨우침이다.

그 분은 또, "욕심이 없으면 모든 것이 넉넉하고, 구(求)하는 것이 지나치면 만사가 궁(窮)하다."고 하였다. 그렇다. 욕심 때문에 매사가 넉넉하지 못하고 궁하기만 한데, 어떻게 건강장수할 수 있겠는가?

성경에서도 "욕심이 잉태한즉 죄를 낳고, 죄가 장성한즉 사망을 낳느니라."고 가르친다.

마음이 욕심으로 가득 차 불만스러울 때마다 자신이 서 있는 자리를 내려다봄으로써 감사하는 마음을 가질 수만 있다면, 몇 살까지 살든 그 삶 자체는 장수하는 삶이라고 할 수 있다. 이것은 매사에 플러스 발상을 하면 뇌에서 엔돌핀이 분비되어 아주 건강해진다는 이론과도 맞아떨어지는 것이다.

어떤 순간에 행복이나 불행을 느끼는 것은, 주변여건과 관계없이 우리가 그 사항을 어떻게 받아들이며, 그에 대한 자신이 가지고 있는 것에 얼마나 만족하느냐에 달려 있다.

마이너스 발상을 하면
왜 병이 발생하는가?

매사에 긍정적인 발상을 하느냐, 아니면 부정적인 발상을 하느냐에 따라, 다시 말해 마음먹기에 따라 우리 몸 속에서 발생되는 물질의 종류가 각각 달라진다. 이것은 일반적으로 호르몬이라고 하는 물질로서, 특히 마음먹기에 따라 선별적으로 분비되는 주된 호르몬은 아드레날린, 놀아드레날린, 베타엔돌핀 등이 있다.

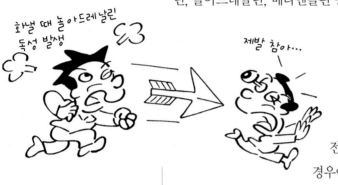

화낼 때 놀아드레날린
독성 발생

제발 참아...

가령 사람이 화를 내거나 극도로 긴장하게 되면 뇌 속에 있는 놀아드레날린이 분비되고, 또 공포를 느낄 때는 아드레날린이 분비된다. 일반적으로 호르몬은 세포 간의 정보를 전달하는 물질인데, 화를 내거나 긴장할 경우에 분비되는 호르몬은 대단히 강한 독성을 지닌다.

그러므로 자주 화를 내거나, 강한 스트레스 상태에 노출되면 놀아드레날린의 독성에 의해서 질병, 특히 성인병이 발생되기 쉽다. 이와같은 상태가 자주 반복되면 노화가 촉진되어 곧 단명하게 된다.

반면에 매사에 긍정적인 생각으로 항상 여유를 가지고 즐겁게 생활하면 뇌세포가 활성화되어 원기를 북돋워주는 호르몬이 분비되어 신체도 건강해진다.

사람을 즐겁게 만들어 주는 호르몬의 구조식은 마약인 모르핀과 흡사해서 '뇌 속의 모르핀' 이라고 불리우며, 마약과 같은 일반적인 부작용은 물론 없다. 그 뿐만 아니라, 모르핀보다도 더 강한 쾌락의 상태로 유도하는 좋은 물질이다.

인간에게 쾌락을 주는 모르핀의 종류는 약 20여 종 정도로 알려져 있는데, 그 중에서 가장 최고로 쾌락을 주는 호르몬은 바로 베타엔돌핀이다. 그 효력은 모르핀의 5배를 능가한다. 이는 참으로 놀라운 일이 아닐 수 없다.

이와같이 창조주는 우리에게 스스로 진리 안에서 즐거워하는 자에게만 최고의 선물을 이미 준 것이다. 따라서 건강하게 장수하려면 긍정적인 즐거운 사고방식을 가지는 것이 기본이다.

올바른 가치관을 가져야 자연치유력이 왕성해진다

스트레스는 우선 위장의 소화기능을 위축시킨다. 해야 할 일들이 산
더미처럼 쌓여 있으면 밥맛을 잃게 되며, 또한 걱정스러운 일이 있으
면 소화가 잘 되지 않는다.

이렇게 스트레스는 소화와 흡수기능을 떨어뜨려 각 조직에 필요한
영양분의 공급을 제대로 공급하지 못하기 때문에 생명력인 에너지 생
산이 줄어들게 된다.

피〔血〕라는 운송수단에 산소와 영양분을 싣고, 필요한 조직에 이를
공급하여 음식물을 산화·연소시키며, 이로써 생명 에너지를 발생시킨
다.

그때 피는 남은 쓰레기를 다시 싣고 혈관이라는 도로를 따라 폐와
하수처리공장인 콩팥으로 간다. 그리고 그 쓰레기들을 몸 밖으로 배설
한다.

이것이 간단한 신진대사 기능의 과정이다.

이 과정에서 스트레스 상태가 되면, 우선 소화흡수에 장애가 발생되
고, 산소와 영양분이 조직에서 산화되어 생명 에너지를 발생시키는 데
에 결정적인 문제가 된다.

불완전하게 연소된 콜레스테롤은 피를 혼탁하게 하거나, 혈관 벽을
녹슬게 만든다. 다시 말하면 욕심은 불안을 낳고, 불안은 우리의 몸 속
에서 스트레스로 작용하여 어혈을 형성하고, 이것은 우리의 정신과 육
체에 나쁜 영향을 미쳐 성인병, 즉 건강장수의 적을 만들게 된다.

그러면 이와같은 스트레스에서 벗어나 건강장수할 수 있는 길은 과
연 없을까? 유감스럽게도 절대적인 건강장수의 비결은 어디에도 없는
것 같다.

한의학적으로 도움이 되는 한방생약에 관해서는 뒤에 소개해 드리
기로 하고, 일반적인 양생법에 관해서 우선 알아보자.

먼저 사람은 태어날 때부터 자연치유력을 지니고 태어난다는 사실
을 알아야 한다. 그럼에도 불구하고 우리는 조금만 아파도 자신이 알
고 있는 얄팍한 의학상식으로 판단한 뒤 즉시 약국이나 병원을 찾는
신경쇠약증에 걸려 있다.

대개의 경우 하루쯤 푹 쉬면 해결될 수도 있는 병인데도 말이다. 잠
시 쉬고 있는 동안에 우리의 몸 속에는 누구나 지니고 있는 강한 생명

우리는 흔히 콜레스테롤을 건
강의 적으로 잘못 알고 있다.
하지만 콜레스테롤은 산소와
기타 지방산, 그리고 다른 영
양소와 함께 인체에 없어서는
안 될 물질이다.
그런데 산화되는 과정에서 스
트레스로 인해 불완전하게 연
소됨으로써 문제를 일으키는
것이다.

력, 즉 자동약리작용인 자연치유력이 생겨서 거뜬히 회복될 수가 있다.

의사는 환자의 질환을 고칠 수는 있으나, 원상으로 건강이 회복되는 것은 환자 자신이 지니고 있는 자연치유력에 의해서만이 가능하다. 외과의사의 수술의 경우 환부가 완전히 제거되더라도 환자 자신의 자연치유력이 강하게 작용하지 않는 한 건강을 되찾기란 어렵다.

건강한 생활을 유지하기 위해서는 질병 그 자체만을 치료하는 것이 아니라, 병에 대한 저항력과 회복력을 가질 수 있도록 각자의 자연치유력을 최대 한도로 높여야 한다. 저항력과 회복력, 이 두 가지를 겸비한 인체이어야만이 진정한 의미의 건강체인 것이다.

이와같은 체질은 병에 좀처럼 걸리지 않을 뿐만 아니라, 만약 발병되었다 하더라도 의사나 약의 도움 없이 잠깐의 휴식만으로도 회복이 가능하다.

그러면 자연치유력을 어떻게 하면 높일 수 있을까? 이것이 바로 건강장수의 비결이다.

정신적인 스트레스에서 벗어나 진정한 자유인이 되려면, 지나친 욕심으로부터 탈출하여 긍정적인 생각을 가져야 한다. 이것은 쉬운 일 같지만 매우 어려운 일이다. 하지만 그 조건을 충족시켜야만 건강장수할 수 있다.

뇌 세포의 나멸속도를 늦추어 장수하게 하는 기본 양생법은?

한의학적인 장수의 기본 양생법은 인당장생가(仁堂長生歌)

욕(慾)은 정(正)하게 – 소망은 정당하게

기(氣)는 장(長)하게 – 기분은 느슨하게

심(心)은 광(廣)하게 – 마음은 넓게

식(食)은 세(細)하게 – 음식은 담백하게

언(言)은 절(節)하게 – 말은 바르게

동(動)은 적(適)하게 – 운동은 적당하게

근(勤)은 고(固)하게 – 일은 견실하게

색(色)은 밀(蜜)하게 – 성생활은 절제 있게

慾은 正하게 – 소망은 정당하게

욕심에 의한 강박관념이 무리(스트레스)를 낳고, 이 스트레스에 의해 우리의 귀중한 피는 탁해져서 '만병의 독인 어혈'을 만들며, 탁해진 피는 뇌 세포에 충분한 산소를 공급하지 못하게 되어 천수를 누릴 수 없게 된다. 때문에 오랫동안 건강하고 참되게 살려면 반드시 욕심을 버려야 한다.

그래서 우리는 정당한 욕심으로 열심히 일해서 돈을 벌어야 한다. 무엇을 위해서? 이웃의 행복을 위해서?…… 그런데 문제는 나만을 위해 이 돈을 쓰겠다는 데에 문제가 있다.

장수의 비결은 정신적으로 욕심에서 해방되어 피를 깨끗하게 하는 길밖에 없다. 맑은 피는 필요불가결한 영양소인 산소를 뇌 세포에 충분히 공급하여 뇌 세포를 언제까지나 젊게 유지해 줌으로써 약 120세 정도까지 살 수 있게 된다.

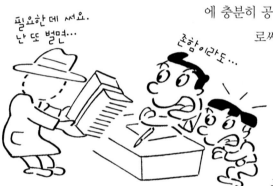

'자신이 가진 능력 이상의 것을 하지 않으면 안 된다' 라는 욕심에 의한 강박관념이 무리를 낳고 (스트레스 유발), 바로 이것이 우리들의 건강을 해치는 최대의 요인이 된다는 사실을 직시해야 한다. 이와같이 욕심에서 벗어나지 못할 때 결과는 현대병, 즉 성인병에 걸리게 되는 것이다.

이 성인병의 예방과 치료, 즉 어혈을 제거하기 위해 하늘이 내린 명약이 바로 '계지복령환(桂枝茯苓丸)'이다.

그 용법은 1일에 2~3회씩, 식후 30~60분에 복용하며, 용량은 1회 30~40환〔(크기는 오자대(梧子大)〕정도(환약의 크기 ; 직경 4~5㎜)이다.

감사할 줄 모르는 지나친 욕심은 정신적·물질적 스트레스를 만든다. 이 스트레스는 氣를 결(結)하게 하여 피를 오탁(汚濁)시켜 어혈을 형성하고, 이것이 혈류에 장애를 초래하여 모든 성인병을 유발시키는 최대의 원인으로 작용한다.
동양의학에서는 이 어혈을 '만병(萬病)의 독(毒)'이라 한다.

氣는 長하게, 心은 廣하게 – 기분은 느슨하게, 마음은 넓게

앞에서 건강의 적은 정신적 스트레스라고 했다. 이 스트레스의 원인은 욕심이고, 이 스트레스로 우리의 귀중한 피가 더러워지며, 어혈이 발생하고, 이것이 만병의 독으로 우리 몸에 해를 끼쳐 성인병을 일으키는 원인으로 작용된다고 누차 강조했다.

개〔犬〕의 위장에 위 카메라를 넣고 사이렌 소리를 시끄럽게 들려 주면, 그 잡음으로 인한 스트레스 때문에 위벽의 모세혈관 여기저기가 파열되어 출혈하는 것을 볼 수 있다.

이와같이 사람도 스트레스를 받으면, 혈관 내벽에 상처가 생기고, 그곳을 통해 콜레스테롤 등이 혈관벽 안으로 유입되어 동맥경화가 발생된다. 이렇게 되면 혈관의 탄력이 약해지고 파열되기 쉬워져 동맥경화 상태가 발생되며, 뇌졸중의 원인이 된다.

이렇게 되지 않도록 하기 위해서는 안절부절(마음이 조급하여 안달이 나는 상태)하고, 전전긍긍(사소한 일을 떨쳐버리지 못하고 늘 걱정하는 모양)하지 않으며, 마음을 느긋하게 가지는 습관을 길러야 한다.

감정이 격해지면 당연히 혈압이 높아지고, 혈관 내막에 상처가 생긴다. 이에 따라 보통 때보다 강하게 콜레스테롤 등이 함입된다. 따라서 여유 있는 마음을 가지면 동맥경화나 고혈압을 예방할 수 있다. 이는 장생가의 '氣는 長하게, 心은 廣하게'와 일치한다.

아무튼 이로 인해 가장 발생하기 쉬운 질환이 고혈압이다. 고혈압과 중풍의 예방과 치료에 좋은 약차를 소개한다.

혈압을 내리고 중풍을 예방하며, 변비와 홧병도 치료하는 '삼황차(三黃茶)'

종 류	1일 분량	효 능
황금(黃芩)	6g	홧병(가슴의 병)과 열을 내리며, 장염을 고친다.
천황련(川黃連)	3g	명치 부위의 답답함을 제거하고, 홧병을 고치며, 상열(上熱)도 내리고, 눈을 맑게 한다.
대황초(大黃炒)	5g	어혈을 제거하고, 대소변을 잘 통하게 하며, 내열을 내리고, 복부의 적취(積聚)를 제거한다.

중풍을 예방하고 치료하는 '거풍차(祛風茶)'

종 류	1일 분량	효 능
우슬(牛膝)	10g	모든 관절통을 치료하고, 요통을 고치며, 정력을 돕고, 혈액순환을 원활하게 한다.
계지(桂枝)	8g	이뇨, 특히 말초 부위의 혈액순환을 촉진하고, 신경통, 두통, 오풍(惡風)과 한다(汗多)를 치료한다.
마황(麻黃)	5g	땀을 약간 나게 하여 혈액순환을 원활하게 하고, 오풍과 오한을 치료하며, 전신통과 기침을 멈추게 한다.

食은 細하게 - 음식은 담백하게

흔히들 저녁식사를 적게 먹으라고 한다. 그 이유는 과식을 하면 위를 왕성하게 움직이게 하는 소화기관이 많은 양의 피를 요구하게 되므로 뇌 속을 순환해야 할 피의 양이 부족하게 되기 때문이다.

특히 저녁식사의 과식은 위장 뒤로 지나가는 복대동맥(腹大動脈)을 압박하게 되므로 고혈압 환자에게 중풍을 발생시키기도 하고, 젊은 여성의 가장 두려운 적인 비만의 원인이 되기도 한다. 또한 저녁에 과식하면 잠자는 동안 쉬어야 할 기관들이 쉬지 못하고 계속 활동을 해야 하기 때문에 신진대사 기능이 활발치 못하게 된다.

때문에 과식하면, 아침에 몸이 무겁고 얼굴이 붓게 될 뿐만 아니라, 자는 동안에 영양분의 과다흡수로 인해 피의 농도가 진해져서 뇌혈전증이나 뇌출혈, 그 밖의 모든 성인병의 원인인 비만을 초래하게 된다. '소식(小食)하라'는 말 속에는 욕심을 부리지 말라, 즉 지나친 욕심은 자신을 병들게 만든다고 하는 준엄한 교훈이 숨겨져 있는 것이다.

남은 혹사
시키면서
저만 잠자?

동맥경화나 고혈압을 예방하기 위해서는 식이요법이 무엇보다 중요하다. 소금이나 동물성 지방질을 과다하게 섭취하지 말아야 한다.

인간은 누구나 오래 살기를 원한다. 틀림없이 여러분도 똑같은 마음일 것이다. 그런데 장수는 체질이나 유전적인 소인과 깊은 관계가 있다. 따라서 자기의 조상이 장수하는 경우 대부분 자기도 장수할 수 있는 원천적인 소인을 갖게 된다. 이러한 근본적인 사실을 모르고 있는 대부분의 사람들은 장수하는 사람들이 즐겨 먹는 음식이나 약을 먹으면 자신도 장수할 수 있다고 착각한다.

사람의 체질은 개개인에 따라 본질적으로 다르기 때문에 유전적으로 장수하는 사람의 식사법을 따라 한다고 해서 그 식사법이 자신을 장수하게 해주는 것은 아니다.

세계에 널리 알려진 장수촌인 일본의 오키나와 지방과 유럽의 코카서스 지방에서 살고 있는 장수인들을 조사해 본 결과 공통된 점은 에너지 섭취량이 매우 적다는 사실이다.

하루 평균 1,700cal 정도의 음식을 섭취한다는 보고가 있는데, 일반인이 하루 필요로 하는 칼로리 양은 약 2,300cal이다. 이에 비해 3분의 2 정도밖에 안 되는데도 불구하고 장수한다는 사실을 볼 수 있다.

그리고 육류 등 동물성 단백질과 지방질을 주로 섭취하는 사람, 또는 채식을 위주로 하는 사람 등 각기 지방의 특성과 개개인의 기호에

따라 섭취하는 데도 불구하고 양자 모두 장수하고 있다. 이는 근래에
와서 채식주의자가 더 장수한다는 이론과도 전혀 관계가 없다는 사실
에 주목할 필요가 있다.

여기서 기억해야 할 것은 지나치게 많이 섭취하는 사람, 특히 정력
에 좋다면 물불을 가리지 않고 과식하는 사람은 오히려 단명할 수밖에
없다는 사실이다.

이는 장생가의 '食은 細하게'에 속한다.

위기능 허약에 '소식차(消食茶)'

종 류	1일 분량	효 능
산사육(山査肉)	12g	엉킨 것을 풀고, 육류의 소화를 도우며, 콜레스테롤을 제거하여 피를 맑게 하는 효능이 강하다.
후박(厚朴)	8g	복부 팽만감을 해소하고, 만성 적체(積滯)를 풀어주며, 토사를 진정시킨다.
지실(枳實)	8g	기체(氣滯)를 풀고, 명치 부위의 답답함을 해소하고, 숙식(宿食)을 소화한다.

言은 節하게 - 말은 바르게

적당히 말하고, 적당히 생각하라고 한 교훈도 역시 마찬가지다. 많
은 말을 하려면 많은 생각을 해야 하기 때문에 뇌 활동이 지나쳐서 산
소와 영양분이 노동할 때 이상으로 소모된다.

말이 많으면 실수가 따르게 마련이고, 자칫 사회에서 소외되기도 쉽
기 때문에, 이것이 정신적인 스트레스의 원인이 될 수도 있다. 뿐만 아
니라, 말이 많으면 남에게 도움이 되기보다는 폐가 되는 경우가 많으
므로, 결과적으로 말을 많이 하면 상대방을 살리기보다는 죽이는 경우
가 훨씬 더 많다. 말을 많이 한다는 것은 여러 모로 좋은 일이 아닌 듯
싶다.

動은 適하게 - 운동은 적당하게

적당히 움직이고 과한 운동은 삼가라는 의미이다. 지나치게 심한 운
동을 하면 몸 속에 활성산소가 많이 발생되어 노화가 촉진된다.

일반적으로 운동을 많이 하면 건강에 도움이 된다고 생각하기 쉬우
나, 25세 전까지는 활성산소의 독을 중화시키는 SOD라고 하는 물질
이 충분히 분비되어 문제가 되지 않지만, 25세 이후 나이가 들수록 이

SOD가 급격히 감소되어 운동을 하지 않는 것보다 운동을 급격하고 심하게 많이 하는 사람이 큰 피해를 입게 된다.

말이 많아 스트레스를 잘 받거나 주는 사람에게는 '정심차(靜心茶)'

종 류	1일 분량	효 능
석창포(石菖蒲)	10g	마음을 열고, 5장을 보하며, 막힌 것을 통하게 하고, 지혜롭게 한다.
원지(遠志)	10g	지혜롭게 하고, '눈과 귀를 밝게 하며 건망증을 치료하고, 마음을 진정시킨다.
당귀(當歸)	8g	피를 생성하고, 악혈(惡血)을 부수고, 정신을 보하며, 부인병을 치료한다.

그러면 먼저 활성산소는 어떤 경우에 많이 발생되며, 우리 몸에 어떤 나쁜 영향을 미치는가에 대해 살펴보자.

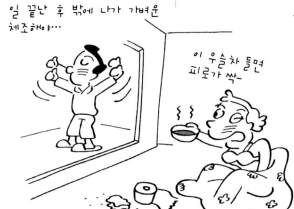

25세 이후에는 운동을 과하게 하지 않는 게 좋아

첫째, 활성산소가 가장 많이 발생되는 시기는 심한 운동을 한 바로 직후, 즉 격심한 운동으로 인하여 에너지가 다량으로 요구되는 때이다. 좀더 자세하게 설명하면, 재관류(再灌流) 때인데, 이는 혈류가 잠시 멈추었다가 다시 흐르는 때를 말한다.

모세혈관은 혈구 하나가 겨우 지나갈 정도의 굵기인데, 놀아드레날린이 분비되어 혈관이 갑자기 수축하면 순간적으로 혈류가 멈춰 선다. 이때 혈액은 심장의 펌핑작용에 의해서 다시 흐르게 되는데, 바로 이때 활성산소가 다량으로 발생하게 된다.

성행위도 과격한 운동 중의 하나이다. 이때도 과격한 운동 후에 발생되는 활성산소에 의한 피해와 거의 비슷한 피해를 입게 된다. 그러므로 사랑의 행위를 한 뒤에는 10분 정도 가벼운 체조를 하고 나서 잠자리에 드는 습관을 길러야 한다.

일 끝난 후 밖에 나가 가벼운 체조해야…

이 우슬차 들면 피로가 싹-

둘째, 세포를 공격하여 유전자에 상처를 입힌다. 문제는 이 상처를 입은 세포가 암세포로 발전할 가능성이 아주 높다는 사실이다.

그 밖에 이 활성산소는 혈관의 내피에 상처를 입혀서 우리의 혈관을 녹슬게 하고 생명을 단축시키는 원흉으로 작용한다. 따라서 지나친 운동이나 지나친 섹스는 자신의 생명을 단축시키는 원인이 된다는 사실을 꼭 명심해야 한다.

지나친 운동으로 몹시 피로해지고, 관절과 근육이 쑤시는 경우 에는 '우슬차(牛膝茶)'

종 류	1일 분량	효　　　能
우슬(牛膝)	15g	소의 무릎을 의미한다. 모든 관절, 즉 무릎과 요통, 신경통을 치료하고, 피로회복, 정력을 증진시킨다.
오가피(五加皮)	12g	5장6부를 보하고, 익기(益氣), 보정(補精), 근골(筋骨)을 굳게 하고, 풍비(風痺)와 요통을 치료한다.
감초(甘草)	5g	몸 속을 따뜻하게 하고, 전신을 완화하며 진통시키고, 기침을 멈추게 한다.

勤은 固하게 – 일은 견실하게

　어떻게 해야 이와같은 일을 철두철미하게 잘할 수 있을까?

　가장 좋은 방법은 일에 쫓겨서 일을 하는 것이 아니라, 일을 찾아서 하는 생활습관을 기르는 것이다. 현대인의 스트레스 원인 중에 가장 문제가 되는 것은 눈코뜰새 없이 일에 쫓기고 있는 것이다. 다음이 능력 이상의 욕심에서 오는 좌절감과 열등감이다.

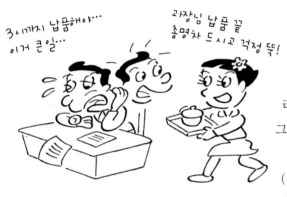

　일에 쫓기면 안절부절하게 되고, 욕심에 의한 좌절은 전전긍긍하게 만든다. 이것이 혈관을 늙게 하는 최대의 원인 중의 하나이다. 이를 피하기 위해서는 올바른 가치관을 가지고 일과 시간을 미리 계획하여 항상 여유를 가지고 생활에 임해야 한다. 그렇게 함으로써 일에 쫓기지 않고 일을 찾아서 하는 여유가 생기게 된다. 이는 장생가의 '근(勤)은 고(固)하게'에 해당된다.

일을 매끈하게 잘하려면 총명해야 하고, 머리가 자주 아플 때는 '총명차(聰明茶)'

종 류	1일 분량	효　　　能
택사(澤瀉)	15g	이뇨제로 피를 맑게 하고, 신장기능을 도우며, 두통과 어지럼증을 치료 한다.
복령(茯苓)	10g	이뇨제로, 정신경안정, 소하기능을 돕고, 갈증을 멈추며, 기(氣)를 보한다.
계지(桂枝)	10g	이뇨제로, 말초 혈액순환을 촉진하고, 신경통, 두통, 오풍, 두통을 치료한다.

色은 蜜하게 – 성 생활은 절제있게

　꿀은 매우 달다. 사랑은 꿀같이 달게 하되 지나치게 하지 말라는 교훈이다. 꿀은 너무 달기 때문에 많이 또는 자주 먹어서는 안 된다. 너무 많이 자주 먹으면 속이 부대끼고 물만 먹힌다. 마찬가지로 사랑하는 사람과 너무 격렬하게, 또는 너무 지나치면 부족함만 못하다는 교훈이다.

과로하여 심신이 모두 피로하고, 기혈(氣血)이 쇠약해져서 병이 발생한 경우는 쌍화탕(雙和湯)을 따를 약이 없다. 이 약은 일반적으로 몸살약의 대표적인 처방으로 알고 있으나, 실은 방사과다(房事過多 ; 성생활을 지나치게 무리한 경우) 후에 탈기(脫氣 ; 기가 많이 소모됨)되어 발병하였거나, 지나친 과로 또는 큰병 후에 기(氣)가 쇠약해지고, 밤에 식은땀을 많이 흘리는 경우에 매우 효과적이다. 남녀 모두에게 좋은 이 처방을 약간 변형해서 손쉽게 즐길 수 있는 맛좋은 차를 소개하면 다음과 같다.

- 달이는 방법(아래 분량은 어른 1일 3회 마실 분량임)
- 준비물 : 아래의 약들 + 생강 5g + 생수 600cc
- 달이는 순서 : 약제를 흐르는 물에 잘 씻은 후, 하룻밤 생수에 담그고, 다음날 그 생수를 그대로 사용하여 강한 불로 3분의 2(400cc)가 되도록 달인 후에 1일 3회로 나누어 적당량의 꿀을 첨가해서 마신다.(위에 소개한 모든 생약차의 달이는 방법을 이와 같이 하면 좋다.)

천수차

종 류	1일 분량	효 능
백작약(白芍藥)	12g	자양강장과 진통완화의 작용을 한다.
당귀(當歸)	10g	조혈(造血)작용이 있고, 피를 맑게 한다.
황기(黃芪)	10g	원기를 돋우며, 기운이 부족하여 흘리는 땀을 멈추게 한다.
계피(桂皮)	8g	말초 부위를 따뜻하게 하여 혈액순환을 촉진하며, 근육통을 완화시키고, 이뇨작용을 도와 피를 맑게 하여 두통을 멈추게 한다.

매사에 감사를 느끼는 마음보다 더 좋은 보약은 없다

우리는 누구나 행복한 생활을 유지하기 위하여 열심히 일한다. 그러나 조용한 시간에 혼자 곰곰이 생각해 보지만 왠지 남들 만큼 행복하다는 느낌이 안 들 때가 많다.

누구든지 일상생활 속에서 크거나 작은 것으로부터 만족을 얻지 못한다. 때문에 행복하다는 느낌을 갖지 못하는 것이다. 그런데 바라던 것이 성취되어 만족을 느껴도 누구든 언제나 행복해질 수 있느냐. 전혀 그렇지 못한 데 문제가 있다.

아무리 만족하더라도 이 만족이 행복으로 연결되기 위해서는 지극히 작은 것에도 감사할 줄 알아야 한다. 그런 마음을 가질 때에야 비로소 참다운 행복을 갖게 된다. 이 지극히 간단한 진리를 잊고 살기 때문에 고민이 생기고 병도 생기게 된다.

결론적으로 말하면, 어떤 유별난 음식이나 값이 비싸고 귀한 약초가 우리를 건강하고 오래 살 수 있게 하는 것이 아니라 올바른 삶과 매사에 늘 감사하는 마음으로 욕심을 억제하면서 중용의 도를 지키며 사는 것이 가장 건강하게 오래 살 수 있는 지름길이라고 믿는다.

자신이 건강하게 오래 잘 살 수 있느냐 없느냐 하는 문제는 매사에, 때로는 정말 수긍할 수 없는 것까지도 진실로 감사하게 받아들일 수 있느냐 없느냐에 따라 달려 있다고 생각된다.

따라서 우리 각자의 생명의 길고 짧음은 전적으로 그 신의 영역에 맡길 수밖에 없다고 생각한다.

오랜 세월에 걸쳐 동양철학의 사고를 바탕으로 하여 이루어진 한자 중에서 '사(死)'와 '생(生)'자를 생각해 보기로 하자.

'死'의 뜻은 죽을, 죽일, 죽음 사자이다. 이 사자의 구성을 살펴보면, 하나 'ㅡ'자와 저녁 '夕'자, 그리고 비수 '匕'자로 되어 있다. 이를 해석하면, 어느 날인지 불확실한 날, 즉 알 수 없는 시간에 그것도 어둑어둑한 저녁에 예고도 없이 어디에서부터인지 알 수 없는 곳으로부터 날아오는 날카로운 비수에 맞아 죽는 것이 죽음이다.

'生'의 뜻은 날, 살, 자랄 생자이다. 이 생자의 구성을 살펴보면, 오른쪽에서 왼쪽으로 삐칠 'ノ'자와 주인, 거느릴, 지킬 '主'자로 구성되어 있다. 역시 오른쪽에서 왼쪽으로 비켜나 자리를 지킴으로써 날아오는 비수에 맞지 않고 살아 있다는 뜻이다.

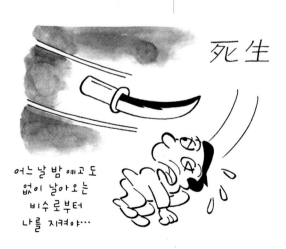

死生

어느 날 밤 예고 도
없이 날아오는
비수로부터
나를 지켜야…

따라서 이 '死'와 '生'은 앞에서 살펴보았듯이 단지 종잇장 한 장의 차이에 불과하다. 다시 말하면, 우리는 항상 생과 사의 갈림길에 놓여 있으므로, 그 생과 사는 이미 우리들, 즉 나의 영역 밖임을 알 수 있을 것이다.

아침에 눈을 떴을 때, 누군가에 의해 나의 심장이 계속 뛰고 있게 해주었다는 사실을 감사할 줄 아는 사람은 지극히 작은 것으로부터 행복을 느낄 수 있는 복받은 사람이다. 이런 사람만이 죽음도 겸허하게 받아들일 수 있기 때문이다.

진실된 의미에서 이와같은 것을 겸허하게 받아들일 수만 있다면, 우리는 우리를 구속하는 인간적인 욕망에서 벗어나 건강하게 오래 살 수 있다는 결론이 나온다.

그런데 문제는 바로 이 죽음을 겸허하게 받아들이기 위해서 우리의 시선이 고정되어 있어야 할 곳이 어디인가에 달려 있다.

바로 그것이 우리가 지켜야 할 진리이고 궁극적인 열쇠라고 생각한다. 더이상 논하는 것은 인간으로서 역부족이므로 신(神)에게 바로 그 진리(眞理)에게 맡기기로 한다.

한의학의
사상체질 의학에 관하여

사상체질 자가감별 가이드

　우선 자신의 체질이 무엇인지부터 아는 것이 어려운 체질의학을 쉽게 이해하고, 또 건강장수에 크게 도움이 되는 지름길이라고 생각되어 체질감별 가이드를 특별히 마련(인당한의원 제작)하니 참고하기 바란다.

자신의 사상체질감별 가이드

　아래의 체형과 용모('가'부터 '카'까지)와 심리상태('A'부터 'O'까지)의 내용을 보면 각기 한 묶음에 1부터 4까지 네 가지씩의 내용으로 구성되어 있다. 이 각각의 내용을 숙지한 후, 그 중에 하나를 골라서 〈p56~p57〉에 있는 체질감별계산 및 채점표의 해당란에 'V'표 모양으로 표시를 하고, 그 'V'표시를 합해서 아래의 합계란에 합산한 수를 적고 채점표 하단의 지시에 따르면 자신의 체질을 알게 된다.

　각 항의 네 가지 내용 중에서 하나를 선택할 때 반드시 다음의 사항에 주의해야 한다.

p56과 p57에 있는 체질감별 계산 및 채점표를 여러 장 복사해 두면, 가족은 물론 여러 사람의 체질을 감별할 때 크게 도움이 된다.

어떤 특정된 체질이 좋은 것이 아니므로 네 가지 중에서 하나를 가장 정확(양심적으로?)하게 선택해야 한다. 내용 중에 자신과 정확히 맞는 내용이 없을 때는 가장 비슷한 것을 고르면 된다. 자신과 맞지 않은 것 같으나 내용이 마음에 들어서 고르면 체질감별에 오차가 발생할 수 있으므로 주의를 요한다.

체형과 용모

각 항목의 네 가지 내용 중 한 가지를 선택하여 '∨' 표시를 하시오.

( ) 가-1 호흡순환기계통이 실하고, 간기능계통이 허약하다.

( ) 가-2 소화흡수기능이 실하고, 생식기능이 허약하다.

( ) 가-3 간기능계통이 실하고, 호흡순환기계통이 허약하다.

( ) 가-4 생식기능이 실하고, 소화흡수기능이 허약하다.

( ) 나-1 목덜미 부위가 건실하고, 머리가 대체적으로 큰 편이다.

( ) 나-2 위장 부위인 흉곽이 발달되고, 허리 아래 부분이 약하다.

( ) 나-3 허리가 잘 발달되고(복부에 지방과다), 목덜미 부위가 허리에 비해 약한 편이다.

( ) 나-4 상체보다는 하체가 건실하나 대체적으로 균형이 잡혀 있다.

( ) 다-1 얼굴은 둥근 편이고 비대하지 안으며, 체격은 대체적으로 아담한 편이다.

( ) 다-2 몸매가 좋은 기본형의 체형이고, 상체가 하체보다 잘 발달되어 걸음걸이와 행동이 경쾌하다.

( ) 다-3 대륙성기질로 비교적 체격이 큰 편이고, 손발이 크고 비대한 경우가 많다.

( ) 다-4 모습이 파리하고, 용모가 잘 짜여져 예쁘고 애교가 있다.

( ) 라-1 얼굴은 이마가 넓고, 광대뼈가 나온 편이다.

( ) 라-2 얼굴이 밝고, 맑은 편이다.

( ) 라-3 얼굴에 살집이 좋고, 혈색(검붉은 경향)이 좋다.

( ) 라-4 얼굴 색이 희고(창백), 이마가 솟고, 눈, 코, 입이 크지 않다.

( ) 마-1 눈의 광채가 강하다.

( ) 마-2 눈이 총명하고, 턱은 뾰족한 편이고, 외향적이다. 즉, 반사형이다.

( ) 마-3 눈길은 남을 무시하는 듯하고, 심술(?)과 욕심이 배어 있다. 눈 갓이 치올라간 것이 호랑이 같은 인상을 준다.

( ) 마-4 눈에 정기가 없는 편이고, 잔잔한 눈웃음을 짓고, 조용하며, 모습이 매우 얌전하고 내향적이다 (말도 속삭이는 편이다). 즉, 흡수형이다.

( ) 바-1 척추와 허리 부위가 약해서 기대 앉거나 눕기를 좋아한다.

( ) 바-2 상체가 잘 발달되고 하체가 가벼워서 걸음걸이가 매우 경쾌하다.

( ) 바-3 모습이 건방지고, 교만해 보인다. 걸음걸이가 배를 내밀고 걷는 모습이 오리걸음 같기도 하고 양반걸음 같기도 하다.

( ) 바-4 하체가 잘 발달되어 있어서 안정감이 있고, 걷는

모습은 매우 조용하다.

( ) 사-1 다리가 약해서 오래 걷지 못하며, 육체적인 운동보다 두뇌운동이 적합하다.
( ) 사-2 장거리보다는 단거리경주(순발력 우세)에 강하다.
( ) 사-3 주로 힘을 쓰는 운동인 씨름, 역도, 투포환 등에 잘 적응한다.
( ) 사-4 단거리보다는 장거리경주(지구력 우세)에 강하다.

( ) 아-1 신체의 균형이 약간 불안한 느낌이다. 때문에 오래 서 있거나 걷는 것에 약하고, 기름진 음식을 싫어하고, 담백한 음식을 즐긴다.
( ) 아-2 요통을 호소하는 경우가 많고, 더위를 많이 타고, 찬 음식을 좋아한다. .
( ) 아-3 땀을 잘 흘리며(찬밥을 먹을 때도 땀을 흘리며, 사우나를 무척 좋아한다), 장이 냉한 편이어서 특히 맥주를 마시면 설사(연변)를 한다. 소화력이 왕성해서 과식하는 편이다.
( ) 아-4 여름에도 뜨거운 음식을 선호하며, 땀을 잘 흘리지 않고, 소화가 잘 안 되는 편이며, 건강할 때의 대변은 변비의 경향이고, 잘 체하며, 찬 것을 많이 먹으면 설사를 하기 쉽고, 추위에 약하다.

( ) 자-1 여자는 자궁기능이 약해서 자녀생산을 많이 하지 못한다.
( ) 자-2 여자는 다산(多産)하지 못하고, 남자는 갱년기 때 정력이 약간 떨어지는 경향이 있다.

( ) 자-3 여자는 자녀를 적당히 생산할 수 있으나 산후부
　　　 조리의 영향을 많이 받는 편이고, 남자는 45세를
　　　 전후해서 일반적인 스테미너는 좋은 편이나 성
　　　 적인 능력이 급격히 저하되는 경향을 나타낸다.
( ) 자-4 여자는 다산형이며, 남자는 기운이 없는 듯이 보
　　　 이면서도 성적인 능력은 매우 강하다.

( ) 차-1 발명가나 혁명가의 소질이 있다.
( ) 차-2 직업은 직업군인이 적격이다.
( ) 차-3 장사나 사업가의 기질이 강하다.
( ) 차-4 목사, 선생, 경리, 작가 등의 직업에 적합하다.

( ) 카-1 동물에 비유하면 사슴[鹿]과 같은 느낌이나, 품
　　　 성은 강하다.
( ) 카-2 동물에 비유하면 말(馬)과 같은 느낌이다.
( ) 카-3 동물에 비유하면 소(牛)와 같은 느낌이다.
( ) 카-3 동물에 비유하면 양(羊)과 같은 느낌이다.

심리상태

각 항목의 네 가지 내용 중 한 가지를 선택하여 'V' 표시를 하시오.
( ) A-1 남들과 잘 소통하고 사교적인 반면, 돌연히 그렇
　　　 지 않을 때도 종종 있다.
( ) A-2 남의 일에는 희생을 아끼지 않는 반면, 자신의 일
　　　 은 대수럽지 않게 여긴다.
( ) A-3 겉으로는 점잖으나 속으로 생각이 무궁무진하며,
　　　 좀처럼 속마음을 드러내지 않는다.
( ) A-4 내성적이나 사교적이다.(속삭이는 타입)

( ) B-1 과단성과 진취성이 강하다.

( ) B-2 판단력과 순발력이 빠르다.

( ) B-3 마음이 넓을 때는 바다와 같고 고집스러우며, 편협할 때는 바늘구멍보다 더 좁다.

( ) B-4 매우 침착하며, 치밀한 성격이다.

( ) C-1 그다지 계획적이지도 못하고, 그렇게 담대하지도 못하다. 그러나 때로는 반대적이기도 하다.

( ) C-2 순발력은 강하나 은근과 끈기가 부족하고, 지구력도 약하며, 체념도 잘한다.

( ) C-3 용감하고 큰소리를 잘 치지만, 속으로는 의외로 겁이 많은 편이다.

( ) C-4 매사를 부드럽게 잘 수용하는 듯하지만, 깐깐하고 빈틈이 없어 좀처럼 잘 수용하기 어렵다.

( ) D-1 매우 절도 있고, 근접하기 어려워 보이지만, 문학적이기도 하고, 음악적이기도 하다.(외강내유)

( ) D-2 겉으로는 빈틈없고 깔끔하고 일 처리가 깨끗해서 틈이 없어 보이지만, 속으로는 이해심의 폭이 아주 넓고 다정다감하고, 감정이 풍부해서 눈물을 잘 흘린다. 감성적이다.(외강내유 + 유)

( ) D-3 겉모습은 풍만하고 부드럽지만, 내면의 깊은 계산은 만만치 않다.(외유내강)

( ) C-4 겉으로는 유연해도 속은 강하며, 꽁하고, 이성적인 면이 강하다.(외유내강 + 강)

( ) E-1 남을 공격하기 좋아하고, 적당히 후퇴할 줄 모른다.

( ) E-2 개척하는 데는 능하나, 끈기 있게 마무리하는 면이 부족하다.

( )E-3 뻔히 잘못된 줄 알면서도 밀고 나가려는 우둔성은 마치 소와 같다.

( )E-4 작은 일에도 너무 세심하고, 과민성이 지나쳐 늘 불안정한 마음이다.

( )F-1 지나친 영웅심과 자존심이 강하다.

( )F-2 개척을 잘하며, 순발력이 강하다.

( )F-3 긍정적이며, 뚝심이 강하다.

( )F-4 머리가 총명하고, 지구력이 강하다.

( )G-1 머리가 명석하고 뛰어나며, 창의력이 있어서 남이 생각지도 못하는 것을 연구하고 힘있게 추진하는 편이다.

( )G-2 두뇌회전이 매우 빠르고, 그것을 실행에 옮기는 것도 지나치게 빠르다.

( )G-3 묵묵히 속으로 무궁한 설계를, 그리고 이를 실현시키기 위해 지구력 있게 밀고 나가므로 대성하는 경우가 많다.

( )G-4) 지나치게 치밀하여 그것을 실행으로 옮기는 결단이 늦어 기회를 놓치는 경우도 있다. 그러나 어떤 일이든 시작하기는 힘드나 일단 발동이 걸리면 조직적이고 치밀하게, 그리고 끈기 있게 매듭을 짓는다.

( )H-1 상대방의 실수를 용납하지 못한다.

( )H-2 상대방의 잘못을 잘 용서하고, 재론하지 않는다.

( )H-3 상대방의 잘못을 용서하되 매우 크게 꾸짖고, 다시 같은 잘못을 할 때 그것을 잘 이용한다.

( )H-4 상대방의 잘못을 부드럽게 용서하는 것 같으나

속으로는 잊지 않고 기억해 두었다가 언젠가는 표출한다.

( ) I-1 일이 뜻대로 잘 안 될 때는 심한 분노를 잘 표출하여 병이 된다.

( ) I-2 실수할 때는 후회가 깊어서 애심(哀心)으로 변하여 건강을 해치는 경우가 많다.

( ) I-3 전체적인 계획을 잘 세워서 끈기 있게 잘 추진하나 욕심이 지나쳐 병이 된다.

( ) I-4 머뭇거리다가 놓친 것이나, 아쉽고 안타까운 것, 그리고 억울한 것을 언제까지나 떨쳐버리지 못해서 병이 된다.

( ) J-1 때때로 남과 잘 어울리지 못하며, 혼자서 조용히 시간을 보내기도 한다.

( ) J-2 다정다감하며 꾸밈을 싫어하고, 때로는 일을 처리하는 속도가 지나치게 빨라서 후회하는 일이 생긴다.

( ) J-3 겉으로는 계산하지 않는 것 같으나, 속으로는 정확한 계산에 의한 손익을 따진다.

( ) J-4 맡은 일은 빈틈없이 처리하나, 속도가 좀 느리다.

( ) K-1 스스로 자신을 생각해 보아도 좀 유별난 것같이 느껴진다.

( ) K-2 항상 솔직담백하고, 아첨을 하지 않으며, 직선적이고, 때로는 좀 가볍다.

( ) K-3 욕심과 심술이 많아서 스트레스가 많이 쌓이기 때문에 성인병으로 고생하는 경우가 가장 많다.

( ) K-4 자신의 생각을 숨기고, 강자나 윗사람에게 아첨

도 잘 한다.

( ) L-1 독선적인 경향이 있다.

( ) L-2 이해나 타산에 잘 변질하지 않는다.

( ) L-3 자기의 이익을 위해서는 어떤 일이든 할 수도 있
다.

( ) L-4 자기보다 강자 앞에서는 잘 후퇴를 하나 기회를
기다려 역전시키는 끈기를 지니고 있다.

( ) M-1 안하무인적인 경향이 있다.

( ) M-2 봉사정신이 강해서 다른 사람들에게 호감을 갖
게 한다.

( ) M-3 자기 것은 무조건 좋고, 남의 것은 잘 비판하고,
남이 잘되는 꼴을 못 본다.

( ) M-4 수전노의 기질(남녀 모두)이 있어서 가장 살림살
이를 잘 하는 편(여성)이다.

( ) N-1 의욕은 강하나 사리사욕은 없다.

( ) N-2 사상체질 중에서 가장 욕심이 적다. 그래서 오락
에도 별 소질이 없고, 또한 호색가도 못 된다.

( ) N-3 욕심이 지나치고, 고등사치를 즐기며, 식도락가
이고, 대식가이기도 하다.

( ) N-4 특히 음식에 욕심이 없는 편이고, 깔끔하고 착실
하며 매사에 치밀하고, 밖으로 잘 나돌지 않는다.

( ) O-1 뱀처럼 차갑고 과단성이 있다.

( ) O-2 열이 많고, 성질이 급하다.

( ) O-3) 과시욕이 지나친 편이다.

( ) O-4 질투와 샘이 많아서 마음이 불안초조한 경우가

많다. 지나치게 예민해서 식구나 친척들과 조화를 잘 이루지 못하는 경우도 있다. 몸이 냉하고, 신경증질환(신경쇠약, 노이로제, 우울증 등등)으로 고생하는 경우가 많고, 가끔 한숨을 쉬기 때문에 고민이 많은 사람같이 여겨진다.

체질감별계산 및 채점표

위의 체형과 용모('가' 부터 '카' 까지)와 심리상태('A' 부터 'O' 까지)의 내용 중 각기 한 묶음(네 가지 예문)의 내용을 숙지한 후 선택한 한 개의 번호를 아래의 체질감별계산 및 채점표의 해당란 우측 빈칸에 'V' 표 모양으로 표시를 하고, 그 'V' 표를 합해서 같은 줄 아래의 합계란에 합산한 수를 적는다.

체형과 용모							
가-1		가-2		가-3		가-4	
나-1		나-2		나-3		나-4	
다-1		다-2		다-3		다-4	
라-1		라-2		라-3		라-4	
마-1		마-2		마-3		마-4	
바-1		바-2		바-3		바-4	
사-1		사-2		사-3		사-4	
아-1		아-2		아-3		아-4	
자-1		자-2		자-3		자-4	
차-1		차-2		차-3		차-4	
카-1		카-2		카-3		카-4	
합계		합계		합계		합계	

심리상태							
A-1		A-2		A-3		A-4	
B-1		B-2		B-3		B-4	
C-1		C-2		C-3		C-4	
D-1		D-2		D-3		D-4	
E-1		E-2		E-3		E-4	
F-1		F-2		F-3		F-4	
G-1		G-2		G-3		G-4	
H-1		H-2		H-3		H-4	
I-1		I-2		I-3		I-4	
J-1		J-2		J-3		J-4	
K-1		K-2		K-3		K-4	
L-1		L-2		L-3		L-4	
M-1		M-2		M-3		M-4	
N-1		N-2		N-3		N-4	
O-1		O-2		O-3		O-4	
합계		합계		합계		합계	

최종 체질감별 확정법

　'체형과 용모'의 합계 가운데 가장 큰 수와 '심리상태'의 합계 가운데 가장 큰 수를 우선 각각 선택한다.

　태양인 : '체형과 용모' 1번과 '심리상태' 1번이 가장 큰 경우

　소양인 : '체형과 용모' 2번과 '심리상태' 2번이 가장 큰 경우

　태음인 : '체형과 용모' 3번과 '심리상태' 3번이 가장 큰 경우

　소음인 : '체형과 용모' 4번과 '심리상태' 4번이 가장 큰 경우

동무 이제마의 사상설과 생애

동무(東武) 이제마의
사상설

사상설(四象說)은 "인간이란 무엇인가?"라는 심히 난해하고 지극히 거대한 질문에 대해 깊은 고뇌 끝에 얻어낸 심오한 대답이다. 그 대답을 의학에 응용한 것이기 때문에 사상의학은 의학 뿐만 아니라 이미 사상설이 갖춘 종교·철학·논리·사회·경제를 비롯한 일반 문화 현상 까지도 함께 이해해야만 올바르게 이해할 수 있다. 그렇지 않으면 신인간학(新人間學)으로서의 사상의학은 의학이라는 좁은 영역에 가두어질 염려가 있다. 이것을 경계해야 한다.

동무공(東武公) 이제마(李濟馬)의 사상설은 주역(周易) 즉, 역리(易理)에서 추출(抽出)되었고, 음양학(陰陽學)에 그 기초를 두었다. 또한 인간을 '폐비간신(肺脾肝腎)'의 네 가지 장(臟)에 의한 사원복합구조적(四元複合構造的) 통일체(統一體)로서 뿐만 아니라 천인성명(天人性命)의 복합체로서 존재한다는 사실도 정립하였다. 따라서 사상의학은 결코 생리 조직학적 기능에 의한 인간의 체질에 국한하지 않고, 무형(無形)의 심성(心性)에 대해서도 체형(體刑), 체질(體質)에 못지 않은 사상적(四象的) 특성을 지녔다고 보는 학문이다.

사상인(四象人)의 특성은 주역(周易)의 도기(道器 : 形而上者謂之道 形而下者謂之器) 관계에서처럼 생물학적 특성〔器〕에서 철학적 특성〔道〕에 이르기까지 실로 광범위한 영역을 점유하고 있다. 이런 의미에서 사상인은 의학적 인간이라기보다는 철학적 인간으로서 그 특성을 분류하였다.

따라서 인간의 본질은 결코 그 장부의 외형에만 있는 것이 아니라, 오히려 그 외형과 더불어 존재하는 무형의 정신적 생명력에 그 본질이 있다는 것을 독파하지 못한다면 사상의학의 원천을 이해할 수 없다. 그러므로 東武公은, "투현질능천하지다병야, 호현락선천하지대약야(妬賢嫉能天下之多病也 好賢樂善天下之大藥也)"라 하였으니 이는 정신적(마음)병이 육체적 병고보다 우선함을 설파함으로서 병 또는 약의 개념마저도 논리적으로 승화시킨 점에서 四象說의 新人間的인 면모를 살피게 된다.

이게마의 탄생시대

선생은 1836년에 함흥에서 태어났다(64세인 1900년에 타계). 조선말(현종 3년), 그 당시는 당쟁과 더불어 기형적이고 변태적인 정치형태로 이른바 세도정치가 판을 쳤다. 즉, 왕의 신임을 한손에 쥔 인물이 정치·경제·문화·군사를 마음대로 흔들던 시대였다. 이 세도정치에 항거하여 '홍경래의 난'이 일어났다. 이러한 퇴폐정치와 경제적인 문란에 항거하여 들고 일어난 대표적인 민주항거가 '전주민란'이었다. 동무공은 이와같이 불우한 시대에 태어났다.

이게마의 가계(家系)

조선 태조는 함경도 여흥에서 태어나 조선 왕조를 세웠는데, 북도사람들의 억센 기질을 기피하여 그 지역 사람들은 조선 500년 동안 거의 인재로 등용되지 못하였다. 때문에 동무공의 가문에는 벼슬한 사람이 없었고, 단지 동무공의 아버지 대에 와서 문무(文武) 양과에 급제, 20대 약관으로 진사가 되어 북도의 명문이 되었다. 선생은 장남으로 태어났고, 이름은 제마(濟馬), 호는 동무(東武)이다.

이게마의 탄생 일화

부친인 이 진사가 향교에서 돌아오는 길에 친구를 만나 주막에서 과음한 탓에 그곳에서 하룻밤을 묵게 되었다. 주막의 늙은 주모에게 과년한 딸이 있었는데, 인물이 박색이고 변변치 못하여 출가를 시키지 못하고 있었다. 이 진사가 술에 취하여 정신없이 자고 있는 것을 본 주모는 이왕지사 딸을 시집 보내지 못할 바에야 이 진사와 같은 지체 높은 사람에게 처녀귀신이나 면하게 할 목적으로 동침하게 하였다.

이런 일이 있고 난 후 열 달이 지난 어느 날 새벽 이 진사 아버지(東武公의 조부 : 忠源公)는 제주도의 용마(龍馬)가 집 안뜰로 걸어 들어오는 꿈을 꾸었다. 그때 바깥에서 하인이 부르는 소리에 깜짝 놀라 깨어났다. 한데 어떤 여인이 강보에 싸인 갓난아이를 들고 와 받아줄 것을 간청하며 자초지종을 털어놓았다. 아들 이 진사를 불러 확인한 후 조금 전에 현몽한 것이 떠올라 모자를 받아들이고, 꿈에 제주도에서 말을 얻었다 하여 아기 이름을 '제주도의 말'이라는 뜻으로 제마(濟馬)라 명명하였다.

할아버지는 늘 자신이 꾸었던 꿈을 생각하고 제마는 장차 커서 큰 인물이 될 것이라는 기대가 컸다. 이에 각별히 사랑해 왔고 너무나 영특하여 비록 서자일지라도 아직 이 진사에게 아들이 없었으므로 적자(嫡子)로 입적하게 하였다.

이제마의 인격

동무공은 이처럼 불운한 운명을 타고났으며 가장 어려운 시대에 살았다. 이미 국운(國運)은 기울고, 부정ㆍ부패ㆍ탐관오리ㆍ간신배들이 판치는 현실을 보며 건강을 해칠 정도로 정의감에 불타 올랐다.

선생의 용모는 범상으로 전통적인 함경도 기질에 무뚝뚝한 언사, 때때로 파격적인 행동으로 사람들에게 빈축을 사기도 하였다. 그러나 선생의 비범한 행동과 천재적 두뇌,

투철한 관찰력은 감히 어느 누구도 그를 경멸할 수 없게 만들었고, 오히려 시대의 기인으로 받들여진 경향도 있다.

말년에 창작한 《동의수세보원(東醫壽世保元)》은 동서고금을 통하여 가장 위대한 저서가 되었다. 참으로 진실로 의학계에 내린 큰 복음이며, 이 사상의학을 완성하여 명현으로 높이 추앙을 받게 되었다.

동무공은 평생을 청빈하게 살았다. 공(公)이 함경도 고원군수로 부임할 당시 함흥에서 250리 길을 감발을 하고 단신으로 걸어서 간 것만 보더라도 선생의 청렴결백함을 가히 짐작할 수 있다.

만년에는 함흥의 만세교 부근에서 '보원국(保元局)'이란 한약방을 경영하였는데, 가난한 사람에게는 무료로 치료해 주었고, 사례를 받을 때는 좁쌀 한 되 이상을 받지 않았다고 전한다.

이계마의 저서

《천유초(闡幽抄)》, 《제중신편(濟衆新編)》, 《광제설(廣濟說)》, 《격치고(格致藁)》 등이 있으며, 1896년에 《동의수세보원(東醫壽世保元)》을 탈고하였고, 동무공 타계 1년 뒤인 1901년에 첫 출간되었다.

한방 체질의학적으로 본 사상체질의학

이제마 사상체질 분류

왜 한약은 어느 특정된 보약을 누구에게나 투여할 수 없는지 그 원리에 관해서 알아보자. 예를 들면 비타민같이 어느 체질에게나 좋은 약은 없는지 ?

생약은 화학적인 약과 그 근본부터 다르다. 예를 들면, A와 B 두 사람이 똑같이 감기에 걸렸을 때, 양약은 A, B 모두에게 아스피린을 투여할 수 있으나, 생약은 같은 병일지라도 환자의 체질에 따라 처방이 달라지므로 A, B 두 사람에게 같은 처방의 약을 투여할 수 없다.

그러나 A와 B가 같은 체질이고 증상이 유사할 경우는 예외이다. 때문에 어떤 특정된 한 가지의 생약이나 처방이 모두에게 좋은 효과를 나타낼 수는 없는 것이 생약의 특성이다.

현대인들은 우리 조상들이 먹지 못해 병에 걸린 것과는 달리, 영양가 높은 음식을 너무 많이 먹어서 영양이 넘쳐흐를 뿐만 아니라, 도리어 적당한 배설이 이루어지지 않아서 건강을 해치는 경우가 허다하다.

요사이는 몸에 좋다는 음식들을 지나치게 섭취할 뿐만 아니라, 이상야릇한 식품이 마치 불로장수의 건강식품인양 과대선전되고, 또 잘 팔리고 있다.

그리고 한방의 어느 특정 보약이 마치 누구에게나 보약이 되는 줄 알고 분별없이 복용하므로 해서 도리어 큰 부작용을 일으키는 것을 보면 참으로 안타깝다.

이와 같은 잘못된 의학상식 때문에 희귀동물까지 밀렵되어 냉동고에 수십 마리씩 보관된 것이 TV에 보도되고 있는 현실을 보고 있노라면 그들과 우리가 같은 한국인이라는 사실이 더없이 부끄럽게 느껴진다.

희귀동물들이 어느 체질 누구에게나 보양(補養)의 효력을 발휘하는 것은 아니다. 차제에 체질에 따른 유익한 음식의 종류도 체질과 함께 관찰하여 보자.

한마디로 말해서 한의학은 생리, 병리, 약리, 치료 등 모든 바탕이 음양학(陰陽學)으로부터 기인하였기 때문이다. 따라서 생약을 인체에 투여할 때도 그 생약의 기본 음양과 인체의 기본적인 음양에 따라 달라진다.

경우에 따라서는 병 그 자체를 위주로 하여 음양을 따져서 투약하기도 하고, 또는 환자의 건강의 음양 상태에 따라서, 또는 사람마다 태생기의 체질적인 음양에 따라서 투약하는 등 매우 복잡하고 까다로운 원리로 되어 있다.

한의학의 독특한 체질이론의 시작이 110여년 정도밖에

안 되었다. 그 체질의학의 근본적인 이론에 관해서 설명하기에 앞서, 우선 짚고 넘어가야 할 중요한 사실이 있다. 요즈음 매스컴을 통하여 한의학의 체질론이 자주 소개되어 한의학을 폭넓게 이해하는 데 크게 도움을 주고는 있으나, 자칫 잘못하면 체질의학이 한의학의 전부인 줄로 착각하게 할 염려가 있다.

한의학의 기본은 증(證) 위주의 의학이지 결코 체질의학만은 아니다. 물론 이조시대에 새롭게 주창된 체질의학은 한의학의 이론 중에서도 감히 말로 표현키 어려운 위대한 학설임에는 틀림이 없으나, 내가 이를 거론함은 체질의학이 한의학 그 자체는 아니라는 사실이다.

우주(宇宙)보다도 더 오묘한 인체의 생리와 병리를 다룸에 있어서 어느 한 가지의 이론에만 치우치면 때로는 본의 아니게 커다란 잘못을 저지를 수도 있기에 밝혀 두는 것이다. 그러나 짧은 기간에 체질의학이 한의학에 미친 업적은 지대하다고 하겠다.

한의학의 사상체질론(四象體質論)의 원조인 이제마(李濟馬) 선생의 체질의학 경전인 《동의수세보원(東醫壽世保元)》의 이론을 중심으로 알기 쉽게 설명하여 보기로 한다.

체질의학론의 분류

인간은 천부적으로 부모로부터 받은 장(臟)과 부(腑)에 허(虛)와 실(實)이 있고, 이에 따른 희(喜), 노(怒), 애(哀), 락(樂)의 성정이 작용하여 생리현상을 이룬다고 하였으며, 한약뿐만 아니라 체질에 맞는 음식과 양생법에 이르기까지 광범위하게 논의되고 있다.

여기에서 대표적인 체질이라 함은, 태양(太陽), 소양(少陽), 태음(太陰), 소음(少陰)을 말하는데,

- **태양인은 폐대간소(肺大肝少)** : 호흡순환기능계통은

강하고, 간장기능계통은 약함

- 소양인은 비대신소(**脾大腎少**) : 소화흡수기능계통은 강하고, 생식기능계통은 약함

- 태음인은 간대폐소(**肝大肺少**) : 간장기능계통은 강하고, 호흡순환기능계통은 약함.

- 소음인은 신대비소(**腎大脾少**) : 생식기능계통은 강하고, 소화흡수기능계통은 약하다고 하였다.

이는 각 체질에 따른 장부(臟腑)의 허(虛)와 실(實)이 상대적으로 작용하고, 만일 허(虛)한 것이 더욱 허(虛)해지거나, 실(實)한 것이 더욱 실(實)해지는 경우 병적인 상태가 나타난다고 하였고, 이를 장(臟)과 부(腑)의 태(太), 소(少)로 칭하였다.

그러나 여기서 태(太), 소(少) 즉, 대(大), 소(小)란 장과 부의 해부학적인 의미의 크기가 아니고 기능의 허함과 실함을 나타내는 것이다.

아래에 각 체질별로 체형과 용모, 심리상태 등을 기술하여 체질별 특성을 분류하였다. 그리고 각 체질에 잘 적응하는 음식 종류도 간단히 알기 쉽게 분류하였다.

태양인

체형과 용모

- 호흡순환기계통이 실하고, 간기능계통이 허약하다.
- 목덜미 부위가 건실하고, 머리가 대체적으로 큰 경향이다.
- 얼굴은 둥근 편이고 비대하지 않으며, 체격은 대체적으로 아담한 편이다.
- 얼굴은 이마가 넓고, 광대뼈가 나온 편이며, 눈의 광채가 강하다.

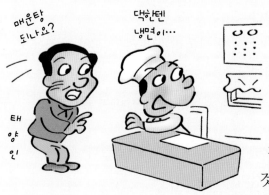

- 척추와 허리 부위가 약해서 기대 앉거나 눕기를 좋아한다.
- 다리가 비교적 약해서 오래 걷지 못하며, 육체적인 운동보다 두뇌운동이 적합하다.
- 신체의 균형이 약간 불안한 느낌이다. 때문에 오래 서있거나 걷는 것에 약하고, 기름진 음식을 싫어하고, 담백한 음식을 즐긴다.
- 여자는 자궁기능이 약해서 자녀생산을 많이 하지 못한다.
- 발명가나 혁명가의 소질이 있다.
- 동물에 비유하면 사슴(鹿)과 같은 느낌이나 품성은 강하다.

심리상태

- 남들과 잘 소통하고 사교적인 반면 그렇지 않을 때도 종종 있다.
- 과단성과 진취성이 강하다.
- 그렇지 않은 것 같으나 그다지 계획적이지도 못하고, 그렇게 담대하지도 못하다. 그러나 때로는 반대적이기도 하다.
- 매우 절도 있고, 근접하기 어려워 보이지만 문학적이기도 하고, 음악적이기도 하다(외강내유).
- 남을 공격하기 좋아하고, 적당히 후퇴할 줄 모르며, 지나친 영웅심과 자존심이 강하다.
- 머리가 명석하고 뛰어나며, 창의력이 있어서 남이 생각지도 못하는 것을 연구하고 힘있게 추진하는 편이다.
- 상대방의 실수를 용납하지 못한다.

- 일이 뜻대로 잘 안 될 때는 심한 분노를 잘 표출하여 병이 된다.
- 때때로 남과 잘 어울리지 못하고 혼자서 조용히 시간을 잘 보내기도 한다.
- 스스로 자신을 생각해보아도 좀 유별난 것 같이 느껴진다.
- 독선적이고 안하무인의 경향이 있다.
- 의욕은 강하나 사리사욕은 없다.
- 뱀처럼 차갑고 차분한 면이 있다.

적응하는 음식물

태양인은 맵고 뜨거운 음식을 계속하면 위를 상하게 되기 쉬우므로 담백한 음식이 좋다. 태양인은 그 수가 너무나 적어서 이제마 선생도 연구를 다하지 못하였다고 했으며, 처방도 두세 가지, 그리고 음식에 대해서도 몇 가지를 분류하였을 뿐이다. 이 체질은 겸손을 덕목으로 삼아야 하며, 상대방을 배려하는 습성을 길러야 한다.

생냉(生冷)한 음식 중에서도 다음과 같은 것이 좋다.

ㄱ) 육류 : 돼지고기가 좋으며, 기름진 것은 피한다.

ㄴ) 해조류 : 새우, 조개류(굴, 전복, 소라, 홍합)

ㄷ) 과실류 : 포도, 앵두, 다래, 모과

ㄹ) 곡물류 : 특히 메밀이 좋고, 옥수수도 좋다.

ㅁ) 채소류 : 매운 것 이외는 크게 가리지 않아도 된다.

ㅂ) 건강차 : 오가피, 모과, 대추

체형과 용모

- 소화흡수기능이 실하고, 생식기능은 허약하다.
- 위장 부위인 흉곽이 발달되고, 허리 아래 부분이 약하다.
- 몸매가 좋은 기본 체형이고, 상체가 하체보다 잘 발달되어 걸음걸이와 행동이 경쾌하며, 얼굴이 밝고, 맑은 편이다.
- 눈이 총명하고, 턱은 뾰족한 편이며, 외향적이다. 그리고 반사형이다.
- 상체가 잘 발달되고, 하체가 가벼워서 걸음걸이가 매우 경쾌하여 장거리보다는 단거리경주에 강하다(순발력이 우수하다).
- 요통을 호소하는 경우가 많고, 더위를 많이 타며, 찬 음식을 좋아한다.
- 여자는 다산(多産)하지 못하고, 남자는 갱년기를 전후해서 기력은 그대로 좋은 편이나 성능력이 좀 떨어지는 경향이 있다.
- 직업으로는 직업군인 같은 절도 있는 직업이 좋으나 의외로 모든 직업에 잘 적응한다.
- 동물에 비유하면 말[馬]과 같은 느낌이다.

심리상태

- 남의 일에는 희생을 아끼지 않는 반면 자신의 일은 대수롭지 않게 여긴다.
- 판단력과 순발력이 빠른 반면 은근과 끈기가 부족하고, 지구력도 약하며, 체념도 잘한다.
- 두뇌회전이 매우 빠르고, 그것을 실행에 옮기는 것도 지나치게 빠르다.

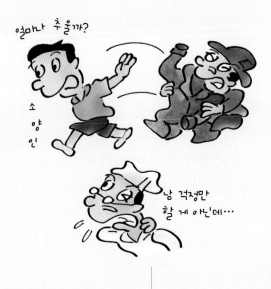

- 개척하는 데는 능하나, 끈기 있게 마무리하는 면이 부족하다.
- 겉으로는 빈틈없고 깔끔하고 일 처리가 깨끗해서 틈이 없어 보이지만, 속으로는 이해심의 폭이 아주 넓고 다정다감하고, 감정이 풍부해서 눈물을 잘 흘린다. 다분히 감성적이다(외강내유 + 유).
- 의리를 존중하고 동정심이 많아서 상대방의 잘못을 잘 용서하고 재론하지 않는다.
- 실수할 때는 후회가 깊어서 애심(哀心)으로 변하여 건강을 해치는 경우가 많다.
- 다정다감하며 꾸밈을 싫어하고, 때로는 일을 처리하는 속도가 지나치게 빨라서 후회하는 일이 생긴다.
- 항상 솔직담백하고, 아첨을 하지 않으며, 직선적이고, 때로는 좀 가볍다.
- 이해나 타산에 잘 변질하지 않고, 봉사정신이 강해서 사람들에게 호감을 갖게 한다.
- 사상체질 중에서 가장 욕심이 적다. 그래서 오락에도 별 소질이 없고, 또한 호색가도 못 된다.
- 열이 많고, 성질이 급하다.

적응하는 음식물

열이 많은 체질이므로 시원하고 담백한 음식을 먹고 변비가 생기지 않도록 주의해야 한다. 정신적으로는 급한 마음을 절제하여 행동하기 전에 먼저 깊이 생각하는 습관을 길러야 한다.

ㄱ) 육류 : 돼지고기, 계란

ㄴ) 해조류 : 굴, 해삼, 게, 전복 등이 좋으며 너무 기름진
음식은 피한다.

ㄷ) 과실류 : 수박, 참외, 포도 등이 가장 좋다.

ㄹ) 채소류 : 배추, 오이, 가지, 호박

ㅁ) 곡물류 : 보리, 팥, 녹두, 참깨, 메밀

ㅂ) 건강차 : 구기자, 산수유, 대추

태음인

체형과 용모

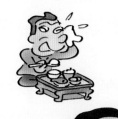

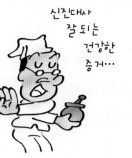

- 간기능계통이 실하고, 호흡순환기계통은 허약하다.
- 허리가 잘 발달되고(배에 지방이 많다), 목덜미 부위가
허리에 비해 약한 편이다.
- 대륙성기질로 사상체질 중에 비교적 체격이 큰 편이
고, 손발이 크고 비대한 경우가 많다.
  - 얼굴에 살집이 좋고, 혈색(검붉은
경향)이 좋다.
  - 눈길은 남을 무시하는 듯하고, 심
술(?)과 욕심이 배어 있다. 눈 갓
이 치켜올라간 것이 마치 호랑이
같은 인상을 준다.
  - 모습이 건방지고, 교만해 보인다. 배
를 내밀고 걷는 모습이 오리걸음 같기도 하고 양반걸
음 같기도 하다.
- 주로 힘을 쓰는 운동인 씨름, 역도, 투포환 등에 잘 적
응한다.
- 땀을 잘 흘리며(찬밥을 먹을 때도 땀을 흘리며, 사우나
를 무척 좋아한다), 장이 냉한 편이어서 특히 맥주를 마
시면 설사(연변)를 하는 경향이다. 소화력이 왕성해서

과식하는 편이다.
- 여자는 자녀를 적당히 생산할 수 있으나 산후부조리의 영향을 많이 받는 편이고, 남자는 45세를 전후해서 일 반적인 기운은 좋은 편이나 성기능이 급격히 저하되는 경향이 있다.
- 직업으로는 장사나 사업가의 기질이 강하다.
- 동물에 비유하면 소(牛)와 같은 느낌이다.

심리상태

- 겉으로는 점잖으나 속으로 생각이 무궁무진하며, 좀처럼 속마음을 드러내지 않는다.
- 마음이 넓을 때는 바다 같고, 고집스럽고 편협할 때는 바늘구멍보다 더 좁다.
- 용감하고 큰소리를 잘 치지만 속으로는 의외로 겁이 많은 편이고, 엄살도 심하다.
- 뻔히 잘못된 줄 알면서도 밀고 나가려는 우둔성은 마치 소와 같다.
- 겉모습은 풍만해 보이고 부드럽지만 내면의 깊은 계산은 만만치 않다(외유내강).
- 매사에 자기 중심적이고, 긍정적이며, 뚝심이 강하다.
- 묵묵히 속으로 무궁한 설계를, 그리고 이를 실현시키기 위해 지구력 있게 밀고 나감으로써 대성하는 경우가 많다.
- 상대방의 잘못을 용서는 하되 매우 크게 꾸짖고, 다시 같은 잘못을 할 때는 그것을 잘 이용한다.
- 전체적인 계획을 세워서 끈기 있게 추진하여 성공하는 율은 높으나 욕심이 지나쳐서 크게 잃게 되고 병을 얻는다.
- 겉으로는 계산하지 않는 것 같으나 속으로는 정확한 계

산에 의한 손익을 정확히 따진다.
- 욕심과 심술이 많아서 스트레스가 많이 쌓이기 때문에 성인병으로 고생하는 경우가 많다.
- 자기의 이익을 위해서는 어떤 일이든 한다.
- 자기 것은 무조건 좋고, 남의 것은 잘 비판하며, 남이 잘되는 것을 못 본다.
- 욕심이 지나치고, 고등사치를 즐기며, 식도락가이고, 대식가이기도 하다.

적당한 운동으로 땀을 항상 잘 배설하는 것이 좋으며, 음식을 조절하여 비만을 방지해야 한다. 때문에 욕심을 버리고 검소하고 겸손한 생활을 해야 한다.

ㄱ) **육류** : 쇠고기가 가장 좋은 체질식품이다. 따라서 쇠고기육회가 좋고, 그밖에 우유, 버터, 곰탕, 설렁탕도 좋다.

ㄴ) **생선류** : 담백한 생선류

ㄷ) **과일류** : 배, 밤, 호두, 은행

ㄹ) **채소로** : 무, 도라지, 연근, 고사리, 마, 토란. 더덕, 호박, 버섯류

ㅁ) **곡물류** : 밀, 콩(두부, 콩비지, 콩나물), 율무, 들깨

ㅂ) **건강차** : 오미자, 맥문동, 대추

소음인

체형과 용모

- 생식기능이 실하고, 소화흡수기능은 허약하다.
- 상체보다는 하체가 건실하나 대체적으로 균형이 잘 잡혀 있는 편이다.

한의학의 사상체질 의학에 관하여 · 71

- 모습이 파리한 편이고, 용모는 잘 짜여져 예쁘고 애교가 있다.
- 얼굴 색이 희고(창백), 이마가 솟고, 눈, 코, 입이 크지 않다.
- 눈에 정기가 없는 편이고, 잔잔한 눈웃음을 짓고, 조용하며, 모습이 매우 얌전하고 내성적이다. 즉, 흡수형이다.(말도 속삭이는 편이다)
- 하체가 잘 발달되어 안정감이 있고, 걷는 모습은 매우 조용하다. 때문에 단거리보다는 장거리경주에 강하다.(지구력 우세)
- 여름에도 뜨거운 음식을 선호하며, 땀을 잘 흘리지 않고, 소화가 잘 안 되는 경우가 많으며, 건강할 때의 대변은 변비의 경향이고, 잘 체하며, 찬 것을 많이 먹으면 설사를 하기 쉽고, 추위에 매우 약하다.
- 여자는 다산형이며, 남자는 기운이 없는 듯이 보이면서도 성적인 능력은 아주 강한 편이다.
- 직업으로는 목사, 선생, 경리, 작가 등이 잘 어울린다.
- 동물에 비유하면 양(羊)과 같은 느낌이다.

심리상태

- 내성적이나 사교적이고, 매우 침착하며, 치밀한 성격이다.
- 작은 일에도 너무 세심하고 과민성이 지나쳐 늘 불안정한 마음이다.
- 머리가 총명하고 지구력이 강하다.
- 겉으로 유연해도 속은 강하며, 꽁하고, 다분히 이성적인 면이 강하다(외유내강+강).

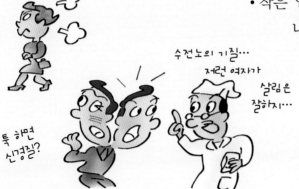

툭 하면 신경질?

수전노의 기질…
저런 여자가
살림은 잘하지…

- 지나치게 치밀하여 그것을 실행으로 옮기는 결단이 늦어 기회를 놓치는 경우도 있다. 그러나 어떤 일이든 시작하기는 힘드나 일단 발동이 걸리면 치밀하고 조직적으로 끈기 있고 깔끔하게 매듭을 짓는다.
- 상대방의 잘못을 부드럽게 용서하는 것 같으나 속으로 잊지 않고 기억해 두었다가 언젠가는 표출한다.
- 머뭇거리다가 놓친 것이나, 아쉽고 안타까운 것을, 그리고 억울한 감정을 언제까지나 떨쳐버리지 못해서 병이 된다.
- 맡은 일은 빈틈없이 처리하나 속도가 좀 느리다.
- 자신의 생각을 숨기고 잘 나타내지 않으며, 강자나 윗사람에게 아첨도 잘 한다.
- 자기보다 강자 앞에서는 후퇴를 잘 하나 기회를 기다려 역전시키는 끈기를 지니고 있다.
- 수전노의 기질(남녀 모두)이 있어서 가장 살림살이를 잘 하는 편(여성)이다.
- 특히 음식에 욕심이 없는 편이고, 깔끔하고 착실하며 매사에 치밀하고, 밖으로 잘 나돌지 않는다.
- 질투와 샘이 많아서 마음이 늘 불안초조한 경우가 많다. 지나치게 예민해서 식구나 친척들과 조화를 잘 이루지 못하는 경우도 있다. 몸이 냉하고, 신경증질환(신경쇠약, 노이로제, 우울증 등등)으로 고생하는 경우가 많고, 가끔 한숨을 쉬기 때문에 고민이 많은 사람같이 여겨진다.

적응하는 음식물

소화가 잘 안 되는 음식이나 찬음식을 피하며 설사를 하지 않도록 조심하고, 항상 몸을 따뜻하게 하는 것이 좋다. 항상 소극적이고 불안한 마음을 떨쳐버리고 진취적인 기상을 길러야 한다.

　ㄱ) **육류** : 명태, 고등어, 미꾸라지, 뱀장어

　ㄴ) **어육류** : 닭, 양, 염소, 개

　ㄴ) **과일류** : 대추, 사과, 귤, 복숭아, 토마토

　ㄷ) **채소로** : 시금치, 미나리, 양배추, 홍당무, 쑥갓, 감자, 꿀, 파, 마늘, 부추, 달래, 후추, 생강, 들깨, 고사리, 미나리

　ㄹ) **곡물류** : 찹쌀, 차좁쌀. 엿

　ㅁ) **건강차** : 인삼, 황기, 대추

이 체질감별 가이드에 의해서 자신의 체질이 결정되면, 체질에 따른 장단점을 잘 숙지하여, 장점은 키우고 단점은 고쳐 나가기 위해 최선을 다해야 한다. 또 체질에 적응하는 음식과 가능한 한 삼가야 할 음식(자신의 체질 이외의 음식물)을 가려서 귀중한 건강을 보전하고, 인격적으로 더욱 성숙되는 계기로 삼기를 간절히 바란다.

한의학에 대하여

서양의학과 한의학은 각각 우수한 분야가 있는가 하면, 반면에 부족한 분야도 있다. 따라서 서로 잘 협력해 나가면 질병퇴치에 놀라운 금자탑을 쌓을 수 있을 것이다.

 ## 한의학이란 어떤 것인가?

환자가 한방치료를 원
할 때

환자 중에는 원래 한방진료를 선호하는 경우도 있으나, 서양의학의 진료에서 만족을 얻지 못해 찾는 경우도 많다.

이와 같은 환자의 대부분은 의사에게 자신의 괴로움을 호소하지만 서양의학적 검사에서 아무런 이상이 발견되지 않아 의사로부터 "병이 없습니다. 신경성입니다." 라고 진단되는 경우가 적지 않다.

그러나 환자는 "무슨 말씀입니까? 난 지금 매우 고통스럽습니다." 라고 반문을 한다. 더 이상 진료를 해주지 않는 의사에게 실망한 뒤 한방을 찾게 된다.

예를 들면, 머리가 아플 때 뇌종양과 같은 구조적인 문제가 아니면 검사를 통해 두통을 증명하기는 거의 불가능하다. 뿐만 아니라, 두통의 경우보다는 두중감 즉 머리가 무겁게 느껴지는 경우는 이를 진단하여 가시적으로 증명하기는 처음부터 불가능하다.

잠을 잘 못 잔다고 호소해도 서양의학적 검사로는 뚜렷한 질환이 아닌 이상 해명할 길이 없다. 그러나 환자자신은 때로 말로 형용키 어려운 고통 때문에 급기야 한방을 찾게된다. 이와 같은 문제는 양의학의 진단이 그 의학의 특성상 형이하학적(形而下學的)인 것이 거의 전부이기 때문이다.

'머리가 아프다' '머리가 무겁다' '잠을 잘 못 이룬다' 등 환자들의 불확실한 호소에는 한의학이 가장 효과적이다. 왜냐하면 이는 그 증상에 따라 서양의학에 없는 형이상학적(形而上學的)인 진단방법이 있고, 또 그 진단결과에 따른 생약의 치료방법이 있기 때문이다.

환자의 질병을 치료함에 있어 한의학이나 서양의학의 근본적인 목적은 같다. 다만 그 접근하는 방법이 근본적으로 다르기 때문에 각각 우수한 분야가 있는가 하면, 또한 그렇지 못한 분야도 있는 것이다.

예를 들면, 폐렴이나 폐결핵과 같은 병에는 항생물질과 같이 강력한 치료방법이 있는 서양의학이 우수하다. 뿐만 아니라, 외과적인 수술을 요하는 질환인 경우에는 더욱 더 그러하다.

한의학과 서양의학의 우수한 것들만 선택하여 서로 협력하면 환자들에게 최상의 결과를 줄 수 있을 것이다. 그런데도 왜 그 좋은 결론을 얻기가 이토록 어려울까? 한의학이나 서양의학이 바람직하게 결합하는 데 우리나라만큼 좋은 조건이 또 어디 있을까? 그럼에도 불구하고 이루어지지 못하는 것은 집단 이기주의의 한 일면을 보이고 있기 때문이 아닐까?

한의학이란 과연 어떤 의학인가? 먼저 내가 실제로 행하고 있는 모습을 설명해 보기로 한다.

나의 병원을 찾아오는 요즈음 환자들은 그렇지 않지만, 얼마 전까지만 해도 스스로 손을 내밀고 진맥(診脈 ; 양 손목의 동맥을 짚어서 진단하는 진단법)해 주기를 바란다. 일반적으로 한방에서는 맥을 짚어 보는 것을 가장 중요한 진단으로 생각하고, 그것만으로 진단이 완료된 것으로 지레짐작하지만, 전혀 그렇지 않다.(한방의 '진단편'을 참고하기 바람)

한의학의 진단에서 가장 중요하게 여기는 것은 환자의 호소이다. 환자는 어떤 고통 때문에 내 병원을 찾아온 것이므로, 우선 어떤 아픔이 있는지를 자세히 듣고, 그 내용을 상세히 기록하는 것을 가장 기본으로 삼는다. 필자는 가능한 한 한글로 환자가 표현하는 말 그대로 컴퓨터의 기록장치에 저장해 둔다.

예를 들면, '두통'을 그냥 '두통'이라 적지 않고, "어제 저녁 9시 경

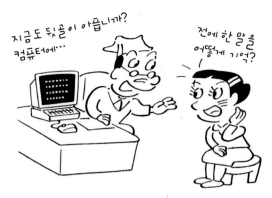

지금도 뒷골이 아픕니까? 컴퓨터에…

전에 한 말을 어떻게 기억?

부터 머리통 속을 칼로 저미는 것 같이 쑤셔오는데 그냥 미칠 것 같더라구요. 선생님은 이렇게 심한 고통을 아세요? 정말 죽을 것만 같았어요."라고 호소하는 환자의 말 그대로를 적는다.

그 밖에 사소한 것까지 모두 기록하고, 처방할 때 이를 최대한 활용한다. 이때 사소한 증상은 직접적인 관계가 별로 없는 것 같아 보이나 실제로는 관계가 깊은 경우가 대부분이다. 그것은 진단에 중요한 단서를 주기 때문이다.

주된 증상으로는 두통일지라도 머리 그 자체보다는 환자의 태도, 성격, 성향, 체력, 얼굴색깔, 수족의 한냉상태, 소화상태, 특히 대변의 상태 등이고, 여성의 경우는 생리상태와 여러 가지 전신적인 유기능(類機能) 관계를 잘 살펴서 다시는 두통이 발생하지 않도록 모든 지혜를 짜내게 된다.

이와같은 진단과 치료의 특징은 두통을 단순히 머리의 질환으로만 보는 어리석음을 저지르지 않고, 몸의 전신적 생리기능의 이상에서 발생되는 증상으로 보기 때문에 재발이 거의 없고 완치가 가능하다. 이것이 한방 특유의 질병에 대한 접근방법이다.

한의학의 진료는 진찰에 의해 병명을 정하고, 그 병명에 따라 일률적인 치료를 해나가는 것이 아니다. 하나하나의 증상을 종합적·유기능적으로 판단하여 병마와 고생하며 싸우는 인간의 자연치유력을 도와주는 치료이다.

한의학은 환자의 전체적인 모습을 병증으로 보는 의학이다

한의학에서는 환자가 두통, 두중(頭重), 불면, 소화불량, 변비, 그리고 피로까지를 호소할 때, 이를 하나하나 별개의 병으로 보고 일일이 치료약을 처방하는 것이 아니다. 환자의 5장6부 밸런스를 한방 특유의 방법으로 진단하여 전체를 조화시켜 줌으로써 앞의 증상을 한꺼번에 개선해 나가야 한다. 다시 말해 거의 모든 질환을 증상으로 보는 의학이 바로 한의학의 특징이다. 따라서 증상마다 특정한 병으로 분류하거나 독립적으로 투약하는 어리석음을 범하지 않는다.

만약 증상 하나하나를 병으로 본다면 거의 치료는 불가능하다. 왜냐하면 갱년기 여성의 대부분이 한방을 찾아와 호소하는 증상은 적어도 십여 가지 정도이며, 많을 때는 스무 가지에 달하는 경우도 적지않다. 그 증상 하나하나를 일일이 치료하기는 불가능할 뿐만 아니라, 근본적인 치료도 되지 않는다.

양방의 내과에서는 '위염' '위궤양' '위하수' 라고 세밀하게 진단하기 전에 이 모두를 '소화기 질환' 이라는 큰 개념으로 묶는다. 이와달리 한방에서는 환자의 병상(病像)을 크게 분류하여 '실증(實症)·허증(虛症)', '양증(陽症)·음증(陰症)'으로 크게분류한다.

음양(陰陽)·표리(表裏)·한열(寒熱)·허실(虛實)로 병상을 분류하는 일이 기본이다. 이렇게 병상을 판단하고 분류하는 것은 매우 어렵다. 예를 들어 씨름선수 같은 경우, 겉으로 보기에는 건장하게 보이므로 교과서적으로 판단하면 실증이지만, 실은 허증인 경우도 가끔 있다. 즉, 한의사는 환자의 전체상(全體像)을 한의학적으로 면밀히 진단하고 파악해서 판단을 내린다. 단지 체격이 좋다는 것만 가지고 실증으로 판단하지는 않는다. 이와같이 한방에서 환자의 '증(證)' 을 정하는 일은 매우 어렵고 중요하다.

생약의 효능에 대한 과학적인 증명과 임상경험에 의한 증명

한의학은 중국에서부터 시작되었고 거의 3,000년 이상의 역사를 가지고 있다. 그 긴 역사 속에서 누적된 경험에 의해 심오한 철학과 의학의 집대성이 바로 한의학이다. 앞으로도 계속 연구되고 발전되어야 하는 뿌리깊은 의학 중의 하나이다.

우리나라의 11개 한의과대학에서는 예전부터 사용해 오며 효과를 나타내고 있는 생약과 그 처방을 과학적으로 증명해 나가기 위한 연구가 꾸준히 진행되고 있다. 그런데 여기서 짚고 넘어가야 할 것은 '과학적' 이라는 의미이다. 과학적이란 진리에 가장 가깝고 그 진리는 또한 시간이 지나도 변하거나 거의 소멸되지 않는 것을 의미한다. 이렇게 볼 때 약 1,700여년 전에 '갈근탕(葛根湯)'을 '갈근탕증(葛根湯證)'의 감기 초기에 투약하여 좋은 효과를 얻었었는데, 지금도 같은 증상에 같은 방법으로 처방을 하면 예전과 동일한 효과를 얻을 수 있다.

또 감기 초기에 즐겨 처방한 마황탕(麻黃湯)은 1,700여년 동안 변함 없는 효과를 발휘하고 있는 것이다. 따라서 17세기에 걸쳐 약효에 변함이 없는 처방이라면 그 처방은 지극히 과학적인 처방이라고 아니할 수 없다.

한방약에 배합되어 있는 생약(生藥 ; 식물, 동물, 광물 등의 천연물로서 이를 증에 따라 배합하여 한방약으로 사용하고 있는 것)에 함유되어 있는 성분 중에 구조식이 알려진 것은 그리 많지 않다.

그렇다고 해서 알려지지 않은 모든 생약을 '비과학적' 이라고 말할 수는 결코 없다. 그것은 구조식이 널리 알려지지 못했을 뿐이다. 뿐만 아니라, 구조식이 알려졌다 하더라도 그 생약의 효능을 전부 알 수는 물론 없다.

생약이라고 하는 천연물은 매우 복잡하다. 한마디로 살아 있는 자연물이기 때문에 그 성분이나 효능은 일정치 않다. 계절과 기후에 따라서, 또는 영양상태에 따라서, 그리고 어떤 다른 종류의 생약과 배합되었는지, 생약의 제조방법 등에 따라서 그때마다 조금씩 효능이 달라진다. 뿐만 아니라, 그 생약을 복용하는 사람의 생리적인 체질에 따라서, 그리고 병상(病像)에 따라서 달라지는 등 이루 헤아리기 어려운 면이 있음을 알아야 한다.

하나의 생약 중에 약리적으로 상반되는 작용을 함께 가지고 있으면서 각각 그 필요에 따라 효능을 발휘하는 경우도 많이 있다. 즉, 생약은 자연물이기 때문에 치료의 차원을 넘어 조절의 차원에 해당한다고 이해하면 받아들이기가 쉬워질 것이다.

산조인(酸棗仁)이라는 생약을 예로 들면, 잠을 자게 하는 성분이 있는가 하면, 동시에 잠을 쫓아 주는 성분, 즉 조절하는 작용이 하나의 생약 안에 함께 함유되어 있다.

그런가 하면 어떤 것은 하나의 생약이 혈압을 올리기도 하고, 내리기도 하는 상반된 효능을 가지고 있기도 하다. 이것이 바로 생약만이 가능한 신비이다. 즉, 조절과 조화를 동시에 이루어 주는 것은 생약만이 가진 특징이다.

이러하건대 하나에 하나만을 증명할 수 있는 오늘의 과학이 어찌 생약의 살아 있는 성분을 증명할 수 있겠는가? 과학이 앞으로 눈부신 발전을 하여 사람의 마음까지 읽을 수 있게 되면, 그때는 생약의 그 신비한 효능도 과학적으로 거의 완벽하게 증명해 낼 수 있으리라고 막연히 기대해 본다.

생약의 불가사의한 약
리작용

설사유도(변비)에

대황을…

설사 멈추게
하는 대황…

앞에서 하나의 생약 중에 상반된 약리작용을 하는 예가 많다고 했는데 그 전형적인 생약으로는 '대황(大黃)'이 있다. 이 대황에는 설사를 하게 하는 성분(안드라키논)과 설사를 멈추게 하는 성분(탄닌)이 함께 함유되어 있다. 때문에 변비의 경우는 설사를 유도하는 유효성분이 활발하게 작용하고, 아주 심한 설사를 할 경우에는 그것을 멈추게 하는 유효성분이 작용한다. 이것에 대한 메커니즘도 밝혀졌다.

한약에도 부작용은 있
다.

한약은 부작용이 없으니까 만성적인 질환의 장기적인 치료에 적합하다고 생각하는 사람들이 많은데, 이것은 잘못된 생각이다. 한약도 부작용은 얼마든지 있다. 그러나 그 부작용의 대부분은 오진(誤診)에 의한 잘못된 처방에서 비롯된다. 다시 말하면, 사람의 체질에 따라, 그리고 질환의 성상(性狀)에 따라 같은 약이라도 좋은 치료약이 되는가 하면, 그 반대로 부작용을 일으키는 경우가 많기 때문이다.

한의학은 부작용과 싸워 온 긴 역사를 가지고 있다. 그러나 현재의 한약은 매우 과학적이고 의학적이라는 사실을 이미 앞에서 설명한 바 있다.

한의학은 부작용과 끈질기게
싸운 긴 역사의 산물이다.

한방 임상실험

지난날 한약의 선택과정은 앞에서와 같은 기본적인 이론에 입각하여 선택되어졌다. 그리고 처방을 구성하는 과정에서 양방과 같이 실험용 동물을 이용하는 임상이 아니라, 본의 아니게 사람에게 직접 임상실험을 하여 약이 선별되고 처방이 구성되었다.

이와같은 과정에서 약에 의한 부작용 때문에 목숨을 잃는 결과를 초래하게 된 경우도 더러 있었다. 조선시대 초기만 하더라도 명의의 집 대문 앞에는 많은 혼령들이 떠나지 못했다고 전한다. 이와같이 값 비싼 대가를 치르고 현재의 한약과 그 처방은 구성되었다. 실험동물을 이용한 양약보다 한약이 훨씬 더 안전하다는 것은 이와같이 밝히기 어려운 이유가 있었기 때문이기도 하다.

그리고 생약 자체에도 부작용은 있다. 그렇지만 한의학에서는 이 부작용을 일으키는 독성의 양을 조절하고 환자의 증에 알맞게 맞춰 질병을 퇴치하는 노력을 2,000여 년 동안 심혈을 기울여 해왔다. 그 결과 오늘날에는 안심하고 애용할 수 있는 학문(의학)에 이른 것이다.

1~2세기 경에 출간된 한약학의 고전《신농본초경(神農本草經)》에는 생약을 상·중·하로 나누고, 하품은 놀라운 즉효성이 있지만 부작용이 강한 생약, 중품은 그 중간 정도의 생약이고, 상품은 누구에게 복용시켜도 부작용이 전혀 없는 생약으로 분류해 왔다. 이와같은 분류를 보아도 부작용과 오래도록 싸운 역사의 일면을 볼 수 있다.

한의학의 역사 중에 효과는 대단히 우수하여도 부작용이 아주 강한 약을 썼을 때도 있었다. 예를 들면, 수은을 많이 투약한 시대가 있었다. 특히 매독이 번창하던 시기에 수은을 많이 사용하였는데, 그 작용의 피해가 너무 커서 어느 시기부터인가 수은을 쓰지 않게 되었다.

그 밖에 지금도 사용하고는 있으나 매우 조심스럽게 투약되는 약물로는 초오, 부자, 파두 등 많은 생약들이 있다. 때문에 한약에 부작용이 없다는 오해는 금물이다.

그 뿐만 아니라, 현재 즐겨 처방되고 있는 약 중에도 부작용은 얼마든지 있다. 예를 들면, '갈근탕'이나 '마황탕'은 감기 초기의 실증에 속하는 경우 매우 즐겨 애용되는 처방이다. 증에 잘 맞추기만 하면 놀라운 효과를 발휘하나, 잘못 맞추면 잠이 오지 않는다든지, 협심증자에게 잘못 투여하면 협심증 발작을 일으키기도 한다.

그러나 이는 부작용이 아니고 오용(誤用)이다. 즉, 오진에 의한 틀린 처방 때문에 일어나는 마이너스 현상이라고 할 수 있다. 또 강장식품으로 널리 알려진 인삼(人蔘)이나, 여름철에 기운이 없을 때 닭과 함께 잘 고아서 먹는 황기(黃芪)같은 약도 잘못하면 혈압을 상승시키는 부작용이 나타나는 경우가 있다. 때문에 일반적인 생약도 전문가의 지시를 따라야 하는 것이 당연함에도 불구하고 작은 의학상식 때문에 돌이킬 수 없는 불행을 당하는 경우가 가끔 발생한다.

생약은 천연물이다. 그러므로 인간만을 위해서 존재하지 않는다는 사실을 명심해야 한다. 부작용이라는 말로 생약에게 전적인 책임을 지우는 것은 천연물에 대한 몰이해의 소치이다.

초기 처방에 잘…
엣! 발작 우려…

그 이는 감기에
협심증 도…

한국에는 현재 11개가 넘는 한의과대학이 있고, 한국의 한의학(韓醫學)은 특수한 원론 부분을 제외하면 지극히 한국적인 독특한 동양의학이다. 물론 한의학의 기원과 초기 한방의학의 진수는 중국에서 시작된 것은 사실이지만, 오랜 시간 동안 변천해 오면서 이제는 거의 한국적 한의학으로 정착되었다.

특히 의성(醫聖) 이제마(李濟馬) 선생의 불후의 경전에 해당하는 《동의수세보원(東醫壽世保元)》의 사상체질론(四象體質論)은 가장 한국적 한의학의 금자탑이다. 그 외의 처방도 황도연 선생의 방약합편(方藥合編)을 필두로 생명에 빛을 주는 주옥 같은 비방들은 주로 고방(古方)에만 의존하는 중국이나 일본과는 사뭇 그 차원을 달리한다.

한의학의 기본 원리

기혈수(氣血水), 정기신(精氣神), 음양(陰陽), 표리(表裏), 한열(寒熱), 허실(虛實)에 대해 한의학의 기본원리를 병적인 측면에서 조명하여 살펴본다.

한방에서는 진단하고 치료하기 위하여 음양·표리·한열·허실 등의 팔강(八綱)과 기혈수·정기신 등의 요소로 정의하여, 한방 특유의 맥락에서 생체 전체의 생리적인 밸런스를 진단하고, 또 그 원리에 따라서 치료한다.

한방의 치료는 병을 직접 치료하는 방법이 아니라, 잘못된 몸의 생리적인 밸런스를 조절함으로써 병을 이길 수 있도록 유도하는 의학이다. 이 원리는 엄청나게 복잡하다. 예를 들면 음양 하나를 배우는 데도 1년 이상 걸린다. 그러므로 여기에서는 아주 간단히 병적인 범위 내에서만 살펴보기로 한다.

기혈수는 몸의 구조나 생리적인 기능활동을 세 가지 부분으로 나누어 그 중 어느 것에 이상이 있는지를 판별하여 병이나 불쾌한 증상을 한방적인 사고방식으로 분류한다.

기(氣) · 혈(血) · 수(水)

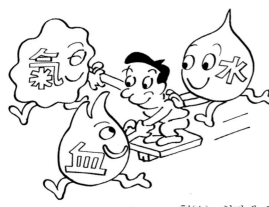

- 기(氣) : 형태는 볼 수 없으나 활동하고 있는 에너지, 즉 생명력으로서 서양의학에서 말하는 신경활동(지극히 일부분이기는 하지만)에 비유될 수 있을 것 같다. 이는 정신활동, 신경활동, 호흡, 즉 생명 에너지에 속하는 기능적인 면을 말하며, 병적인 증상으로는 상열(上熱), 면적(面赤), 두통, 신경질, 신경증 등 기(氣 ; 병적으로는 火의 병증)의 병증이다.
- 혈(血) : 혈관에 흐르고 있는 혈액 그 자체만을 의미하는 것이 아니라 혈액, 임파액, 호르몬 등 수분을 제외한 액체로서 구조적인 의미를 가지며, 병적인 증상으로는 대표적으로 어혈로서,

월경장애, 어깨결림, 담결림, 빈혈, 혈허(血虛) 등이 혈의 병증이다.

- 수(水) : 체액의 상태를 말하는 것으로서, 수의 이상(水毒)으로는 기관이나 조직 등에 필요 이상의 수가 정체되어 수분대사가 장애를 받는 상태를 말한다. 병적인 증상으로는 신장병, 심장병, 위하수(위 내의 停水) 등이 대표적이다. 서양의학에서는 심장병과 신장병을 별개의 병으로 취급하지만, 한방에서는 깊은 관계가 있는 질환으로서 수분대사의 이상으로 보고 같은 맥락에서 치료하면 큰 효과를 볼 수 있다.

정기신은 인간의 생명체를 말하며, 즉 형이상학과 형이하학, 그리고 영적인 세계로 구분함으로써 고차원의 생명의학으로 발전을 가능케 한 정수(精髓)이다.

정(精) · 기(氣) · 신(神)

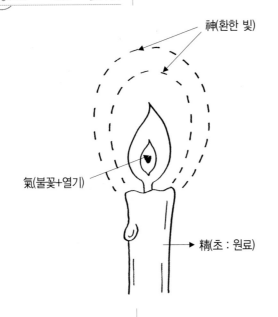

神(환한 빛)

氣(불꽃+열기)

精(초 : 원료)

- 정(精) : 에너지가 고도로 농축되어 물질화된 것을 의미한다.
- 기(氣) : 정(精) 속에 갇혀 있던 힘이 탈출하면서 일어나는 '에너지의 발현현상'을 말한다.
- 신(神) : 이는 물질이 다 탈출한 순수상태의 밝음[明]이 모여 있는 '영혼의 복합체'를 의미한다.

이 정기신은 촛불을 예로 들어 설명할 수 있다. 초 자체는 '에너지가 농축되어 있는 물질'로 精에 해당하고, 촛불의 '불꽃이나 열기' 등은 氣에 해당되며, 그리고 神이란 이 물질에 축적되어 있던 에너지가 타서 발산된 열기의 에너지가 화합하여 표출한 그 '환한 빛의 모임'에 해당된다. 이 역시 하나하나의 질병으로서 정의할 수 있다.

허실(虛實) ; 허증과 실증)은 병의 현 시점에서 체력의 실질적인 충실도를 나타내는 것으로서, 체력에 여유가 있는 경우를 실증이라 하고, 체력이 쇠약해져 있는 상태를 허증, 그 중간 체력을 허실간(虛實間)이라 한다. 허실은 단지 체격만으로 분류되는 것은 아니다. 키가 크고 체격이 좋으면 실증인 경우가 많으나 개중에는 맥이 약하고, 복부의 긴장력이 없으며, 목소리도 작은 실질적인 허증도 의외로 많다. 그리고 실증인 경우가 허증인 경우보다도 언제나 강한 것은 아니다.

음양(陰陽) ; 음증(陰症)과 양증(陽症)은 병의 진행상태를 나타내는 것이다. 질병이라고 하는 것은 병독(病毒)과 체력이 싸우는 상태를 말하는데, 병의 초기에는 병독보다 체력이 우세하나, 치료하지 않거나 치료의 효과가 없으면 점차로 병독이 강해진다. 병독과 체력의 세력이 막상막하까지를 포함한 전반부를 '양(陽 ; 양증기(陽證期))', 그 이후 병독의 세력이 체력보다 우세해지는 후반부를 '음(陰 ; 음증기(陰證期))' 이라고 한다. 이 음과 양에 따라서 같은 질환인 경우도 그 근본적인 처방이 달라지는 것이 한의학의 우수한 일면이다. 陽의 시기에는 병독에 대하여 적극적이고 공격적인 처방을 사용하나, 陰의 시기에는 쇠약해진 체력을 보강하여 병을 이길 수 있도록 체력을 도와주는 처방을 선택한다.

표리(表裏) ; 표증(表症)과 리증(裏症)는 병증이 외측에 가까운 곳에 있느냐, 아니면 내측의 깊숙한 곳에서 발현하고 있느냐를 판별하는 아주 중요한 원리로서 발병 진행의 시간경과에 따라 병의 정도와 깊이를 진찰하고 치료하는 원리이다. 몸의 표면에 가까운 피부나 근육, 또는 관절 부위를 '표(表)' 라 하고, 이에 대하여 소화기 등 몸의 깊숙한 부위를 '리(裏)' 라 한다. 그리고 表와 裏의 중간 부위를 '반표반리(半表半裏)' 라고 하여 폐나 횡경막 부위가 이에 해당된다.

따라서 일반적인 병은 '表' 의 증상부터 시작되어 '반표반리(半表半裏)', 그리고 '裏' 로 진행된다. 유행성 감기의 진행과정을, 예로 들면 초기에는 두통, 오한, 발열 등의 증상(表)이 나타나고, 계속 진행되면 기침이나 가래를 동반하는 호흡기 증상(半表半裏症)이 되고 좀더 경과되면 식욕부진, 소화불량, 오심, 설사 또는 변비 등의 소화기계의 증상(裏)으로 진전된다.

한열(寒熱) ; 한증(寒症)과 (熱症)은 몸이 '열(熱)' 한지 또는 '냉(冷)'

한지에 대한 개념인데, 이것의 특징은 체온계에 나타나는 온도의 변화를 의미한다기보다는 인체가 생리적으로 느끼는 한열의 개념에 가깝다. 체온이 낮은 경우라도 환자가 열을 느끼고 호소하면, 이는 熱에 속하고, 체온이 높더라도 寒을 느끼고 호소하면 이는 寒의 개념에 속한다. 한의학에서 이 한열의 개념은 대단히 중요한 이론으로서, 환자가 寒을 호소하고 있음에도 불구하고 체온이 높다고 하여 강력한 해열제를 투여하면 환자의 저항력이 더욱 약해져서 목숨을 잃게 되는 경우도 발생되므로 주의해야 한다.

이와같이 한의학은 인체를 단지 움직이는 물체로서 각 부분별로 진단하고 치료하는 것이 아니라 살아 있는 생체, 즉 그 환자의 구조적인 면과 기능적인 측면은 물론 그 심리상태까지 상호간에 유기능 체계로 작용한다고 간주한다. 다시 말해 병을 치료하는 의학, 그리고 한걸음 더 나아가 생명을 다루는 철학적인 의학이다.

한의학은 어떤 원리로 질병을 치료하는가?

먼저 기초치료와 증후
치료

한의학에서는 처음 환자를 대하고 치료방침을 정하는데, 이것을 '증(證)'을 결정한다고 말 한다. 환자의 병을 먼저 진단하는 것이 아니라, 환자의 전체상(全體像)을 제일 먼저 파악하고 '전체치료'로서 질환의 근본을 다스린다. 이와같이 전체치료를 통해서 환자의 건강을 근본적으로 개선시키는 요법이다.

한의학에서는 기초치료와 근치요법(根治療法)이라고 불리우는 이 과정을 거친다.

만성질환인 경우, 몸의 밸런스를 나타내는 '氣·血·水', 그리고 '精·氣·神'에 발생한 부조화를 바로잡아 주는 것이 기초치료에 속한다. 이 기초치료가 끝나면 거의 모든 증상은 호전되지만, 그래도 남아 있는 증상은 증후치료를 한다.

기초치료만으로도 증
상은 호전된다

기초치료의 예를 하나 들어 보자. 생리통이 심하고, 월경의 양이 적고, 어지러우며, 머리가 아프고, 얼굴의 여드름 증상을 호소하는 경우에는 '血'의 밸런스에 이상이 생긴 것으로 판단한다. 이때는 '온경탕(溫經湯)'으로 처방하게 된다.

이 기초치료에 의해서 여러 증상은 호전되었는데, 어지럼증과 두통이 남아 있다고 하면, 이에 해당하는 처방(오령산 등)으로 쉽게 치료를 할 수 있다.

한방치료에 있어 하나의 처방〈방제(方劑) ; 여러 가지 생약을 혼합한 실용적인 약〉중에는 5~20여 가지의 생약이 혼합된다. 따라서 기초치료 중 하나의 처방만 투약하여도 전체적인 치료는 원만하게 이루어진다.

이는 '증(證)'에 처방이 잘 맞은 경우로서, 일반적으로 환자들은 "나는 그 한의원과 연대가 잘 맞는다."라고 말한다. 이와같이 한의학에서는 기본적인 증을 매우 중요하게 여긴다. 이는 한의학이 모든 질병을 사람의 5장6부가 제대로 기능을 하지 않을 때 발생한다고 보며, 따라서 그 '증(證)'을 찾아 근본적인 치료를 하여 개선된 5장6부의 밸런스가 스스로 질환을 개선하게 하는 것이 바로 한의학의 원리이다.

반면에 양의학은 증후치료를 우선한다고 볼 수 있다. 감기에 걸려서 열이 난다고 하면 해열제, 기침을 하면 진해제, 인후염이면 항생제 등을 적당히 합해서 처방한다. 바로 이 점이 한방·양방의 차이이다.

이제마 선생이 쓴 《동의수세보원(東醫壽世保元)》의 사상체질론(四象體質論)은 한의학의 원리를 새로운 각도에서 창시한 참으로 놀랍고도 위대한 이론이라고 할 수 있다. 한국 한의학의 기초적 진단과 치료에서는 이 사상체질론을 대입하지 않고서는 정확한 진료가 불가능할 정도이다.

한의학의 종주국이라고 하는 중국이나, 양의학과 병행해서 진료를 하고 있는 일본에는 불행하게도 이제마 선생의 체질론이 제대로 전해지지 못하고 있는 실정이다. 따라서 한방의학 진료에 한국과 대단히 큰 격차를 보이고 있다. 하루 빨리 중국과 일본에서도 이 체질론이 올바르게 전해져서 진료에 도움이 되었으면 한다.

'氣·血·水'에 의한 기초 치료

'氣·血·水'는 상호 대등하게 관련된 개념이지만, 그 중에서도 가장 중요한 개념은 '氣'다. 다시 말하면, '氣'는 생명의 기본개념이다. 생명의 기본에는 무엇보다도 자신의 생명을 유지하기 위한 호흡과 소화흡수기능이 있다. 특히 동물의 경우는 자신의 생명을 유지하기 위하여 이물(異物)을 자기의 것으로 하지 않으면 안 된다.

때문에 소화흡수가 가장 중요한 기능이 된다. 이와 함께 소화흡수를 관장하는 신경계도 대단히 중요한 기관이다. 이 소화흡수기능과 신경계의 기능을 총칭해서 '氣'라고 표시한다. 氣는 생명활동의 근원으로서 모든 기관과 조직에 관련되어 있다. 氣가 약해지면 소화흡수기능이 약해져서 몸에 충분한 영양소를 공급할 수 없기 때문에 정신신경활동을 비롯해서 인간으로서의 모든 활동이 약해질 수밖에 없다.

한의학에서는 氣가 약해진 상태를 '기허(氣虛)'라고 하며, 몸이 나른하고, 피로하기 쉽다. 또한 식욕이 떨어지며, 땀을 잘 흘리고, 어지

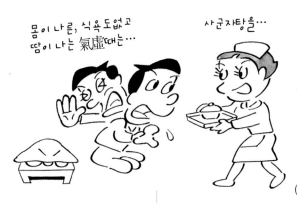

러우며, 감기에 잘 걸리고, 의욕이 감퇴하는 등의 증상이 일어난다. 이와같은 증상일 때에는 일반적으로 사군자탕(四君子湯)이나 육군자탕(六君子湯)이 효과적이다. 더욱이 이런 증상의 상태가 진전되어, 전신 권태감이 심해지고, 기력이 극도로 약해지면, 탈항(脫肛)이나 자궁하수(子宮下垂), 내장하수(內臟下垂) 등을 일으키기 쉬워지는데, 이와같은 경우에는 보중익기탕(補中益氣湯)이나 승양익기부자탕(升陽益氣附子湯)과 같이 氣을 끌어올리는 처방을 하게 된다. 그 밖에 '기체(氣滯)'나 '기울(氣鬱)'이 있다. 인간이 기본적으로 소유하고 있는 氣의 총화(總和)는 충분하다고 하여도 환경이나 질환이나 정신적인 원인에 의해서 氣가 몸의 어느 한 부분에 편중되는 현상(증후(證候))에 의해서 산통발작(産痛發作)이나 가슴, 복부에 고민감(苦悶感 ; 갑갑하면서 동통)이 발생한다. 이러한 경우에는 사역산(四逆散)이나 소요산(逍遙散) 등을 처방하여 氣의 유통을 원활히 하게 한다.

'血'은 생명의 레벨

'血'은 단순히 우리 몸의 구석구석을 도는 피뿐만이 아니라, 순환계나 내분비와 관련된 모든 기능을 총칭한 것이다. 몸에 영양을 보충하기도 하고, 외적에 대하여 생체를 방어하기도 하는, 즉 생명유지를 가능하게 할 뿐만 아니라, 생명의 상태를 원활하게 하는 역할을 하고 있다. 이 역할 속에는 호르몬과 그 기능까지 포함되어 있다고 이해하면 한결 개념의 정의가 쉬워진다. 생명의 유지를 위해서는 생체의 조절이 필요하고, 거기에는 영양분이나 산소가 있어야 하는데, 血은 이를 순환시키며, 각 조직의 노폐물을 처리한다. 동시에 내분비계에서 분비되는 호르몬에 의해서 생체의 기능을 미세하게 조정하여 몸 전체의 활동능력을 높여 준다.

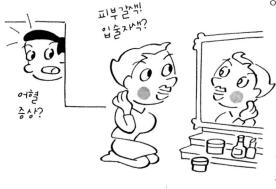

한의학에서는 '血'의 부족한 상태를 '혈허(血虛)'라고 한다. 이 경우에는 피부가 윤기를 잃고 건조해지며, 입술이 마르고, 눈이 희미해지며, 수족이

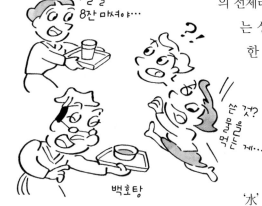

血虛에는 四物湯
(숙지황, 백작약
천궁, 당귀)

어혈일 때 '온경탕'
허증일 때 '당귀작약산'

실증일 때
도핵승기탕,
계지복령환

저리고, 수시로 경련이 일어나며, 불면 등의 증상이 나타난다. 이럴 때 널리 상용되는 기본적인 처방이 사물탕(四物湯)이 효과적이다. 또한 '血'이 흐름에 장해를 받아 정체되어진 상태를 '어혈'이라고 한다. 이와같은 현상을 한의학적인 이론으로 살펴보면 많이 발생하는 증상 중의 하나이다. 한의학에서는 이를 매우 중요하게 다루고 있다. 그 징후로는 피부가 갈색을 띠며 검은 느낌마저 들기도 하고, 특히 색소침착이 잘 일어난다. 또 정맥류가 여기저기에서 발견되며, 입술의 색이 자색(紫色)으로 변하기도 한다.

그 증상으로는 두통, 어깨결림, 수족냉, 상열감, 그리고 여성의 경우는 생리통이 심해진다. 건망증이 생기고 불면이나 불임증을 호소하기도 한다. '어혈'에 사용되는 처방으로는 허증인 경우에는 온경탕(溫經湯), 당귀작약산(當歸芍藥散), 실증(實症)인 경우에는 계지복령환(桂枝茯苓丸)이나 도핵승기탕(桃核承氣湯) 등을 처방하면 효과적이다.

'水' 면역기능의 전체를 주관한다

'氣'는 소화기와 신경계에 밀접하고, '血'은 순환과 내분비계에 밀접하며, 생명유지에 무엇보다 중요한 생체방어기능은 '水'가 담당한다. 외적으로부터는 자신의 몸을 방어하지 않고서는 자신이 잡아먹힌다. 한의학에서 '水'는 생체의 수분과 임파액을 말하지만, 임파액보다는 범위를 조금 넓혀서 생체방어에 관련되어 있는 면역기능의 전체라고 이해하면 된다. 때문에 '水'가 부족해지는 상태는 땀을 많이 흘린 후나, 대량의 출혈을 한 후, 그리고 소변의 양이 비정상으로 많아졌을 때이다.

그 증상으로는, 입이 마르고, 피부가 건조해지며, 변비가 되기도 한다. 이러한 경우에는 백호탕(白虎湯)으로 처방한다.

'水'가 어딘가에 몰려 있는 상태를 한의학에서

1일 물
8잔 마셔야…

먹물 쓴 것?

입 마르고
피부건조
변비이에…

백호탕

는 수독(水毒)이라고 한다. 그 증상으로는 숨이 막히고, 목이 마르며, 기침, 가래, 수족냉, 수족이 저리고 가끔 통증을 느낀다.

양의학적으로는 알러지에 가깝다. 이와같은 경우에는 대표적으로 오령산(五苓散)이나 소청용탕(小靑龍湯), 그리고 체력이 허약한 경우는 신비탕(神秘湯)을 처방한다.

한의학은 왜 치료효과가 좋은가?

생명에는 직접적인 영향이 없어 보이지만 환자 본인은 몹시 괴로운 증상이 특히 여성에게 의외로 많다. 이 경우에는 양의학적 검사상 잘 나타나지 않고 나타나더라도 치료도 잘 되지 않는다.

이와같은 증상을 한의학에서는 '난증(難症)'이라고 한다. 환자가 호소하는 증상과 관계되는 몇 장기와 기관, 그리고 혈액검사 등을 하여도 이렇다 할 병명을 발견할 수도 없고, 환자는 몸 전체로 느끼는 증상이 무척이나 부조화한 증상을 말한다.

이럴 때 한방치료는 대단한 위력을 발휘한다. 예를 들면, 식욕이 없고, 몸이 몹시 나른하여 일을 전혀 할 수가 없을 경우에 진찰상 위의 기능은 나쁘지 않은데, 스트레스가 원인일 수도 있고, 환경적인 요인이 원인이 될 수도 있다.

사람에 따라서는 냉방에 의한 냉(冷)이 원인이 되어 식욕이 떨어지고 소화가 잘 안 되기도 한다. 한의학은 이와같은 난증에 효과적으로 대응할 수 있다.

한방의학에서는 한 가지 약이 한 가지 효능만 있는 것이 아니라 전신적으로 효과를 볼 수 있는 경우가 대단히 많다. 한 가지 약이 위나 기관지 등의 부위에 국한되지 않고, 소화기나 호흡기처럼 '계(系)'에 효과가 있다는 사실이다.

물론 한약도 양약과 같이 어떤 부위나 증상에 특징적으로 작용하는 성분도 없지는 않지만 그렇게 국소적으로 효과를 나타내는 경우는 드물다.

왜냐하면 양약과는 달리 한약의 대부분은 살아 있는 생약(生藥)이기 때문이다. 생약의 효과를 치료라기보다는 조절이라고 하는 편이 옳다.

한의학에는 치료가 어려운 난치증(難治症)의 근본적인 원인을 보는 형이상학적(形而上學的)인 의학원리가 있다.

이와같은 생약의 특성과 한의학의 특이한 이론은 어디에 근거한 것일까? 그것은 한의학은 모든 질병의 이름 붙여지는 그 질병 자체를 병으로 보고 국소적으로 치료하는 의학이 아니다. 그 근본이 되는 장부의 기능을 조절하는 치료를 통해서 기능을 개선시키고, 그 질병을 치료하는 것이 한의학의 원리이다.

한의학의 처방은 여러 가지 약의 조화에 의해서 성립되어진다

한의학의 최고 고전인 신농본초경(神農本草涇)에는 각 생약을 작용하는 종류에 따라 上品, 中品, 下品의 3단계의 格으로 분류된다.

한방약이 위와 같은 대응이 가능한 또 한 가지 이유는 처방 그 자체가 여러 가지 종류의 약에 의해서 구성되어지기 때문이다.

종류에 따라 상품(上品), 중품(中品), 하품(下品)의 3단계로 분류하고 있다.

하품은 실제로 치료작용이 강한 약, 상품은 치료효과보다는 기력을 보충하고 완화시켜 주는 약, 그리고 중품은 그 중간에 위치하는 약으로 분류하고 있다. 양의학적으로 보면, 상품과 같은 약의 존재를 이해하기는 매우 어렵다.

별 필요 없는 약으로 보이기 쉬우나, 이 상품은 하품이나 중품의 질환에 대하여 저돌적인 효과가 있는 반면에 부작용이 있을 수 있는 부분을 완화시키고, 환자의 원기를 보충하며, 전체를 조화시키는 작용을 한다는 점이 양약의 처방과 다르다.

거의 대다수의 한방 처방은 네 가지 이상의 생약으로 이루어져 있다.

여기에서 한방처방의 상·중·하품에 대해서 간단한 설명을 곁들이면, 한 가지 처방의 구성은 군(君)·신(臣)·좌(佐)·사(使)의 4가지 종류로 나누어진다. 상품은 군(君), 즉 회사로 치면 사장이다. 중품은 신(臣)으로서 중역에 해당하고, 하품은 좌사(佐使), 즉 실제 맨발로 뛰는 직원이나 공장의 공원에 해당된다.

한방처방에서는 실제로 병을 치료하는 쪽은 좌사인 하품이다. 그러나 이 좌사만으로는 종합적인 효과를 기대할 수는 없다. 전체를 관리하는 신과 전체의 조화를 조절하는 군이 없이는 불가능한 것이다.

이와같이 한의학의 처방은 생체의 전체적인 조화를 통해서 질병을 근본적으로 퇴치한다.

한약과 양약이 서로 모순되거나 상반적인 관계인 것은 물론 아니다. 질환에 따라서 함께 투여하면 놀라울 정도의 상승효과를 기대할 수 있음에도 불구하고 제도가 이를 오히려 방해하고 있는 현실은 실로 가슴 아픈 일이 아닐 수 없다.

항생물질과 한약은 전혀 모순[길항(拮抗)작용]되지 않는다. 만약에 항생물질을 투여하여도 잘 낳지 않는다고 해서 한약으로 바꾸는 것은 바람직하지 못하다. 그럴 경우에는 한의사에게 항생물질을 복용하고 있다는 사실을 먼저 말해야 된다. 그러면 한의사는 우선 항생물질의 부작용을 완화시키는 처방과 함께 그 효과를 높이기 위해서 몸의 기초 생리기능을 도와주는 저항력을 강하게 함으로써 좋은 효과를 얻을 수 있게 된다.

폐렴이 심할 경우 한약으로 치료하는 것보다 먼저 항생제를 투여하여 염증을 치료하면서 몸의 저항력을 도와주고 기관지를 튼튼하게 하는 생약을 투여해야 된다. 그러면 차차 식욕도 생기고, 체력도 좋아져 항생제의 효과도 높아진다. 이때 항생제의 투약을 점차 줄여 줌으로써 병의 치료는 물론이고, 재발도 막을 수 있게 된다. 이렇게 아주 자연스럽게 한·양방이 질병퇴치라는 하나의 목적을 위해서 제도적으로 화합한다면 얼마나 좋을까?

꼭 알아두어야 할 한의학 상식

한약은 자연의 초(草)·근(根)·목(木)·피(皮), 그리고 소량의 동물성과 광물성 중에서 엄선하여 약제로 사용한다. 그러므로 양약과 같은 부작용은 없다고 생각하기 쉽다. 그래서 한약은 안심하고 복용해도 좋다는 것이 일반적인 상식이다. 과연 그 상식이 옳을까?

한약도 부작용을 일으킬 수 있다

한약의 생약 그 자체가 지니고 있는 독성(극소수인 몇 가지 한약에는 독성이 있으며, 한의학에서는 이를 특성이라고 한다. 이 특성을 이용하여 치료한다.)에 의한 부작용이 아니라, 잘못된 처방에 의한 부작용이므로 근본적으로 그 의미가 다르다.

사람은 각자 그 태생기에 부모로부터 받은 음양의 본질이 서로 다르므로 체질이 똑같을 수는 없다. 때문에 같은 병명이라 하더라도 체질에 의해 나타나는 증상은 각각 다르다. 그렇기 때문에 그때그때 몸의 상태에 따라 병에 저항하는 반응도 다를 수밖에 없다.

한약의 부작용은 요즈음 문제가 되고 있는 서양의학의 부작용과는 근본적으로 다르다. 한마디로 증(證)에 맞춰 알맞게 한 처방이라면, 거의 부작용이 없다고 단언할 수 있다.

그러므로 같은 병명이라도 그 체질과 몸의 허실상태에 따라 처방이 달라질 수밖에 없는 것이 한방진료의 특징이다. 이는 무생물이 아닌 생명체의 기능을 조절함에 있어 한 걸음 진보된 진료방법이라고 할 수 있다. 그런데 한약은 부작용이 없는 약으로 잘못 이해하고, 병의 증상에 주의깊은 관찰 없이, 또 체질이나 병의 진행과정에 따른 판별 없이, 그냥 일반적인 병명에 따라 투약하는 경우가 종종 있는데, 이는 심각한 부작용을 초래할 수도 있으니 세심한 주의를 요한다.

감기몸살을 잘못 판단한 경우

병이 진행 중이던 초반기에 체력이 남아 있을 때 썼던 처방을 잘못된 판단으로 병이 상당히 진행되어 체력이 떨어졌을 때 그대로 처방하면, 한약의 약성이 너무 강해서 땀이 계속 흐르거나 설사를 하는 경우가 있다. 이와같이 증을 잘못 진단하여 투약된 약에 의해서 두통, 상열, 동계, 소화불량, 변비, 설사, 식욕감퇴 등의 부작용이 가끔 나타나고 있다.

그러나 한약의 부작용은 거의 비전문가에 의해서 발생된다. 왜냐하면 부작용의 거의가 기본체질에 대한 감별의 잘못과 병의 증에 대한 판단잘못에서 기인되기 때문이다.

10여 년씩 공부하고 많은 환자를 치료한 숙련된 한의사도 때때로 오진에 의한 처방으로 환자에게 고통을 주는 경우가 있는데, 하물며 비전문가의 경우는 말할 것도 없다.

한약 중에는 초오, 부자, 파두 등 극독(劇毒)의 약들이 있는데, 이는 증에 잘 맞추어 신중하고 적절하게 투약하면 위급한 목숨을 살릴 수도 있다. 반면에 증에 잘못 맞추어 투약하면, 도리어 약물중독을 일으켜 목숨까지 위태롭게 할 수도 있다.

이와같이 한의학의 약처방 구성에 있어서 정확한 증을 판단하는 능력은 사람을 살릴 수도, 죽일 수도 있다. 따라서 전문가의 진단과 처방이 아닌 잘못 전해진 민간요법에 의한 한약의 남용과 개소주, 염소탕 등에 몸에 좋다는 한약을 마구잡이로 넣어 사용하는 경우가 많은데, 이는 아주 위험한 일이다.

따라서 생약도 그 특성에 따라 인체 속에서 발현하는 기능이 다르므로 신중을 기하지 않으면 돌이킬 수 없는 부작용까지 감수해야 한다.

예를 들어, 간염환자에게 한약을 처방할 때는 더욱 신중히 처방해야 한다. 특히 간기능에 문제가 생긴 환자는 외부적으로 본인이 쉽게 느끼는 증상은 항상 피곤하다는 자각증상이다.

때문에 환자의 정확한 진단이나 상담도 없이, 일반적으로 몸에 좋다는 보약을 환자 이외의 식구들이 구해다가 복용시키는 경우가 가끔 있는데, 이는 매우 무지한 소치이다.

간기능에 문제가 있을 때는 정확한 진단을 하여 우선 간장의 기능을 개선하는 한약을 처방받아야 한다.

일반적인 보약처방의 약물 중에는 도리어 간의 기능을 어렵게 만드는 경우가 있으므로 주의하여야 한다. 또한 간질환도 정확하게 진단하고 간의 기능을 개선시키는 좋은 한방약에 의한 처방으로 투약하면, 어떤 치료방법보다 우수한 효과를 기대할 수도 있다.

이와같이 한약도 예외 없이 증에 적절하게 맞추어 투약하면 양약(良藥)이 되고, 잘못 투약하면 독약(毒藥)이 된다는 사실을 꼭 명심해야 한다.

한약은 몸의 근본을 도와주어 질병을 치료한다고 하지만, 과학적인 방법을 통한 실험과 임상을 거친 양약과 같이 한약도 현대과학으로 증명이 가능할까?

이 질문에 대한 정확한 대답은 현대과학으로는 완벽한 증명이 불가능하다. 한약은 식물성·동물성·광물성으로 구성되어 있으나 95% 이상이 식물성 생약이다. 때문에 이 생약의 특성상 아직까지는 현대과학으로는 증명하기가 어려운 부분들이 많다.

현재 한국의 11개 한의과대학과 중국·일본의 여러 한의과대학에서 많은 실험과 임상을 통해 하나하나 그 베일이 벗겨지고 있다. 특히 각 한의과 대학원의 석·박사과정을 통해서 매년 수백 편의 주목할 만한 과학적인 논문들이 발표되고 있다. 그러나 여기서 깊이 생각하여야 할 점은 한약은 거의 대부분이 '생약(生藥)'이라는 것이다.

현대 약학적인 원리에 따라서 제조된 약은 99% 이상 분석이 가능한 단계로 우리의 과학은 진전되어 있다. 왜냐하면 양약은 실험과 임상을 거쳐서 과학적인 방법으로 제조되었기 때문이다.

그러나 사람의 마음이나 생각을 과학적인 방법으로 알 수 없듯이, 생명체인 생약성분의 구성요소나 그 효능을 현대과학으로 완벽하게 알아내기란 정말로 어렵다.

동물은 차치하고, 식물의 구성성분과 그 효능을 100%를 알 수만 있다면, 힘들여서 농사를 짓지 않아도 쌀이든 옥수수이든 어떤 곡물이라도 생화학 식품공장에서 필요에 따라 제조·생산할 수 있을 것이다.

여기서 신비의 약효를 지녔다고 널리 알려진 우리 고유의 '인삼'에 대해서 다시 한 번 생각하여 보자.

광복 이후 우리나라는 새로 태어난 주권국가로서 경제문제로 고심하고 있었다. 그때 우리의 수출품 중 가장 부가가치가 높았던 것이 바로 인삼이었다.

지난 세월 동안 많은 국내외 연구기관에 얼마나 엄청난 연구비를 투자했는지 필자는 알 길이 없으나, 아마도 수백억 원은 헤아릴 것이다. 엄청난 연구비를 쏟아부었음에도 불구하고, 인삼의 구성성분이나 정확한 약효성이 몇 %인지 아직 입증되지 않고 있다.

고작 '사포닝' '알카로이드' 등의 약효 성분이 증명되었을 뿐 그밖에 이렇다 할 특이성분은 아직 찾아내지 못했음을 볼 때, 우리가 믿고 있는 과학도 한계를 느끼게 된다.

이와 같은 점을 감안해 볼 때 우리 조상들이 임상경험을 통해 인삼의 효능, 즉 약효성에 대한 면밀한 정립에 대해서는 놀라움을 금할 수 없다.

약 1,700년 전에 구성된 생약처방 중의 하나인 '마황탕'을 예로 들어 보자.

그 처방내용은 마황(麻黃) 6g, 계지(桂枝) 4g, 행인(杏仁) 4g, 감초(甘草) 2g이다.

마황탕의 효능에 관한 내용을 살펴보면, **"태양병(太陽病) 초기에 신동요통(身疼腰痛), 골절동통(骨節疼痛), 오풍(惡風), 무한이천자(無汗而喘者), 본방주지(本方主之)"** 즉 태양병(설명이 복잡하므로 편의상 인플렌자 초기로 이해하기 바람)에 두통, 발열, 뼛속까지 온 전신이 쑤시고 아프며 바람이 싫고, 땀이 나지 않으면서 기침을 하는 환자는 이 처방으로 치료하면 효과적이다 라고 되어있다.

그런데 약 1,700년이 지난 지금도 위의 적응증상이 있는 환자에게 마황탕을 투약하면 놀라울 정도로 잘 치유된다.

과학은 진리에 가까운 것이고, 진리는 시간이 지나도 영원히 변하지 않는 보편타당성을 지닌다. 약 1,700년 전에도, 그리고 지금도 같은 증상에 같은 약을 처방해서 잘 치유된다면, 그것이 바로 과학이고 진리이다.

약효성분의 결정과 그 처방의 구성과정

이 항목 하나만으로도 한 권의 책을 엮을 수 있을 테지만, 여기서는 기초적인 것만 짚고 넘어가기로 한다.

한의학적 생약의 성분과 약효성에 대한 이론은 근본적으로 양의학과 다르다. 양약의 치료제는 거의 대부분이 화학적인 성분이지만, 한약은 그 자체가 생약이다. 그러므로 그 성〔性 ; 平, 寒, 溫, 熱〕과 맛〔味 ; 五味(酸, 苦, 甘, 辛, 鹹)〕과 색〔色 ; 五色(靑, 赤, 黃, 白, 黑)〕으로 구분하고, 음양(陰陽), 표리(表裏), 한열(寒熱), 허실(虛實)을 구별하여 처방을 구성한다.

가장 중요한 기본원리 중의 한 가지 이론을 간단히 설명하면 다음과 같다.

간장(肝臟)은 오행 중 목(木)에 속하고, 그 색은 푸르고[靑], 맛[味]은 시[酸]다. 색이 푸르고 맛이 신 초근목피(草根木皮)로 간장 계통의 병을 치료한다.

심장(心臟)은 오행 중 화(火)에 속하고, 그 색은 붉(赤)고, 맛은 쓰다[苦]. 색이 붉고 맛이 쓴 초근목피로 심장계통의 병을 치료한다.

위장(胃腸)은 오행 중 토(土)에 속하고, 그 색은 누렇고[黃], 맛은 달다[甘]. 색이 누렇고 맛이 단 초근목피로 위장계통의 병을 치료한다.

폐장(肺臟)은 오행 중 금(金)에 속하고, 그 색은 희고[白], 맛이 맵다[辛]. 색이 희고 맛이 매운 초근목피로 폐계통의 병을 치료한다.

신장(腎臟)은 오행 중 수(水)에 속하고, 그 색은 검고[黑], 맛은 떫다[鹹]. 색이 검고 맛이 떫은 초근목피로 신장계통의 병을 치료한다.

언뜻 보기에 비과학적인 것 같은 생각이 들겠으나 위의 설명은 약 100페이지 정도의 내용을 간추려서 골자만 축약한 설명이다.

현재의 한약이 매우 과학적이고 의학적이라는 한 가지 예를 들어 보자.

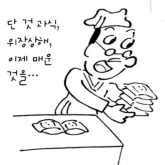

단 것 과식,
위장상해,
이제 매운
것을…

그 옛날 한약은 위와 같은 기본적인 이론에 따라 선택되어 졌다. 한데 양방과 같이 실험용 동물에 대한 실험과 임상이 아니라, 사람에게 직접 임상실험을 하여 약을 선별하고, 그 처방이 구성되었다.

이 과정에서 약에 의한 부작용 때문에 목숨을 잃는 결과를 초래한 경우도 더러 있었다. 때문에 조선시대 초기만 하더라도 명의의 집 대문 앞에는 많은 혼령들이 서성였다고 전한다. 이같이 값비싼 대가를 치르고 현재의 한약과 한방처방이 구성되었다. 실험동물을 이용한 양약보다 한약이 훨씬 더 안전하다는 그 이면에는 이같이 밝히기 어려운 이유가 숨어 있었다.

한약은 몸의 생리적인 기능을 조절하는 능력이 있다. 불면증 처방에 자주 등장하는 약재인 '산조인(酸棗仁)'은 잠을 못 이룰 때 수면을 유도하고, 잠이 지나치게 올 때는 잠을 쫓아준다. 위산과다나 소화기성 궤양에 투여하는 '시호계지탕'이라는 처방은 위산을 차단하는 효능이 있는 것이 아니라, 적당히 위산분비를 조절하여 준다. 이같이 생약은 생리기능을 조절하는 탁월한 효능이 있다. 이같은 기능을 발휘하는 것은 바로 생약 그 자체가 살아 있는 약이기 때문이다.

혈액은 전신의 구석구석까지 순환하며, 여러 가지 역할을 하고 있는데, 그 중에는 혈액을 응고시키는 물질과 용해시키는 상반된 물질도 동시에 가지고 있어, 평소에는 이 두 물질의 밸런스를 잘 유지시켜 준다.

만약에 이 밸런스가 깨지면, 즉 응고시키는 물질이 많아지면 동맥경화나 혈전증 등의 병을 일으키고, 반대의 경우는 출혈이 멈추지 않는 무서운 병을 일으킨다. 이 두 물질은 알라키톤산(酸)이라고 하는 물질로 구성되어 있다.

한약 중에 이 알라키톤산에 작용하여 밸런스를 조절해 주는 성분이 있는 '계지복령환' 이라는 처방이 있다.

앞에서도 설명한 것처럼 한방에서 중요하게 여기는 증상이 있는데, 이것이 바로 '어혈' 이라는 증상이다. 혈액이 오탁(汚濁)되어 흐름이 비정상으로 된 상태를 말하는데, 이같은 증상은 위에서 설명한 두 가지 물질의 불균형 상태에 의해서 발생된다.

그런데 이 계지복령환의 기능은 혈액을 깨끗이 청소해 주며, 혈액 중의 어혈을 제거함으로써 밸런스가 잘 조절케 하며 기능을 개선해 준다.

이상 한의학의 생약처방은 생리적인 기능을 조절해 주는 지극히 합리적인 약이며, 이런 사실은 임상을 통해서 밝혀지고 있다.

생체의 생리적인 조절은 역시 살아 있는 '생약' 에 그 열쇠가 있음을 다시 한번 강조하고 싶다. 과학의 눈부신 발달에 의해서 생체기능의 완벽한 관찰이 가능해지고, 또 생약의 성분을 완전히 분석할 수 있는 시기가 빨리 오기를 바란다.

계지
복령환

어혈

한의학의 보약(補藥)에 관한 개념

한약을 좋아하는 사람들은 봄·가을이 되면 특별한 병이 없는데도 예방적인 차원에서 한의원에 가서 보약을 찾는 경향이 있다. 우리들의 생활습관처럼 된 보약의 일반적인 개념에 관해서 알아둘 필요가 있다.

보약은 영양소가 풍부한 생약인가?

일반적으로 한방의 보약은 우리 몸에 절대로 필요한 영양소, 즉 단백질, 탄수화물, 지방질, 무기질, 비타민 등이라 알고 있다. 물론 보약의 성분 중에 이같은 영양소가 함유되어 있지 않는 것은 아니지만, 보약은 전혀 다른 의미의 매우 중요한 뜻이 있다.

한방의 보약은 일반적인 영양소의 개념이 아닌 특수성능이 있다.

인체를 소우주로 비교해서 5장6부의 상생상극(相生相剋), 즉 장(臟)과 부(腑)의 상호 추진과 억제의 적절한 조화에 의해서 생명력은 정상적으로 유지된다고 본다. 때문에 질병은 장과 부의 밸런스가 조화를 이루지 못할 때 발생한다고 보는 것이다.

한방의학은 발병장소에만 치중하는 소극적이고 국소적인 방법이 아니다. 발병장소가 어디든 병명이 무엇이든 이에 구애받지 않고, 그 근본인 경락(經絡)을 따라 장과 부의 밸런스를 검사해서 발병의 원인을 다스려 내어 치료하는 근치요법(根治療法)이다. 이는 어떤 병이라도 그 근본원인은 장과 부에 있다고 믿고 있다.

이와같은 원리로 보면 원칙적인 의미의 보약은 약의 종류에 의해서 분류되는 것이 아니라 사람 개개인의 체질에 따라, 그리고 그때그때 장과 부의 균형을 검사하여 부족한 장과 부는 보(補)하고, 병적으로 이상항진된 장과 부는 억제하여 생리적인 밸런스를 맞춰 줌으로써, 우리 몸 속에 지니고 있는 자연치유력을 유도해 주는 것이다.

따라서 몸의 생리적인 근본을 개선하여 주는 것이 보약의 올바른 개념이라 할 수 있다.

인삼과 녹용은 누구에게나 보약인가?

일반적으로 알려진 대표적인 보약은 인삼과 녹용이다. 하지만 누구든지 복용만 하면 건강해진다고 믿고 있는 것은 잘못된 상식이다.

한의학에서는 인체를 기능적인 면에서 크게 음(陰)적인 체질과 양(陽)적인 체질로 분류된다.

이를 다시 태양(太陽)과 소양(少陽), 태음(太陰)과 소음(少陰) 등 네 가지 체질로 분류된다. 한약도 그 자체의 성(性)과 미(味)에 따라 장과 부, 그리고 체질별로 나누어 구별된다. 따라서 같은 병일지라도 체질과 증상에 따라 약을 처방하는 방법도 달라지는 것이 한방의학의 가장 두드러진 특징이다. 그러므로 누구에게나 좋고 특별한 약이 따로 있는 것이 아니라, 체질과 증상에 맞게 선택해야 한다.

녹용은 태음인(太陰人), 즉 비만형으로 땀을 잘 흘리며, 기관지와 대장의 기능이 약하며, 순환기 장애를 잘 일으키고, 혈압의 변동이 일어나기 쉬운 체질에 큰 효과가 있다.

인삼은 소음인(少陰人)에게 큰 효과가 있다. 소음인은 피부가 조밀하고 고우며, 땀을 잘 흘리지 않고, 아담하게 균형이 잡힌 체형이며, 소화기관이 약하고 변비증세가 있다. 몸이 냉하고 성정(性情)이 매우 소심한 체질이다.(62p '체질의학' 참고)

십전대보탕(十全大補湯)이라고 널리 알려진 처방이 있다. 요즈음 이 처방약을 도시락 모양으로 포장하고, 저질의 녹용을 첨가하여 월부책 팔듯이 판매되고 있는 실정이다. 그런데 이 십전대보탕은 도움을 주기보다는 부작용을 초래하는 경우가 더 많다. 이것은 한방에서 가장 기본적으로 중요시하는 음과 양의 균형을 균일하게 맞췄기 때문에 문제가 된다.

음과 양을 고루 보충하여 주면 보약으로서 의무를 충실히 수행하는 처방이라고 생각하기 쉬우나 그렇지 않다. 왜냐하면 살아 있는 생체는 음양이 균형 잡힌 상태가 아니라, 부단히 같아지기 위하여 생리적으로 노력하고 있는 상태이다.

따라서 허약하여 병이 발생되었다고 하는 것은 음적인 부분이나, 양적인 부분의 어딘가에 문제가 발생된 것이므로 전문가에 의한 정확한 진찰을 토대로 조절된 처방이어야 효과를 발휘하는 것이다.

따라서 십전대보탕의 내용 중에서 환자의 증상에 따라 양(陽)이 모자라면 그 부분을 더 보충하고, 음(陰)이 부족하면 그 부분을 조절하여 주는 처방이어야만 진정한 효과를 나타낼 수 있다. 이렇게 조절된 십전대보탕이어야 부작용이 없고, 기대한 것 이상의 효과를 얻을 수 있다.

그러므로 한의학서적에 나와 있는 십전대보탕은 한의사가 처방을 구성하기 위한 기본적인 기초처방인 셈이다. 그 기초 위에 근사한 집을 짓는 것은 오로지 전문가인 한의사의 몫임을 꼭 명심하기 바란다.

인삼이나 녹용도 체질에 맞지 않으면 부작용이 발생하는가?

특히 인삼은 소음인 이외의 체질인 사람이 복용할 경우 부작용이 생길 수도 있다. 그러므로 먼저 한의사에게 정확한 자신의 체질을 감별받아야 한다.

녹용은 태음인 체질에게는 보약 중의 보약이나, 그 외의 체질인 사람이 복용할 경우 효과 면에서 약간의 차이가 난다. 이것은 임상을 통해서 알 수 있으나, 인삼과 같이 체질에 따른 부작용이 발생되는 경우는 없다.

한약의 종류를 크게 나누면 식물성·동물성·광물성인데, 특히 이 중에서 식물성은 각각의 개체가 특성을 지니고 있다. 그 특성은 몇몇 식물의 종류에 따라 나타나는 반응이 매우 강하다. 이와같이 식물이 가지고 있는 약하고 강한 특성을 선별하여 약물로 이용하게 된다. 그 중 몇 종류의 식물성 약초는 강한 특성(과하면 독성으로 볼 수도 있다)을 지니고 있어, 체질이나 증(症)의 감별진단이 잘못된 경우 이를 투약하면 생명을 좌우하는 부작용을 초래하게 된다. 그러나 동물성 약제는 간장을 가진 동물들이어서 약으로 사용되는 부분은 전혀 독성이 없다.

예를 들면, 맹독성을 가진 코브라에게 물리면 목숨을 건지기 어려우나, 좀 징그럽지만 코브라탕(뱀은 식품이 아님)을 해 먹을 경우는 독에 의한 문제가 전혀 일어나지 않는다. 왜냐하면 모든 독을 해독해 주는 간장이 있기 때문이다. 따라서 동물성 한약은 체질의 구분없이 증상에 따라 처방하여도 전혀 부작용이 일어나지 않는다.

녹용을 복용하면 설사를 한다고 하여 기피하는 환자가 가끔 있는데, 이는 녹용이 체질에 맞지 않아서가 아니라, 함께 처방된 다른 약제가 체질이나 증에 맞지 않기 때문이다.

보약을 복용한 후에 부작용이 일어나면 녹용 탓으로 돌리는 경향이 있는데, 이는 아주 잘못된 판단이다. 동물성 약의 부작용은, 특히 녹용 자체의 부작용은 전혀 없다고 단언할 수 있다. 그러면 무엇에 의한 부작용인가? 밝히기 거북하나, 한의사가 처방을 환자의 증상에 잘 맞추지 못한 경우일 가능성이 높으므로 다시 처방되어야 하고, 개중에는 복약의 방법을 환자가 지키지 못했기 때문일 수도 있다.

학술적인 설명은 접어두고 임상적인 측면에서만 보더라도 어린이일

수록 효과가 더 좋은 것으로 나타난다. 특히 환절기 때 감기에 걸리지 않고 건강을 유지시켜 주는 것은 녹용의 주성분인 판토크린 호르몬에 의한 것이라고 본다. 이 판토크린은 성장호르몬을 촉진시키는 효능이 있다는 것도 입증되었다.

병 중에 보약을 복용하면 어떻게 될까?

병 중에 보약을 복용하면 안 된다라고 알고 있는 것은 너무나 잘못된 상식 중의 하나이다. 잘 낫지 않는 백일해를 앓고 있는 아기에게 녹용을 가미한 한약 한두 첩을 먹이면 말끔하게 치유된다.

우리 몸의 체력이 부족할 때는 원기를 보해서 체력을 유지시켜 줘야 한다. 그래서 병에 대한 저항력을 높여 주고, 또 병에 걸렸을 때는 항병력을 도와주어 그 병을 이길 수 있도록 해주는 것이 보약의 근본적인 역할이다.

녹용은 15세 이하 성장기의 아이들에게는 거의 체질에 관계없이 항병력(抗病力)을 최대한 길러 주기 때문에 여러 가지 면에서 도움이 된다.

이것 역시 체질을 잘 구분하고 장과 부의 허실을 정확히 진찰하여 구성된 합리적인 보약처방이 아니고서는 효과를 기대하기는 커녕, 도리어 해를 입는 경우도 있다. 때문에 한 한의사와 가정의사로서의 유대를 맺어 한가족 같은 분위기를 형성할 때 정확한 진료, 즉 인술(仁術)을 받을 수 있다.

녹용의 효능

한방보약의 대표적 주자격인 인삼과 녹용 중에서 인삼은 우리나라 전매사업의 큰 비중을 차지하고 있는 관계로 많은 논문이 발표되어 왔다. 때문에 그 효능은 누구나 상식적으로 잘 알고 있다. 그러나 녹용은 막연히 조혈(造血)기능이 있고, 정력에 좋다는 사실로만 알려져 있다. 이번 기회에 필자의 석·박사 학위논문을 통해서 보다 자세하게 알아보도록 하자.

한방과 관련된 문헌에 근거하여 녹용의 효능을 요약한다면 다음과 같다.

'녹용은 생정기(生精氣), 보골수(補骨髓), 조혈액(造血液), 익양기(益陽氣) 등의 작용이 있다. 생정기라 함은 원기를 도와주어 기(氣)를 왕성하게 하고, 보골수는 몸의 근본기능을 도와준다는 뜻이다. 조혈액은 글자의 뜻 그대로 피의 생성을 도와주고, 익양기는 기운과 정력을 돋

워준다는 뜻이다.'

사슴은 매년 뿔갈이를 한다

현재 약 47가지 종류의 사슴이 전세계적으로 널리 분포되어 있다. 뿔은 순록(馴鹿 ; 알래스카에 분포)을 제외한 모든 종류의 수사슴에게만 있고, 쓸개가 없는데 쓸개의 역할은 십이지장이 대행해 주는 특성이 있다.

사슴의 생리기능 중에서 특히 우리의 관심을 끄는 뿔과 생식선의 생리기능을 살펴보면 매우 흥미로운 사실을 발견하게 된다. 지구상에 생존하는 동물 중 매년 뿔갈이를 하는 동물은 사슴뿐이다. 이 사슴뿔의 발생에서부터 성장과정, 그리고 사슴의 고환에서 정충이 생성되는 과정과의 상관관계를 관찰하여 보면 매우 특이한 사실을 발견하게 된다.

다음 그림의 1~3의 기간을 살펴보면, 묵은 뿔은 떨어지고 새로운 뿔이 생성되는 3~4개월 동안엔 고환에서 단 한 마리의 정충도 생산되지 않는다. 이 기간 동안 사슴의 모든 정기(精氣)는 뿔을 생성시키는 데에

사뿔의 약용 부위를 왜 녹용이라 했을까?
녹용의 '녹(鹿)' 자는 '사슴 녹'이고, '용(茸)' 자는 '풀싹 뾰죽 뾰죽 날 용'이다. 즉, 사슴의 뿔이 막 자라 올라올 때의 뿔, 즉 뿔 발생 초기의 어린 뿔을 말한다.

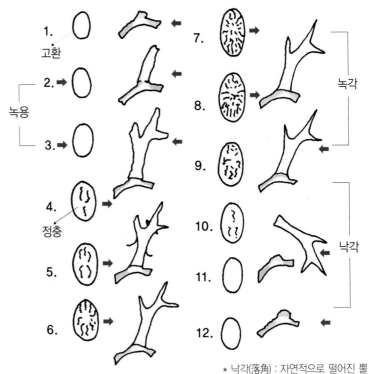

* 낙각(落角) : 자연적으로 떨어진 뿔

사슴뿔의 성장과 고환에서의 정충생성과의 상관관계를 1년 동안 월별로 나타낸 그림이다.

만 동원된다. 이 정기가 동원되는 뿔의 발생 초기의 것을 가리켜 녹용이라고 하며, 옛날부터 한방의 대표적인 보약제로 이용하여 왔다.

다음 그림 중 4~7의 기간에서 관찰할 수 있듯이, 사슴뿔이 나오기 시작해서 4개월 이상된 뿔은 '비추이타리호르몬'이 남성호르몬인 '테스토스테론호르몬'을 자극하여 뿔의 녹각화를 촉진시켜 '녹각'을 형성하게 되는데, 이때 비로소 사슴은 발정기를 맞아 고환에서 왕성한 정충을 생산하며, 종족을 보존하게 된다.

이 녹각도 약제로서 널리 사용되어 왔는데, 이것은 양질의 칼슘을 많이 함유하고 있다. 따라서 칼슘의 부족으로 인한 질환에 도움이 될 뿐만 아니라, 신경안정과 왕성한 항균작용도 한다는 사실이 입증되었다. 그리고 녹용의 중요한 약효성분은 과학자들에 의해 정밀·분석되어 '판토크린'이라는 이름이 붙여졌다.

녹용의 중요한 효능성분인 '판토크린'

1965년 소련의 파브렌코 교수에 의하면, 첫째 신경과 근육계통의 기능개선, 둘째 부교감신경의 기능항진, 셋째 신경계의 기능개선, 넷째 내분비(호르몬 계통)계의 기능항진 등의 효능이 있다고 발표되었다. 이같은 사실은 다시 1972년 일본의 사노(佐野) 교수 등 여러 학자들에 의하여 재입증되었다.

현재 약계로 사용되는 녹용의 종류와 그 효능의 차이

우리나라에서 일반적으로 사용되고 있는 녹용의 종류는 다섯 가지로 나눌 수 있다.

첫째, 매화녹용(梅花鹿茸)이다. 꽃사슴의 뿔로서, 예로부터 한방에서 녹용이라고 하면 바로 이 매화사슴의 뿔을 가리켰다.

둘째, 적녹용(赤鹿茸)이다. 러시아산과 북미주산인 엘크 등이며, 시중에서는 원녹용(元鹿茸)이라고 하여 비싸게 유통되고 있다. 그러나 이것을 원용(元茸)이라고 하는 것은 한의학의 이론으로 볼 때는 잘못된 표현이다.

셋째, 마녹용(馬鹿茸)이다. 북만주 지역에 분포하는 적녹의 뿔을 가리키는데, 일명 '깔깔이'라고도 부른다.

넷째, 적녹용(赤鹿茸)이다. 뉴질랜드에서 서식하는 적녹의 뿔을 가리킨다.

다섯째, 순녹용(馴鹿茸)이다. 알래스카 지역에 서식하는 순록의 뿔인데, 암수 둘다 뿔을 가지고 있어 현재는 약재로서의 유통이 금지되어 있다. 일명 알래스카산 적녹용이라고도 한다.

녹용의 조혈기능과 호르몬 대사기능의 촉진에 관한 연구결과를 필자의 석사학위논문인 「종류별 녹용이 실험적 빈혈 집토끼의 적혈구 상(像)에 미치는 영향」과 박사학위논문인 「종류별 녹용이 흰쥐의 내분비(호르몬)기능에 미치는 영향」 등의 연구를 통해서 밝혀진 결론만을 간략하게 살펴보기로 한다.

조혈기능의 실험

비교군에 비하여 녹용 엑기스를 투여한 실험군이 월등히 높은 조혈기능의 회복(RBC, Hemoglobin, PCV)을 나타내었으며, 내분비(호르몬)기능의 실험에서도 비교군에 비하여 녹용 엑기스를 투여한 실험군이 내분비(갑상선 호르몬인 T_3, T_4와 Testosterone, Cotisol)기능을 훨씬 더 개선하였음이 입증되었다.

위의 논문을 통하여 '옛날부터 사슴뿔에 인간의 생명을 연장시켜 주는 정기(精氣)를 돕는 효능과 조혈기능이 있다.'는 한방의 학설이 일부분이나마 입증된 것이다.

논문에서 밝혀진 녹용의 효능

- 조혈기능과 성장·성숙, 그리고 조직분화에 관한 작용
- 스트레스 해소에 관한 작용
- 중추신경계의 흥분에 관한 작용
- 에너지대사 항진에 관한 작용
- 당질대사와 지질대사에 관한 작용
- 성 호르몬대사 증진에 관한 작용

일반적으로 생각하는 것보다 녹용의 종류별 효능의 차이는 그리 크기 않다. 오히려 사슴의 종류에 따른 녹용의 채취 시기와 녹용의 부위별로 효능의 차이가 크다. 녹용의 가장 윗 부분인 분골(粉骨 10~15cm 정도의 길이)이 뛰어난 효과가 있는데, 그 이유는 분골 부위에

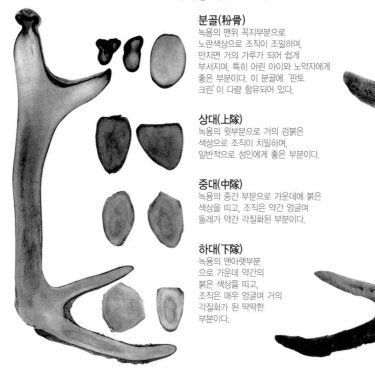

〈녹용의 단면도〉

분골(粉骨)
녹용의 맨위 꼭지부분으로 노란색상으로 조직이 조밀하며, 만지면 거의 가루가 되어 쉽게 부서지며, 특히 어린 아이와 노약자에게 좋은 부분이다. 이 분골에 '판토크린' 이 다량 함유되어 있다.

상대(上隊)
녹용의 윗부분으로 거의 검붉은 색상으로 조직이 치밀하며, 일반적으로 성인에게 좋은 부분이다.

중대(中隊)
녹용의 중간 부분으로 가운데에 붉은 색상을 띠고, 조직은 약간 엉글며 둘레가 약간 각질화된 부분이다.

하대(下隊)
녹용의 맨아랫부분으로 가운데 약간의 붉은 색상을 띠고, 조직은 매우 엉글며 거의 각질화가 된 딱딱한 부분이다.

가장 많은 「판토크린」호르몬이 함유되어 있기 때문인 것으로 사료된다.

본인의 실험 결과를 참고하면, 첫째로 효능이 좋은 것으로는 매화녹용(梅花鹿茸)이고, 다음은 러시아산 적녹용, 알래스카산 순녹용, 그리고 중국산 마녹용, 뉴질랜드산 적녹용 등의 순위로 나타났으나, 그 차이는 무시해도 좋을 만큼 미미하였다.

단지 녹용의 종류별 효능의 차이보다는 녹용의 부위별 효능의 차이가 더욱 주목할 만하였다. 약재로서의 녹용을 효능별로 구분하여 살펴보면 다음에 나오는 위의 그림과 같이 위로부터 분골(粉骨), 상대, 중대, 하대로 나뉘는데, 역시 뿔의 가장 윗부분인 분골 부위의 약효가 가장 뛰어나다고 볼 수 있다.

녹용 중에서 매화녹용은 속색깔이 붉지 않고 노르스름한데, 원래는

조혈기능이 포인트가 아니라, 정기를 도와주는 것이 가장 중요한 효능이다. 그 효능은 옛날부터 우리 조상들이 백약(百藥)의 으뜸으로 여겨 왔다.

녹용이 신경계에서 호르몬계에 이르기까지 광범위하고 우수한 효능이 있음은 현대과학으로도 어느 정도 입증이 되었다. 그러나 체질에 따라 그 효능의 정도가 어떻게 달라지는지와 그 밖에 의심이 나는 부분에 관한 폭넓은 연구가 진행되어야 할 것이다.

이상에서 살펴보았듯이 녹용은 사치품이 아니라, 그 효능이 국민보건에 크게 기여할 수 있음이 밝혀진 이상 녹용의 수입관세도 일반 의약품의 수입관세 비율로 낮추어 많은 사람들이 값싸게 더 많이 복용할 수 있게 되기를 바란다.

잘못 알고 있는 한의학 상식, 그리고 재래 건강식품의 진위

약은 봄·가을에 복용해야 효과가 있고, 여름에는 땀과 함께 보약성분이 빠져나가 효과가 없다고 하는데, 이는 근거가 있는 상식인가?

한마디로 터무니 없는 말이다. 20세기 초엽만 하더라도 우리 조상들의 생활은 상상하기 어려울 정도로 열악하였다. 예로부터 우리 조상들은 무덥고 유행병에 걸리기 쉬운 여름이나 혹독한 추위가 몰아치는 겨울에 체력을 유지하고 병에 걸리지 않기 위하여 여유가 있는 집안에서는 봄·가을에 체력보강제를 복용하였다.

먼저 위와 같은 질문이 왜 나오게 되었는지부터 생각해 보기로 하자.

그 옛날에 보약을 먹을 수 있었던 부류는 지극히 제한되어 있었다. 적어도 한 고을의 원님이나, 돈이 많은 양반 정도이었을 것이다. 그나마 그 집안에서 보약을 먹을 수 있는 사람은 지체 높은 그 집의 주인이었고, 그 분이 잡수실 보약은 부정을 탄다고 하여 하인들은 그 보약을 달일 수조차 없었다.

그래서 여름에 보약을 먹게 되면 안방마님이 달이느라 병이 날 지경이었다. 또 그 귀한 보약을 상하지 않게 보관해 둘 곳도 마땅치 않았다. 땀으로 보약성분이 함께 빠져나간다는 말은 누가 들을까 부끄러운 생각이다.

땀은 우리 몸의 체온조절을 위하여 배설되는 노폐물이다. 그런데 어찌 영양분이 빠져나간다고 할 수 있겠는가? 인체의 생명을 유지하기 위한 생리현상은 매우 합리적이며, 과학적인 것이다.

만약 겨울에 보약을 복용하게 되면 그 혹독한 추위에 바깥에서 약을 달일 수는 없었을 것이다.

마당이나 부엌에서 달여야 하는데, 신통치 못한 숯불의 화력이 찬 온도를 이기지 못하여 보약 한 첩을 달이려면 온종일이 걸리는데 과연 그 추위를 견딜 수 있었을까? 또한 따뜻하게 보관하기도 어려웠고, 낮은 온도 때문에 약사발이 얼어 터지기까지 하였을 것이다.

따라서 여름과 겨울에 보약을 복용한다는 것은 매우 어려운 일이었을 것이다. 그래서 전염병이나 세균의 증식이 왕성한 시기인 여름철에 체력을 유지하고 병을 이기게 하기 위해서 주로 봄철에 보약을 복용하

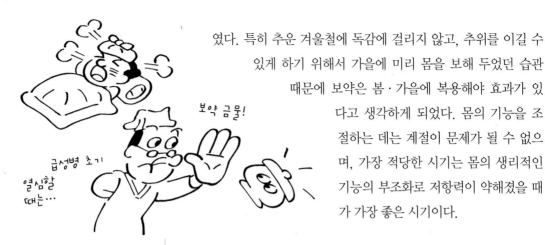

였다. 특히 추운 겨울철에 독감에 걸리지 않고, 추위를 이길 수 있게 하기 위해서 가을에 미리 몸을 보해 두었던 습관 때문에 보약은 봄·가을에 복용해야 효과가 있다고 생각하게 되었다. 몸의 기능을 조절하는 데는 계절이 문제가 될 수 없으며, 가장 적당한 시기는 몸의 생리적인 기능의 부조화로 저항력이 약해졌을 때가 가장 좋은 시기이다.

보약(특히 녹용)을 병이 있을 때 복용하면 그 병을 더욱 키워 상태가 나빠진다고 하는데, 근거가 있는 이야기인가?

보약은 5장6부의 생리적인 불균형, 즉 허와 실을 조절하고 보강해 주는 효능이 있다. 따라서 보약은 병으로 인하여 몸의 생리적인 밸런스가 무너지거나 저항력이 약해졌을 때 장과 부를 선별적으로 보강하여 병을 이길 수 있게 하므로 병 중에 보약을 복용하는 것은 오히려 현명한 치료이다.

급성병의 초기라든지 열이 심할 때는 보약의 복용을 삼가는 것이 옳다. 따라서 병 중에 보약을 복용하면 그 병을 키워 준다는 것은 그릇된 상식이다.

오히려 모든 만성질병에 정확한 진단에 의한 보약의 복용은 그 병을 이기게 하는 가장 빠른 지름길이다.

녹용이 첨가된 보약을 먹기만 하면 설사를 하는 경향이 있는데, 체질에 녹용이 잘 맞지 않아서일까?

보약을 복용하면 설사〔연변〕를 하는 경향이 있는 사람의 7~80% 정도가 몸이 약간 비대하거나, 튼실하고 땀을 잘 흘리는 사람들이다. 그 중에 10% 정도는 몸이 마르고 추위를 잘 타는 체질이다.

녹용 그 자체만의 성분을 보면, 그것을 복용하였을 때 설사를 할 아무런 이유가 없다. 왜냐하면 고깃국이나, 사골탕, 갈비탕, 족탕 등을 생각해 보라.

마찬가지로 녹용도 동물성이므로 곰탕이나 사골탕을 먹었을 때와 같이 설사나 소화와는 무관함을 알 수 있을 것이다.

녹용은 사상체질 분류로 볼 때 태음인의 대표적인 약이다. 몸이 약간 비대한 사람은 거의가 태음인으로 보아도 좋다. 따라서 태음인 체질들이 녹용이 든 약을 복용하고 설사를 하였다면, 그 책임은 녹용에 있는 것이 아니라, 잘못된 처방에 있다.

요즈음은 사상의학의 덕분으로 보약을 복용하고 설사를 하는 경우는 매우 드물긴 하나, 태음인의 보약에 조혈(造血)기능을 높이기 위하여 소음인의 약인 당귀나 천궁 등을 과량으로 처방한다든지, 체형이 마른 소음인의 체질을 잘못 진단하여 소양인의 약을 녹용과 함께 투약하였을 경우 문제가 되는 것인지, 녹용 그 자체만으로는 설사 같은 부작용은 일으키지 않는다.

그리고 또 알아야 할 점은 동물성 한약은 편의상 체질별로 분류하기는 하지만, 동물은 강력한 해독기관인 간장을 가지고 있어서 그 자체의 특성(독성)은 매우 약하다.

따라서 어떤 체질이 녹용을 복용하더라도 효과면에서 체질에 따라 약간의 차이가 날 수는 있으나, 설사를 한다든지, 혈압이 높아진다든지 하는 등의 부작용을 일으키는 경우는 없다.

식물성 한약인 초근목피(草根木皮)는 그 식물의 기관에 독을 해독하는 간장이 없으므로, 각개의 식물들은 자체적으로 특성을 가지고 있다.

생약은 바로 이 특성을 이용하여 치료에 응용하기 때문에 가능한 한 체질을 잘 감별하여 처방해야 안심할 수 있다.

동물을 요리하여 먹으면 어떤 종류이든 누가 먹든 거의 부작용이 없다. 맹독성을 지닌 코브라에게 물리면 누구나 생명을 부지하기는 어렵다. 그러나 그것을 식용[식품이 아님]으로 먹으면 아무 탈도 일어나지 않는다. 그런데 예쁜 색깔의 독버섯을 먹으면 누구든지 생명을 부지하기가 어렵다. 이와 같은 특성이 있으므로 동물성 생약의 처방은 체질과 무관하게 처방하여도 이렇다 할 부작용이 없을 뿐만 아니라 거의 체질별로 같은 효과가 나타나는데 반하여, 식물성 생약은 반드시 전문가의 손에 의해서만 처방되어져야 한다.

어린이에게 녹용을 과다하게 복용시키면 머리가 나빠진다든지, 노인이 보약을 과다하게 복용하면 죽을 때 고생을 한다든지 하는데, 정말 근거가 있는 이야기인가?

전혀 근거가 없는 이야기이다. 한참 자라나는 어린이는 어른들보다 양질의 영양소가 많이 필요하다. 그런데 녹용은 특히 그 성분 중에 판토크린이라 불리는 좋은 호르몬 성분이 함유되어 있어서 성장과 신경계통에 관여하여 큰 도움을 줄 뿐만 아니라, 더구나 한의사에 의해서 5장6부의 기능을 보강하는 약물과 함께 구성된 처방이라면 안심하여도 좋다.

녹용이 가미된 어린이의 보약에 몸이 허약하다고 하여 인삼이나 부자 등 몸을 덥게 하고 뇌압을 상승시킬 가능성이 있는 약물을 과다하게 첨가하여 장기간 복용시킬 경우에는 문제가 발생할 수도 있다. 특히 어린이들은 인생으로 비유하면 봄에 해당하고, 이는 추진의 시기이다. 따라서 부단히 그 생리적인 기능들이 왕성하게 가동되므로 열이 많이 발생된다.

이런 상태임을 잘 알고 있는 한의사가 어찌해서 병을 키우는 잘못된 처방을 할 수 있겠는가? 이후부터는 전문가를 믿으시기 바란다.

노인에게 보약을 많이 해드리면 죽을 때 빨리 안 죽고 고생만 한다고 하는 말들이 있는데 이는 잘못된 생각이다. '골골 팔십' 이라는 옛말이 있다. 잘 음미해 보면, 자신의 체력을 과신하지 말고 항상 조심하면서 부족한 듯이, 그리고 과욕을 부리지 말라는 뜻이다. 또 한편으로 골골하는 사람은 병에 걸려도 끈질기게 끝까지 버틸 수 있다는 의미도 된다.

연세 드신 분이 돌아가실 때 고생하지 않고 돌아가시게 하기 위해서는 평소 정성껏 보신을 시켜 드리고, 그로써 체력이 증강되게 해드려야 한다. 즉, 효도하면 그만큼 보답(?)이 오는 법이다.

이 땅에 신식 총이 아직 보급되지 않았던 1870년 이전에는 임금님도 보약을 잡수시기가 쉽지 않았다. 1870년대 후반부터는 궁내부의 윤허를 얻은 어용엽사(御用獵師)들에 의해 신식 총으로 잡은 사슴의 녹용을 취하여 임금님께 보약으로 진상되었다.

그 이전에는 녹용을 채취할 시기에 몇몇 고을 원님들에게 파발을 보내어, 고을 백성들의 일손을 멈추고 일제히 사슴몰이를 하게 하고, 사슴이 도망갈 목을 지키는 수십 명의 궁사들이 일제히 활을 당겨서 겨우 몇 마리의 사슴을 잡을 수 있었다.

그나마도 질이 좋은 녹용을 구하기는 매우 힘들었다. 이런 판국에 어찌 힘없는 어린이나 쓸모 없어 보이는 노인들에게까지 차례가 돌아갈 수 있었겠는가? 이러한 사정으로 인해 우스꽝스러운 말들이 전해지게 되었던 것이다.

보약을 먹으면 몸이 뚱뚱해 진다고 하는데, 진짜 그런 가?

그렇다. 그러나 정말은 그렇지 않다.

"네, 그렇다"는 부모 모두가 비대한 체질이고, 그 부모의 체질적인 소인을 물려받은 사람이 병적으로 약해져 몸이 마른 상태이다가 한방 치료로 생리적인 기능이 개선되어 소화흡수가 잘 되어 과식을 하면 살 이 찌는 것은 지극히 당연하니, "그렇다"이다.

반면에 "그러나 그렇지 않다"는 한방 보약의 주된 작용은 영양분을 공급하는 것이 아니고 5장6부의 약해진 기능을 개선하는 것이기 때문 에 한방보약으로 생리적인 기능이 개선되어 음식물의 소화흡수와 신 진대사가 원활하여진다고 하더라도 부모로부터의 유전적인 소인이 비 만체질이 아니면 뚱뚱해지지 않으니, "그렇지 않다"인 것이다.

따라서 보약 그 자체만으로는 비만해지지 않으므로, 원래 비만체질 이라도 보약으로 기능이 개선된 후에는, 특히 저녁식사의 칼로리에 주 의를 기울이면 비만은 염려하지 않아도 된다.

개소주, 흑염소탕, 꼬리곰탕, 우족탕, 뱀탕, 심지어 개구리 까지 몸에 좋다고 하는데, 실 질적인 보신의 근거가 있는 것인가요? 그리고 우거지선 지국은 주독을 풀어 주는 효 능이 정말 있는지요?

위에 열거된 음식 중에 영양가가 없어 보이는 것은 없는 듯하니, 먹 어서 그리 나쁠 것 같지는 않다. 그러나 부끄럽게도 21세기에 들어와 서도 묘한 식품을 찾아 헤매는 사람들의 기세가 왜 수그러들지 않는지 가 이해하기 어렵다.

이것들 중 여러 종류가 이른바 혐오식품이라는 데 문제가 있다. 뿐 만 아니라, 이대로 가다가는 비 내린 뒤에 들을 수 있었던 개구리 소리 는 물론이고, 그 먹이사슬에 얽힌 보신의 대표식품이라고 일부에게 잘 못 인정되고 있는 뱀마저도 구경하기가 어렵게 될 것 같다.

우선 '개소주'를 살펴보자. 왜 '개탕'이나, 점잖게 '견탕(犬湯)'이라 하지 않고 '개소주'라고 할까?

소주란 증류주의 대명사이다. 증류주는 막걸리처럼 '거른다'라고 하지 않고 '내린다'고 한다.

마찬가지로 개소주는 지금도 몇몇 시골에 가보면, 옛날식으로 중탕 을 할 때 밀짚을 꽂아서 그 증기를 받는 방법으로 만들어지고 있다. 그래서 그 색깔이 소주와 같이 무색투명할 수밖에 없기 때문에 일명 개소주라고 칭한다. 이와같은 방법으로 제조된 진짜 개소주를 옛날에

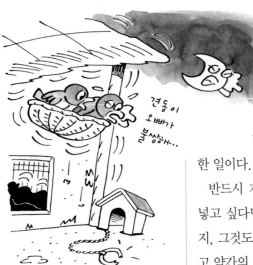

는 폐결핵 환자나 간경화, 위암 환자 등에게 즐겨 써 왔으며 효과도 보았다.

그러나 문제는 개소주를 내리는 옛날식 제조방법을 지키지 않는 데 있는 것이 아니라, 한의학에 전혀 문외한인 개소주집 주인에 의해서 개소주를 만들 때 다량의 한약이 처방된다는 점이다. 이는 한마디로 위험천만한 일이다.

반드시 개소주, 아니 개의 중탕을 먹어야 하겠고, 이왕 한방보약을 넣고 싶다면, 한의사의 진찰에 의한 처방을 받아 개와 함께 끓여먹든지, 그것도 아니면 한약은 빼고 생강, 대추, 건율(말린 밤), 마늘, 그리고 약간의 현미찹쌀 등을 넣는 것이 차라리 좋다.

그러면 왜 보신탕이 특히 한 여름철 몸보신의 대표적인 특효 식품으로 오해되었는지를 살펴보자.

그 옛날 특히 여름철의 복날에 무엇이 있었겠는가? 보릿고개를 비참하게 소나무 속껍질로 달래고 주린 배를 움켜잡고서도 중노동을 하지 않을 수 없을 때, 이웃 동네에서 몰래 잡아온 개고기를 먹고 나면 영양실조로 누렇게 부어오른 몸에 정말로 보신이 되었다. 그러니 여인네들도 그날 밤 오래간만에 덩달아 좋아하였고, 따라서 정력증강의 대표식품으로 대접을 받을 수밖에 없지 않았겠는가?

그런데 여기에도 조상님들의 더불어 살게 하는 공동체 의식의 지혜를 엿볼 수 있다. 그것은 개를 잡을 때는 나무에 매달아 두들겨팰수록 맛이 좋다고 하여 무자비한 짓을 하였다. 필자도 아직까지 기억이 생생한 옛일이지만, 매맞는 개의 비명이 어찌 그리 크고 애달팠는지, 온 동네의 장정들이 그 소리를 듣고 몰려왔음은 물론이다. 혼자서 먹지 말고 같이 나누어 먹으라는 슬픈 가르침이리라. 가르침은 옳은 것 같으나 그런데 개는 얼마나 아프겠는가? 영양실조의 상태에서 먹어본 개고기의 위력이 와전되어 오늘날까지 개고기를 즐겨 찾는 습관이 되어버렸는가 싶다.

그런데 개고기에 다른 동물보다 특이하게 사람의 건강에 좋은 성분이 있는 것은 결단코 아니다.

개고기를 좋아하는 사람들은 몸이 피곤할 때 몸 보신을 위해 개소주를 즐겨 찾게 되는데, 이러한 사람들 중에는 만성간장질환이 있는 경우가 많으므로, 정확한 진찰에 의거한 처방의 약이 아닌 한약이 첨가된 개소주가 도리어 간장의 기능을 해칠 염려가 높으니 조심해야 한다.

염소탕과 뱀탕

특히 흑염소는 그 색이 검기 때문에 음(陰)에 속하고, 음과 양 중에 여자는 음에 속하므로, 여자의 기력을 좋게 하는 으뜸식품으로 선전되고, 또 그리 알고 있는 사람들이 많은 것 같은데, 이는 전혀 근거가 없는 이야기일 뿐이다.

병에 걸렸으면 치료하면 될 것이다. 기능이 약하면 그것을 개선하는 좋은 보약을 먹든지, 안심이나 등심 등 양질의 영양식을 섭취하든지 하면 될 것이다. 그런데도 불구하고 왜 하필 염소탕이니, 뱀탕이니 하며 유난을 떠는지 모를 일이다.

꼬리곰탕, 우족탕, 그리고 우거지넌지국

바로 70여 년 전만 하더라도 우리 조상들이 얼마나 어려운 생활을 하였는지 생각하여 본 일이 있는가? 60세 이상의 독자라면 먼 옛날 이야기도 아닌 얼마 전에 돌아가셨을 우리들의 증조부모님이나 조부모님들의 이야기이다.

그 시절만 하더라도 보통 사람들은 1년에 쇠고기국 한 그릇을 먹기 어려운 시기였다. 그럼에도 불구하고 그 당시의 기록을 보면, 시골 어린이의 십이지장충 평균 보유수가 놀랍게도 평균 80여 마리를 넘었다고 한다.

요즈음 에티오피아나 우간다 등 아프리카 어린이들의 배만 불룩하고 수족은 가느다랗게 마른 모습을 TV에서 가끔 본 일이 있을 것이다. 표현하기 어려우나 그 당시 우리 조상님들의 모습이 이와 흡사했을 것이라면 지나친 과장일까?

당시 고을의 원님이나 부자집 자제의 혼례라도 있어 소나 돼지를 잡으면 기가 막힌 분배가 이루어진다. 그 혼례준비에 참가하여 여러 가지 일을 한 대가로 등급에 따라 하사품을 받게 되는데, 그래도 높은 등급인 이에게는 맛 좋은 소꼬리를, 그 다음 등급에게는 우족(牛足)을, 그보다 낮은 등급에게는 소의 내장을, 그리고 최하위 등급에게는 선지

피 한 바가지를 주어 보냈을 것이다.

그래도 온 가족이 둘러앉아 끓이고 또 끓인 뽀얀 쇠고기 국물(소꼬리, 우족) 맛이 얼마나 구수했겠는가? 오랜만에 섭취한 진한 단백질과 쇠뼈에서 우러나온 칼슘 덕분에 힘이 솟았음은 물론이고, 며칠 동안 부인들에게도 즐거움이 있었을 테고, 그래서 정력제로 오인될 수도 있었을 것이다.

피 한 바가지를 얻어간 아낙네는 어떠했겠는가? 같이 넣고 끓일 변변한 재료가 없으니 담장 위에 말려 둔 시래기 한 움큼이나 배춧잎을 넣고 국을 끓였을 것이다. 그래도 선지 속에 있는 지방분 때문에 국물 위에 기름은 동동 뜨고, 고깃국 냄새에는 못 미치나 그 담백한 맛에 푹 빠졌을 것이다.

또한 방 한구석에서 키운 콩나물을 한 움큼 넣고 푹 끓인 선짓국을 전날 밤 울화통이 터지는 일 때문에 안주 없이 마셔대서 쓰린 뱃속에 부어 넣으니 그 얼마나 시원하고 흡족했겠는가? 이런 슬픈 일들이 모여 오늘날 묘한 식생활 관습이 우리들의 몸에 밴 것 같다는 생각이 들기도 한다.

어느 민족 누구에게나 특이한 관습과 버릇이 있다. 또 그것이 좋은 전통과 특징이 될 수도 있다. 반면에 잘못된 관습으로 판명이 되면 과감히 바꿀 줄도 아는 지혜와 용기가 꼭 필요하다고 본다.

건강에 좋은 식품과 유의해야 할 식품

 ## 건강에 좋은 식품

식물유(植物油)

콜레스테롤을 씻어낸다.(피를 청소한다.)

불포화지방산은 주로 식물의 종자에 함유되어 있고, 일반적인 실내온도에서는 액체상태이다. 이 불포화지방산에는 혈액 중 여분의 콜레스테롤 대사를 촉진하고 배설하는 성능이 있다.

이 불포화지방산은 콜레스테롤의 과잉으로 인해 발생하는 동맥경화 방지는 물론 동맥경화로 인해 발생하기 쉬운 혈관 또는 심장질환의 개선에 많은 도움이 된다.

이 불포화지방산 중에서도 리놀산과 리놀레인산, 그리고 알라키톤산은 사람의 체내에서 만들 수 없기 때문에 '필수지방산'이라고 부른다.

유지(油脂)는 어느 것이든 탄소(炭素；C), 수소(水素；H), 산소(酸素；O)의 세 가지 원소로 구성되어 있으며, 글리세린과 지방산이 '에텔결합'이라고 불리는 특수상태로 결합되어 있다.

또한 분자구조가 다른 것에 의해서 '불포화지방산'과 '포화지방산'으로 크게 나뉘어져 있다.

이들 불포화지방산은 콜레스테롤 대사에 관여하는 것 이외에 세포질을 강하게 하는 효능이 있는데, 이것이 결핍되면 손발의 피부가 금이 가고 갈라지기도 하며 습진이 발생하기도 하고, 장벽세포(腸壁細胞)를 약화시키는 유해 박테리아의 침입이 용이해져 암종(癌腫)이 발생하기 쉽다.

또한 포화지방산은 동물성지방으로서 일반적인 실내온도에서는 고체상태이다.

이 포화지방산은 불포화지방산과 반대로 혈액 중 콜레스테롤의 침

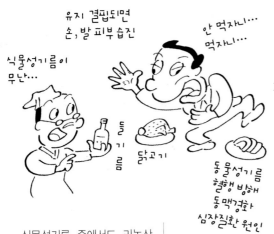

유지 결핍되면
손, 발 피부습진

식물성기름이
무난...

안 먹자니…
먹자니…

들기름

닭고기

동물성기름
혈행 방해
동맥경화
심장질환 원인

식물성기름 중에서도 리놀산을 40% 함유하고 있는 참기름은 가장 산화가 안 되는 식물유이지만 냉장고에 보관하는 것이 좋다.

착을 촉진하여 혈행(血行)을 방해하고 혈압을 상승시키며, 동맥을 경화시켜 혈관과 심장질환의 원인이 되기도 한다. 따라서 쇠(쇠고기)기름, 돼지기름, 버터 등의 동물성기름을 사용하지 말고, 들기름, 참기름, 옥수수기름, 올리브유, 해바라기유 등의 식물성기름을 사용하는 것이 좋다.

그런데 기름은 공기 중에서 쉽게 산화되어 과산화물질을 생성하여 중독을 일으키기 쉬우므로 식물유라 하더라도 같은 기름을 여러 번 사용(튀김을 여러 번 반복한다든지)하는 것은 바람직하지 못하다.

시중에서 판매되고 있는 식용유는 기름이 잘 나오도록 추유제(抽油劑)를 사용한 것이어서 원래의 식용유 효과를 기대하기는 어렵다. 저온에서 기계로 압착해서 짠 기름이 진짜 좋은 기름이다.

엽록소(葉綠素)

조혈(造血)・정혈(淨血)・소염(消炎)작용에 효과만점

엽록소는 문자 그대로 초록〔綠〕 잎〔葉〕의 근원, 즉 식물의 잎이나 클로렐라〔食用綠藻〕, 해초 같은 녹색성분이다. 엽록소는 엽록체라고도 불려지며 소체(小體) 중에 함유되어 있고, 그 소체는 하나의 식물세포 속에 수십 개가 들어 있다.

엽록소는 햇빛의 에너지를 받아 이를 화학에너지로 전환한다. 이에 의해서 탄산가스나 질소 같은 아주 간단한 화합물을 탄수화물이나 조단백〔粗蛋白 ; 정세(精細)하지 않은 단백〕 등의 복잡한 화합물로 변화시키는 활동을 하게 된다.

이 엽록소의 활동에 의해서 식물은 자기 스스로 영양분을 만들어 성장하고 있다. 그러나 동물은 스스로 영양분을 만드는 것이 불가능하며 식물에 의존해서 생활을 영위하고 있다.

사람도 예외는 아니다. 이 엽록소가 만들어내는 전분질(澱粉質), 조단백(粗蛋白), 유지질(類脂質), 섬유(纖維) 등이 없으면 우리들은 살아 갈 수가 없다.

이와같이 중요한 엽록소이기에 그 약리작용도 놀라울 정도이다.

조혈작용이 있다

엽록소·혈색소는 화학구조도 기능도 아주 비슷하다. 장벽 한 장을 사이에 두고 엽록소→담즙색소(膽汁色素)→혈색소(血色素)로 변화하고 단백질과 결합해서 헤모글로빈이 생성된다. 임상적으로 관찰해 보아도 빈혈증의 환자에게 엽록소를 투여하면 놀라울 정도의 효과가 나타나는 것을 확인할 수 있다.

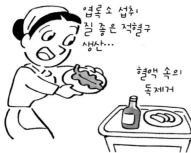

기초체력을 증강(增强)한다

엽록소를 충분히 섭취하면 건강하고 질이 좋은 적혈구가 생산된다. 이 양질의 적혈구는 작고 잘 파괴되지 않을 뿐만 아니라, 산소운반능력도 뛰어나다. 이와같은 적혈구는 아주 강한 체세포를 만들고, 조직의 저항력도 강화시킨다.

여기에 덧붙여 엽록소는 모든 조직이나 장기에 대하여 부활작용이 있기 때문에 기초체력을 증강시킨다.

혈액을 정화시킨다

엽록소는 혈액 중의 독소와 직접 결합하여 독을 제거시킨다. 이 때문에 즉효성이 있는 피로회복제가 되고 있다.

살균정장작용이 있다

엽록소는 체세포의 저항력을 강화하여 염증을 억제한다. 즉, 알러지 체질, 당뇨체질, 자기 면역질환, 암체질 등을 개선시킨다. 그 밖에 잘 알려진 효능으로는 탈취작용, 궤양방지작용 등이 있다. 엽록소는 살펴본 바와 같이 여러 가지 기능의 상승작용을 하여 암에 대한 효능을 비롯해서 모든 만성병의 치료에 특기할 만한 약효를 나타내고 있다. 때문에 채식(菜食)중심의 식사는 우리의 몸을 건강하게 할 뿐만 아니라, 정신도 맑게 하여 주므로 사람다운 삶을 살아 갈 수 있도록 해준다.

현미 같은 무정백(無精白) 곡물은 그 자체로서 밸런스를 잘 유지하고 있는데, 이는 다른 식품과 비교하면 중요한 차이가 있다. 그 이유는 무정백의 곡물은 배아(胚芽 ; 씨눈)를 가지고 있기 때문이다.

야채의 유효성분은 엽록소뿐만 아니라 각종 비타민, 미네랄, 그 밖에 중요한 식물섬유도 풍부하다. 그래서 야채는 천연소금을 약간 뿌리고 살짝 볶아서 섭취하거나 야채주스를 만들어 마시면 위장에 부담도 주지 않고 주요성분을 모두 섭취할 수 있다.

생야채는 냉한 음식이므로, 특히 몸이 냉한 체질은 약간 데워서 먹는 것이 좋다.

배아(胚芽)

만성병의 치료와 미용에도 효과가 좋다.

현미의 배아에는 다음 대(代)를 이을 생명을 탄생시키는 데 필요한 영양조건, 즉 식물성 탄수화물, 조단백, 유지질(類脂質), 섬유, 비타민(A, B1, B2, B6, B12, 나이아신, 판토텐산, 프로비타민 C, E 등), 각종 미네랄, 효소류 등 필요한 모든 것이 함유되어 있다.
이 다양한 유효성분의 보고인 배아는 탄수화물대사를 정상적으로 잘 진행시킨다.

흰쌀밥을 주식으로 계속하면 심각한 대사장해가 발생해서 피로가 아주 심해지기 쉽지만, 현미나 배아식품을 상식(常食)하면 당대사(糖代謝)가 빠른 속도로 정상화되어 피로가 해소된다. 현미식사로 바꾼 사람이 얼마 지나지 않아서 "피로감이 많이 없어졌다."고 놀라는 경우가 있는데, 이는 바로 이와같은 현상 때문이다.

그 밖에 배아에는 '혈액성상(性狀)의 이상을 정상화'하는 효능이 있다. 육식을 과식하여 발생하는 혈장단백(血漿蛋白)의 과다를 감소시켜 정상치로 회복시키는 반면에 과소할 때는 혈장단백을 증가시켜서 정상치로 회복시켜 주는 효능도 있다. 이는 혈장단백뿐만 아니라 혈당, 혈압에 대해서도 같은 조절작용을 나타낸다.

또한 적혈구의 조성능력도 강화시키고, 빈혈에도 좋은 효과를 발휘한다. 그 뿐만이 아니라 배아에는 뇌·신경계의 기능을 강화시켜 주는 효능도 있다.

고도의 정신작용은 사람과 동물을 구분하는 결정적인 요소이다. 배아는 특히 건강한 적혈구를 만들어서 뇌와 신경세포가 다량으로 요구하는 산소를 효율적으로 공급한다. 그렇게 함으로써 지구상에서 가장 준수한 두뇌활동이 가능하도록 도와준다. 이와같은 효능에 의해서 신경세포는 새롭게 활력을 받아서 자율신경실조증이나 위·십이지장궤양 등에 탁월한 효과를 나타낸다. 그 밖에 노이로제와 히스테리에도 효과가 좋다.

배아에 함유되어 있는 후친산은 수은 같은 물질과도 결합하는 친화력이 높아서 여러 가지 공해물질의 배출을 쉽게 한다. 불행하게도 배아를 강제적으로 제거당한 백미(白米)에는 이와같이 공해물질을 배설할 수 있는 기능이 없다는 사실을 기억할 필요가 있다. 이것만 보아도 주식인 밥을 백미에서 현미로 당장이라도 바꾸는 것은 건강을 지키는 기본이 된다.

배아에는 항암작용을 가진 비타민 K가 함유되어 있으며, 특히 배아의 지방 중에는 리놀산과 리놀레인산 등 불포화지방산이 풍부하게 함유되어 있다. 이 때문에 혈중 콜레스테롤을 저하시켜서 동맥경화나 뇌일혈, 협심증의 원인이 되는 혈관질환과 심장병을 치료해

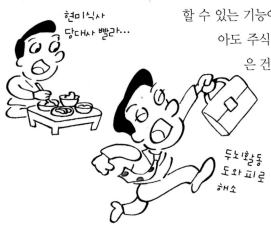

현미식사
당대사 빨라...

두뇌활동
도와 피로
해소

준다. 이 리놀산과 리놀레인산은 위장기능도 개선시키고, 혈액을 정화시키는 작용도 뛰어나 혈색을 좋게 할 뿐만 아니라 여성의 피부미용에도 좋고, 남녀 공히 성적인 기능을 향상시키는 훌륭한 작용도 한다.

소금(鹽)

감염(減鹽)사상에 현혹되지 말자.

'생명은 바다에서 탄생되었다.'고 일반적으로 알려져 있다. 이를 입증이라도 하듯이 우리들의 혈액 중 염분조성(鹽分組成) 비율은 바닷물의 소금비율과 비슷하다.

이는 혈액의 기원이 바닷물이라는 산증거이다. 바닷물에 함유되어 있는 성분은 나트륨 이외에 카리움, 칼슘, 염소, 염화마그네슘 등 약 60여 종류가 있다. 바닷물의 천연소금은 생체의 생리기능을 정상적으로 유지하기 위해서는 필요불가결하다.

자연소금이란 이와같은 미네랄 성분을 제거하지 않고 만들어진 소금으로서, 특히 몸의 해독기능을 높이는 작용을 한다. 뿐만 아니라 소화흡수를 돕고, 체세포를 긴장시켜서 심신에 활력을 주어 스테미너를 왕성하게 해준다. 이와 반대로 염분이 부족해지면, 식욕이 부진해지고, 기운도 떨어지게 된다. 또한 몸의 저항력이 약해져 질병에 걸리기 쉬워진다. 문제는 현재 우리들 식탁에 오르는 식염(食鹽)은 천연소금이 아니고, 공장에서 가공한 정제염(精製鹽)인 데 있다. 이 정제염은 이온교환수지막을 투석해서 정제되어진 소금으로서, 그 순도는 99.9%의 순수한 염화나트륨이다.

이것은 일반적으로 미네랄이 풍부하게 함유되어 있는 소금이 아니고, 단지 짠맛을 내는 데 불과한 조미료에 지나지 않는다는 데 문제가 있다.

그 귀중한 생명유지성분인 각종 미네랄이 제거된 소금은 진정한 의미에서 볼 때 소금이라고 결코 말할 수 없다. 적당량의 정제염을 조금만 섭취하여도 몸의 생리기능을 혼란시켜 생리적인 피해를 입게 된다.

최근 염분이 고혈압이나 신장병, 그리고 그 무서운 암의 원인이 되는 물질이라고 하여

육식중심 서구인 몸속에 나트륨 과잉

채식주의 한국인 야채의 카리움 나트륨 체외로 배출

부럽소! 코리안 익!

특히 이런 질환에는 극도의 감염(減鹽), 또는 무염식(無鹽食)을 철저하게 실시하고 있다. 그러나 이같은 피해는 정제소금에 그 원인이 있는 것이지 절대로 천연소금 때문이 아니라는 사실을 직시해야 한다.

육식 중심의 서구인은 필연적으로 몸 속에 나트륨의 정체가 과잉되어 있기 쉽다. 그 이유는 야채를 많이 섭취하지 않기 때문이다. 반면에 채식 위주의 한국인은 야채에 함유되어 있는 카리움이 나트륨을 체외로 배출하는 작용을 하기 때문에 염분을 충분히 보급할 필요가 있다.

일반적으로 혈액 중의 나트륨은 체내에 수분이 정체되도록 하고, 세포 내의 카리움은 수분을 체외로 배출하는 이뇨작용을 한다. 따라서 현미밥과 야채를 많이 섭취하는 사람은 1일 30g 정도의 염분을 섭취할 필요가 있다. 원래부터 사람의 미각은 생리기능과 연동하여 염분이 몸에 과다하게 섭취되지 않도록 자동적으로 조절된다.

염분은 가능한 한 발효식품과 같은 반찬류를 통해서 간접적으로 섭취하는 것이 좋은데, 해조류나 어패류 등에 함유되어 있는 천연염분으로 섭취하는 방법도 매우 좋다.

이 염분은 피부를 탄력있게 해주며, 여드름이나 주근깨에도 큰 효과가 있는 것으로 보고되어 있다. 그리고 생야채나 과일을 너무 많이 섭취해서 몸이 냉해지고 생리기능에 문제가 발생한 경우에도 이 염분을 섭취하면 효과가 좋다.

건강에 유의해야 할 식품

육류의 지나친 과식은 성인병(염증체질)의 원인이다.

서구인들은 20세기 후반부터 신종 성인병에 시달리고 있고, 그로 인해 미국의 경우(1998년도 통계)는 31초에 한 명씩 심장병으로 목숨을 잃고 있는 실정이다. 이 목숨을 잃게 되는 원인은 바로 육류의 과잉섭취 때문이다.

현대 영양학의 중대한 잘못 중 하나가 단백질 편중주의이다. 즉, '사람의 체세포는 단백질로 되어 있기 때문에 어떤 영양소보다 특히 단백질을 많이 섭취하지 않으면 안 된다.' 라는 생각이다.

최근에 와서 현대영양학의 단백질 편중주의도 내용적으로 조금씩 변화하기 시작하였다. '육류의 과잉섭취가 암 발생의 한 큰 원인' 이라는 것이 서구 각국의 암학회에서 공식적으로 결론을 내리고 있다. 이에 호응해서 '육류를 먹지 말자' 는 운동이 점차 확산되고 있다.

그럼에도 불구하고 우리나라의 현대 영양학자들은 아직도 이 단백질의 피해에 대해서 무신경하다. 그들은 육류 그 자체는 나쁜 것이 아니며, 육류에 함유되어 있는 동물성지방이 문제일 뿐 단백질은 그 문제가 없다.' 고 강하게 주장하고 있다. 그러나 실제로는 불포화지방은 물론이고, 단백질 그 자체도 과잉섭취하면 몸에 마이너스 영향을 미친다는 사실이 이미 입증되어 있다. 초식동물은 녹엽(綠葉)과 뿌리에 축적되어 있는 영양분을 먹고, 육식동물은 그 초식동물을 잡아먹는다.

육식을 한다는 것은 '고기[肉]로 변한 풀[草]' 을 익혀 먹는 것과 똑같다.

동물성단백질을 많이 섭취하면 일단 탄수화물로 환원되어 영양으로 쓰여진다. 이 단백질의 환원을 위해 소화기관은 필요 이상으로 피곤해진다. 그러나 원래 곡채식동물(穀菜食動物)인 사람에게는 이 환원작업이 원활하지 못해 소화기관은 불필요하게 많이 피곤해지고 혈액도 산성화가 된다.

이와같은 소화기계의 피로는 전신의 노화를 촉진시킨다. 지나친 육식 위주의 식단은 치료되기 어려운 만성질병의 원인이 되기

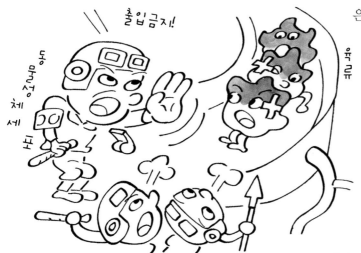

출입금지!

동물성체세포

육류

도 하고, 조로식품(早老食品)이라고도 할 수 있다. 그리고 육류라고 하는 것은 다른 동물의 완성된 단백질이고, 이와같은 단백질을 섭취해서 만들어진 체세포는 자연적인 적응능력이나 동화기능이 점차로 약해질 수밖에 없다.

이는 식물성탄수화물을 중심으로 만들어진 체세포와는 달라서 체외로부터 침입되는 물질에 대한 저항력이 약해서 반발하게 되는데, 이것이 바로 알러지 반응이고, 자기 면역질환이다.

이러한 현상은 항원항체반응(抗原抗體反應)의 이상으로서, 이는 세포나 점막 등에 염증을 일으킨다. 이 염증의 증상은 열감(熱感), 동통(疼痛), 발적(發赤 ; 피부나 점막이 벌겋게 되는 현상), 종창(腫脹), 기능장해의 다섯 가지로 나타나는 것이 특징이다. 지나친 육식은 염증체질을 만드는 가장 큰 원인이 된다. 따라서 육류의 섭취를 가능한 한 줄이면, 과잉섭취로 인한 피해도 막을 수 있고, 실제로 몸에 이로운 영양으로 작용한다고 생각된다.

우유

송아지 밥인 우유의 과다섭취는 생각해 봐야 한다.

우유와 다른 식품의 칼슘함량을 비교해 보면 해조류가 훨씬 더 많은 칼슘을 함유하고 있다. 미역 100g 중에는 우유의 10배에 해당하는 1,000mg, 바닷말에는 1,400mg으로 우유의 14배, 다시마는 560~760mg이므로 우유의 5~7배이고, 소어패류와 비교해 보아도 멸치의 경우는 우유의 약 15배나 칼슘이 더 많이 함유되어 있다.

우유는 소의 새끼인 송아지의 밥이지 사람이 필수적으로 마셔야 할 음료는 결코 아니다. 그럼에도 불구하고 왜 사람들은 이 우유를 그렇게도 '애음(愛飮)' 하는 것일까? 가장 일반적인 대답은 아마도 '우유에는 칼슘이 풍부하기 때문' 이라고 말할 것이다.

사람의 모유와 비교해 보면 우유가 모유보다 약 3배 정도 칼슘이 더 들어 있다. 그러나 송아지는 태어나서 몇 시간 이내에 걷지 않으면 안되기 때문에 다리와 허리가 발달해야 하기 때문에 그만큼 칼슘이 더 필요하다.

사람은 머리부터 발달된다. 소, 즉 동물과 사람은 그 성장과정이 전혀 반대인 것이다. 생물학상 사람의 신체적 성장이 가장 늦다. 우유를 많이 마시면 칼슘이 과잉섭취되어 본래의 생리적인 칼슘의 대사를 오히려 혼란시키는 결과를 초래할 수도 있다.

그리고 우유를 고단백식으로 권장하고 있으나, 모유와 비교해 보면 이것 역시 모유보다 3배 정도 많다. 이것 역시 과잉이다. 지나친 것은 모자람만 못하다.

단백질의 조성(組成)을 살펴보면, 우유는 거의 대부분이 '카세인' 이라는 성분이고, 모유는 락트알보민 성분이 거의 대부분이다. 유아의 성장에 꼭 필요한 단백질 성분은 이 락트알보민이다. 문제는 **우유로부터 섭취되는 이 이종(異種) 단백질이 알러지의 원인이 된다**는 연구 보고이다.

그 밖에 생리적으로 몸에서 자가생산되는 발암물질인 과산화수소를 분해하는 카타라제 효소를 활성화하는 동(銅)이온이 우유에는 매우 부족하다는 사실이 밝혀졌으며, 우유 그 자체에 백혈병의 바이러스가 존재한다는 사실이 외국의 학자들에 의해서 발표된 바 있다.

요즈음 우유를 식수대용으로 마시는 어린이들이 많은데, 우유를 지나치게 많이 마시면, 암을 유발시킬 수도 있는 전구(前驅)상태인 알러지체질의 원인이 될 수도 있다는 사실에 주의를 기울일 필요가 있다.

여기에 덧붙여 현재 우유에는 매우 소량이지만 여러 가지 유해물질이 혼입되어 있다. 젖소의 사료에는 항생물질, 성장촉진 호르몬제, 방부제, 정신신경안정제 등을 많이 사용함으로써 우유에서 이들의 성분이 미량이나마 검출되고 있다.

그 밖에 젖소를 방목하지 않고 좁은 공간에 가두어 키우는 데서 오는 스트레스에 의한 변이 등, 설명하기 어려운 부분도 생각해야 한다. 그래도 우유의 유해성이 잘 이해되지 않는 사람들을 위해서 한 가지 사실을 더 첨부한다.

현재 시판되고 있는 우유의 거의 대부분은 '울트라 프로세스법'이라고 불리는 고열(120~130°)살균으로 처리된 제품이다.

단백질은 60° 이상의 열에서 변질되기 때문에 우유의 '양질(良質)단백'은 기대할 수 없고, 유당(乳糖)이 베타형에서 감마형으로 변질되어 유산균을 번식시킬 수 있는 능력도 많이 떨어진다.

우유를 전혀 마시지 않을 수는 없다. 다만 그 섭취량을 줄이는 것이 바람직하다고 생각한다. 갓난 아이에게는 모유를, 그리고 어린이에게는 두유를 권장하고 싶다.

계란의 과다섭취는 뇌신경세포의 기능을 약하게 할 수도 있다.

계란의 과잉섭취는 뇌신경세포의 활동을 약하게 할 수도 있다. 정신이상자의 수는 계란 소비량과 비례한다고 한다. 최근에 발표된 보고에 의하면 '계란을 지나치게 좋아하는 어린이들에게 콜레스테롤의 과잉현상이 증가하고 있다.'는 것이다.

예로부터 계란프라이는 어린이가 가장 좋아하는 반찬일 뿐만 아니라 부모들도 양질의 단백원(蛋白源)이라 알고 온 가족이 즐겨 먹어 왔다. 그런데 계란은 어떤 의미에서 육류나 우유보다 더 문제가 될 수 있는 식품이라는 보고가 최근에 발표되었다.

계란도 역시 동물성단백질이 주성분이기 때문에 당연하게 단백질에 의한 해가 있기는 하지만, 여기에 덧붙여 뇌신경계 세포의 활동을 약하게 할 수도 있다는 새로운 사실이 밝혀졌다. 우리말 중에 아주 나쁜 머리를 '새대가리'라고 하는 것도 무언가 관련이 있는 것은 아닐까?

미국 의학자들의 조사에서도 계란이 어린이의 지능발달을 저해한다는 인과관계(因果關係)를 확증하였다. 이에 의하면, 정신박약아의 거의 대부분이 계란을 가장 좋아하는 식품으로 꼽았으며, 정상아인 경우에도 1일 6개(케이크나 아이스크림에 함유된 것도 포함해서) 이상 먹고 있는 어린이 그룹이 가장 성적이 나쁜 열등아가 대부분이었다는 보고가 있다.

가까운 일본에서도 최근에 정신이상자의 수는 계란 소비량과 비례한다는 데이터를 보고한 바 있고, 또 실제로 계란프라이 요리를 많이 취급하는 호텔의 요리사들이 자율신경실조나 정신이상을 호소하는 자가 많다는 보고다. 이는 계란을 구울 때의 연기만으로도 나쁜 영향을 받는다는 사실이다.

이와같이 계란은 뇌신경계 이외에도 간장과 담낭에 친화성이 있어서 지나치게 많이 섭취하면 이들 장기의 기능에 장해를 일으키게 된다. 또 하나 그냥 지나칠 수 없는 것이 계란 노른자 위에 함유되어 있는 콜레스테롤이다. 이것은 고혈압이나 뇌출혈 등의 성인병의 원인으로 작용함은 물론이다.

여기에 덧붙여 알아두어야 할 사실은 현재 생산되고 있는 계란은 질적인 면에서 약간의 문제가 있다. 비단 계란뿐만 아니라 육류와 우유에도 문제가 있으므로 사료와 사육환경개선에 좀더 세심한 배려가 요구된다. 그 이유는 사료(飼料)에 농약과 항생물질, 그리고 합성호르몬 등의 화학물질이 첨가되어 있기 때문이다. 뿐

미국어린이
계란과식···
정신박약

계란
노른자위

만 아니라, 닭은 어두운 철망 속에 갇혀서 운동도 할 수 없고, 다만 계란만 생산하는 살아 있는 기계이다. 이 계란은 당연히 무정란(無精卵)이다.

이와 같은 계란은 영양학자들이 말하는 완전 영양식품이라고는 할 수 없다. 그러나 재래식으로 생산된 계란을 1일에 1개 정도, 그리고 시판되고 있는 대량생산 계란은 2일에 1개를 섭취하는 정도라면 문제가 되지 않는다.

건강장수 식품에 관한 상식

 건강장수에 좋은 식품

음식물은 생을 경영하
게 하는 절대조건

인도의 고전(古典)에 보면 "모든 생물은 음식물로부터 태어난다. 음식물에 의해 생명이 유지되고, 그 자체의 생이 다하면 다시 음식물로 돌아간다. 이처럼 음식물은 만물의 근원이고, 음식물 그 자체가 바로 만병에 대한 의약이다."라고 씌여져 있다.

고전을 들먹이지 않더라도 식물(食物)이 얼마나 중요한 존재인가는 "먹지 못하면 살 수 없다"라는 말이 이를 증명하고 있다.

이 음식은 동물에게도 사람에게도 생을 영위하기 위한 절대조건이다. 물론 생을 유지하기 위한 절대조건은 다른 것도 있다.

공기, 즉 사람이 생체를 유지하기 위해서는 공기 중의 산소가 있어야 한다는 것은 재론할 여지가 없다. 그러나 사람을 포함한 모든 생물에게 있어서 공기 그 자체는 지극히 자연적인 현상이기 때문에 그것은 절대조건이면서도 원초적인 존재이어서 모든 생물들은 의식밖의 존재로 여긴다.

현실을 살펴보면, 최근 한국의 노인은 물론이고 심지어 젊은이들까지 성인병으로 시달리고 있다. 뿐만 아니라 암으로 인한 사망률이 사망의 원인 중에서 가장 높게 나타나고 있다. 이와같은 현상의 주범은 '음식물의 정백화(精白化)와 서구화에 의한 식성의 변화'이다.

이 지구상에 살아 있는 동물들은 저마다 독특한 식성(食性)을 지니고 있어 섭취하는 음식물의 범위가 정해져 있다. 이 식성은 밸런스가 잡힌 생태계를 유지하기 위한 대자연의 환경으로서 긴 세월을 통해 아주 자연스럽게 형성되어진 것이다.

그런데 20세기 후반에 들어와서 사람들이 규칙을 지키지 않으므로 인하여 생긴 고질병, 즉 자연의 엄중한 심판을 받게 되었다.

동물을 예로 들면 금세기 이전에는 소가 풀이 아닌 곡물을 먹었던 때는 없었다. 그 뿐인가? 영국에서는 소에게 동물의 단백질이 섞인 음식물 찌꺼기를 사료로 먹이기까지 하였다. 이 어찌 신(神)인들 노하지 않을 수 있겠는가?

그 결과 광우병, 다시 말해 사람 모두를 미치게 하는 공포가 21세기 초엽에 지구 곳곳에서 회오리치고 있다. 한국사람들이 언제부터 그렇게도 많은 육식을 즐겼던 때가 있었던가? 결과는 성인병의 천국으로 점점 변모해가고 있기 때문이다. 역시 잘못된 식성의 결과는 난치병이다. 불행하게도 현대의학은 성인병이나 듣기만 해도 끔찍한 암, 그리고 다양한 만성병에 대해서 효과적인 수단을 아직도 제시하고 있지 못하는 실정이다.

이와같이 자연에 순응하지 않고 그에 역행함으로써 발생되는 질환의 퇴치를 위해 그간 괄목할 만한 발전을 거듭해 온 현대의학의 공로를 높이 평가하지 않을 수 없다. 그러나 질병의 뿌리를 차단시키는 근본적인 치료방법은 현대의학에서도 거의 손을 대지 못하고 있는 실정이다. 단지 나타나는 증상을 일시적으로 가라앉게 하는 정도이고, 그나마 잦은 투약으로 적지않은 부작용만 일으키고 있다.

이는 질병 그 자체만을 보는 편협함 때문이라고 생각된다. 따라서 그 질병이 발생될 수밖에 없는 근본적인 고리를 차단하기 위해서는 심도 있는 노력을 기울여야 한다. 그리고 질병을 보는 근본적인 생각을 바꾸지 않는 한 사람으로부터 만성질환을 차단하기는 불가능하다.

때문에 사람은 자연에 순응하는 삶을 살기 위해서 스스로 노력하는 길밖에 없다. 그러므로 식생활은 자연스럽게, 그리고 가급적이면 생약을 통한 치료의 길을 모색하는 것이 바람직하다고 생각한다.

자연식은 우리 몸의 자연성을 눈뜨게 해 준다

'자연식은 자연적인, 즉 자연 그대로의 것을 그대로 먹는 것이다.'라고 생각한다. 그런데 이 말은 틀린 말은 아니지만 결코 정답은 아니다.

'독버섯' 그 자체는 지극히 자연스러운 것이지만, 그것을 먹으면 우리들 체내의 자연성을 그르친다. 이것은 좀 극단적인 예이긴 하지만 물건 자체가 자연적이라고 해서 다 이로운 것은 아닌 것 같다.

현재 우리가 즐겨 먹고 있는 모든 곡물과 야채류, 그리고 육류, 난류(卵類), 우유 등도 매우 자연스럽지 못한 재배와 사육방법에 의해서 우리 몸 속에 들어와 우리에게서 자연성을 점차 빼앗아 가고 있다. 또한 자연적인 밸런스를 무너뜨려 우리 모두를 그 무섭고 다양한 질병으로 몰아가고 있다.

이밖에 자연스럽게 생성되어 사람의 생명유지에 큰 도움을 주는 음식물이라도 그것이 형성되는 과정이 지극히 자연스럽지 못한 방법에 의해서 재배되었거나, 사육된 음식물은 독버섯과 같이 우리들의 생리적인 자연성을 천천히 파괴해 버리는 결과를 초래하게 된다.

화학비료나 농약이 발명됨으로써 인류는 기아에서 해방될 수 있었다. 하지만 자연적이 아닌 재배방법으로 생산된 음식물을 계속해서 섭취하다가 장래 어떤 일들이 초래하게 될지는 아무도 예측할 수 없다.

몸의 자연성이란 자연치유력을 말한다. 이 자연치유력, 즉 면역력이 높은 몸이 진짜 건강한 몸이다. 이와같은 진정한 의미의 건강체를 유지하기 위해서는 우리 한국사람에게 알맞는 '한국적 자연식', 즉 한국의 풍토에 적합한 현미잡곡밥을 주식으로 하고, 부식은 근채류(根菜類)를 중심으로 한 채식 위주의 식생활로 바꾸어야 한다.

물론 100% 채식주의자가 되자는 것은 아니다. 이와같은 음식물들은 장내의 이상부패(異常腐敗) 현상을 막아 박테리아나 바이러스의 생성을 억제하여 건강유지의 바람직한 결과를 가져오게 된다.

가장 올바른(좋은) 식물(食物)의 대표

현미 · 채식

장내에서 부패를 일으키지 않는 식물, 즉 장내 세균의 성상(性狀)을 좋게 하여 유익한 균을 번식시키는 '올바른 식물'의 대표가 바로 현미잡곡밥과 채식이다.

사람이 곡물과 채식을 주식(主食)으로 하는 동물이라는 사실은 치아의 구성(32개의 치아 중 곡류를 으깨는 구치(臼齒)와 야채를 씹어서 잘게 부수는 문치(門齒)의 합이 26개로 전체의 87%)이나 장(腸)의 길이(육식동물은 장내에서 육류의 부패에 의한 독소로부터 몸을 방어하기 위해서 장의 길이가 초식동물보다 짧다)를 관찰해 보면 확실하게 드러나며, 그 밖에 타액의 성분으로도 알 수 있다.

사람을 비롯한 곡·채식 동물의 타액은 탄수화물 분해효소인 푸치아린이 풍부하게 함유되어 있는 데 비해 육식동물의 타액에는 이 푸치아린이 전혀 없다. 따라서 사람에게 좋은 음식물은 동물성이

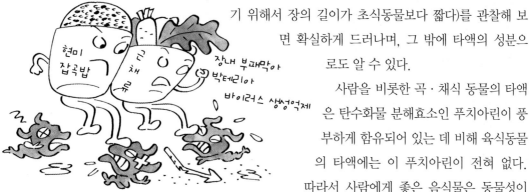

현미잡곡밥

근채류

장내 부패막아
박테리아
바이러스 생성억제

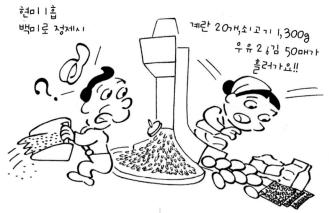

현미 1홉
백미로 정제시

계란 20개, 쇠고기 1,300g
우유 2ℓ 김 50매가
흘러가요!!

아니라 식물성이다. 이 식물성 음식물을 많이 섭취하면 건강에 좋을 뿐만 아니라, 자연에 순응하는 식생활이라는 근본적인 사실이 입증된 셈이다.

현미의 구성성분은 탄수화물, 단백질, 지방질과 비타민 B₁, B₂, B₆, E, C, 나이아신, 쿠린, 리놀산(酸), 각종 미네랄, 효소 등이 많이 함유되어 있다.

현미 1홉을 정제하여 백미로 하였을 때 손실되는 것 중 대표적인 비타민 B군을 예로 들어 환산해 보자.

계란으로 계산하면 20여 개, 쇠고기로는 1,300g 정도, 우유로는 2ℓ, 시금치로는 2,200g 이상, 김(해태)인 경우는 50매 이상에 해당된다. 이는 실로 엄청난 손실이 아닐 수 없다. 현미를 흰쌀로 도정(搗精)하는 것이 얼마나 아까운, 그리고 어리석기까지 한 손실인가? 이것은 어디까지나 비타민 B군만을 계산한 것으로서, 만약 현미에 포함되어 있는 유효성분을 다른 음식물로 대체한다면 얼마나 많은 양일지 상상할 수조차 없다.

살아 있는 식물인지 아니면 죽어 있는 식물인지?

앞에서 설명한 것은 현미를 여러 번 깎아서 백미가 되었을 때 손실된 것을 논한 것이지만, 이 현미와 백미의 차이는 그렇게 단순하지 않다.

발아조건에 맞추어 현미와 백미를 한 번 비교해 보자, 며칠이 지난 후 현미에서는 싹이 트고, 백미는 썩는다. 한쪽은 '살아 있는 쌀'이고, 다른 한쪽은 '죽은 쌀'이라는 사실이다. '살아 있는 것'과 '죽어 있는 것'은 본질적으로 다를 수밖에 없다.

이것은 식품영양학적 분석으로는 결코 그 깊은 '생명의 기'를 입증할 길이 없다.

여기에는 설명하기 어려운 진리가 있다. 우리는 이것을 관과해서는 안 된다. 음식물은 우리 몸의 생리와 접촉하는 순간부터 그 식품의 본성이 발현된다. 따라서 입에 들어 오기 이전에, 요리되기 훨씬 전에 이 심고 며칠 비교. 현미는 싹 나고, 백미는 썩었…!

현미

백미

현미밥을 먹었더니 머리에서 풀이…

미 '죽어 있는' 것은 절대로 '살아 있는' 본성을 나타낼 수가 없다. 3분 이상 도정한 흰쌀은 역시 죽어 있는 쌀임을 명심하기 바란다.

때문에 우리 사람들은 인위적으로 자연적인 식품의 자연성상을 파괴하여 버린 식품(경우에 따라서는 매우 맛이 좋음)을 다량으로 섭취하여 우리몸을 부패시키는 어리석음에서 벗어나야 한다.

현대인은 하루 빨리 자연으로 돌아가야 하며, 그 자연의 밸런스가 아주 자연스럽게 조화를 이루고 있는 식품, 즉 정백(精白)하지 않은 곡물인 현미를 주식으로 삼아야 한다.

유기농업으로 생산된 현미라면 더 말할 것도 없으나 이는 구하기가 매우 어렵고, 일반 현미라도 5시간 정도 물에 담그었다가(중간에 2회 정도 물을 갈아주는 것이 좋다.) 밥을 지으면 농약의 공포에서 벗어날 수 있다.

주식(主食)은 현미잡곡밥

현미 이외의 미정백 곡물(잡곡) 중에는 현미보다 야성미가 강한 조단백(粗蛋白 ; 정제되지 않은 단백)이나 미네랄, 효소 등의 특정 유효 성분이 많이 함유되어 있는 것이 많으므로, 현미에 여러 종류의 잡곡을 섞으면 아주 좋은 주식이 된다.

현미 이외에 미정백 곡물로는 좁쌀, 수수, 보리, 율무, 메밀, 옥수수 등이 있고, 여기에 팥과 콩 등을 섞으면 완벽한 주식이 된다. 이 잡곡 중에서 추천할 만한 잡곡은 콩, 율무, 좁쌀 등이다.

현미잡곡밥의 곡물비율은 현미가 5할 이상인 현미 중심의 잡곡밥이다. 왜냐하면 현미는 우리들의 몸의 영양 밸런스에 잘 맞는 최고의 식품이기 때문이다.

부식은 근채류 중심＋ 해조류＋소어패류

주식을 현미잡곡밥으로 하더라도 부식에 신경을 쓰지 않

식물의 잎과 뿌리는 성분의 차이가 약간씩 있고, 어류도 부위에 따라서 약간의 차이가 있으므로 전체를 골고루 섭취하는 것이 현명한 방법이다. 개중에는 전체를 먹을 수 없는 식품이 있으나, 이런 경우는 그으면 헛수고가 된다. 부식(副食)으로는 계절에 따른 야채나 해조류, 소어패류 등을 골고루 섭취하면 매우 좋다. 이 부식을 섭취할 때 가능한 한 그 식물의 전체를 요리하여 먹는 것이 좋다.

식물의 영양이 집중되어 있는 종자나 과일을 섭취하는 것이 좋고, 어류로는 대가리에서 꼬리까지 전체를 쉽게 먹을 수 있는 정어리나 멸치 등의 소어류가 매우 바람직하다.

미네랄이 풍부한 바닷말, 미역, 다시마 등의 해조류나 재첩, 조개 같은 패류 등도 매우 좋은 부식으로 추천할 만하다.

현미 · 채식은 최고의 스태미나식

일반적으로 현미와 채식은 스태미너에 도움을 주지 못하는 식품으로 오해를 하고 있는 경향이 있는데, 이는 매우 잘못된 생각이다. 오히려 현미+채식은 최고의 스태미너식이다.

피로는 무엇보다도 탄수화물, 즉 전분의 대사장해에 의해서 발생하게 되는데, 이는 비타민과 미네랄의 부족 때문에 발생한다. 이 비타민과 미네랄이 가장 많이 함유되어 있는 식품이 바로 현미의 배아(胚芽 ; 씨눈)이다.

꼭 기억해야 할 것은 백미, 흰빵, 정백의 소맥분(小麥粉 ; 밀가루)에는 이 배아가 다 떨어져 나가고 없다는 것이다.

현미나 야채에는 비타민이 풍부하고, 소어패류에는 미네랄이 듬뿍 담겨 있다. 이 영양이 풍부한 현미 · 채식은 인체의 각 조직을 유연하게 하고 인내력이 강한 몸을 만들어 준다는 사실을 명심하기 바란다.

이와같이 배아가 떨어져 나간 정백식품과 장내에서 부패를 쉽게 일으키기 쉬운 육류와 칼슘을 낭비해서 조직의 탄력을 저하시키는 흰설탕이 우리 몸의 근본적인 생리기능의 밸런스를 무너뜨리는 주범이라는 사실이다.

결국 현대 한국인의 식생활에서 3대 주식처럼 되어 가고 있는, 아니 이미 되어 버린 흰쌀, 육류, 흰설탕이 바로 몸의 기초기능을 위협하는 피로조장식품이라고 단정한다면 좀 지나친 표현일까?

미용에 좋은 현미 · 야채

특히 젊은 여성에게, 아니 여성 누구나 귀가 솔깃해질 사실이지만, 현미 · 야채는 미용에도 좋다. 미용하면 얼른 외모, 그 중에서도 얼굴을 떠올리나 진정한 의미의 미용, 즉 아름다움은 건강한 육체와 건전한 정신으로부터 나온다.

육류를 비롯한 동물성 단백질을 지나치게 섭취하면, 장내(腸內)의 부패산물인 아민과 암모니아 등을 양산하여 이것들이 혈액 내로 유입되어 피를 오탁(汚濁)시킨다. 육류의 과량섭취가 계속되면 이 아민과

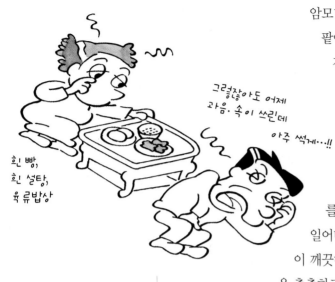

흰 빵,
흰 설탕,
육류밥상

그렇잖아도 어제
과음. 속이 쓰린데

아주 쎄게···!!

암모니아 등을 해독하는 기관인 간장과 콩 팥이 장해를 받아 피로하게 된다. 때문에 간장과 신장에서 미처 다 처리하지 못한 노폐물들이 피부를 통해서 배출된다.

　육식이 위주인 서구인의 피부가 깨끗하지 못한 이유의 대부분이 바로 이 때문이다. 그러나 현미·야채를 위주로 하면, 신진대사가 활발하게 일어나 노폐물의 배출이 원활해져서 혈액이 깨끗해지고, 이 깨끗해진 혈액은 피부의 결을 촘촘하고 윤기 있는 피부로 만들어 준다.

현미·야채는 장수식이다

　고기를 너무 많이 먹으면, 사람은 왠지 짐승스러워진다. 특히 요즈음 야생동물들이 사람의 정력을 위해서 죽어가는 장면을 TV를 통해서 종종 보게 된다. 우리 민족이 얼마나 잔인하고 눈물겹도록 어리석은지, 저 사람들도 같은 사람인가 하는 생각에 동물들 보기가 부끄럽다.

　들짐승 고기를 보신제로 즐겨 먹는 사람들은 비명으로 죽어간 짐승의 원한이 자신의 혈액을 타고 돌게 된다는 사실을 알아야 한다. 원한은 곧 독이다. 원한의 독이 몸에 좋다니, 정력에 좋다니 그건 당치도 않은 소리다.

　세계적인 장수촌(소련의 코카시스, 파키스탄의 훈자, 에콰도르의 비르카반바)에서는 미정백의 곡류가 주식이고, 부식으로는 신선한 야채와 과일을 풍부하게 섭취하고 있다.

　코카시스의 클루치아공화국의 경우는 주식은 주로 밀과 옥수수인데, 밀은 검은 빵, 옥수수는 죽이나 빵의 재료로 쓰고 있다. 부식으로는 청야채가 많으나, 그 중에서도 미나리과에 속하는 채소와 쑥 종류, 파 종류를 많이 섭취하고 있다.

　과일로는 포도, 자두, 사과 등을 주로 섭취하고, 나무열매로는 그리스도도를 가장 선호하며, 그 밖에 마쯔오니라고 하는 발효식품을 즐긴다.

　이것은 우유를 발효시킨 '독특한 민속식품으로서 주로 각 가정에서 손수 담가 먹는다. 육류를 전혀 먹지 않는 것은 아니지만, 전체로 비교해 보면 양은 매우 적은 편이다. 이 육류도 육독(肉毒)을 제거하기 위해서 반드시 살코기를 끓여서 국물은 버리고 고기(수육)만 먹는다.

　이와같은 식사방법을 본받으면, 깨끗한 피에 맑은 정신으로 인생을 아름답게 장수할 수 있게 된다.

　정력에 좋다느니, 몸에 좋다느니, 도대체 그 몸이란 게 무엇인가? 사람이 어디 몸만으로 이루어진 것인가? 몸은 마음의 껍데기나 그림자에 지나지 않는다.

　사람을 비롯해서 살아 있는 모든 생물은 제명대로 살지 못하고 죽임을 당할 때 하늘에 사무치는 원한을 갖게 된다.

　꼭 명심해 두어야 할 것은 정력보강을 위해서라면 야생의 동물보다는 영약학적으로 잘 키워진 가축이 훨씬 효과가 좋다는 사실이다. 이보다 더 좋은 스테미너식이 바로 현미잡곡밥과 근채류와 소어패류이기는 하지만, 이 세상의 모든 만물은 한 생명의 근원에서 저마다 가지친 같은 생명체이며, 또 같은 운명체이다. 따라서 이웃은 물론이고, 모든 죽어갈 수밖에 없는 것들을 사랑하지 않고는 진실로 내가 존재할 수 없다고 생각된다.

　이제 우리 모두는 자연을 사랑하고 자연의 그 생명으로 돌아가기 위해서 깊이깊이 생각하는 시간을 가져야겠다.

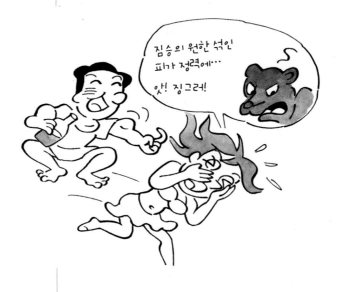

노화를 지연시켜 주는 식품

 최신 장수의학이 해명한 노화의 메커니즘

노화의 정체는 과연 무엇일까?

　웬일인지 같은 연령임에도 불구하고 어떤 이는 나이보다 젊어 보이고, 어떤 이는 훨씬 더 늙어 보인다. 그러나 겉으로 보이는 것 뿐만 아니라 두뇌의 움직임이나 몸의 기능까지 현격한 차이가 나는 경우를 종종 보게 된다.

　노화현상은 사람마다 민족에 따라서 노화의 속도가 차이가 난다.

　이같은 현상은 태어날 때의 요인이나 개체의 차이에서만 결정되는 것은 아니다.

　태생적인 원인보다는 오히려 더욱 큰 요인 중의 하나가 '음식' 의 문제라고 나는 확신한다.

　노화현상은 어떤 메커니즘에 의해서 일어날까? 이것을 알게 되면 노화를 지연시키는 것은 물론 노화를 막을 수 있는 가능성까지도 상상해 볼 수 있다.

　앞으로 연구가 진행되면 가시적인 방법이 발견되리라고는 생각되나, 아직까지는 식생활의 개선이 최선책인 것으로 사료되어, 여기에서는 현재까지 연구되어 온 '불로장수특효식(不老長壽特效食)' 에 관해서 소개하기로 한다.

　노화란 도대체 무엇인가? 여러 가지 면에서 볼 때 젊었을 때에 없었

노화를 지연시켜 주는 식품 · 137

던 많은 변화가 나이가 들면 일어나게 되는데, 의학적으로는 노화에 대한 가장 큰 특징은 세포의 수가 감소하고, 또 기능도 저하하게 되는 것이다.

세포의 기능이 저하됨으로 인해서 심장이나 신장, 혈관 등의 장기의 기능이 저하되고, 호르몬 분비의 밸런스가 나빠지므로, 면역계의 역할도 약해진다. 따라서 노화를 지연시키기 위해서는 먼저 어떻게 해서라도 뇌나 면역계 등을 포함한 '몸의 기능저하에 의한 노화'를 멈추게 하거나 지연시키는 것이다.

노인병이란?

세포의 수나 기능이 저하됨에 따라서 여러 가지 질환과 관계된다. 예를 들어 뼈가 약해지는 골다공증, 백내장 등은 고령자면 누구에게나 나타나게 된다. 그 밖에 많이 나타나는 질환으로는 고혈압, 심장병, 면역력 저하, 바이러스에 대한 저항력 감소 등을 들 수 있다.

그밖에 좀더 자세히 살펴보면 다음과 같다.

- **정신계** : 치매, 울병(鬱病)
- **신경계** : 뇌신경장해, 파킨슨씨병, 변형성경추(頸椎)증
- **순환계** : 고혈압, 허혈(虛血)성심질환, 부정맥, 대동맥유, 뇌졸중
- **호흡기계** : 만성폐쇄성폐질환, 폐암, 폐결핵
- **소화기계** : 위십이지장궤양, 위암, 담석증, 간경변, 간암, 대장암
- **내분비계** : 당뇨병, 갑상선질환
- **혈액계** : 빈혈, 백혈병
- **비뇨기계** : 신부전, 전립선비대, 신장암, 방광암, 전립선암
- **운동기계** : 골다공증, 골절, 관절염, 류머티스
- **감각기계** : 백내장, 난청, 피부소양증

세포분열의 한계

태아로부터 고령자까지 여러 연대에 걸쳐서 섬유아세포(纖維芽細胞)라고 불리우는 세포를 채취해 시험관에 배양하는 실험을 한 결과 태아로부터 채취한 세포는 약 50~60회 정도를 세포분열한 뒤 증식을 멈춘 반면에 고령자의 세포는 약 20회 정도만 세포분열을 하고 증식을 멈추는 현상이 관찰되었다. 이것을 '헤이프릭크(미국의 생물학자)

의 한계가설'이라고 한다.

　일정한 한계치까지 분열한 세포는 그 이상 분열을 하지 못한다. 이것이 그 세포의 수명이며, 이는 나이에 따라서 그 능력이 달라지고, 동물에 따라서 다르기 때문에 평균수명이 동물의 종류에 따라서 달라질 수밖에 없는 것이다.

노화의 메커니즘

오류축적가설(誤謬蓄積假說)

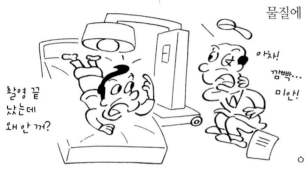

'오류축적가설'이란 생체에 바람직하지 못한 요소가 오랫동안 축적됨으로 인해 노화되어 죽음에 이르게 된다는 설이다. 방사선이나 화학물질에 의해 DNA의 유전정보가 상처를 입어 유전자가 돌연변이를 일으키거나, 유전정보에 기초하여 합성되는 단백질의 기능이 장해를 받는 것 등은 오류축적가설을 뒷받침해 주고 있다.

　그 밖에도 노화를 촉진하는 여러 가지 가설이 있는데, 이를 소개하면 다음과 같다.

- **프로그램설** : 노화나 수명은 이미 유전자 속에 프로그래밍이 되어 있다는 설이다. 즉, 태어날 때부터 이미 생체운명적으로 정해져 있다는 것이다. 다시 설명하면, 유전자는 일정한 시기가 되면 프로그래밍이 되어 있는 그대로 정확한 경로를 따라서 활동하여 노화가 촉진되고, 죽음에 이르게 된다는 설이다.
- **활성산소설** : 체내에 들어온 산소의 일부가 완전하게 환원되지 못하고 변형되어 생성된 과산화수소나 슈퍼옥시사이트 등의 활성산소에 의해서 노화가 촉진된다는 설이다.
- **에러설** : 단백질을 합성할 때에 DNA의 유전자 정보가 에러를 일으켜 이상한 단백질을 합성하고, 이와같은 에러가 축적되어 노화를 유발한다는 설이다.
- **DNA 손상설** : DNA가 복제를 반복하는 과정에서 방사선 등에 의해서 손상을 받아 정상적인 물질을 합성할 수 없게 되어 노화를 불러오게 된다는 설이다.
- **면역계설** : 몸을 방어하는 면역기능이 저하되어 병원균 등에 침입을 받아 노화가 촉진된다는 설이다.

- **호르몬설** : 호르몬의 기능이 저하되어 노화가 촉진된다는 설, 예를 들면 여성의 폐경, 갱년기장해 등이 여기에 속한다.
- **가교설** : 클라겐 같은 단백질의 분자와 분자 사이에 가교(架橋)가 이상(異常)증식되어 세포나 조직의 기능이 약해져서 노화가 촉진된다는 설이다.

이와같이 여러 가지 가설이 있는데, 이 가설들 중에서 하나의 가설이 전체 가설에 공통적으로 깊이 관여하는 설이 있다. 그것은 최근에 화제가 되고 있는 '활성산소설'이다.

이 활성산소가 세포나 조직, 그리고 유전정보에 피해를 입혀 노화를 촉진시키는 주범이라고 생각된다.

세포나 유전자에 상처를 입히는 활성산소

세포나 유전자에 상처를 입히는 것은 방사선이나 화학물질 이외에 자외선, 배기가스, 담배연기, 세균감염 등이 있다. 이러한 요인들이 세포나 유전자를 장해하는 현장에서 주된 역할을 담당하는 것이 바로 활성산소이다.

활성산소란 보통 산소보다도 반응성이 강하고 활성화된 산소를 말한다. 이는 단백질이나 지질과 결합하려는 성질이 매우 강하다. 활성산소가 발생하여 단백질과 지질이 결합하면 단백질이나 지질의 구조가 변질되어 본래의 기능과는 달리 이상한 기능을 발휘하게 된다. 이 때문에 질병이 발생하기도 하고, 노화가 촉진되는 원인이 되기도 한다.

활성산소의 피해를 간단히 예로 들면, 강철에 녹스는 것을 생각하면 쉽게 이해할 수 있다. 그 강한 강철이 녹슬면 맥없이 부서진다. 이와같이 우리의 몸도 늙어서 부서지는 것이다.

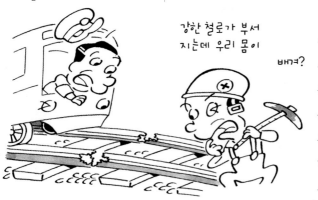

공단역 부근 철로 쉬 녹슬어…

강한 철로가 부서지는데 우리 몸이

배겨?

그런데 이 활성산소는 호흡을 할 때마다, 식사를 할 때마다 자연스럽게 체내에서 발생한다. 우리는 생명을 유지케 하는 에너지를 생성하기 위해서는 잠시도 숨을 쉬지 않을 수 없고, 또 식사도 해야 된다. 그런데 문제는 이때에 어김없이 활성산소가 발생한다는 것이다. 때문에 우리는 수명을 다할 수밖에 없는 모양이다.

한편 활성산소는
우리 몸에 침입한
병균 막아…

고마워!

이와같이 활성산소를 피할 수는 없기 때문에 음식종류를 잘 선택하여 체내에서 발생하는 활성산소를 억제하는 것이 가장 현명한 장수의 비결이라고 할 수 있다.

이는 인체에 피해만 입히는 것이 아니라, 체내로 침입하는 병원균이나 바이러스를 억제하는 중요한 역할도 동시에 수행한다. 즉, 체내로 침입한 이물(異物)과 반응해서 그것을 죽이는 위력을 발휘한다.

만약에 활성산소가 체내에서 생성되지 않으면 이물질을 배제할 수 없기 때문에 병에 걸려 건강을 유지할 수 없게 된다. 체내에서 이물을 억제할 정도로 필요한 양만큼 활성산소를 유지할 수 있으면 이상적이기는 하나 그리 쉽지는 않다. 그러나 다행히도 인체에는 활성산소를 제거해 주는 효소가 있다.

이것이 바로 슈퍼옥사이드팀스타제(SOD), 클루타치온펠옥시타제, 카타라제라고 하는 효소가 여분의 활성산소를 제거하는 역할을 담당하고 있다.

이들 효소만으로는 만족할 만한 효과를 발휘할 수 없기 때문에 식품에 함유되어 있는 항산화물질을 섭취하여 조절하여야 한다. 중요한 것은 산소소비량에 비해 SOD 등의 활성이 높을수록 장수한다는 보고다.

따라서 하루에 소비하는 칼로리가 높으면 높을수록 산소의 소비량이 많고, 생성되는 활성산소도 많아진다. 그래서 많은 양의 활성산소가 생성되지 않도록 가능한 한 과식을 삼가며, 아울러 활성산소의 피해를 억제하는 효소의 활성을 높여야 한다.

이와 더불어 충분한 항산화물질을 식사시에 많이 섭취하는 것이 장수의 비결이라 할 수 있다. 또한 항산화물질인 비타민 C나 E를 매일 섭취하지 않으면 결코 장수할 수 없다는 결론이다.

왜 사람마다 노화의 속도가 다른가?

이제까지 노화에 대한 메커니즘에 대해서 설명하였으나 그 중에서도 가장 유력시되는 이론이 앞에서 소개한 노화프로그램가설과 오류축적가설이다.

탄생, 발달, 성숙, 노화, 사망이라고 하는 프로그램은 정해져 있고,

그 메커니즘을 설명하고 있는 것이 노화프로그램가설이다. 그러나 각 개인의 노화속도는 환경이나 생활습성에 따라서 크게 좌우된다. 이것을 설명한 것이 바로 오류축적가설이다.

사람마다 자신이 정한 생활습성에 따라서 살아간다. 편식습관, 운동량과 체력의 차이, 질병에 대한 저항력의 차이, 그리고 나쁜 습관, 즉 과도한 흡연, 과음, 또한 배기가스나 화학물질에 접하기 쉬운 환경의 차이 등에 의해서 활성산소의 발생에 큰 차이가 생긴다. 그리고 SOD 같은 효소의 차이, 식생활의 습관 등이 노화속도에 차이가 발생하는 원인이 된다.

여기서 가장 중요한 것은 젊었을 때부터 식사나 생활습관을 바르게 하여 장수할 수 있는 기본여건을 갖추어 나가야 한다.

불로장수의 특효식품들

이와같은 의미에서 일상생활 중에서 어떤 식품을 선택하여 어떤 식사습관을 갖느냐 하는 것은 대단히 중요한 포인트가 된다.

활성산소의 피해를 억제하는 항산화식품을 적극적으로 섭취하는 습관이 된 사람은 노화를 지연시킬 수 있으며, 또 면역기구의 기능을 높이는 식품을 많이 섭취하면 병을 이길 수 있는 건강한 체력을 유지할 수 있기 때문에 장수할 수 있게 된다.

그렇다면 어떤 식품이 몸의 기능저하와 노화를 방지하는지, 노년의 병을 예방하고 개선하는지, 노화의 요인인 활성산소로부터 몸을 보호하는지 등 이 3대 목표를 달성하기 위해서 구체적으로 무엇을 섭취해야 할지를 생각해 보기로 한다. 크게는 두뇌의 노화방지식품과 몸의 노화방지식품으로 나뉘어지며, 이 둘을 제4장으로 분류하여 보도록 하자.

- 제1장 : 뇌의 노화를 방지하고 뇌세포의 활성을 유지해 주는 식품
- 제2장 : 노화의 최대 원인인 활성산소를 억제하는 식품
- 제3장 : 호르몬, 면역, 효소 등의 세포에 젊은 활력을 주는 식품
- 제4장 : 노년병과 생활습관병의 예방과 개선을 위한 식품

두뇌의 노화를 방지해 주는 식품

뇌의 노화를 방지하고, 뇌세포의 활성을 유지해 주는 식품들

뇌는 노화와 함께 위축되어 60세를 넘으면 뇌의 중량이 감소하기 시작한다. 누구나 나이를 먹으면 젊었을 때보다 훨씬 더 건망증이 심해지고 새로운 사고를 이해하기가 어려워지기 시작한다. 그것은 뇌의 신경세포가 감소하고, 정보를 전달하기 위하여 신경세포로부터 뻗어 나온 가지가 마비의 경향을 보이면서 작아지기 때문이다.

치매증이 그 대표적인 예이다. 여기에 노화를 지연시키고 뇌세포의 기능을 도와주는 식품을 소개한다. 캬바론차(GABA), DHA, 비타민 B 군(B$_6$, B$_{12}$, 엽산(葉酸))·셀레니움, 발효콩, 레시틴, 한방약 등이 있는데, 그 중에서 몇 가지를 살펴보기로 하자.

비타민 B군

비타민은 뇌의 기능이나 정신상태와 깊은 관계가 있다. 이것이 부족하면 뇌의 기능이 원활하지 못하여 위험을 초래하게 된다. 비타민 B군을 많이 함유하고 있는 식품으로는 은행(銀杏), 마늘, 해바라기씨, 밀눈〔小麥胚芽〕, 다랑어, 닭고기, 김, 갱조개, 바지락조개, 연어, 오징어, 소와 닭의 간 등이 있다.

발효콩

콩으로 만들어진 효소의 일종으로서 혈액 중의 혈전(血栓)을 용해시키는 중요한 작용을 한다. 혈액이 응고되어 혈전이 발생하면 동맥경화, 뇌경색이나 심근경색과 같은 무서운 병이 발생하게 되므로 발효콩(청국장의 원료)을 많이 섭취하면 예방은 물론 어느 정도 치료까지 가능하다. 효과적인 섭취방법은 혈액의 응고나 혈전은 수면 중인 늦은 저녁부터 새벽까지 일어나기 쉬우므로 저녁식사 때에 섭취하는 것이 좋다.

그 이유는 발효콩을 섭취하면 4~12시간 동안 효소가 혈액 중에 머물기 때문이다. 그러나 문제는 이 효소가 열에 약하므로 치료를 목적으로 할 때는 열을 가하지 않고 콩을 발효한 그대로 섭취하는 것이 가장 좋은 효과를 얻을 수 있다.

한방약

　대표적으로 조등산(釣藤散)과 오령산(五苓散), 당귀작약산(當歸芍藥散), 그리고 가미귀비탕(加味歸脾湯) 등이 있다.

몸의 노화를 방지해 주는 식품

노화의 최대 원인인 활성산소를 억제하는 식품들

앞에서 밝힌 것처럼 노화나 노년병을 가져오는 최대의 원인은 활성산소라는 것이 확실해졌다. 바로 이 활성산소에 의해서 세포나 유전자가 상처를 입기도 하고, 생체를 구성하고 있는 단백질이나 지질 등의 구조가 변질되어 본래의 기능을 다하지 못하게 될 뿐만 아니라, 이상한 활동을 하게 만든다.

이로 인해서 노화가 진행되고, 고혈압, 동맥경화, 당뇨병, 심장병, 그리고 심지어는 암까지 발생하게 된다.

여기에서 대표적인 활성산소를 억제하는 식품을 소개하면, 토마토, 적색(赤色) 피망, 녹황색(綠黃色) 야채(베타캐로틴), 폴리페놀, 녹차, 양파, 플로폴리스, 참깨, 비타민 C, 비타민 E, 소맥배아(小麥胚芽 ; 밀의 씨눈), 구엔산(酸) 등이 있다.

토마토

토마토는 노화와 함께 쇠약해지는 기억력이나 학습능력의 저하를 막아주는 효능이 있다. 토마토에 함유되어 있는 리코핀이라는 성분은 대단히 강한 항산화력이 있는데, 그 위력은 베타캐로틴의 2배이고, 또한 노화를 억제시켜 주는 비타민 E의 무려 100배에 해당한다는 연구보고가 있다.

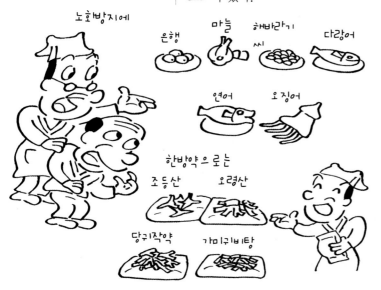

적색 피망

피망은 적색, 녹색, 황색, 자색 등 여러 가지 색이 있는데, 보통 야채는 녹색인 경우가 좋으나, 피망은 적색인 경우가 훨씬 많은 영양분을 함유하고 있다. 적색 피망의 경우가 비타민 A, C, E, U, 그리고 캘로틴노이드 등이 매우 풍부하고 항산화작용이 매우 강한 것으로 밝혀져서 노화를 억제하는 가장 좋은 식품으로 각광을 받기 시작했다.

녹황색 야채(베타캐로틴)

베타캐로틴의 특징적인 효능은 매우 강력한 항균작용이 있다는 것이다. 같은 항균작용이 있고, 노화를 방지하는 효능이 있는 비타민 E의 무려 50배에 해당하는 항산화작용이 있다는 것이 최근에 밝혀졌다.

또한 이 베타캐로틴은, 노화와 함께 저하되는 면역력을 높여 주고, 피부나 점막, 그리고 눈의 건강을 유지시켜 주기 위해서는 결핍되어서는 안 될 성분이다. 베타캐로틴이 체내에 유입되면 필요에 따라서 비타민 A로 변화하는 특징도 있다.

이 성질 때문에 프로비타민 A라고도 부른다. 베타캐로틴을 많이 함유하고 있는 대표적인 식품으로는 당근과 파세리가 있고, 그 밖에 부추, 무잎, 시금치, 쑥갓 등도 있다. 또한 비타민 A를 많이 함유한 식품으로는 동물(닭, 돼지, 소)의 간, 뱀장어, 치즈같은 동물성식품들이 있다.

노화의 주원인인 활성산소를 억제하는 식품으로

적색피망 당근 부추 무잎

시금치 쑥갓

또 녹차 양파

참깨 닭, 돼지, 소의 간, 뱀장어

양파

플라보노이드의 일종으로서 양파에 많이 함유되어 있는 항산화물질인 겔르세틴은 노화의 가장 큰 원인인 활성산소의 피해를 방지해 주는 항산화작용과 인체에 유해한 금속을 체외로 배출하는 작용을 한다.

양파나 사과와 같이 겔르세틴을 풍부하게 함유하고 있는 식품을 많이 섭취하면 심장병의 발생률이나 사망률이 현저히 저하된다는 사실이 확실하게 입증되었다.

참깨

기원전 3세기경에 중국에서 출간된 한의학의 약리학 원전인 《신농본초경(神農本草經)》에는 "참깨를 먹으면 간장, 심장, 비장, 폐, 신장 등 5장의 기능을 향상시켜 준다. 또한 기육(肌肉)과 골, 뇌에 활력을 주며, 참깨를 일상적으로 계속해서 먹으면 몸이 가벼워지고 나이를 먹어도 늙지 않는다.”라고 적혀 있다. 예로부터 참깨를 불로장수의 명식품으로 인정하고 있었다.

참깨에는 항산화물질 이외에 단백질, 비타민 B군, 비타민 E, 철분, 칼슘, 인, 세렌 등 실로 놀라울 정도의 유효한 약효성분이 함유되어 있고, 특히 참깨의 항산화물질은 식사로 섭취하여 체내로 들어 오면 아주 우수한 항산화력을 발휘한다는 것이 밝혀졌다. 이 참깨는 여러 가지 음식 중에서 단위당 노화억제 유효성분이 가장 많이 함유되어 있는 것으로 알려져 있다.

비타민 C

비타민의 왕, 항산화비타민 등으로 불리우는 비타민 C는 활성산소가 발생하는 상황에서 그 활성산소를 제거하려는 효능을 발휘하는 성질을 가지고 있다. 비타민 C의 화학명은 아스콜핀산이다.

앞에서도 논한 바 있으나 활성산소의 생성요인은 자외선이나 방사선, 배기가스, 담배연기, 정신적인 스트레스, 환경오염물질 등 여러 가지가 있는데, 누구도 이 요인에서 벗어나 생활할 수 없다는 데 문제가 있다.

이와같은 운명적인 상황에서 잘 대처해 나갈 수 있게 하는 것이 바로 비타민 C이다. 비타민 C는 체내에서 합성되지 않으므로 매일매일 필요한 양을 식사로 보급하지 않으면 안 된다.

그리고 주의하여야 할 점은 비타민 C는 수용성이므로 물에 오랜 시간 담구어 두지 말아야 하며, 또 열에도 약하므로 오래 끓이거나 볶지 말아야 한다. 특히 비타민 E와 함께 섭취하면 항산화작용이 보다 더 높아진다. 비타민 C를 많이 함유한 식품으로는 파세리, 브로컬리, 양배추, 피만, 딸기, 감, 시금치, 오렌지, 메론, 연근, 키위 등이 있다.

비타민 E

비타민 C와 비타민 E는 모두 우수한 항산화작용을 하는 비타민으로 알려져 있는데, 비타민 C는 수용성(水溶性)이고, 비타민 E는 지용성(脂溶性)이라는 점이 다르다. 특히 비타민 E는 노화를 지연시키고, 젊음을 유지시켜 주는 아주 우수한 식품 중의 하나이다.

비타민 E가 이같은 효능을 갖고 있는 것은 다음과 같은 역할을 하기 때문이다. 그것은 몸을 구성하는 세포의 세포막에는 불포화지방산이 함유되어 있는데, 이것이 세포의 탄력을 유지시켜 주기 때문이다.

그런데 불포화지방산은 활성산소에 의해서 산화되기 쉬운 성질을 가지고 있다. 따라서 불포화지방산이 산화되면 과산화지질로 변화되어 세포의 건전한 기능에 장해가 발생하게 되므로 노화가 촉진된다.

비타민 E는 이 활성산소의 피해를 막아 과산화지질이 만들어지는 것을 억제하고, 이미 만들어진 과산화지질을 분해하는 중요한 역할을 담당하고 있다. 또 혈중에 존재하는 LDL콜레스테롤(나쁜 콜레스테롤)이 산화되어 산화 LDL콜레스테롤로 변화되고, 이것은 혈관 벽에 부착되어 동맥경화를 유발한다.

이때에도 비타민 E가 그 위력을 발휘하여 동맥경화를 예방하기도 하고, 혈행을 개선하여 어깨결림이나 두통, 냉증 등을 예방하고 치료한다.

비타민 E를 많이 함유하고 있는 식품으로는 콩기름, 참기름, 옥수수기름, 면실유, 라도, 마가린, 해바라기유, 콩, 뱀장어, 명란, 가다랭이(고등어과), 참치, 아몬드, 소맥배아, 녹차, 땅콩 등이 있다.

세포에 젊은 활력을 주는 식품들

최근 들어 노화와 호르몬 관계에 대한 많은 연구가 진전되고 있는데, 특히 호르몬이 부족해지면 노화가 촉진되기 쉽다는 사실이 이미 널리 알려져 있다. 여성호르몬인 에스트로겐이 부족해지면 갱년기 장해가 발생한다는 사실이 입증되고 있다.

미국에서는 부족되기 쉬운 영양소나 또는 나이가 들어 감에 따라 체내에서 생산이 감소되는 호르몬을 식품이나 약품으로 보충하고 있는 것이 일반적인 흐름이다. 여기에 그 대표적인 호르몬을 소개하고자 한다.

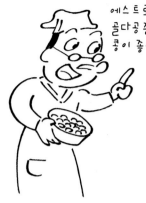

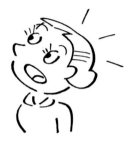

에스트로겐 부족하면 골다공증… 콩이 좋아요.

• 멜라토닌 : 수면장해를 개선하고 뇌 활동을 원활히 해준다.

• DHEA : 멜라토닌, 성장호르몬 등과 함께 대표적인 항노화호르몬으로써 특히 서구인들에게 인기가 아주 높다. 중요한 특징은 강력한 면역증강작용을 한다는 것이다.

• 성장호르몬 : 성장호르몬은 20대 전후를 피크로 나이가 들어 감에 따라 점차 줄어든다. 이 호르몬이 부족해지면 체지방이 축적되고, 근육이나 골의 양이 감소하며, 기초대사가 저하되고, 피부가 건조해지며, 주름이 발생하고, 면역기능도 저하된다.

• 흉선호르몬 : 흉선(胸線)에서 만들어지는 호르몬으로써 노화에 관여한다. 주된 역할은 면역력을 강화시키는 일이다.

• 에스트로겐 : 여성호르몬의 일종으로 부족해지면 골다공증에 걸리기 쉽다. 에스트로겐을 함유한 식품으로는 콩이 가장 좋다.

노년병과 생활습관병의 예방과 개선을 위한 식품들

사람은 나이가 들어 감에 따라 심신의 여러 가지 기능이 저하되면서 각종 질환에 걸릴 가능성이 높아진다.

눈이 잘 보이지 않게 되고, 위장이나 간장의 기능이 약해지며, 고혈압이나 당뇨병 등 생활습관병을 일으키게 된다. 또 면역력이 떨어져서 병에 걸리기 쉬워질 뿐만 아니라, 잘 회복되지도 않는다. 이와같이 연령이 많아짐에 따라 발생하기 쉬운 만성질환을 노년병이라고 한다.

현재 노년병을 예방하고 개선해 주는 유효한 식품들이 많이 보고되고 있다. 여기에서 효과가 확실히 입증된 대표적인 식품을 신체의 부위별 질병으로 분류하여 소개하고자 한다. 잘 기억해 두었다가 매일매일 식사메뉴에 꼭 첨가하여 심신의 젊음과 건강을 언제까지나 유지할 수 있기를 바란다.

눈(目)

노안(老眼)은 개인적으로 시기는 다소 다르나 노화와 함께 누구에게나 찾아오는 반갑지 않은 현상이다. 이와 함께 노인성백내장이나 가령 황반변성증(加齡黃班變性症) 등도 잘 발생한다.

백내장은 투명해야 할 눈의 수정체가 흐려져 시력이 떨어지는 것을 말한다. 가령황반변성증은 안저(眼底)에 물체를 식별하는 중요한 장소인 황반부가 나이가 들어 감에 따라, 그 역할이 저하되면서 시력이 떨어지고, 심지어는 잃게 되는 경우도 있다.

노인성백내장은 수술이 가능하나 가령황반변성증은 난치병이며, 현재로서는 치료방법이 없다. 때문에 눈을 건강하게 하기 위해서는 평소에 섭생을 조심해야 한다.

- 블루벨리 : 블루벨리 연구를 앞서 진행시킨 이탈리아에서는 블루 벨리엑기스가 근시나 망막증 등의 치료약으로 이용되고 있다. 프랑스에서는 안약으로 만들기도 하고, 위궤양 치료나 모세혈관 강화 등 여러 가지 목적의 의약품으로도 이용하고 있다.
- 항산화비타민, 캘로틴노이드 : 비타민 C, E, 베타캐로틴 등의 항산화물질에도 눈을 건강하게 하고 노화를 지연시키는 효능이 있다.

간장

간장의 세포는 나이가 들어 감에 따라 조금씩 감소하며 노인이 되면 간장이 작아진다. 간장은 수명을 좌우하는 알부민을 생산하는 중요한 장기이다.

그 밖에 뇌의 유일한 에너지원인 포도당을 글리코겐으로 변화시켜 저장하고, 단백질과 효소를 합성하며, 알코올이나 식품첨가물, 화학물질 등을 해독하는 등 여러 가지 주요 기능을 수행하는 장기이다.

이 중요한 장기의 세포가 감소하면 빨리 늙는다. 특히 간장의 기능이 저하되어 알부민의 합성량이 떨어지는 시기로부터 대개 10년 후가 되면 사망률이 높아진다. 때문에 알부민은 여명(餘命)의 예지인자(豫知因子), 즉 언제 죽을지를 미리 알려 주는 인자라고 하여 이 알부민을 장수의 열쇠로 여기고, 많은 연구가 거듭되고 있다.

- 울금〔鬱金 ; 또는 침황(深黃)〕 : 생강과에 속하는 다년초(多年草, 한약제)로서 뿌리와 줄기는 황색이다. 약해진 간장의 기능을 도와 간염이나 간경변, 간암 등의 간장장해를 예방하고 개선하는 효능

이 있다. 울금의 황색인 클루크민이라는 색소는 담즙의 분비를 촉진하고, 간장의 해독기능을 높여 주며, 체내의 유해물질을 해독해 준다. 뿐만 아니라, 항산화작용도 하고, 또 노화촉진의 원인인 고혈압과 동맥경화, 심장병 등의 예방에도 관여하며, 암에도 유효한 것으로 확인되었다.

- 다우린(아미노산의 일종) : 바지락조개, 갱조개, 굴 등의 어개(魚介)류에 많이 함유되어 있는 다우린은 간세포의 세포막을 안정시키고, 간세포의 재생을 촉진시킨다. 그리고 간장에서 에너지를 생성하는 기능을 높여 주고, 담즙의 분비를 촉진하는 등 간장의 전반적인 기능을 높여 간장을 건강하게 해 주며, 간장의 활동을 원활하게 한다. 술을 마신 후 조개국(특히 바지락국이나 재첩국)을 마시면 상쾌해지는 것은 다우린 성분이 알코올을 분해 · 처리하기 때문이다.

- 단백질 : 간장치료에는 단백질을 가급적 많이 섭취하여야 한다. 단백질은 간장의 세포를 만드는 원료이기 때문이다. 간염 등의 간장장해가 일어나면 간장의 세포가 점차 파괴되므로 세포의 수복이나 재생을 위해서 단백질을 충분히 섭취할 필요가 있다. 간장의 노화를 지연시키고, 나이가 들어 감에 따라 감소하는 간세포를 보충하기 위해서도 고단백식품을 섭취하여야 한다. 고단백식은 체내에서 합성이 안 되는 필수아미노산을 함유한 식품으로 대표적인 것을 예로 들면 다음과 같다.

- 종자류 : 팥, 풋콩, 두유, 아몬드, 생선류(문어, 고등어, 생오징어)
- 육류 : 우유, 쇠고기, 돼지고기, 닭고기
- 야채류 : 바나나, 표고버섯, 브로콜리, 당근

그 밖에도 미역, 김, 율무 등에 많이 함유되어 있다.

소화기

노년이 되면, 특히 변비나 설사로 인해 영양장해를 일으키는 경우가 많다. 이것은 나이가 들어 감에 따라 장의 기능이 약해지기 때문이다.

장의 기능이 약해지면 영양장해뿐만 아니라 대장암의 가능성도 높아진다. 노년기가 되면, 특히 대장 속에 좋은 균인 비피더스균의 수가 감소하는 것이 큰 원인으로 생각된다.

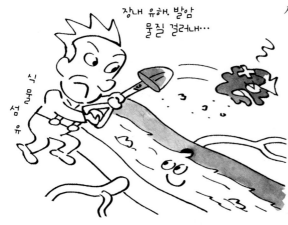

장내 유해, 발암 물질 걸러내…

섬유 소

서양인에게 많고, 동양인에게는 비교적 드물던 대장암이 요즈음 우리나라에서도 증가하는 추세이다. 이것은 식생활이 점차 서구화가 되기 때문이며, 야채나 두류(豆類), 곡류, 버섯 등 섬유식품의 섭취가 줄어드는 것과 관계가 깊다.

식물섬유란 소화효소로는 소화되지 않는 식물성분을 말한다. 얼마 전까지도 이것은 소화가 되지 않기 때문에 영양이나 에너지로 전환되지도 않아 이용가치가 없는 식물로 취급되었다. 그러나 요즘에 와서는 오히려 이 식물섬유가 생활습관병이나 노년병을 예방하고 치료해 주는 효과가 있음이 입증되고 있다.

식물섬유를 섭취하면, 장관(腸管)을 자극해서 소화액의 분비가 촉진되고, 장내의 이로운 세균의 활동이 원활해져 음식물의 소화흡수가 개선된다. 뿐만 아니라, 변(便)이나 장내의 유해한 이물(異物)이나 발암물질인 카드뮴, 스트론튬 등을 흡착해서 배설한다.

당분의 흡수를 지연시켜 비만이나 당뇨병을 예방하기도 하고, 콜레스테롤을 저하시키는 작용도 한다. 이 식물성섬유가 부족해지면, 영양분의 소화흡수에 밸런스가 깨져 비만이나 당뇨, 대장암, 그리고 변비나 설사, 영양장해 등이 발생되기 쉽다.

골

요통, 슬(膝)관절동통, 골다공증 등의 증상은 나이가 먹어 감에 따라 증가한다. 이를 피하기 위해서는 일찍부터 골기능을 도와주는 영양소나 음식물을 섭취할 필요가 있다. 그리고 매일 적당한 운동(빨리 걷기가 가장 좋다)으로 골(骨)을 단련해야 한다.

• 글루코사민 : 50대 이후에 많이 나타나는 관절통에 대해 병원에서 투여하는 항염증약이나 진통제와 거의 같은 정도로 효과가 인정된 영양보조식품이 바로 글루코사민이다.

유럽에서는 변형성관절염증의 치료에 글루코사민을 폭넓게 사용하고 있다. 글루코사민을 투여받은 70~90%의 환자에게 좋은 효과가 나타났으며, 거의 대부분의 환자들은 무릎의 통증이 사라지

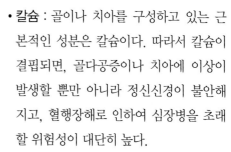

고, 움직이기가 매우 편해졌다는 보고이다.

- **칼슘** : 골이나 치아를 구성하고 있는 근본적인 성분은 칼슘이다. 따라서 칼슘이 결핍되면, 골다공증이나 치아에 이상이 발생할 뿐만 아니라 정신신경이 불안해지고, 혈행장해로 인하여 심장병을 초래할 위험성이 대단히 높다.

육류나 가공식품을 많이 섭취하면, 그 속에 들어 있는 단백질이나 나트륨, 린 등이 칼슘의 공급을 감소시키고 배설을 촉진시키기 때문에 주의해야 한다. 또 지방을 지나치게 많이 섭취하면 칼슘의 흡수가 방해된다. 가장 좋은 음식으로는 소어패류인데, 그 중에서도 멸치가 가장 좋고, 우유도 좋다.

- **콜라겐** : 콜라겐은 골에 존재하고 있으며, 칼슘의 침착을 도와서 골을 건강하게 한다. 산소나 영양분을 세포에 공급하고 노폐물을 원활하게 제거해 주며 피부를 젊게 유지시켜 준다. 때문에 노화방지나 얼굴의 기미, 주름살을 방지하기 위해서 콜라겐을 배합한 화장품이나 건강식품이 인기가 있는데, 피부에는 콜라겐을 직접 바르는 것만으로는 좋은 효과를 기대할 수 없다.

고혈압

일본의 고혈압학회에서는 「고혈압 치료 가이드라인 2000」에서는 이제까지 기준으로 삼아온 하루에 섭취할 식염(食鹽)의 양을 종래의 10g 이하에서 7g 이하로 변경하였다.

WHO(세계보건기구)가 1999년에 발표한 지침을 보아도 '최고혈압 130 미만, 최저혈압 85 미만' 으로 그 이전보다 낮게 목표치를 변경하였다. 이는 혈압이 낮은 경우 뇌출혈이나 심근경색 등의 가능성이 낮아지기 때문이다. 따라서 식염의 섭취를 줄여야 한다.

- **마늘** : 마늘 특유의 냄새인 '아리신' 이라는 성분은 혈소판이 굳어져서 혈전이 되는 것을 방지하는 효능이 있기 때문에 고혈압이나 동맥경화의 예방과 치료에 효과가 좋다. 항산화물질인 겔르세틴을 함유한 양파나 브로컬리 등도 아리신을 함유하고 있으나 마늘

에 비할 바는 못 된다. 그러나 이를 계속해서 장복하면 좋은 효과를 얻을 수 있다. 또한 스콜틴이라고 하는 성분도 혈관을 확장해서 혈액의 순환을 개선시키고, 콜레스테롤치를 저하시키는 효능도 있음이 입증되었다. 그 뿐만 아니라 이 마늘은 노화를 어느 정도 억제하는 효능이 있고, 근래 미국에서는 암예방에 유효한 식품 중에 으뜸으로 발표되기도 하였다.

마늘은 특히 천연의 가장 우수한 강장제이며, 고혈압이나 동맥경화, 혈전증, 심장병 심지어는 암까지, 그리고 나이가 들어 감에 따라 발생하기 쉬운 여러 가지 질환을 미연에 방지하는 효능이 있다는 것도 이미 입증되었다.

• **칼륨** : 고혈압의 예방개선의 포인트로서 자주 소개되고 있는 것이 바로 소금의 섭취를 줄이는 것과 칼륨을 섭취하는 것이다. 해조류나 버섯류, 녹황색 야채 등에 많이 함유되어 있는 칼륨은 혈액 중의 나트륨을 배출시키는 효능이 있어서 혈압을 저하시킬 때 꼭 필요하다.

• **루틴** : 메밀에 혈압강하작용이 있음이 확인되었다. 메밀에 함유되어 있는 루틴은 혈관의 탄력성을 보전하여 혈관의 기능을 강화시키고, 동맥경화를 예방하는 작용이 있으며, 항산화비타민인 비타민 C의 흡수를 높이는 작용도 한다. 고혈압 환자들은 특히 더운 여름철에는 메밀국수 한 그릇으로 점심을 대신하는 것이 좋다.

비만

비만은 유전적인 성향이 강하다고 생각해 왔으나 요즈음은 그렇지도 않은 것 같다. 그 이유는 너무 맛이 좋은 음식물 때문에 거의 누구나 과식하게 되고, 교통수단의 발달로 인해 운동이 부족하게 되어 발생하기 때문이다. 비만은 고혈압이나 당뇨병, 고지혈증, 동맥경화 등의 질병을 낳기도 한다.

비만한 사람은 심장의 부담이 커서 심장혈관의 노화가 빨리 올 위험성이 많다. 때문에 과식이나 편식을 고치고 매일매일 몸을 적당히 움직여야 한다. 그리고 무엇보다도 에너지의 덩어리인 지방의 섭취를 최소한으로 줄여야 한다.

그러기 위해서 공복시에는 에너지가 거의 없는 식물섬유를 섭취하여 공복감을 해소하도록 노력하여야 한다. 지방 중에서도 비만을 초래하지 않는 것은 알파리놀렌을 많이 함유하고 있는 자소유(紫蘇油)나, EPA, DHA 등을 많이 함유하고 있는 어유(魚油)와 잣기름, 그 밖에 참기름, 올리브유, 해바라기씨 기름 등이 있다.

- **캡사이신** : 캡사이신은 고추의 매운 성분으로서 아드레날린이나 놀아드레날린 같은 호르몬분비를 증가시켜 주는 효능이 있다. 아드레날린은 체지방의 분해를 촉진하여 에너지대사가 활성화되고, 지방의 연소가 촉진되어 비만을 방지한다.
- **카테킨** : 녹차에 많이 함유되어 있는 카테킨은 지방의 분해기능을 높여서 지방의 연소를 촉진하는 효능이 있다. 코코아의 항산화작용도 코코아에 함유되어 있는 카테킨의 작용 때문이다.

기타의 성인병은 질병편을 참고하기 바란다.

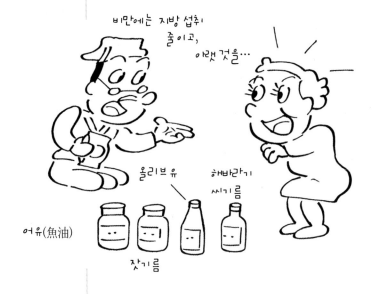

혈관질환

 고혈압

　성인병이라고 하면 누구나 먼저 머리에 떠올리는 질환이 바로 고혈압이다. 현재 우리나라에서는 대략 100만 명 이상의 사람들이 이 고혈압으로 고생하고 있다고 추정된다.

　혈압은 혈관 속의 혈액이 혈관 벽에 미치는 압력으로서 고혈압은 이 압력이 높은 것을 말한다. 건강한 사람의 표준 혈압치를 나이에 90을

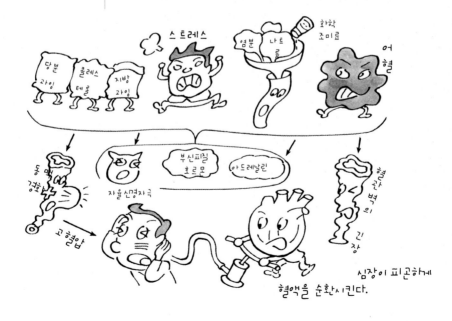

합한 수치라고 흔히들 얘기하지만 이것은 어디까지나 일반적이지 이상적인 정상혈압은 아니다.

건강한 사람의 이상적인 혈압은 연령과 거의 관계가 없다. 심장의 수축으로 혈액이 동맥 내로 뿜어나갈 때 혈관벽이 받는 압력이 최고치이다. 이때 혈압의 평균치는 115~135mmHG이고, 반대로 심장이 확장해서 혈액이 심장 내에 충만할 때의 혈관 벽이 받는 압력이 최저혈압이 되는데, 이때 평균치는 65~85mmHG이다.

고혈압이라고 하는 것은, 최고혈압이 140mmHG 이상, 최저혈압이 90mmHG 이상의 경우를 말한다. 혈압은 날마다 다르고, 바깥의 조건, 즉 기온에 따라서도 달라진다. 그리고 체내의 조건, 예를 들면 수면부족, 심리상태, 짠음식의 과다섭취, 배변(排便)의 상태에 따라서도 달라진다. 그 밖에 몸의 건강상태에 따라 민감하게 반응한다.

고혈압의 종류

고혈압 중에는 신장이 나빠서 발생하는 신(腎)성고혈압증, 호르몬의 분비 이상에 의한 내분비성고혈압증, 그리고 원인을 알 수 없는 본태불명성고혈압증 등 여러 가지가 있다.

본태불명성고혈압증을 일반적으로는 본태성고혈압이라고 하는데, 필자는 이를 체질소인의 유전에 의한 것이기 때문에 체질성고혈압이라고 부르고 싶다.

고혈압증 환자의 90% 이상이 이 체질성고혈압일 뿐만 아니라, 뇌졸중으로 쓰러지는 거의 대부분의 환자가 여기에 속한다.

고혈압의 전조증상들

① 아침에 일어날 때 머리가 무겁거나 아프다.

② 자주 어깨가 아프다.

③ 후두, 즉 뒷덜미가 무겁고 아프며, 압박감을 느낀다.

④ 수시로 눈이 충혈된다.

⑤ 계단이나 언덕을 오를 때 숨이 많이 찬다.

⑥ 이명증(耳鳴症)이 발생하기도 한다.

⑦ 상기가 잘 되고, 얼굴색이 자주 붉어진다.

⑧ 때때로 어지러움을 느낀다.

고혈압의 초기 증상은 전신의 모세동맥에 수축현상이 일어나는 것이며, 이것이 고혈압의 직접적인 원인이다. 결국 모세동맥의 경화에 의해서 여러 가지 고혈압 증상이 나타나게 된다.

- **뇌의 증상** : 먼저 두통, 두중, 불면, 이명, 견통, 현훈, 불안초초, 건망증, 주의산만, 손발이 저리는 느낌 등을 호소한다.
- **심장의 증상** : 전신의 모세동맥이 수축·경화가 되면, 심장이 저항을 받기 때문에 혈액을 순환시키기 위하여 강력하게 혈액을 밀어내므로 혈압이 상승하게 된다. 이와같은 상태가 오래 계속되면 심장 자체도 부담을 느껴 피로해진다. 따라서 심장이 비대해져서 숨이 자주 차고, 동계, 심장 부위의 압박감 등이 나타난다.
- **신장의 증상** : 계속해서 신장의 모세동맥이 수축되고, 차차 경화되면 신장의 기능이 저하되어 단백뇨, 야간다뇨, 하지부종 등의 증상이 나타난다.
- **소화기의 증상** : 소화기에는 별 이상이 없으나 주로 변비를 호소하게 된다.
- **눈의 증상** : 눈의 증상으로는 안저출혈이나 시력장해 등이 나타난다.

고혈압의 치료방법

고혈압 체질의 개건

한방의 고혈압치료는 전신의 생리적인 기능을 정상으로 조절해 줌으로써 혈압의 수치를 근본적으로 조절시켜 준다. 그 결과 뇌나 심장, 신장의 부담이 경감되고 평소에 호소하던 여러 가지 증상이 사라질 뿐만 아니라 혈압도 만족할 만큼 쉽게 조절된다. 또한 필요한 기간만큼 조절을 하고 나서 치료를 중지하여도 혈압이 다시 오르지 않는 경우가 많다.

양방의 고혈압 치료는 약물의 종류는 다르지만 개인적인 증상이나 체질에 관계 없이 일률적으로 혈압강하제를 투여하여 혈압의 수치조절만을 목표로 한다.

그러나 별다른 병적 증상 없이 고혈압인 체질은 평균 혈압보다 약간 혈압이 높을 때 오히려 전신기능이 훨씬 좋아지는 경향이 있다. 이는 체질적으로 혈압이 높기 때문이다.

이와같은 경우 혈압의 수치만을 중요시해서 혈압강하제를 투여하여 혈압을 정상으로 맞추면, 오히려 여러 가지 생리적인 기능이 저하되는 것을 볼 수 있다.

뿐만 아니라, 혈압강하제의 복용을 중지하면 약을 복용하기 이전보다 상태가 더 나빠지는 경우가 많으므로 주의하여야 한다.

혈압상승의 경우 한방의 응급처치약물로는 항간에 널리 알려진 '우황청심원'을 첫번째로 손꼽고 있는데, 실제로 혈압을 하강시키는 효능이 있는 걸까?

우황청심원이 혈액순환을 돕고, 막힌 것을 잘 소통시키는 효능은 있으나 혈압을 강화시키는 탁월한 효능이 있는 것은 아니다. 때문에 혈압을 치료하기 위한 상비약으로는 적합하지 못하다.

다만 갑자기 신경을 많이 썼다든지 급체하여 혈압에 문제가 발생한 경우는 도움이 된다.

약리학적으로나 임상통계적으로 볼 때 한방생약의 대표적인 혈압강하제는 대황(大黃), 황련(黃連), 황금(黃芩)의 세 가지 생약으로 구성된 '삼황사심탕'이 있으며, 이 처방은 실로 과학적이고, 다행히 값도 아주 저렴하다.

삼황사심탕은 혈압강하 작용뿐만 아니라 동맥경화치료에도 탁월한 효능이 있다는 것에 대하여 우리나라를 비롯해서 일본·중국 등의 많은 한방생약 연구기관에서도 이미 입증되었다.

옛날에는 혈압계도 없었고, 고혈압증이라는 병명도 없었으나 이와 같은 고혈압증을 한방에서는 이미 증상으로서 판별하였다.

증상으로는 머리가 갑자기 아득해지고, 눈이 충혈되며, 어지러워서 몸의 균형을 바로잡기 어렵고, 가슴이 답답해지는 등등의 증상이다.

이와같은 증상을 치료하는 데는 사심(瀉心 ; 체온계로는 잴 수 없으나 생리적으로 상승하는 것을 느낄 수 있는 열 즉, 화(火)를 억제하는 기전)제의 대표적인 처방으로 이 삼황사심탕을 널리 투약해 왔다.

삼황사심탕의 혈압조절 효과는 매우 놀랍다. 삼황사심탕은 15분 정도 살짝 끓여서 복용한다. 오래 끓이면 약효가 3분의 1 이하로 떨어지므로 주의하여야 한다. 실험을 위하여 이 삼황사심탕의 유효성분을 동물에 투여하였더니 혈압이 높지 않은 동물도 30분 이내에 혈압이 약간 떨어질 정도로 약효가 빠르고 강하였다.

이를 사람에게 복용시켜 측정하였더니 투약한 지 30분 후에 최대혈압이 150mmHG 이상인 사람은 15~25mmHG 정도로 떨어졌고, 최대혈압이 115~135mmHG 정도로 정상적인 사람의 경우는

5~10mmHG 정도 하강하였다. 그러나 이 혈압강하작용은 거의 일시적인 것으로 2~3시간 후에는 원래 혈압의 근사치로 되돌아갔다.

혈압변동이 심한 사람의 경우에 혈압이 높아지는 것을 느낄 때 삼황사심탕을 복용하면 30분 이내에 혈압이 20mmHG 정도 떨어지고, 약 2~3시간 후에는 차차 그 사람의 평균 혈압치로 조절된다. 바로 이 점이 삼황사심탕의 대단히 귀한 응용가치이다.

삼황사님탕으로 처방할 수 있는 조건은?

변비, 불안, 초조, 화를 잘 내고, 신경질적이며, 체격이 좋고, 심하비경(心下痞硬) 등의 증상이 있는 경우에는 삼황사심탕이 가장 효과적이다.

심하비경이란, 명치끝이 막힌 듯 답답하며, 누르면 단단하여 저항감이 있고, 통증이 있는 증상으로 한방진단상 특유의 중요한 증상이다. 그러나 나의 경험으로 미루어 보건대, 이 심하비경의 증상 없이 단지 상기(上氣)나 변비 등의 증상을 보이면서 혈압이 높을 때도 역시 좋은 효과를 발휘한다.

체력이 약한 사람의 고혈압증에 사용되는 처방은?

평상시 건강했던 사람이 체력이 약해진 상태일 때는 '황련해독탕'이 좋고, 원래부터 몸이 약한 데다가 신경쇠약 증상이 겸한 때는 '귀비탕'이 좋다.

이와같은 증상에 맞추어 복용하면 몸의 전체적인 생리기능까지 조절되어 근본적인 원인을 개선할 수 있는 것이 한의학의 강점이라 할 수 있다.

그리고 혈압이 쉽게 변동하는 사람은 '삼황사심탕'을 꼭 기억하여 하나밖에 없는 귀중한 생명을 뇌졸중으로부터 잘 보전하기 바란다.

체력과 증상에 따른 한방처방

고혈압에 효과가 좋은 처방명	허실(虛實)	자각증상(自覺症狀)														
		야뇨	불면 경향	두통과 이명	피부가 거칠다	몸이 무겁다	위로 열이 오른다	피로하기 쉽다	출혈이 쉽다	어깨가 무겁다	입속이 쓰고 끈끈하다	가슴이 뛴다	명치부위가 답답	수족이 냉하다	불안·초조	변비
삼황사심탕 (三黃瀉心湯)	실 (實)		★	△			★		★				★		△	★
황련해독탕 (黃連解毒湯)			★	●			★		★			●				
시호가용골모려탕 (柴胡加龍骨牡蠣湯)			★				△	●		●	★	★		●	★	★
온청음 (溫淸飮)	허실 중간		△		△		★	●	★				●		●	●
조등산 (釣藤散)		●	★	★	★								△		●	●
팔미원 (八味元)	허 (虛)	★				★								△	●	

★ : 증에 가장 잘 맞는 표시. 처방을 선택하는 포인트가 된다.

● : 일반적으로 증에 맞는 경우

△ : 부수적으로 있는 증상

고혈압의 먹이요법

- 주식 : 현미잡곡밥(현미 5, 율무 2, 콩 2, 차좁쌀 1)
- 부식 : 야채(일반적인 야채와 파, 양파, 부추, 마늘 등), 해조류(미역, 다시마, 파래, 김 등), 소어패류(멸치, 조개류) 등, 특히 다시마, 미역, 파래, 김 같은 해조류는 피를 맑게 하는 작용이 뛰어나고,

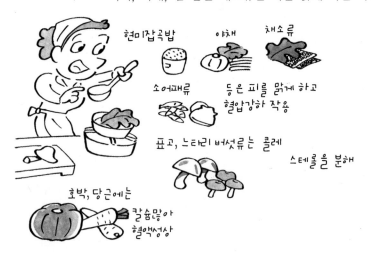

현미잡곡밥 야채 채소류

소어패류 등은 피를 맑게 하고 혈압강하 작용

표고, 느타리 버섯류는 콜레스테롤을 분해

호박, 당근에는 칼슘많아 혈액성상

혈압강하 작용이 우수하다. 그리고 메밀국수의 루틴성분은 혈압을 떨어뜨리는 작용을 한다.

표고버섯, 느타리버섯 등의 버섯류는 과잉된 콜레스테롤을 분해하는 작용이 있고, 호박과 당근에는 비타민 A, 비타민 C, 그리고 칼슘이 많이 함유되어 있어서 혈액의 성상을 정상화시켜 준다.

고혈압의 민간요법

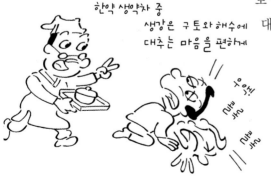

10월에 어린 감잎 따서
만든 감잎차
혈압 내리는데 특효!
홍화와 결명자 끓인 홍화차도 효과

• 감잎차 : 감(柿)에는 혈압을 내리는 우수한 성분이 함유되어 있다. 감잎도 같은 효능을 나타내므로 말려 두었다가 차 대신 달여 장복하든지, 연시를 짠 즙을 우유에 섞어 마셔도 좋은 효과를 나타낸다.

① 감잎은 특히 10월의 어리고 건강한 잎을 따서 물에 깨끗이 씻는다.

② 찜통에 넣고 2~3분 동안 찐 후 5mm 정도 잘게 썬다. 이를 햇볕에 말리고, 습해지지 않도록 잘 보관해 둔다.

③ 녹차를 마시는 방법으로 감잎차를 만들어 수시로 복용하면 된다.

• 다시마차 : 다시마 30g을 잘게 썰고, 검정콩 30~40g을 찬물에 담아 두었다가 아침에 살짝 끓여서 물 대신에 마신다.

• 홍화차 : 콜레스테롤 개선제인 홍화(紅花) 15g과 결명자 30g을 1일 분량으로 하여 차를 끓여 마신다.

생약차
청혈(淸血)차

한약 생약차 중
생강은 구토와 해수에
대추는 마음을 편하게

모든 생약차를 끓이는 방법은 800cc의 생수에 약제를 넣고 강한 불로 끓여 그 양을 반으로 줄여, 1일 3~4회 수시로 차 대신 마신다. 생강은 1일 분량일 때 5~8g, 대추는 기호에 따라 3~9개 정도로 한다.

생약의 맛은 5장6부와 연관되는 개념〔설명은 앞장의 한의학원리편(p97)을 참조〕이고, 약성(藥性)은 그 성질에 따라 몸의 생리적인 기능을 따뜻하게도, 차게도 한다는 의미〔한방치료의 기본)로 이해하면 된다.

청혈차(淸血茶)

종 류	1일 분량	효 능
조구등(釣鉤藤)	12g	맛은 쓰고, 약성(藥性)은 약간 차다. 약효는 기의 흐름을 도와 경련을 멈추고, 안면신경마비와 두통, 어지럼증을 고쳐준다.
산사육(山査肉)	10g	맛은 시고 달며, 약성은 평(平 ; 차지도 따뜻하지도 않음)하다. 약효는 주로 육식의 소화를 돕고, 콜레스테롤과 중성지방을 제거하여 피를 맑게 하고, 막힌 곳을 뚫어 준다.
황금(黃芩)	5g	맛은 쓰고, 약성은 차다. 약효는 상열(上熱)을 내리고, 대장의 기능을 개선하여 장염과 설사를 치료하며, 한열왕래(寒熱往來 ; 더웠다 추웠다 하는 증상)와 황달을 고치고, 화(火)를 사(瀉)한다.
생강(生薑)	3쪽	맛은 맵고, 약성은 온(溫)하다. 약효는 비생리적인 체액을 제거하고, 사기(邪氣)를 가라앉히며, 구토를 멈추게 하고, 해수를 치료하며, 소화를 돕고, 속을 따뜻하게 해준다.
대추	5개	맛은 달고, 약성은 평(平)하다. 약효는 마음을 편하게 해주고, 오장을 보하며, 진액(津液)을 생기게 하고, 모든 약들과 조화를 이룬다.

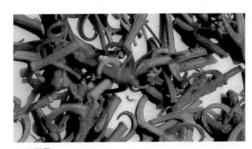
조구등

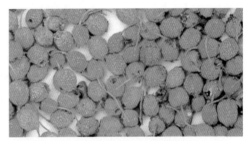
산사

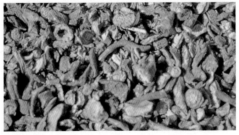
황금

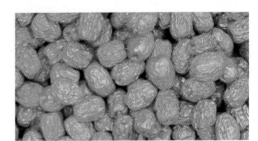
대추

속보(速步), 건포마찰(乾布摩擦), 반욕법(半浴法) 등은 전신의 모세혈관의 활동을 원활히 하여 혈액순환을 돕는다.

귀의 한의학적인 穴자리가 그려진 그림

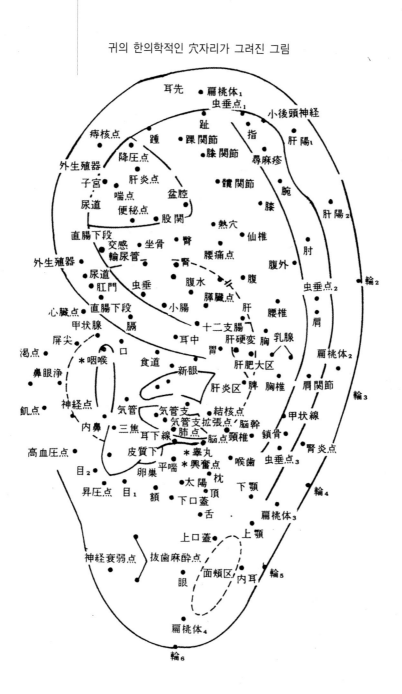

아침에 눈을 뜨고 일어나기 전에 누워서 '양쪽 귀 마사지'를 3~5분간 실시한다. 귀는 전신 5장6부의 氣가 통하는 곳으로 氣가 모이는 곳이다.

특히 귀 뒷편에 혈압강하구(血壓降下溝)가 있어서 혈압조절은 물론이고, 중풍을 예방하는 간단하고 매우 유익한 전신운동이다. 더욱이 거동이 불편한 노약자에게는 매우 손쉽고 유익한 운동이다.

"우리들이 어두운 생각을 많이 하고 살면 우리들의 삶은 결코 밝아질 수 없고 삶이 어두워진다. 나쁜 음식, 나쁜 약, 나쁜 공기, 나쁜 소리, 나쁜 습관은 나쁜 피를 만든다. 나쁜 피는 또한 나쁜 세포, 나쁜 몸, 나쁜 마음, 나쁜 생각, 나쁜 행동을 낳게 마련이다. 이와 같이 어떤 현상이든지 우리가 불러드리기 때문에 찾아온다." 나쁜 것이 아니고, 좋은 것을 불러들이기에 힘써 해맑은 피를 우리 몸에 담을 수만 있다면, 고혈압은 우리와는 전혀 상관 없이 다른 세계의 것이리라.

저혈압

선천적으로 몸이 약하든지 병약해져서 심장의 박동력이 떨어지고, 말초혈관의 저항력이 약해지면 저혈압이 된다. 혈액을 순환시킬 힘이 약하든지 혈관의 힘이 빠져서 늘어나게 되면 혈액의 흐름이 완만해질 수밖에 없고, 혈압도 떨어지게 된다.

여기에서 문제가 되는 것은 동맥 중에 흐르는 혈액은 전신혈액량의 20%에 불과하다는 것이다. 또한 혈액의 거의 대부분은 정맥 중이나 모세혈관 내에 존재한다. 따라서 정맥의 혈액이 자연스럽게 심장으로 돌아가지 못하게 되면, 아무리 심장의 박동소리가 좋고 동맥의 저항력이 좋다 하더라도 혈액이 부족하면 혈압이 낮아질 수밖에 없다. 이것이 일반적인 저혈압증이다.

보통의 저혈압은 일상생활에서는 거의 문제가 없으나 여러 가지 불쾌한 증상으로 인하여 때로는 자율신경실조증으로 진단되는 경우가 많다.

일반적으로 최대혈압이 95mmHg 이하일 때를 저혈압이라고 한다. 대부분 저혈압증의 경우는 고혈압증에 비해서 생명에는 직접적인 영향이 거의 없으므로 비교적 장수할 수 있으나 저혈압으로 인해서 생리기능의 전체가 약해지기 때문에 활력 있는 인생을 즐기기 어려운 점이 많다.

저혈압의 원인

일반적인 저혈압의 원인이 확실히 규명된 것은 없으나 일반적으로 유전적 소인인 자율신경기능의 언밸런스에 의한 것으로 본다.

교감신경은 혈관의 긴장성을 높이고, 부교감신경은 긴장을 풀어주는 작용을 하는데, 교감신경의 실조(失調)에 의해서 교감신경의 기능이 약해지면 혈관의 긴장이 저하되어 저혈압이 된다. 그리고 자율신경은 혈관뿐만 아니라 근육이나 근의 긴장성, 내장의 긴장성도 조절하고 있다.

저혈압의 경우에는 체조직의 이완(弛緩)이나 기능의 감퇴도 동시에 일어날 수 있다. 예를 들면, 위장·간장·신장이 하수(下垂)되어 기능이 약해지기도 하고, 또 부신(副腎)이나 갑상선과 같은 내분비기능이 저하되는 경우가 많다.

이는 자율신경의 밸런스가 원활하지 않은 것 때문인데, 이와같은 현상을 만드는 첫번째 원인으로는, 유전적인 소인인 경우가 많고, 둘째로는 정신적인 스트레스와 정백식품(精白食品), 인스턴트 식품의 과식이 주된 원인일 수도 있다.

저혈압의 본태는 정맥 내의 피가 심장으로 원활하게 귀환하지 못하기 때문이다.

누웠을 때 보통 정맥의 혈압은 15mmHg 정도이고, 저혈압인 경우도 거의 차이는 없으나 일어나면 뇌로부터 목을 경유해서 심장으로 돌아가는 경정맥압(頸靜脈壓)은 제로가 되는데, 반면에 다리의 정맥압은 100mmHg 정도로 상당한 차이를 보인다.

이러한 변동을 수복(修復)하기 위하여 교감신경이나 혈관운동을 조절하는 호르몬이 작동하는데, 이 밸런스가 원활치 못하면 저혈압이 되는 것이다.

저혈압의 증상들

저혈압에 동반되는 불유쾌한 증상으로는,
① 몸이 무겁고 잘 피로해진다.
② 어지럽고, 두통, 두중(頭重), 이명(耳鳴) 등
③ 어깨가 항상 결리며, 수족이 냉하다.
④ 가슴이 두근두근하며, 오심(惡心), 식욕부진 등
⑤ 명치부위가 답답하고, 소화불량, 변이 묽다.
⑥ 안색이 창백하고, 피부에 윤기가 없으며, 신경질, 불면증 등을 호소한다.

위와 같이 다양하고, 특히 아침에 일어날 때 몸이 무겁고, 일어나면 어지러우며, 여름을 잘 타는 점이 특징이다.

또한 이 증상의 젊은 여성은 생리기능이 허약해져서 월경이상이 자주 발생한다. 이와같은 불유쾌한 증상 중에서도 어지럼증은 모든 저혈압인 사람들에게 공통적으로 나타나는 증상이다.

　　저혈압의 경우에는 고혈압과는 달리 위험한 합병증을 거의 수반하지 않기 때문에 너무 걱정을 하지 않아도 된다. 단지 혈압이 낮은 것만을 대상으로 해서 치료할 필요는 없고, 불유쾌한 증상이 수반하는 경우에는 치료를 하는 것이 좋다.

　　한방병리학에서는 어지럼증을 수독(水毒)의 전형적인 질환 중의 하나로 보고, 몸의 수분을 조절하는 치료와 조혈기능을 도와주는 치료를 병행한다.

　　현대의학에서는 저혈압의 치료법이 확실치 않지만 한의학에서는 치료가 잘 되는 분야이다. 재미 있는 것은 한방의 저혈압치료에 사용하는 처방의 생약 중에서는 고혈압에도 사용하는 약의 여러 종류가 포함되어 있다. 매우 이해하기 힘들겠지만, 한의학의 이론으로 보면 너무나 당연하다.

　　그 이유로는 저혈압, 고혈압이나 혈압의 이상현상이라는 점에서는 같은 것이고, 또 몸의 근본적인 밸런스를 조절함에 있어서는 같은 맥락에서 조절되어야 하기 때문이다.

　　그 근본적인 밸런스가 조절됨에 따라서 올라간 혈압은 내려오고, 내려간 혈압은 올라가서 아주 자연스럽게 조절된다. 다시 이해하기 쉽게 설명하면 한 가지 생약성분에 혈압을 올려주기도 하고 내려주기도 하는 작용이 함께 들어 있기 때문이다. 즉, 혈압을 조절하는 효능이 있기 때문에 한 가지 생약이 고혈압과 저혈압의 치료에 동시에 사용되는 것이다. 혈압을 정상적으로 조절하기 위해서는 어느 경우이든 3개월 이상 꾸준히 약을 복용하고, 식이요법도 함께 병행해야 근본적인 치료가 가능하다.

- **영계출감탕**(苓桂朮甘湯) : 누워서 위(胃)를 위아래로 눌렀다가 놓아주기를 반복하면 출렁출렁 물소리가 나고, 갑자기 일어나면 눈앞이 캄캄해지며, 별이 왔다갔다 하는 기립성현훈증상이 있는 경우에 사용된다. 그 밖에 머리가 무겁고, 상열감이 생기며, 가슴이 두근거리는 경우에 사용된다.
- **반하백출천마탕**(半夏白朮天麻湯) : 명치가 답답하고, 위장기능이 약하며, 식욕도 없고, 점심 후 졸립고, 가슴이 두근거리며, 숨이

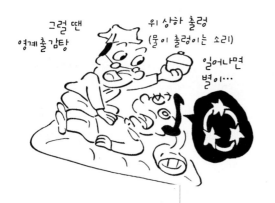

잘 차고, 어지러운 증상의 경우에 사용된다.

- 당귀작약산(當歸芍藥散) : 고혈압의 치료에도 자주 쓰이는 처방이다. 주로 체력이 약하고, 손·발이 차며, 얼굴이 창백하고, 머리가 무겁고, 가슴이 두근거리며, 자주 어지러우며, 여성은 생리불순을 수반하는 경우에 쓰인다.
- 팔미원(八味元) : 고혈압과 저혈압에 공히 사용되며, 정력이 떨어지고, 야간 다뇨의 증상이 있는 경우에 쓰인다.
- 보중익기탕(補中益氣湯) : 맥이나 복부에 탄력이 없고, 원기가 약하며, 위장기능이 약하고 식욕이 없으며, 안색이 나쁘고, 심장이 잘 두근거리는 경우에 쓰인다.
- 진무탕(眞武湯) : 고혈압과 저혈압 모두에 사용하는 처방으로서, 주로 어지럼증을 목표로 처방한다. 구름 속을 걷는 것 같고, 설사의 경향이 있으며, 몸이 무겁고, 피로를 자주 느끼며, 머리가 무거운 경우에 쓰인다.

체력과 증상에 따른 한방처방

저혈압에 효과가 좋은 처방명	허실(虛實)	자각증상 (自覺症狀)												
		설사경향	야간다뇨	식욕부진	위기능허약	안색창백	체력허약	잦은피로	두중·두통	어지러움	월경이상	동계	명치부위답답	수족냉
보중익기탕(補中益氣湯)	실實	△		●	△	★	★	★	●	●				●
반하백출천마탕(半夏白朮天麻湯)				★	●	●	△	△	△	★				
당귀작약산(當歸芍藥散)	허실 중간					★		●	★	★	★			★
진무탕(眞武湯)		★		●		●	★	★	●	★		●		★
팔미환(八味丸)	허虛		★			●	★	★			●		●
육군자탕(六君子湯)		●		●	★	●	★	★	●	●			△	

★ : 증에 가장 잘 맞는 표시. 처방을 선택하는 포인트가 된다.
● : 일반적으로 증에 맞는 경우
△ : 부수적으로 있는 증상

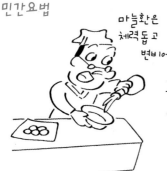

마늘환은
체력 돕고
변비에…

생약차는
모든 부인병 치료
갈증해소
이뇨에…

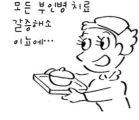

저혈압의 효과적인 민간요법

마늘환(마늘, 꿀, 소맥분), 인삼차(인삼, 생강)

저혈압으로 체력이 매우 약하고 몸이 항상 나른한 사람에게는 마늘이 가장 좋다. 상식(常食)하면 체질이 개선되고, 체력도 좋아질 뿐만 아니라 비타민 A가 풍부해서 피부에도 좋으며, 변비나 설사에도 아주 좋다.

저혈압의 효과적인 제조법

마늘과 꿀, 그리고 밀가루를 준비하고, 인삼차도 준비한다.

곱게 다진 마늘 200g에 밀가루 30g과 꿀 100g을 섞어 반죽(비닐장갑을 낀다)한 다음 한 개의 콩 정도 크기로 환을 만들어 건조한다.

1회에 7~15개 정도를 인삼과 생강을 끓여 만든 차(1일분 ; 인삼 9~12g, 생강 5g)로 1일 3회 복용하면 좋은 효과를 얻을 수 있다. 복용기간은 적어도 1년 이상 꾸준히 계속해야 한다.

익양차(益陽茶)

종 류	1일 분량	효 능
당귀(當歸)	8g	맛은 달고 매우며, 약성은 온하다. 조혈(造血)기능을 돕고, 탁해진 피를 청소하며, 부인병 일체를 치료한다.
인삼(人蔘)	8g	맛은 달며, 약성은 온하다. 약효는 보원기(補元氣), 조혈(造血), 진액(津液)을 만들어 주며, 갈증(止渴症)을 덜어 주고, 몸을 따뜻하게 해준다.
육계(肉桂)	6g	맛은 달고 매우며, 약성은 열(熱)하다. 약효는 혈액순환을 촉진하고, 냉허(冷虛)한것을 온보(溫補)한다.
대추 + 생강		

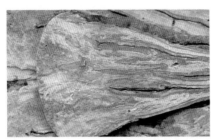

당귀

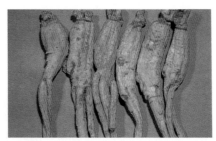

인삼

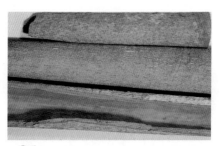

육계

　저혈압은 전신의 혈행(血行)이 원활하지 못해서 수족이 차며, 머리가 자주 아프다. 이와같은 증상을 개선하여 혈압을 상승시키기 위해서는 손발 말단의 혈액순환을 돕는 체조나 지압, 반욕법(半浴法), 그리고 속보가 매우 좋다.

지압부위

　발바닥의 용천혈과 발바닥 한가운데의 호흡을 고르게 맞추면서 15분 정도 부드럽게 지압을 한다.

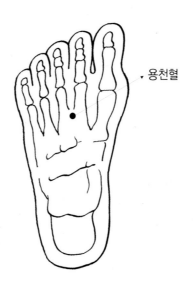

• 용천혈

"사람은 누구나 자기 자신 안에 아득한 과거와 영원한 미래가 함께 담긴 신비로운 세계를 담고 있다. 그래서 홀로 있더라도, 인간은 누구나 마음의 밑바닥을 살펴보면 아주 고독한 존재이다." 이 고독과 그 신비가 하나가 되도록 가끔은 조용한 곳을 찾아서 명상의 시간을 자주 가져야 한다. 그러면 가슴이 따뜻해져서 혈압도 올라가게 된다.

동맥경화

요즈음은 젊은이에게도 다발(多發)적으로 나타난다.

심장이나 혈관은 체세포를 먹여 살리기 위한 혈액의 수송계통이다. 이것의 성상(性狀)이나 기능에 장해가 생기게 되면 나쁜 사태가 발생한다.

동맥경화는 이제까지는 나이가 많이 먹어 감에 따라 필연적으로 나타나는 생리적인 현상으로 생각하고 있었으나 최근에는 초·중·고의 어린 나이에도 나타나는데, 이는 우리의 잘못된 식생활의 변화에서 오는 것으로 사료된다.

일반적으로 혈관의 내벽에 주범인 콜레스테롤이나 중성지방 등이 침착되어 석회화가 일어나 혈관이 경화되고 내강이 좁아지는 것이다. 때문에 현대의학과 영양학에서는 동물성지방의 섭취를 줄이라는 말을 하고 있다. 그러나 동물성지방만이 유해한 것이 아니고, 이를 포함하는 육류나 계란, 우유 등의 동물성단백식품 그 자체를 거의 섭취해서는 안 될 것으로 추측된다.

또한 고도로 정제된 식품을 많이 섭취하여도 동맥경화를 일으키는 원인이 된다. 특히 흰설탕은 동맥 중의 인슐린을 분리하여 동맥벽에 지방변성을 일으키는 작용을 강하게 한다.

동맥경화는 전신의 동맥에 고르게 나타나나 대부분 굵은 동맥이 가는 동맥보다 먼저 동맥경화를 일으킨다. 또한 내장에 분포되어 있는 혈관의 동맥경화는 그 동맥이 먹여 살리는 장기에 치명적인 영향을 미친다. 특히 그 중에서도 가장 위험한 부위의 동맥경화는 뇌, 심장, 신장 등의 중요한 장기에 영향을 미치게 된다.

① 신장에 일어나면 신경화증이나 위축신, 뇨독증 등이 발생하기 쉽다.

② 심장을 먹여 살리는 관상동맥에 경화가 발생하면 협심증이나 심근경색, 심부전 등의 무서운 질병을 일으킨다.

뿐만 아니라 뇌동맥경화증은 뇌경색을 일으키기 쉬우므로 치명

> 동맥경화는 말 그대로 동맥의 벽이 두꺼워지고 지방이 침착되어 탄력성이 떨어져 딱딱하게 된, 즉 좀 오래 된 고무호스와 같이 탄력성이 없으며 헐어서 조금만 힘을 주어도 파열되기 쉬운 상태를 말한다.

적이다.

특히 동맥이 경화되면 혈관 속이 두꺼워져서 좁아지기 때문에 피의 흐름이 나빠져 혈압이 상승하게 된다. 이와같이 동맥경화는 고혈압을 유발하고 고혈압은 동맥경화를 조장하며, 동맥경화는 다시 고혈압을 조장하는 악순환의 되풀이 된다. 그래서 어느 정도 동맥경화가 진전되면 높아진 혈압에 의해 혈관이 쉽게 파열되고, 특히 그 무서운 내출혈을 일으키게 된다.

동맥경화의 실체

콜레스테롤의 찌꺼기(혈관의 때[垢]＋혈액의 때[垢])

동맥경화의 원인 중에서도 가장 중요한 인자는 콜레스테롤이다. 따라서 동맥경화의 실체는 이 콜레스테롤이 혈관 내벽에 침착되어 발생한다고 본다.

그렇다면 도대체 콜레스테롤이란 무엇인가? 일반적으로는 '혈관의 때'라고 하는데, 지방(지질)대사의 이상에 의해서 생성되는 중간 물질이라고 본다. 이 지방대사를 관장하는 중추가 간장이다.

최근의 연구결과 콜레스테롤은 간장 내에서 작산모양의 물질을 만들어 담즙이나 성호르몬, 부신호르몬으로 전화(轉化)되어 가는 중간 대사물질이라는 것을 알게 되었다.

이 콜레스테롤을 한방병리학적으로 볼 때 혈액대사장해라고 할 수 있는 고혈(古血), 즉 어혈(瘀血)에 속하는 혈관의 때와 혈액의 때라고 볼 수 있다.

동맥경화의 원인

동맥경화의 정확한 원인은 아직까지 구체적으로 알려져 있지는 않지만 다음과 같은 인자와 관계가 깊은 것으로 추정되고 있다.

① 유전적인 소인(素因)

② 동물성 지방질 과잉섭취 : 혈액 중의 콜레스테롤(지방의 일종으로서 밀랍[蠟]과 같은 성질을 가지고 있다)이 증가하여 혈관 벽에 침착되어 동맥경화가 진행된다고 생각된다. 최근에는 어린이들도 영양과잉(지방질과 유제품의 과잉섭취)으로 인해 동맥이 경화되고 있음은 주목할 일이 아닐 수 없다.

③ **고혈압과의 관계** : 고혈압과 동맥경화는 사이클적 인과(因果)관계가 있다. 고혈압을 동맥경화의 유발인자로 보는 견해도 있다.

④ **호르몬의 이상** : 갑상선호르몬, 췌장호르몬(당뇨병), 여성호르몬 등의 이상이 동맥경화의 발생에 관여한다고 본다.

⑤ **혈관 벽의 장해** : 스트레스에 의한 혈관 내벽의 상처 등 혈관 벽의 장해가 동맥경화의 발생과 관계가 있다고 보는 견해이다.

⑥ **정신적 스트레스** : 여러 가지 정신적 스트레스는 부신을 자극하여 아드레날린을 분비시켜 동맥경화를 촉진시킨다.

⑦ **흡연과 과음**

이상의 인자가 오랜 시간을 통해 누적되어 혈관의 영향을 미쳐서 동맥경화가 발생하는 것으로 인지하고 있다.

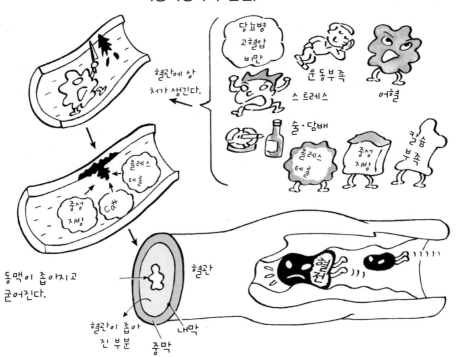

〈동맥경화의 원인〉

동맥경화의 전조증상

① 자주 어지럽다.

② 머리가 무겁고 아프며, 자주 얼굴이 상기됨을 느낀다.

③ 후두부와 어깨가 무겁고 아프다.

④ 피로하기 쉽고, 인내력이 떨어진다.

⑤ 눈이 피로하고 시력이 떨어지는 느낌이 든다.

⑥ 이명증이 발생하고, 숙면이 어렵다.

⑦ 건망증이 심해진다.

⑧ 조그만 일에도 화를 자주 낸다.

동맥경화의 증상

동맥경화의 증상으로는 두 가지 증상이 나타나는데, 그 중 하나는 뇌의 동맥경화의 현상이 강하게 나타나고, 또 하나는 심장의 관상동맥의 경화현상이 강하게 나타나는 등 개인에 따라, 그리고 장기에 따라 각각 달리 나타난다.

- **뇌동맥경화의 증상** : 심한 건망증, 머리가 둔해지고, 현훈, 상열, 두중, 이명, 어깨결림, 혀가 굳어지고, 수족이 저리는 등 치명적인 뇌졸중을 유발한다.

- **심동맥경화의 증상** : 심장을 먹여 살리는 관상동맥이 경화되면 심장부위의 압박감과 동통, 그리고 쥐어짜는 듯한 느낌, 동계(動悸), 그리고 가끔 숨이 막히는 것 같은 느낌을 호소하고, 무엇보다도 무서운 협심증이나 심근경색을 일으킨다.

- **신동맥경화의 증상** : 소변의 이상, 야간 다뇨(多尿), 부종, 그리고 고혈압을 악화시켜 뇨독증(尿毒症), 위축신(萎縮腎) 등을 유발한다.

- **대동맥경화의 증상** : 심장부위에 경미한 동통을 느끼며, 대동맥류(瘤)를 일으키는 경우가 있다.

- **하지동맥경화의 증상** : 보행시에 혈액순환이 불충분해서 근육에 통증이 발생하여 걸을 수 없게 되어서 잠시 쉬면 좋아지고, 다시 걸으면 그 증상이 반복된다.

한방적인 치료

동맥경화의 실체는 혈관 내벽에 콜레스테롤의 침착에 의한 것으로 보기 때문에 콜레스테롤의 침착을 막아주고 동시에 이것을 제거해주는 치료를 한다.

악옥(惡玉)콜레스테롤(LDL)은 앞에 전술한 바와 같이 지방대사 또는 혈액대사의 이상에 의해 생긴 중간 물질이다. 문제는 이 잘못된 대사작용을 바로잡으면 되는데, 유감스럽게도 동맥경화의 예방과 치료의 거의 대부분이 미결상태에 있다는 것이다. 그런데 이 지방대사를 주관하는 중추가 간장이고, 혈액대사를 주관하는 중추는 신장이므로 이 증세의 치료방침은 간장과 신장의 기능을 잘 조정해 주기만 하면 문제는 해결된다. 이 지방대사장해인 '혈관의 때'와 혈액대사장해인 '혈액의 때'를 함께 깨끗이 청소만 해주면 콜레스테롤의 침착을 방지할 수 있을 뿐만 아니라 이미 발생한 것도 제거할 수가 있다. 이렇게만 되면 혈관이 튼튼해지고 혈행이 원활해져서 동맥경화로부터 발생되는 그 무서운 병인 뇌졸중, 협심증, 심근경색, 뇨독증 등의 성인병의 공포로부터 해방될 수 있다.

각 체질과 증세별로는 '대시호탕', '시호가용골모려탕', '방풍통성산', '팔미환', '당귀작약산', '황련해독탕', '삼황사심탕', '황련해독탕', '조등산', 등을 투약하여 치료한다.

체력과 증상에 따른 한방처방

동맥경화에 효과가 좋은 처방명	허실(虛實)	자각증상 (自覺症狀)														
		변비	불면증	두통	새벽 두통	비만	피로	상열감	어깨 결림	이명증	동계	수족냉	생리이상	안절부절	기분 답답	신경과민
삼황사심탕(三黃瀉心湯)	실(實)	★	★	△				●	△	△				★		
방풍통성산(防風通聖散)	실(實)	★	●	△		★	●	●	●	△	△				●	
시호가용골모려탕(柴胡加龍骨牡蠣湯)	실(實)	★	★				●		●		★			★		★
조등산(釣藤散)	허실 중간		●	★	★			●	●					●	★	
계지가용골모려탕(桂枝加龍骨牡蠣湯)	허(虛)		●				●	★	●		★	●		★	★	★
당귀작약산(當歸芍藥散)	허(虛)	△		●			●		●	△	●	★	★			

★ : 증에 가장 잘 맞는 표시. 처방을 선택하는 포인트가 된다.

● : 일반적으로 증에 맞는 경우

△ : 부수적으로 있는 증상

동맥은 신장, 심장, 뇌 등의 중요한 장기를 유지해 주는 혈관으로서 동맥이 경화되면 이 장기들에게 나쁜 영향을 미치기 때문에 심각한 질환이 발생될 수 있으므로 미리 식사요법으로 조기치료를 할 필요가 있다.

주식으로는 현미잡곡밥(현미 4, 검정콩 3, 율무 2, 좁쌀 1)이 가장 좋다. 그 밖의 모세혈관을 강하게 만들어 주는 메밀국수도 좋은 주식 중에 하나다. 부식으로는 과잉된 지방을 분해·처리하는 알긴산이 풍부한 미역, 파래, 다시마 등의 해조류를 많이 섭취해야 좋으며 표고버섯, 느타리버섯 등의 버섯종류와 된장 등이 좋다.

된장 등 발효식품은 '리놀산'이나 '레시틴' 등의 각종 유효성분이 있을 뿐만 아니라 살아 있는 효모가 함유되어 있어서 장내 세균의 성상을 좋게 해서 질이 아주 좋은 적혈구의 생성을 돕고 혈관 벽의 탄력성의 회복을 촉진시킨다. 리놀산 등의 불포화지방산이 가장 많이 함유된 식물유의 섭취도 필요불가결하다. 불소(弗素)가 다량 함유되어 있는 식품인 양배추, 컬리플라워(cauliflower), 마늘, 시금치, 부추, 우엉, 연근, 무 등에 식물성기름을 넣고 살짝 데쳐서 섭취하면 더욱 좋다.

심신의 저항력을 강하게 하기 위해서는 인삼이나 로얄제리를 상복하는 것도 하나의 방법이다. 그리고 육식을 주로 하는 사람은 야채주스를 만들어서 함께 먹으면 효과적이다. 종류로는 토마토, 아스파라가스, 미나리, 사과, 귤 등을 넣어서 만들어 마신다. 여기에 약간의 꿀을 섞어도 좋다.

식물유(植物油)는 콜레스테롤을 씻어내리는 좋은 작용을 한다. 유지(油脂)는 모두 탄소와 수소, 그리고 산소의 세 가지 원소로 되어 있으며, 글리세린과 지방산이 에스텔 결합이라고 불리우는 특수한 상태로 결합되어 있다.

분자구조에 따라 불포화지방산과 포화지방산의 두 종류로 크게 나누어진다. 불포화지방산은 주로 식물의 종자에 함유되어 있으며, 보통은 평상온도에서 액체의 상태이다. 이 불포화지방산은 혈액 중의 콜레스테롤의 대사를 촉진해서 배설작용을 하는데, 콜레스테롤의 과잉섭취로 인해 발생된 동맥경화와 그로 인한 혈관과 심장병에 특히

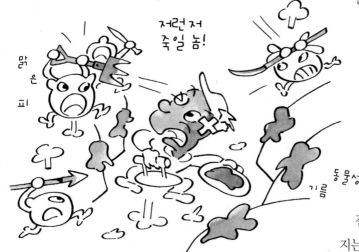

동물성기름… 혈액 중 콜레스테롤의 침착을 촉진. 피의 흐름막아, 동맥경화 일으켜…

저런 저 죽일 놈!

맑은 피

동물성 기름

큰 효과를 나타낸다. 그 중에서도 리놀산과 리놀레인산, 그리고 아라키톤산이라 불리우는 이 세 가지 불포화지방산은 사람의 체내에서 생성되지 않는 필수지방산이다.

이 불포화지방산에는 콜레스테롤대사와 그 밖의 세포질(細胞質)을 강하게 촉진하는 역할을 하기 때문에 이것들이 결핍되면 손과 발의 피부가 갈라지는 습진이 생기기도 하고, 장벽세포가 약해져서 유해박테리아가 침입하여 암이 발생되기 도 한다. 포화지방산은 주로 동물성으로서 평상 온도에서 고체의 상태이다. 이 포화지방산에는 불포화지방산과는 달리 포화지방산은 혈액 중의 콜레스테롤의 침착을 촉진하고 혈행을 악화시켜 혈압을 상승시키거나 동맥경화 등을 촉진한다.

특히 기름은 공기와 접촉하게 되면 산화하는 경향이 있어서 과산화물질을 생성하여 중독을 일으키기 때문에 식물성기름이라고 하더라도 같은 기름을 여러 번 사용하는 것은 위험하다. 리놀산을 40% 함유하고 있는 참기름은 식물성섬유 중에서도 가장 산화가 더디기는 하나 그래도, 냉장고에 보관하는 것이 좋다. 따라서 음식을 한 번 튀긴 기름은 아깝더라도 과감히 버려야 한다.

동맥경화의 민간요법

• 준비물 : 메주콩 250g, 표고버섯 100g, 다시마 70g

콩은 선옥(善玉)콜레스테롤(HDL)을 증가시키고, 다시마는 피를 맑게 하며, 표고버섯은 엘리터테닌이라는 성분에 의해서 고혈압이나 동맥경화에 효과가 있다고 하는데, 얼마 전에 실험용 흰쥐의 콜레스테롤치를 현저히 저하시킨 연구결과가 나왔는데, 그 결과 건조한 것이 더욱 효과가 좋았다는 보고였다.

• 만드는 방법 : 콩 250g, 표고버섯 100g을 물에 하룻밤 담그고, 다

시마 70g을 잘게 썬 후 냄비에 함께 넣고, 물을 적당히 넣고 끓인다. 콩이 적당히 익으면 간장과 흙설탕을 조금 넣고 끓여 졸여서 수시로 먹든지 아니면 반찬으로 먹는다.

파어차(破瘀茶)

종　류	1일 분량	효　　　　능
산사육(山査肉)	12g	맛은 시고 달다. 약성은 평(平 ; 차지도 따뜻하지도 않음)하다. 주로 육식의 소화를 돕고, 콜레스테롤과 중성지방을 제거하며 피를 맑게 하고, 막힌 곳을 뚫어 준다.
목단피(牧丹皮)	10g	맛은 맵고 쓰다. 약성은 약간 차다. 약효는 어혈을 풀어 주며, 혈맥을 통하고, 기(氣)를 잘 유통시키며, 체(滯)를 내린다.
도인(桃仁)	8g	맛은 달고 쓰다. 약성은 차다. 약효는 어혈을 풀어 주며, 혈액순환을 돕고, 장(腸)의 연동운동을 촉진하여 변비를 치료한다.
계지(桂枝)	8g	맛은 달고 맵다. 약성은 따뜻하다. 약효는 이뇨작용이 우수하며, 말초 부위의 혈관을 확장하여 혈액순환을 촉진하고, 신경통과 두통을 치료한다.
대추 + 생강		

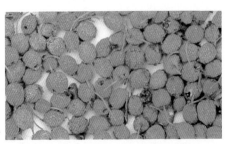
산사

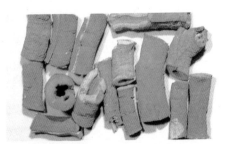
목단피

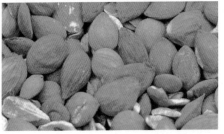
도인

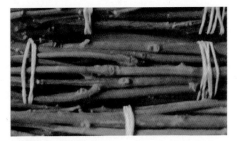
계지

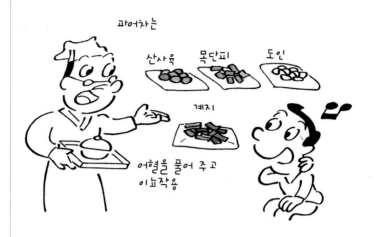

파어차는

산사육 목단피 도인

계지

어혈을 풀어 주고
이뇨작용

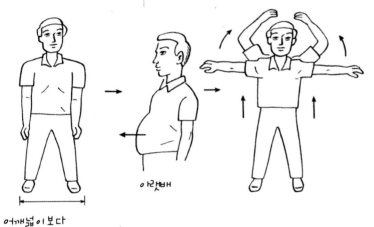

어깨넓이보다
1.5배 정도 벌린다.

아랫배

양발을 어깨넓이의 1.5배로 벌리고, 아랫배(단전)를 불린 후 크게 숨을 들이쉬는 호흡법이다. 양팔을 어깨높이까지 수평으로 벌리고, 팔꿈치를 구부리면서 머리 위로 올린다. 숨을 내쉬면서 손바닥을 안쪽으로 하여 얼굴과 배의 순서로 서서히 단전 부위까지 사기(邪氣)를 쓸어내린다. 동작 전체에 힘과 기(氣)를 모아서 10회 정도 반복하면 등에 약간의 땀이 배는데, 이 동작만으로도 피가 맑아진다.

"천하가 다 내 것이 아니면서도 생각에 따라서는 내 것일 수도 있다. 때문에 내 것을 너무 많이 지니게 되면 집착의 늪에 갇혀 모든 흐름이 멈춘다." 그러나 욕심을 버리면, 마음이 맑아져서 깨끗해진 피가 몸의 구석구석까지 잘 흐르게 되고 동맥경화와 인연이 멀어져 건강하게 장수할 수 있다.

뇌졸중

뇌졸중이란?

뇌경색을 포함한 뇌졸중은 중년기 이후, 즉 인생의 완숙기에 주로 나타나는 질환으로, 누구나 '나만은 피해 갔으면' 하고 바라는 대표적인 성인병 중의 하나이다.

우리나라에서도 뇌졸중은 단일 질환 중에서 가장 흔한 사망의 원인이며, 후유증에 의한 장애로 본인은 물론 가족들에게까지 매우 고통스러움을 안겨 주는 고약한 질환이다.

일반적으로 전혀 예기치 못한 상태에서 갑자기 발생하는 질환이기 때문에 개인은 물론이고 가정과 사회에도 지대한 영향을 미칠 뿐만 아니라, 특히 중요한 위치에 있는 사람이 쓰러질 경우에는 국가적으로도 큰 타격을 받게 된다.

뇌졸중이란 한마디로 뇌 혈관에 이상이 생긴 질환이다. 우리의 몸은 피가 구석구석까지 순환이 잘 되어 장애 없이 신진대사가 원활해야만 건강할 수 있다. 뇌에도 피가 잘 유통되어야 하는데 그렇지 못하면 뇌 혈관이 터지거나 막히게 된다. 이렇게 되면 뇌는 그 기능을 제대로 발휘하지 못하게 되는데, 이것이 뇌졸중이다.

뇌 혈관이 터지면 '뇌출혈(腦出血)'이고, 뇌 혈관이 좁아져 폐쇄된 것을 '뇌혈전(腦血栓)'이라 한다. 그리고 뇌 혈관이 혈액의 덩어리에 의해 갑자기 막히는 것을 '뇌색전(腦塞栓)'이라 한다.

한방에서는 이 세 가지 증상을 포괄하여 '중풍(中風)'이라고 한다.

'뇌연화증(腦軟化症)'이란 뇌혈전이나 뇌색전이 발생하여 뇌 조직이 부드럽게 되는 것을 말한다.

위에서 살펴본 바와 같이 뇌 혈관을 막는 것은 '혈전(血栓)' 혹은 '색전(塞栓)'이라 불리는 '피딱지'들이다. 이것은 동맥경화증이 생긴 혈관 내벽에서 떨어져 나왔거나 심장의 섬유가 떨어져서 뇌 혈관을 막아 피를 통하지 못하게 한다. 이렇게 되면 뇌는 바로 그 기능을 잃게 된다. 또한 일정한 시간이 지날 때까지 피가 통하지 않으면 뇌 세포가 죽어 결국 회생불능의 상태에 이른다.

뇌색전

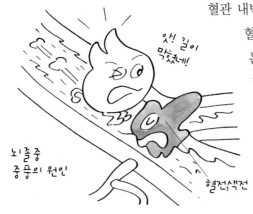

앗! 길이 막혔네!

뇌졸중
중풍의 원인

혈전/색전

뇌졸중을 일으키는 요인들

• 고혈압증(최고 혈압이 140° 이상 또는 최저 혈압이 90° 이상)

• 당뇨병

• 동맥경화증

• 심방세동증(부정맥의 일종)

• 심장판막증이나 협심증 같은 심장병

• 과도한 흡연

위의 증상 중 한 가지 이상의 증상이 있으면 뇌졸중을 염려해야 한다.

뇌졸중의 예방을 위해 지켜야 할 일들

• 고혈압증인 경우는 늘 혈압을 점검하고 조절한다.

• 담배는 절대로 피우면 안 된다. 담배를 끊으면 즉시 발병확률이 떨어진다. 1년 후에는 반으로, 그리고 3~5년이 경과하면 비흡연자와 똑같은 정도로 발병위험이 줄어드는 큰 효과를 볼 수 있다. 때문에 뇌졸중의 발병률이 높은 사람은 절대로 금연해야 한다. 심장병에 담배는 극약이라고 생각하면 틀림 없다. 그리고 과도한 음주와 잦은 음주는 삼가한다.(특히 발효주는 피한다.)

• 당뇨병의 치료는 신경을 많이 써야 한다. 혈당이 높은 경우는 반드시 전문의사의 지시에 따라 치료한다. 규칙적이고 건강에 좋은 식사습관을 가져야 한다. 과량의 동물성지방질이나 콜레스테롤이 높은 식품과 지나치게 자극이 심한 음식을 피하고, 너무 짜지 않게 먹도록 한다.

• 적당한 운동을 즐기자. 일주일에 3일 이상 1일 30~60분 정도 운동을 하기 바란다. 가장 권할 만한 운동으로는 천천히 달리기, 빨리 걷기, 자전거 타기와 수영 등이다.

• 1년에 한 번 이상 의사를 찾아가서 정기적으로 검사를 받는다. 뇌졸중의 가능성이 있는 이들은 기본적인 검진만으로도 쉽게 이상의 유무를 알 수 있다. 그러므로 구태여 종합병원이 아니더라도 가까운 병원의 의사를 찾아가서 기초검사를 자주받는 것이 바람직하다.

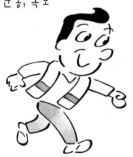

육류 줄이고, 금연
주 3일, 1일 60분
운동, 속보

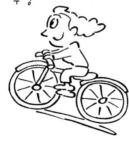

자전거 타기,
수영

- 때때로 어지럽다.
- 머리가 자주 무겁고 아프다. 얼굴이 상기되는 느낌이 자주 든다.
- 후두부와 뒷목, 그리고 어깨가 무겁고 통증을 느낀다.
- 쉽게 피로해진다.
- 눈이 피로해지고, 시력이 떨어지는 느낌이 든다.
- 이명증이 발생한다.
- 숙면이 어렵고, 건망증이 심해진다.
- 작은 일에도 화를 잘 낸다.

치료는 분초(分秒)를 다툰다. 따라서 빠를수록 회생할 가능성이 높다. 뇌혈관이 터져서 흘러나온 피의 양이 많을 때는 빨리 수술을 해서 그것을 제거해 주어야 한다. 또한 동맥경화증이 생긴 혈관내벽의 찌꺼기가 떨어져 나왔거나 심장에서 만들어진 혈전 또는 색전이라 불리는 피딱지들에 의해 뇌 혈관이 막힌 경우는 빨리 그 혈관을 뚫어 주어야 한다. 전에는 막힌 혈관을 뚫을 방법이 없었으나, 혈전용해제가 나옴으로써 이를 정맥에 주입하거나 혈관 사진을 통해 피딱지가 막고 있는 부위를 확인하여 직접 동맥 내에 투입·치료하기도 한다.

정맥주사를 이용한 혈전용해제의 효과를 보려면 적어도 발병 3시간 이내에 치료를 시작해야 한다. 병원에서 CT나 MRI 등의 진단에 소요되는 시간을 고려한다면, 적어도 발병 후 2시간 이내에 병원에 도착해야 한다는 계산이다. 그러나 발병 후 2시간 이내에 병원에 도착하는 환자는 절반도 채 안 된다고 한다.

동맥 내로 혈전용해제를 직접 투여하는 치료는 좀더 시간적으로 여유가 있다. 발병 후 4~5시간 이내에 치료를 시작만 해도 효과를 볼 수 있다.

물론 이와같은 치료를 한다고 해서 환자들에게 다 똑같은 효과가 있는 것은 아니다. 그러나 통계적으로 보면 약 30% 정도는 후유증이 남지 않을 정도로 회복이 가능하다. 그러므로 가능한 한 서둘러 병원 응급실로 가는 것이 최선의 방법이다.

이 경우 한방적인 처치 방법인 침술에 의한 치료나 청심환 등을 억지로 복용시키는 것은 절대로 권장할 일이 못 된다. 이러한 한방치료

중풍의 증상이 보이면 대개는 청심환과 침을 생각하는 경우가 많은데, 꼭 명심해 두어야 할 사항은 분초를 다투어 종합병원의 응급실로 급히 가야만 회생이 가능하다.

는 회복기에는 많은 도움을 줄 수 있으나 발병 초기에는 응급을 요하므로 가능한 한 빨리 병원 응급실을 찾아야 한다.

가장 현명한 방법은 뇌졸중을 미연에 방지하여 발병하지 않도록 하는 것이다. 중년에 접어든 이들에게 뇌졸중은 암과 같이 무섭고도 가장 두려운 병 중의 하나이지만 지레 겁먹을 필요는 없다.
우선 스스로 자신이 뇌졸중에 걸릴 위험에 노출되어 있는지를 체크해 보고, 앞에서 밝힌 뇌졸중의 발병 요인들을 지속적으로 치료하며 제거해 나가면 된다.

환자들의 거의 반 정도는 의사의 진단을 받기 전에 스스로 뇌졸중의 증세를 자각하고 병원을 찾는다. 이와같이 쉽게 뇌졸중의 증상을 알 수 있는 것은 갑자기 신체의 기능장애가 나타나기 때문이다. 뇌경색의 전조증상은 다음과 같다.

- 갑자기 한쪽 팔이나 다리에 힘이 쭉 빠지고, 저리거나 감각이 둔해진다.
- 갑자기 말을 못하거나, 무슨 말인지 잘 알아 들을 수 없다.
- 말을 할 때 발음이 어눌해진다.
- 심하게 어지러우며 속이 메스꺼워진다.
- 술 취한 사람같이 걸음걸이가 휘청거린다.
- 갑자기 한쪽 눈이 잘 안 보이거나 흐리게 보인다.

위와 같은 증상이 몇 가지 된다 하더라도 반드시 뇌경색이라고 볼 수는 없다. 장기간 양손이나 다리가 저린 증상을 보이거나 피곤한 것은 신경을 많이 쓸때 자주 나타난다. 그리고 뒷머리가 뻐근하거나 어지러운 증상은 대개 뇌경색과 무관한 경우가 많다.

그러나 위의 증상 중 한두 가지가 갑자기 나타나면 뇌경색일 가능성이 높으므로 빨리 병원을 찾아가 진단을 받아야 한다. 이와같은 증상은 갑자기 나타났다가도 몇 분 또는 몇 시간 후에 저절로 사라지는 경우도 있는데, 그렇다고 방심하지 말고 반드시 병원을 가야 한다.

일단 뇌졸중이 발생한 환자는 재발을 막기 위해 2차 예방에 힘을 쏟아야 한다. 피딱지를 만드는 혈소판의 기능을 억제하는 제재를 사용하거나, 심장병이 원인인 뇌경색의 경우는 항응고제를 사용해야 한다.

동맥경화증이 심하면 으레 수술을 하였으나, 최근에는 스텐트라는 철망 같은 것을 이용하여 좁아진 혈관을 넓혀 주는 방법을 사용하고 있다.

뇌졸중을 일으킨 원인을 반드시 찾아서 치료해 주어야 재발을 막을 다시 한 번 강조하는데, 뇌경색 치료의 핵심은 심장마비에서와 같이 시간 단축이 바로 소생의 열쇠가 된다.(종합병원 응급실을 찾아야 한다.)

수가 있다. 항간에서는 단순히 물리치료나 민간요법 또는 생약치료에 의존하는 경우가 많은데, 2차 예방을 게을리하면 재발할 위험성이 매우 높으므로 주의해야 한다.

뇌경색, 즉 뇌 혈관이 막혀서 피가 통하지 않으면 뇌 세포는 회복되기 어려운 손상을 입게 되며, 생명까지도 위협을 받게 된다.

체력과 증상에 따른 한방처방

뇌졸중의 예방과 치료에 효과가 좋은 처방명	허실(虛實)	자각증상(自覺症狀)												
		변비	불면증	쉽게 피로	면적 상열	어깨 결림	구강건조	동계	명치 부위 답답	수족냉	안절부절	관절동통	수족지각마비	수족운동마비	보행곤란
삼황사심탕(三黃瀉心湯)	실實	★	★		●		●		★		★				
대시호탕(大柴胡湯)		★	△		△	★	★	△	★		△				
시호가용골모려탕(柴胡加龍骨牡蠣湯)		★	★	●	△	●	★	★	△		★				
황련해독탕(黃連解毒湯)	허실 중간				★			●	★		★				
소경활혈탕(疎經活血湯)												★	★	★	★
팔미환(八味丸)	허(虛)	△		★						★			●	△	●

★ : 증에 가장 잘 맞는 표시. 처방을 선택하는 포인트가 된다.
● : 일반적으로 증에 맞는 경우
△ : 부수적으로 있는 증상

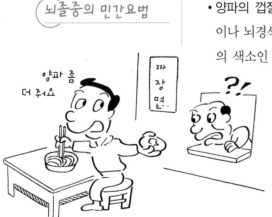

뇌졸중의 민간요법

• 양파의 껍질과 속살 : 양파는 고혈압과 동맥경화에 의한 심근경색이나 뇌경색 등 성인병에 탁월한 효과를 나타내는 식품이다. 양파의 색소인 크셀루에틴은 혈압을 강하시키고, 사이크로아린은 혈전을 예방한다. 또 혈전을 용해시키는 효능이 입증되었을 뿐만 아니라, 선옥(善玉 ; 좋은)콜레스테롤을 증가시키는 작용도 한다. 양파는 껍질도, 속살에도 약효가 있다. 차(茶) 색깔의 껍질은 끓여서 복용하고, 속살은 생으로 먹어야 효과가 크다.

• 양파껍질 : 1일 10~15g 정도를 흐르는 물에 가볍

게 씻은 다음 600ml의 생수에 넣고 반으로 줄여서 1일 3회 이상 복용한다.

- **양파의 속살** : 양파를 적당히 썰고, 간장, 참기름, 식초로 만든 드레싱으로 간을 맞추어 섭취한다. 1일 양파 1~2개 정도를 계속해서 복용하면 매우 좋은 효과를 얻을 수 있다. 주의할 점은 양파를 썬 다음 물에 씻으면 유효 성분이 많이 없어지므로 주의를 요한다.

냉약차

- **용법** : 생수−1ℓ, 반으로 줄여서 1일 3회씩 복용 하며, 약간의 꿀을 타서 복용해도 좋다.

행혈차(行血茶)

종 류	1일 분량	효 능
우슬(牛膝)	12g	맛은 쓰고, 약성은 평하다. 약효는 기(氣)를 보하고, 정력을 도우며, 혈행촉진(血行促進)하는 효능이 있다. 따라서 관절통과 요통, 슬통(膝痛)을 치유하고, 노화지연에도 효과가 매우 좋다.
계지(桂枝)	8g	맛은 달고 맵다. 약성은 온하다. 약효는 이뇨(利尿)작용이 우수하다. 말초 부위의 혈관을 확장하여 혈액순환을 촉진하고, 신경통과 두통을 치료한다.
도인(桃仁)	8g	맛은 달고 쓰다. 약성은 차다. 약효는 어혈을 풀어 준다. 혈액순환을 돕고, 장(腸)의 연동운동을 촉진한다.
대추 + 생강		

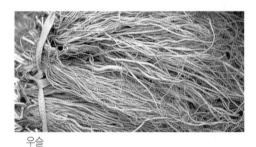
우슬

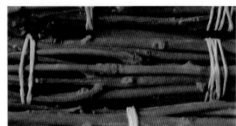
계지

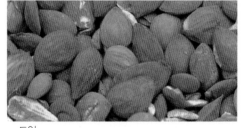
도인

"행복의 비결은 필요한 것을 얼마나 많이 갖고 있는가가 아니라, 불필요한 것에서 얼마나 자유로워져 있는가 하는 것이다. 옛말에 '위와 견주면 모자라고, 아래와 견주면 남는다' 는 말이 있다. 이 말은 행복을 찾는 오묘한 방법이 어디에 있는지를 깨우쳐 주고 있다." **욕심을 버리고 무리하지 않으면, 스트레스에서 해방되고, 뇌경색이라는 무서운 병과도 인연이 멀어진다.**

뇌졸중의 후유증

근래에 와서 암으로 인한 사망률이 대단히 높아졌다. 하지만 이 통계는 전체적인 암의 합산에 의한 것이고, 아직도 단일 질환으로는 뇌졸중이 우리나라 국민의 사망률 제1위를 점유하고 있는 국민병이다.

이 뇌졸중은 평소 건강하고 열심히 일하던 사람이 어느날 갑자기 쓰러지는 공포의 '돌발병'이다.

이 뇌졸중은 생명을 건진다고 하더라도 반신불수나 언어장해, 그리고 거의 누워서 지내야 한다. 그 밖에 다른 여러 가지 합병증으로 인해 고통스러울 뿐만 아니라, 본인은 물론 가족 전체에게 정신적으로나 경제적으로 말할 수 없는 부담을 주는 질환이다.

산소를 가장 필요로 하는 뇌

뇌는 심장으로부터 방출되는 혈액 중의 약 15%(1분간에 약 0.7ℓ) 정도를 공급받는다. 뇌 세포의 산소 소비는 체세포보다 월등하게 높기 때문에 한순간도 신선한 피를 공급받지 못하면 생명을 유지할 수 없다.

예를 들어, 6초 정도 혈액이 멈추게 되면 눈앞이 아찔해지면서 어지러워진다. 10초 동안 계속되면 의식이 멀어지기 시작하고, 3~5분간 계속되면 뇌의 일부가 괴사(壞死)하여 회복하기 힘들어진다. 뇌 속에 30cc 정도의 피가 출혈되어도 치명상이 된다. 이와같이 뇌는 인간의 장기 중에서 산소를 제일 필요로 하는 기관이다.

뇌졸중을 일으키는 원인

뇌졸중의 발작은 어느날 갑자기 발생하지만, 그와 같은 증상을 일으키는 원인은 오랜 동안 누적된 것이다. 때문에 계속해서 잘 관찰해 보면 그 원인이 되는 증상을 느낄 수 있다. 그 원인이 되는 증상은 대개

3~6개월 전부터 진행된다. 따라서 다음과 같은 현상이 일어나면 지체 없이 일상 생활의 개선을 시도해야 한다.

- 혈압의 변동이 자주 일어나고, 얼굴이 자주 상기된다.
- 어깨나 목 뒤가 자주 뻐근해진다.
- 두통과 두중(頭重)이 자주 발생한다.
- 수족이 저리고, 어지러우며, 이명 증상이 나타나기 시작한다.

뇌졸중의 종류

- **뇌출혈** : 뇌 혈관이 터져 출혈하고, 그 혈관을 통해 피를 공급받던 뇌 세포가 파괴되어 마비증상이 일어난다. 주로 고혈압일 때 잘 발생하고, 별다른 예고 없이 어느날 갑자기 발작한다.
- **뇌혈전** : 뇌 혈관의 세동맥 경화에 의해서 발생한다. 일반적으로 노인에게서 많이 발생한다. 뇌동맥이 아주 좁아지거나, 핏덩어리에 막혀 그 혈관이 관장하고 있는 뇌 세포의 영양장해를 일으켜 마비가 발생한다.
- **뇌색전** : 뇌의 혈관에는 이상이 없으나 혈관 중 혈액 덩어리가 뇌의 말초혈관을 막아서 발생하는 증상이다. 이는 나이에 관계 없이 발생한다.

뇌혈전이나 뇌색전이 발생하면 혈관이 막혀 산소나 영양이 공급되지 못해 뇌 조직이 탄력을 잃게 되는데, 이것을 뇌연화증(腦軟化症)이라고 한다.

뇌혈전과 뇌색전은 질병의 상태가 비슷하기 때문에 이 두 증상을 통틀어서 뇌경색이라고 부른다.

뇌혈전이나 뇌경색은 혈압이 특별히 높지 않아도 발생하는데, 오히려 저혈압인 경우에 더 발생하기 쉽다. 그러므로 혈압이 높지 않다고 방심하지 말고 특히 식생활에 주의를 기울여야 한다.

뇌출혈의 원인과 장소 그리고 증상

뇌출혈이 발생하는 가장 큰 원인은 고혈압이다. 연령적으로 보면 40~60세의 한창 왕성하게 일을 해야 하는 성인에게서 주로 발생한다.

또한 뇌출혈이 일어나는 장소는 대뇌의 시상(視床)과 내포(內包)라고 불리는 부분에서 발생된다. 내포라고 불리는 부분은 대뇌로부터 척추로 내려가는 운동신경섬유와 피부로부터 대뇌로 전달되는 지각신경섬유가 통하고 있는 곳이다.

　좌우 반신(半身) 운동과 지각신경섬유는 반대측의 내포를 통한다. 따라서 뇌의 좌우 한쪽 내포 부근에 출혈이 발생하면 신체 반대측의 운동과 지각신경이 장해를 받아 수족이 마비되고, 언어가 어눌해지며, 얼굴 한쪽이 비뚤어지기도 한다. 이것이 반신불수의 실체이며, 일반적으로는 '중풍(中風)'이라고 한다.

심각한 뇌졸중의 후유 증상들

　뇌졸중은 발작 후 생명의 위험에서 벗어났다고 하더라도 출혈이나 연화에 의해서 발생한 여러 가지 증상이 후유증으로 남게 된다. 가장 큰 후유증으로는 반신불수, 즉 한쪽 수족의 마비이다.

　그 밖에 언어불능, 혀가 정상적으로 잘 움직이지 않는 언어장해와 마비된 쪽 수족의 감각이 둔해진다. 그리고 수족이 저리고 아프며, 지각장해와 심한 건망증이나 계산이 잘 안 되는 지능저하를 가져온다. 또한 마음이 여려져 매우 감상적이 되며, 반면에 무기력하게 되는 정신장해 등 여러 가지 증상이 남는다. 이것이 바로 뇌졸중의 후유증들이다.

뇌졸중에 가장 중요한 닉이요법

　음식물을 과식하여 노폐물이 장내에 정체되면 독소가 발생하게 된다. 이로 인해 뇌 혈관의 장해가 발생하여 뇌졸중을 일으키게 된다.

　뇌졸중을 예방하기 위해서는 식사시 보통 때보다 두 배 이상 음식물을 충분히 저작(咀嚼)해야 한다. 특히 저녁식사의 양을 반으로 줄이고, 잠자리에 들기 전에는 절대로 물 이외에는 음식물을 섭취하지 말아야 한다.

　예를 들어, '장생가(長生歌)' 중에서 '食은 細하게'라는 훈계가 있다. 그러므로 평상시에 과식을 주로 하게 되면, 특히 육류나 당분이 많은 산성식품을 많이 섭취하는 사람은 소화, 흡수, 배설이 어렵게 된다.

　그로 인해 내장이나 생리 등 전반적인 기관이 피곤해져서 어혈이나 수독(水毒)증

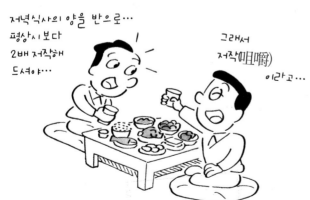

저녁식사의 양을 반으로…
평상시보다
2배 저작해
드셔야…

그래서
저작(咀嚼)
이라고…

이 발생한다. 또한 중성지방, 콜레스테롤 등에 의해 피가 탁해져서 혈류에 장애를 일으킨다.

　장수의 적인 동맥경화나 고혈압, 당뇨, 비만, 그리고 뇌졸중을 예방하기 위해서는 식이요법이 가장 중요하다. 소금이나 동물성지방질을 과다하게 섭취하지 말아야 하며, 특히 그 중에서도 저녁의 과식이 가장 큰 문제가 된다.

　세계보건기구에서 선정한 장수촌은 소비에트의 코카사스 지방과 일본의 오키나와 지방이다. 이 두 곳의 장수인들이 가진 두드러진 공통점은 음식의 섭취량이 매우 적다는 점이다. 그리고 지방에 따라 섭취하는 식품의 종류가 아주 다름(코카사스는 주로 육류와 요구르트, 그리고 오키나와는 주로 해조류와 콩)에도 불구하고 소식을 하기 때문에 모두 장수한다는 것이다.

혈압조절의 한방 명 처방

　혈압조절을 위한 한방의 명처방으로는 삼황사심탕이 있다.(고혈압 편 참고)

체력과 증상에 따른 한방처방

중풍 후유증에 효과가 좋은 처방명	자각증상(自覺症狀)														
	허실(虛實)	변비	불면증	자주 피로함	위로 열이 오른다	어깨가 무겁다	입안이 쓰고 끈끈	가슴이 뛴다	두통	명치 부위 답답	불안초조	관절부종 동통	수족 지각마비	수족 운동마비	보행 곤란
삼황사심탕(三黃瀉心湯)	실實	★	★		△	△			△	★	★				
황련해독탕(黃連解毒湯)					△		△			★	★				
대시호탕(大柴胡湯)		★	△		△	★	★		△	★	●				
속명탕(續命湯)	중간		△		△							●	★	★	★
소경활혈탕(疎經活血湯)	허증											★	★	★	★

★ : 증에 가장 잘 맞는 표시. 처방을 선택하는 포인트가 된다.
● : 일반적으로 증에 맞는 경우
△ : 부수적으로 있는 증상

뇌졸중의 전조증상이 나타나는 경우는 물론이고, 그 이전에 가능한 빨리 정장(整腸) 효과가 좋은 식사로 개선해야 한다.

- 주식 : 현미잡곡밥(현미 5할, 검정콩, 팥, 율무, 차좁쌀, 옥수수 각 1할)
- 부식 : 혈관의 탄력성을 유지해 주는 비타민 C

   ① 식물성 성분이 풍부해서 정장작용이 우수한 무채(무즙), 우엉, 연근

   ② 혈액의 정화작용이 뛰어난 해조류 중에서 미역, 다시마, 파래, 김

   ③ 토마토는 육식성 노폐물을 분해·처리해서 뇌 혈관의 부담을 경감시키는 작용을 하므로 육식을 과식했을 때에는 반드시 1개 이상 섭취하도록 한다.

   ④ 그 밖에 당근, 세리, 샐러리, 캬베츠 등을 혼합한 야채주스 등을 주기적으로 복용한다.

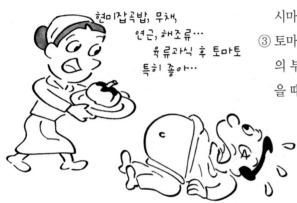

현미잡곡밥, 무채, 연근, 해조류… 육류과식 후 토마토 특히 좋아…

노환 중에서 나만은 피해 가기를 가장 바라는 질환이 바로 중풍이다. 장병(長病)에 효자 없다고, 본인이나 돌보는 사람이나 서로가 못할 노릇이다.

평소에 마음을 편히 가지고, 과식을 삼가며, 특히 겨울철에는 될 수 있는 한 춥지 않도록 주의해야 한다. 추위로 인해 표피가 움츠려들기 때문에 피가 갈 곳이 없어 머리로 올라가게 되면 매우 위험하다. 특히 겨울에는 실외에서의 무리한 운동은 삼가고 걷는 정도의 운동이 적당하다.

파 요법

양파 1통, 대파 5개(잔뿌리가 달린 흰색 부분만을 사용), 결명자 15g, 생강 7g을 600cc의 생수에 넣고, 강한 불로 300cc가 되도록 끓여 1일 3회로 나누어 마신다.(맛이 고약하면 레몬이나 약간의 커피를 섞어도 무방하다.)

행기차(行氣茶)

종 류	1일 분량	효 능
우슬(牛膝)	8g	맛은 쓰고, 약성은 평하다. 약효는 기를 보하고, 정력을 돕는다. 혈행촉진(血行促進)을 하는 효능이 있어 관절통과 요통, 슬통(膝痛)을 치유하고, 노화지연에도 매우 좋다.
두충(杜沖)	10g	맛은 달고 약간 매우며, 약성은 약간 온하다. 약효는 체력을 강하게 하며, 근골(筋骨)을 튼튼하게 한다. 요통과 슬통(膝痛)을 다스리고, 정력을 돕는다.
계지	8g	맛은 달고 매우며, 약성은 온하다. 약효는 이뇨(利尿), 말초 부위의 혈액순환을 촉진하고, 신경통과 두통을 치료한다.
대추 + 생강		

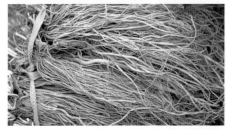
우슬

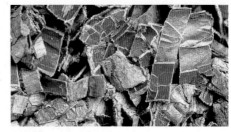
두충

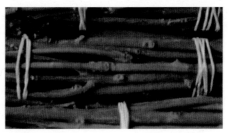
계지

뇌졸중을 예방하는
운동요법

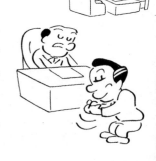

　하루 중에 기회가 닿는 대로 손바닥이나 손등을 비비고, 손가락을 번갈아 잡고 비튼다. 한 번에 5분 정도씩 하루에 몇 번을 반복해도 좋다.

　손등은 인체의 등에 해당하는 곳으로서 신경, 특히 자율신경에 해당하는 곳으로, 기가 모이고 흐르는 곳이기도 하다. 손바닥은 5장 6부의 기가 모이고, 또 기가 흐르는 곳이다.

　손을 비비고 비트는 운동만으로 전신운동

의 효과가 나타나고, 특히 대뇌의 혈액순환을 촉진해서 '중풍'과 '치매'를 예방하고 치료한다.

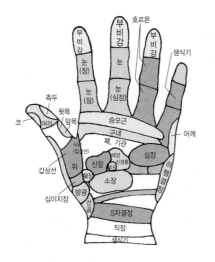
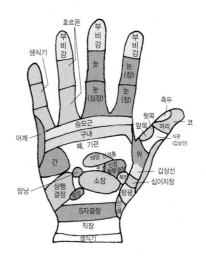

"새 옷으로 갈아 입으려면 우선 낡은 옷부터 벗어야 한다. 낡은 옷을 벗어버리지 않고는 새 옷을 입을 수가 없기 때문이다. 모든 길과 소통을 가지려면 그 어떤 길에도 매여 있지 말아야 한다. 중요한 것은 안락한 삶이 아니라 충만한 삶이다." 이런 충만한 삶은 한곳에 정체되는 삶, 안주하는 삶이 아니라, 끝없이 아름다움을 추구하는 삶이다. 이와 같이 될 때 우리들의 머릿속 피도 정체됨이 없이, 뇌졸중도 황망히 피해 갈 것이다.

성인병

심장병(心臟病)

심장병이란?

발작을 하면 생명은 거의 잃게 된다.

심장과 혈관은 모두 체세포를 먹여 살리는 혈액의 용기(容器)이다. 심장의 크기는 대개 각자의 주먹만 하고, 무게는 200~350g 정도이며, 1일 박동수는 10만 회 전후이다.

심장은 전신의 기관과 조직에 혈액을 공급하기 위해서 단 한시도 쉬지 않고 활동한다.

대략 60년간 박동하는 심장의 활동 양을 에너지로 환산하면 10톤 무게의 짐을 에베레스트 산 정상까지 끌어올리는 힘과 맞먹는다고 한다. 또한 안정시에는 1회의 수축으로 50~80㎖, 1분간 약 3~5ℓ 정도의 혈액을 받아들이고 내보낸다.

심장병은 오랜 기간에 걸쳐 서서히 진행되지만, 일단 발병하면 쓰러지게 되고, 바로 응급조치를 하지 못하면 순식간에 생명을 잃게 된다. 거의 1~2시간 이내에 사망하게 된다.

우리나라에서 이 심장병으로 사망하는 경우를 보면, 거의 협심증 아니면 심근경색이다. 심장을 먹여 살리는 영양분이나 산소의 공급은 심장 내로 바로 들어오는 그 피로부터 직접 공급받는 것이 아니라, 심장의 주위를 에워싸고 있는 혈관(관상동맥)으로부터 공급받는다.

그 양은 혈액 전체의 20분의 1에 해당하는 분량인데, 이 관상동맥에 이상이 발생하면 심장의 근육에 혼란이 와 심장에 결정적인 장해를 일으켜 생명을 위협한다.

심장병의 대표적인
종류

• **협심증**(狹心症) : 관상동맥이 경화되거나 협착되어 심근에 혈액 공급이 제대로 안 되어 발병한다. 오르막 또는 계단을 급하게 오르거나 과음, 사우나, 심한 운동 등 무리한 활동에 의해 돌연히 심장 부위에 극심한 통증과 압박감이 엄습한다. 또한 전혀 움직이지 않고 안정을 취하고 있을 때나 수면 중에도 발생하는 '안정시 협심증'도 있다.

통증의 양상은 왼쪽 어깨에서 왼쪽 팔에 걸쳐 퍼지는 경우가 대부분이다. 대개의 경우 고통보다는 안면이 창백해지고, 식은땀을 많이 흘린다.

• **심근경색**(心筋梗塞) : 심근경색이란 관상동맥의 내강이 거의 막힐 정도로 진전되어 원활하게 혈액이 공급되지 못한 심장 근육 세포의 일부가 괴사된 상태를 말한다. 협심증이 진전되어 발생한 상태라고 볼 수 있다.

발작의 범위도 협심증보다 넓으며, 통증도 좌흉부나 가슴의 중앙, 좌견(左肩), 좌완(左腕), 목덜미, 명치까지 달한다. 통증의 모양은 침으로 찌르는 것 같고, 화젓가락으로 쑤시는 것 같아 매우 고통이 심하며, 호흡 곤란을 일으키기도 한다. 최악의 경우에는 심장 마비를 일으켜서 생명을 잃게 된다.

• **심장판막증**(心臟瓣膜症) : 심장에는 혈액의 역류를 방지하기 위한 '판'이 심장의 좌우에 설치되어 있는데, 이 판이 굳어지거나 줄어들면 개폐가 제대로 안 되어 유착되거나 협착된다. 이와 반대로 판이 이완되어도 충분한 역할을 할 수가 없게 된다. 이같이 판이 닫쳐져야 할 경우 그 역할이 제대로 되지 못하면 전신으로 운송될 혈액이 심장 내에 잔류하게 된다. 이를 심장판막증이라 한다.

심장은 전신에서 필요한 피를 운송하기 위해 필사의 노력을 한다.

주인님 자꾸 아큘을 틀어보내면 심장박동 수 줄일테예요…

1일 심장박동
회수 10만회!

동물성
기름

백설탕

이것은 오히려 심장에 과중한 부담을 주는 결과가 된다. 때문에 적은 양의 운동이나 계단을 오르내리는 정도로도 가슴이 두근거리고 숨이 막힐 것 같은 증상이 나타난다. 좀더 진전이 되면 호흡 곤란으로 고생하게 된다.

- **심장성 천식(心臟性 喘息)** : 심장의 심근이 약해져서 폐에 혈액을 원활히 공급하지 못하면 폐에 울혈이 발생하여 극심한 기침을 하게 된다. 대개는 협심증이나 심장판막증인 경우 폐에 울혈이 발생하기 쉽다.

심장병의 원인

심장장해의 원인은 일반적으로 흡연이나 스트레스 등으로 보기 쉬우나, 실은 혈액의 성상(性狀)을 좌우하는 체세포에 결정적인 영향을 미치는 식생활에 있다.

그 중에서도 백설탕과 동물성지방의 과잉섭취가 주범이라고 할 수 있다. 특히 백설탕은 세포막을 용해시키는 작용을 하기 때문에 근육이나 점막 등의 정상적인 발육을 저해하고 동맥경화를 촉진한다. 그러므로 당분을 많이 섭취하면 비만, 고혈압, 동맥경화증, 당뇨병 등과 관계가 깊어져 심장병에 걸릴 확률이 높아진다.

임신 중에 단음식(백설탕 사용)을 많이 먹으면 심장기형, 심장판막증, 그밖에 심장기형아의 출산률이 높아질 수 있으므로 임신 중에는 단음식을 가급적 피하는 것이 바람직하다. 그리고 더 큰 원인으로는 육류·계란·우유 등의 동물성 단백식품의 과식이다. 이것들은 혈액을 산성으로 변화시켜 혈액의 점도(粘度)를 높여 동맥경화를 촉진한다.

질병으로 인한 사망 중에 심장병에 의한 사망률이 가장 높으며, 특히 미국의 경우는 심장병으로 인해 전체 경제에 미치는 영향이 매우 심각하다. 따라서 육식의 양을 줄이고 심장병을 예방하기 위해 여러 가지 계획을 세우고 무척 고심하고 있다. 우리나라도 1975년 이래로 식생활의 변화에 따라 심장병이 급속도로 증가되고 있는 실정이다.

협심증의 전조증상

- 어깨가 아픈 견응(肩凝)통이 발생하며, 치료가 어렵다.
- 별것 아닌데도 쉽게 가슴이 두근거린다.

- 조금만 걸어도 숨이 찬다.
- 갑자기 가슴이 쥐어짜듯이 아프고 얼굴이 창백해진다.
- 불안초조, 긴장이나 압박으로 가슴이 답답하고 아프다.
- 추위와 더위에 약해진다.
- 머리가 무겁고, 뒷목이 뻐근하며, 눈이 피로해진다.
- 숙면이 안 된다.

심장병에 효과가 좋은 먹이요법

심장병을 고치기 위해서는 활성도가 높은 적혈구를 생산해서 심장의 혈관이나 조직을 건강하게 하지 않으면 근본적인 치료가 안 된다. 주식으로는 현미 6할에 검정콩, 팥, 율무, 좁쌀 같은 잡곡을 각각 1할씩의 비율로 잡곡밥을 만들어 먹는다. 그리고 백합의 뿌리를 상복하면 일체의 심장병에 효과가 아주 좋고, 또 맛도 좋다.

부식으로는 야채, 해조류, 작은 어패류를 많이 먹을수록 좋고, 난황유(卵黃油)는 심장에 특효약이다. 그밖에 식초콩은 동맥경화와 고혈압뿐만 아니라 심장병에도 탁월한 효과를 나타낸다.

기름은 혈관의 경화를 방지하고 해소하는 불포화지방산인 식물성 기름을 반드시 사용해야 한다. 또한 비타민 E가 풍부하고, 콜레스테롤을 용해시키며, 혈관의 탄력성을 강하게 하는 표고버섯, 느타리버섯, 송이버섯 등 모든 버섯류와 피만, 파세리, 아스파라가스 등도 항상 섭취하면 매우 효과적이다.

현미 잡곡밥 · 백합뿌리 · 난황유 · 표고, 느타리, 송이버섯 · 섭취하면 효과 · 자연염

협심증 치료의 포인트

고혈압과 심장병의 예방과 치료에는 염분의 과잉섭취를 엄금하라고 많은 영양학자나 의사들이 경고한다. 반면에 조직을 튼튼히 하고 심장 기능을 강화시키기 위해서는 염분이 필요불가결한 것이라고 한다.

말하자면, 우리의 생명은 바다에서 탄생되었다는 의미이다. 우리의 혈액 중 염분의 비율은 바다와 매우 흡사하다. 즉, 혈액의 기원은 바다인 것이다. 해수(海水), 즉 천연소금에 함유되어 있는 성분은 나트륨, 카리움, 칼슘, 염소, 염화마그네슘 등 현재까지 알려진 바로는 60여

종류이다. 따라서 생체의 생리기능을 정상으로 유지시켜 주기 위해서 천연염은 절대로 필요불가결한 것이다.

자연염(自然鹽)에는 이와같은 미네랄 성분이 고스란히 포함되어 있어 몸의 해독기능을 향상시키는 좋은 작용을 한다. 천연염은 체액의 주요성분으로 원활한 대사기능을 촉진하고, 피를 맑게 하는 역할도 한다. 그리고 소화흡수를 돕고, 체세포를 긴장시켜 몸과 마음을 활발하게 하며 체력도 상승시킨다. 염분이 부족해지면, 식욕이 떨어지고 힘이 빠져 저항력이 약해진다.

그런데 문제는 오늘날 가정에서 사용하고 있는 식염이나 맛소금은 고도로 정제된 소금이라는 사실이다. 정제염은 이온교환수지막을 투석(透析)해서 정제하였기 때문에 99% 이상의 순도를 자랑하는 염화나트륨이다. 이는 그냥 짠맛을 느끼게 하는 소금이지 천연의 소금과는 거리가 먼 것이다. 따라서 이 정제염은 오히려 우리 몸의 생리적인 밸런스를 무너뜨린다.

최근에는 고혈압, 신장염, 암 등의 환자에게 소금을 금하고 있으나 이는 정제염에 해당하는 얘기이지 천연염이 아니라는 사실을 꼭 기억하기 바란다.

체력과 증상에 따른 한방처방

심장질환에 효과가 좋은 처방명	허실(虛實)	소변 소량	두통·두중	빈혈 경향	갈증	명치부위 답답	동계	숨이 답답	호흡 곤란	흉부 답답	흉부 동통	가슴·어깨·등부위	동통	흉부 압박 동통	구역·구토
목방기탕(木防己湯)	실(實)	★	●		★	★	★	★	★	★	★	●		★	●
자감초탕(炙甘草湯)				●		★				●	★			△	
증손목방기탕 (增損木防己湯)	허실 중간	★		●		★				★	★			★	
귀비탕(歸脾湯)	허(虛)			★		★				●	●	●		●	

★ : 증에 가장 잘 맞는 표시. 처방을 선택하는 포인트가 된다.
● : 일반적으로 증에 맞는 경우
△ : 부수적으로 있는 증상

계란의 노른자위로 만드는 난유(卵油)는 옛날부터 심장병의 치료나 허약체질의 개선제로서 애용되어 왔다. 한의학 서적에는 이 계란 노른자위가 혈액이나 체액을 보충해 주는 작용이 있는 것으로 기술되어 있다.

난황유(卵黃油) : 전반적인 심장병에 매우 효과가 있다.
- 만드는 방법 : ① 계란 노른자위 10~15개 정도를 기름을 치지 않은 프라이팬에 넣고 나무주걱으로 저으면서 강한 불로 볶는다.
  ② 노른자위가 검게 타기 시작하면 냄새가 강해지면서 검은 기름이 나오기 시작한다. 충분하게 기름이 나오면 불을 끄고, 그 기름을 가제로 받쳐 병에 넣어 두고, 1회에 티스푼의 3분의 1 정도씩 하루 3회 생수와 함께 마신다.

식초콩 : 고혈압, 동맥경화, 심장병 등에 매우 유효하다.
- 만드는 방법 : ① 좋은 매주콩을 준비하고 젖은 수건으로 깨끗이 닦은 다음 건조시킨다.
  ② 현미식초와 주둥이가 큰 병(인스턴트 커피병 등)을 준비한다.
  ③ 병에 콩을 3분의 1 정도 넣고, 식초를 8부 정도 붓고 봉한 뒤 냉장고에 잘 보관한다. 그리고 5일이 경과한 후부터 조석으로 1회에 40~50개 정도를 식후나 식사 중에 섭취한다.

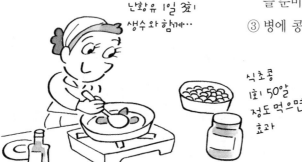

난황유 1일 3회
생수와 함께…

식초콩
1회 50알
정도 먹으면
효과

청심차(淸心茶)

종 류	1일 분량	효 능
자감초(炙甘草)	10g	맛은 달고, 약성은 따뜻하다. 약효는 급박(急迫)을 완화하여 동통(疼痛)과 해수(咳嗽)를 멎게 하고 마음을 가라앉힌다.
방기(防己)	10g	맛은 쓰고, 약성은 차다. 약효는 풍습(風濕)과 안면의 신경마비와 수족의 동통(疼痛)을 치료하고, 대소변을 잘 통하게 하며, 혈과 기의 유통을 도와 몸을 청소해 준다.
치자(梔子)	4g	맛은 쓰고, 약성은 차다. 약효는 마음과 심장, 그리고 위와 대소장의 화(火)와 사기(邪氣)를 제거한다. 번민을 다스리고, 대소변을 잘 통하게 하며, 황달과 소갈(消渴)을 치료하고, 코피를 멈추게 한다.
대추 + 생강		

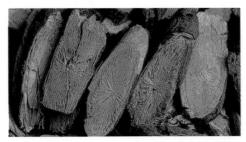

감초 자른 것

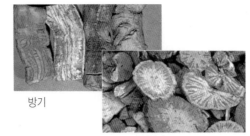

방기

방기 자른 것

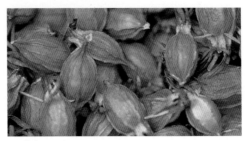

치자

- 동맥경화와 같다.
- 여가시간에 손목관절이 접히는 금으로부터 6~7cm 정도 중앙 부위 내외(내측 : 내관(內關), 외측 : 외관(外關))가 뻐근하게 느껴질 만큼 습관적으로 지압을 하게 되면 좋은 효과를 얻을 수 있다. 내측의 내관혈만을 지압해도 좋다. 지압을 하는 방법은 본인이 좌우 내·외관을 뻐근하게 느낄 만큼 누르면서 숨을 천천히 들이쉬고 다시 이완시키면서 숨을 내쉰다.

"깨달음에 이르는 데에는 두 가지 종류의 길이 있다. 자기 자신을 안으로 성찰하는 것과 이웃에게 나누어 주는 자비의 실현이다. 이것은 지혜의 길이다." 이 두 가지를 실현하는 삶을 살 수만 있으면 불필요한 욕망으로부터의 노임을 받을 수 있기에 건강한 심장을 소유하며 보람된 삶을 누릴 것이다.

간장병(肝臟病)

간염퇴치의 명약 소시호탕(小柴胡湯)

　간장은 횡격막(橫隔膜) 바로 아래 우측 상복부에 위치한 대단히 중요한 대형 장기이다. 무게는 약 1,000~1,500g, 즉 몸무게의 대략 50분의 1에 해당하고, 1분 동안에 1ℓ 이상의 혈액이 간장 내로 흐르며, 500종 이상의 화학작용(63빌딩의 10배에 해당되는 크기의 대단위 화학공장)을 정력적으로 운영해 나가는 신진대사의 중추 센터이다. 따라서 간장의 기능이 충분치 못하면, 신진대사가 원활치 못하여 노화현상이 빨리 일어나게 된다.

　심장처럼 박동을 하거나 위장처럼 연동도 하지 않는 침묵의 장기이지만 물질대사의 중추기관으로서 다음과 같은 중요한 일들을 한다.

간장의 중요한 기능

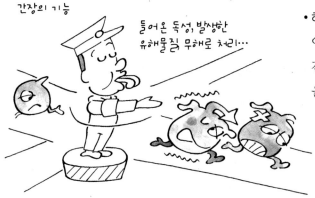

간장의 기능

들어온 독성, 발생한
유해물질 무해로 처리…

- 신진대사작용 : 이는 새로이 필요한 것을 유입시키고, 오래 되어 불필요한 것을 배설하는 활동을 말한다. 당질대사, 단백질대사, 지질대사, 수분대사 등 생명유지에 필수적인 기능을 수행한다.

- 해독작용 : 장으로부터 흡수된 유독물질이나, 몸 안에서 발생한 유해한 독물을 간장에서 무해한 형태로 처리하여 신장을 통해 배설한다.

- 담즙생성작용 : 간세포에서 만들어진 담즙은 음식물의 소화에 필요하다. 담관을 통해 십이지장에 들어가서 지방의 소화에 관여한다.

- 혈액의 응고와 적혈구 처리 : 혈액의 응고에 필요한 헤파린이나 비브리노겐을 생성하며, 필요치 않은 적혈구를 처리해서 헤모글로빈으로부터 담즙색소(빌리루겐)를 만든다.

- 비타민의 활성화 : 간장은 비타민을 다량으로 저장하고 있는데, 그 종류에는 A, B_1, B_2, B_6, D, E, K, 니코친산, 엽산 등등이다. 간장

에 장해가 생기면 비타민 결핍증과 유사한 증세가 나타나며, 몸이 무겁고, 피곤하며, 식욕부진 같은 증세가 나타난다.

- 호르몬과의 관계 : 간장에 장해가 발생하게 되면 여성호르몬이 증가하게 된다. 때문에 남자도 간기능이 많이 나빠지면 여성 호르몬에 의해서 털이 빠지고 유방이 확대된다.

이와 같이 간장은 복잡한 생명기능을 조절하고 유지한다.

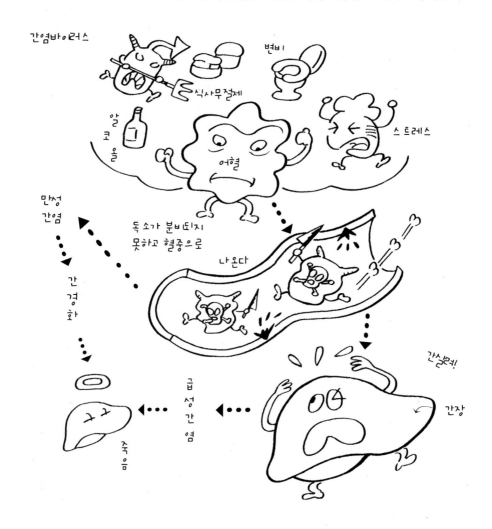

간장병의 원인과 종류

간장병의 종류에는 유행성간염, 만성간염, 혈청간염, 간경화, 간암 등이 있는데, 가장 비중을 크게 차지하는 것이 만성간염이다.

우리나라 사람들 중 간염의 발생원인은 바이러스이다. 간염의 종류는 많으나 그 중에서 유행성간염과 혈청간염에 대하여 알아보자.

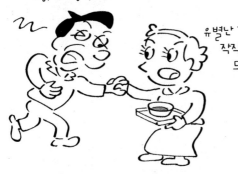

미식, 고급술, 항생물질
남용, 간기능장애…

유별난 것
작작 좀
드시지…

• **혈청간염** : 1965년 미국의 혈액학자 브란버그에 의해 발견된 오스트리아항원이 혈액을 수혈받는 사람에게 혈청간염을 일으킨다는 사실이 판명되었으며, 이를 바이러스 B가 감염시키는 B형(HB항원)간염이라고 한다. B형간염은 치료하기도 어렵고 만성화되기 쉬우며, 그 일부는 간경변을 간암까지 일으키게 되는 경우가 있다.

• **유행성간염** : 유행성간염은 1973년 변(便)으로부터 바이러스를 분리하게 되었는데, 이것이 A형간염이다. A형간염은 급성으로 경과할 뿐 만성으로 잘 이전되지 않는 것으로 알려져 있다.

• **유사간염** : 최근 미식(美食)이나 고급 술, 식품첨가물, 신약, 항물질, 부신피질 호르몬제 등의 남용과 정신적으로는 과욕, 근심, 걱정, 스트레스 등으로 유사간염의 환자들이 많이 늘고 있다. 이는 간실질의 형태학적인 변화가 없으나 전신권태, 체력저하, 불안초조, 식욕부진, 우측늑골 밑 상복부의 불쾌감을 호소하는 등 만성간염과 증상은 비슷하나 간기능검사의 결과는 정상으로 나타나는 간기능장해이다.

양의학적으로는 질병으로 볼 수는 없으나 한의학적인 진단으로 복진을 하면, 흉협고만(문맥순환이 나빠지면 울혈증상이 양쪽 협하(脇下)에 나타나는 현상)을 감지할 수 있는데, 이는 진단상 간기능상태를 알아보는 중요한 포인트이다.

왜냐하면 간장은 간 전체 세포의 30~40%만 정상으로 활동을 하여도 간기능검사에서 정상으로 나타나기 때문이다. 검사에서 이상이 발견되면 이미 병이 많이 진전된 후라고 볼 수 있기 때문에 간기능검사의 수치만 믿다가 치료하기 어려울 정도로 진전되는 경우가 있으므로 주의를 해야 한다.

A형과 B형의 감염경로를 살펴보면, A형은 변에서 나온 바이러스가 음식물, 식수, 식기, 손등을 통해 입으로 전해지고, B형은 그 감염경로가 복잡해서 수혈

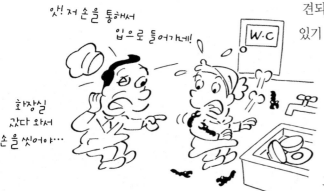

앗! 저 손을 통해서
입으로 들어가네!

화장실
갔다 와서
손을 씻어야…

W·C

이나 예방접종 등에 의해서도 전염되며, 피부나 점막의 접촉에 의해서도 감염이 될 수도 있다.

그런데 A형도 B형도 아닌 감염도 있다. 예를 들면, HB항원을 충분히 검사해서 수혈을 하였음에도 불구하고 감염을 일으키는 경우가 그러하다. 수혈 후 감염되는 간염은 90% 정도가 A형도 B형도 아닌 간염이다.

간장 기능이 나빠졌을
경우의 자각증상

① 전신이 권태롭고, 하루종일 몸이 무겁다.
② 담배나 술의 맛이 없어진다.
③ 신경질적으로 변하고, 일하기가 싫어진다.
④ 아침소변의 색이 짙은 황색을 띤다.
⑤ 식욕이 떨어지며, 이유 없이 토할 것 같은 느낌이 들고, 식후에 눕고 싶어진다.
⑥ 특히 눈이 피곤해지고, 팔다리가 쉽게 피곤해진다.
⑦ 급성간염은 감기에 걸린 것 같다가 며칠 후에는 황달증상이 나타난다.

간기능검사

간세포 내에는 많은 종류의 효소가 있다. 간염이 발생되면, 이 효소들이 혈액 내로 나가게 된다.

혈액 속으로 나온 효소들을 혈액검사를 통해 간장질환의 정도를 파악하게 된다. 특히 주목해서 검사하게 되는 효소가 '트렌스아미나제 'GOT, GPT)'이다.

이밖에 간장 내부의 구조를 영상화하는 CT, MRI나 초음파 및 조직생검 등이 있다.

• **만성간염의 증상** : 간장은 예비력이 높아 엄살을 부리지 않는 장기이기 때문에 장해 정도가 상당히 진전되기 전에는 이렇다 할 뚜렷한 증상이 거의 나타나지 않는다. 단지 어깨가 뻐근하게 결리고, 가끔 어지럽고, 후두부가 무겁고, 식욕부진, 피로, 몸이 무거우며, 기분이 저하되고, 갑자기 술이 약해지는 등의 증상이 나타난다. 이러한 증상이 진전되면, 황달, 간장종대, 복수 등의 증상이

나타난다.

- **간경화의 증상** : 이는 간장조직의 파괴와 재생의 사이클을 장기간에 걸쳐서 계속하는 동안 간세포의 재생과 성장의 기능이 떨어져서 간세포끼리 결합하는 역할을 하고 있는 간질세포(間質細胞)가 비정상적으로 증식되고 섬유화되어 그 이름대로 굳어지고 요철(凹凸)이 심한 상태로 된 것이다. 이는 간장장해의 종착역이다. 그러나 이 간경화도 어렵기는 하지만 치료될 수 있는 질환이다.

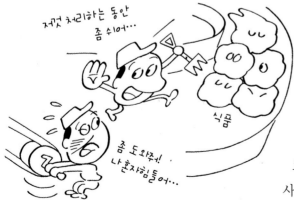

간장병의 원흉인 바이러스를 죽이는 약은?

절대안정이

우유　생선　소고기

두부 등이 좋아…

B형에는 '인터페론' 이 효과가 있다고는 하나 아직까지는 다소 미흡한 상태이다. 현재로서는 역시 고담백, 비타민 등의 식사요법에 절대안정이 치료의 대원칙이다. 절대안정을 하면 간장으로 흐르는 혈액의 양, 즉 산소의 양이 증가하기 때문에 회복을 위해서는 안정이 절대적으로 필요하다.

발병 초기의 식이요법으로는 우유, 흰살생선, 쇠고기, 두부 등 1일에 80~100g 정도가 좋으며, 특히 식이요법의 주의할 점은 칼로리 과잉으로 비대해지지 않도록 해야 한다. 비대해지면 간장에 지방이 축적되어 간기능이 도리어 저하될 수도 있다.

평소에 간을 건강하게 하는 비법(간염예방법)

저것 처리하는 동안 좀 쉬어…

좀 도와줘! 나혼자힘들어…

식품

간장도 신체의 일부이므로 보통 건강을 유지하는 건강법에서 벗어나는 특별한 방법이 따로 있지는 않다.

그러나 특히 폭음·폭식이나 수면부족, 과욕에 의한 스트레스 등이 간장의 기능을 그르친다. 균형 있는 생활을 하면서 적당한 운동과 정신건강 수양을 겸하는 방법뿐이다. 즉, 성인병의 예방법과 같다.

그래서 식후에는 간장에 충분한 혈액이 흐르도록 잠시 쉬었다가 활동하는 것이 좋다. 식사를 하자마자 활동을 하면 운동 부위에 평소보다 많은 양의 피가 흐르게 된다. 즉, 그만큼 간장에 흐르는 피의 양을 줄이는 결과를 나타낸다.

- A형의 경우는 식기나 손을 잘 씻어야 된다. B형도 마찬가지이다.
- 키스나 성교 등의 접촉은 절대 삼가하고, 간접적인 감염경로를 차단하기 위해서는 면도칼, 칫솔, 타월 등을 함께 사용하지 말아야 한다.
- 술을 좋아하는 분들에게 부탁하고 싶은 것은 자신의 주량의 2분의 1을 초과하지 말고, 1주일에 2회 이상 계속해서 마시지 않도록 한다. 또한 안주는 두부, 비지, 명태찌개 등 식물성단백질이 좋고, 과음을 하였을 경우는 반드시 과당(果糖)을 섭취하여 간장을 보호하여야 한다. 특히 만성간염 환자는 술을 절대적으로 삼가해야 한다.

우리나라 사람들 중에는 특히 바이러스+알코올에 의한 간경화가 의외로 많으므로 특히 조심하여야 한다.

간염일 때 한약은 해로운가? 양의학에서도 간염일 때 절대적으로 투여하면 안 되는 약이 있듯이 한의학에서도 역시 마찬가지로 투여하면 간장에 부담을 주는 약이 있다. 이에 반해서 투약하면 치료에 크게 도움이 되는 약이 있는 것이지 어떠한 한약이라도 간염에 투여하면 반드시 간에 나쁜 영향을 미친다는 발언은 심히 유감이다.

오진에 의한 처방으로 인한 부작용도 있으나 이는 어디까지나 잘못된 진단에 속하는 것이지 이를 기화로 모든 한의학 자체를 오도하는 경우가 가끔 있는데, 심히 유감스럽다고 아니할 수 없다.

중국은 물론 가까운 일본의 의과대학에서는 양의사들에 의하여 간장질환에 한방생약을 처방하여 우수한 효과를 본 임상결과를 속속 발표하고 있다.

한국에는 다른 나라에서 찾아볼 수 없는 우수한 한의과대학이 11곳이나 있다. 많은 임상실험과 동물실험을 통해서 간장병에 투여할 수 있는 약과 투여하면 오히려 간기능에 문제를 일으키기 쉬운 약제가 이미 오래 전에 분류되었으니 한의사의 정밀한 진단에 의한 처방인 경우는 안심해도 좋다.

만성간염 치료제로는 한방처방 중 시호(柴胡)라는 생약이 배합되어 있는 처방이 가장 효과가 있음이 각 한의과대학에서 입증된 바 있다. 그리고 급성간염이나 담낭염의 한방치료제로는 시호제 이외에 인진고탕이나 인진오령산 등이 있다. 이는 실로 놀라운 효과를 발휘하는 명처방들로서, 특히 일반적인 급성간염의 치료효과는 양방의 치료기간(1~2개월)보다 2~3배 이상 빠른 효과를 나타낸다.

이런 사실이 한의과대학 부속병원의 임상결과에서 오래 전부터 입증되어 왔다. 시호라는 생약은 미나리과에 속한 다년생 시호의 뿌리이며, 해독, 해열, 진정, 소염(消炎) 및 염증의 억제작용이 우수한 생약으로 간장의 기능을 원활하게 해 준다.

그 약리작용의 성분은 바로 사이코사포닌이다. 이 사이코사포닌의 효과는 서양의학의 입장에서도 증명된 바 있다. 면역력(전염병에 대하여 저항하는 힘)에 관해서는 일본의 대학병원 등에서 20여년 전부터 임상치료의 좋은 결과가 있는 것으로 발표되었고, 이미 10여년 전부터 일본 내의 대부분 병원에서 투약되고 있었다. 이 사이코사포닌이 많이 함유되어 있는 한방약으로서 가장 많이 사용되는 처방이 바로 그 유명한 처방인 소시호탕(小柴胡湯)이다.

이 중에서 가장 큰 효과를 나타내는 약물이 시호이여서, 한때 일본이 우리나라에서 갑자기 많은 양을 수입해 가는 바람에 시호의 국내가격이 급상승한 일도 있었다.

- **인삼**(人蔘) : 오갈피나무과에 속한 다년생초인 인삼의 뿌리
- **황금**(黃芩) : 꿀풀과에 속한 다년생초인 황금 뿌리
- **반하**(半夏) : 천남성과에 속한 다년생초인 반하(끼므릇)의 구근(球根)
- **감초**(甘草) : 콩과에 속한 다년생초인 감초의 근경(根莖)

그 밖에 생강, 대추 등으로 구성된 처방이다. 이 처방 중에서 '시호'는 물론이고, 그 밖의 생약도 나름대로 만성간염에 대한 유효성분이 함유되어 있다.

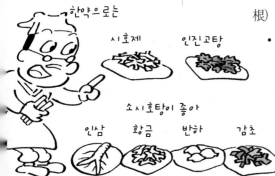

한약으로는

시호제   인진고탕

소시호탕이 좋아

인삼   황금   반하   감초

인삼은 간세포의 재생을 활성화시키고, 적혈구를 증가시켜 전신의 생리기능에 활력을 주며, 피로회복의 탁월한 효능이 있다. 황금과 감초는 시호와 같이 염증을 억제시키며, 소염과 면역력을 증진시킨다.

반하는 간장병에 의하여 수반되는 위장장해, 특히 오심(惡心)을 가라앉히고, 염증으로 인한 어혈상태를 개선해서 혈액순환부전을 해소시켜 준다. 생강이나 대추는, 이와같은 생약의 약효를 조화시키고 증진시키기 때문에 같이 사용하면 좋다.

체력과 증상에 따른 한방처방

만성간에 효과가 좋은 처방명	허실(虛實)	자각증상(自覺症狀)													
		변비	설사 경향	소변 소량	식욕부진	불면 경향	야간 한숨 과다	황달	피로	상열감	어깨 결림	갈증	구역·구토	명치부위 답답	복부 팽만감	불안초조
대시호탕(大柴胡湯)	실實	★			△			△	△	●	★	△	△	★	★	△
인진호탕(茵蔯蒿湯)		★		★		△		★				★	△	△		
인진오령산(茵蔯五苓散)	허실중간			★				★		△	●	★	●	●	△	
소시호탕(小柴胡湯)					△				●		●		△	△		
시호계지탕(柴胡桂枝湯)					★			●	★	●	△	●				
보중익기탕(補中益氣湯)	허虛		●	●	★	●	●		★							●

★ : 증에 가장 잘 맞는 표시. 처방을 선택하는 포인트가 된다.
● : 일반적으로 증에 맞는 경우
△ : 부수적으로 있는 증상

- 주식 : 현미 5, 검정콩 2, 율무 2할, 좁쌀 1 등의 잡곡밥
- 부식 : 해조류(미역, 다시마, 파래 등에는 B$_{12}$, 요오드, 칼슘 등이 함유), 소어패류(멸치, 굴, 대합, 바지락조개, 재첩 등등), 일반적인 야채(당근, 양배추, 호박, 부추, 파세리, 무, 시금치, 표고버섯, 파, 마늘, 양파, 토마토), 현미식초

재첩+다슬기(고둥) 엑기스, 인진쑥, 미꾸라지

• **재첩과 다슬기 엑기스** : 이는 예로부터 간염에 특효식품으로서 애용되어 왔으며, 실제로도 간기능을 개선하는 효능이 있음이 입증되었다. 여기에 함유되어 있는 오치아민이나 타우린은 담즙의 배설을 촉진시켜 주고, 간장의 해독력을 활발히 도와준다. 또한 간기능 활성제인 비타민 B_6, B_{12}와 미네랄을 다량으로 함유하고 있다는 점도 주목할 만하다. 효과적인 요리법은, 싱겁게 간을 한 된장국에 재첩과 다슬기를 넣고 끓여서 먹는 방법도 있으나 엑기스를 만들어 복용하는 것이 더욱 더 효과적이다.

만드는 방법은 다음과 같다.

① 재첩+다슬기 1~2kg을 물에 담그어서 모래와 때를 제거한다.

② 깨끗이 세척된 것을 3ℓ 정도의 물을 넣고 중간 불로 서서히 끓여서 물의 양을 3분의 1로 줄이고 가제로 걸러서 병에 담아 냉장고에 보관해 두고 매 식전에 50㎖(커피잔 2분의 1)씩 복용하면 좋은 효과를 얻을 수 있다.

• **인진쑥** : 급성이나 만성간염에 황달의 증세가 나타날 때에 효과적인데, 특히 급성에는 더욱 더 효과적이다. 또한 염증을 가라앉히고 간기능을 원활히 도와주는 효능도 있다(한약약제로도 큰 효과가 아주 우수한 생약제이다). 인진쑥 20g을 600㎖의 생수에 넣고 반으로 줄여서 1일 3회 나누어 마신다.

• **미꾸라지** : 미꾸라지는 해독작용과 이뇨작용이 뛰어나 간염치료에 예로부터 애용되어 오고 있다. 간기능회복에 꼭 필요한 양질의 단백질과 비타민 B_1, B_2가 풍부하다. 특히 황달이 생겼을 때와 체력이 약해졌을 때 더욱 더 큰 효과를 발휘한다.

만드는 방법은 다음과 같다.

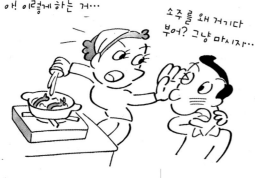

① 살아 있는 미꾸라지를 2~3일 동안 깨끗한 물에 방치해서 냄새를 제거한 후, 20~30마리 정도를 준비하고, 내장을 제거한다.

② 미꾸라지와 소주 1잔, 간장, 된장 등을 적당히 넣고 잘 익힌 다음 두부와 파를 듬뿍 넣고 끓여서 먹는다.

청간차(淸肝茶)

종 류	1일 분량	효 능
시호(柴胡)	12g	맛은 약간 쓰고, 약성은 약간 차다. 약효는 허열의 억제작용이 우수하고, 간장의 기능이상으로 인한 한열왕래(寒熱往來)를 개선하며, 흉협고만(胸脇苦滿 ; 양 늑골 및 복부 부위가 답답한 증상)증을 치료하는 등 간장치료에 우수한 약효를 발휘한다. 그 약리작용의 성분은 사이코사포닌이다.
인삼(人蔘)	6g	맛은 달며, 약성은 온하다. 약효는 원기를 보하고, 조혈기능을 도와주며, 진액(津液 ; 호르몬, 임파액 등)을 만들어주고, 갈증을 멈추게 해주며, 몸을 따뜻하게 하여 기의 순환을 원활하게 한다.
황금(黃芩)	4g	맛은 쓰고, 약성은 차다. 약효는 상열(上熱)을 내리고, 대장의 기능을 개선하여 장염과 설사를 치료하고, 한열왕래와 황달을 고치며, 화(火)를 사(瀉)한다.
대추 + 생강		

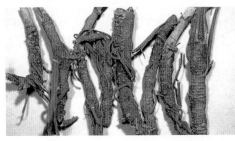
시호 뿌리

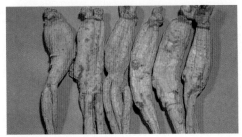
인삼

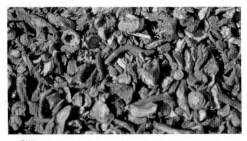
황금

간장병의 운동요법

기공(氣功) − 허자결(噓字訣)

만성간염에 효과가 있는 허자결이라는 기공법이 있는데, 이는 육자결공법(六字訣功法)의 하나로써 "허(噓)"라고 발성할 때, 복부의 사기를 그 진동과 함께 배출하므로 간기능을 도와주는 기공법을 말한다.

특히 이 기공법을 시행할 때에는 발성을 하며 토해낼 때 눈의 위치는 앞을 뚫어질 듯이 바라보는 것이 포인트이다.

한의학에서 볼 때 '간은 눈으로 통한다' 고 하여 눈과 간장은 밀접한 관계가 있는 것으로 생각하고 있다. 간기능에 문제가 생기면 특히 눈이 많이 피로해지기 때문에 병증을 알 수 있게 된다.

① 양발을 어깨넓이만큼 벌리고, 무릎을 약간 구부리며, 엉덩이를 약간 뒤로 빼고, 허리를 곧게 세운다.

② 단전(丹田) 위에 남자는 왼손, 여자는 오른손을 아래로 하고 양손을 겹쳐서 올려놓는다.

③ 손을 단전 위에 올려놓은 채로 무릎을 서서히 펴면서 코로 숨을 깊게 들이쉰다.

④ 눈은 크게 뜨고 정면을 뚫어져라 응시하면서, 또 양손으로는 단전을 서서히 누르면서, "허(噓)" 하는 소리와 함께 복부의 모든 사기(邪氣)를 토해낸다. 이를 서서히 10~20회 정도 반복한다.

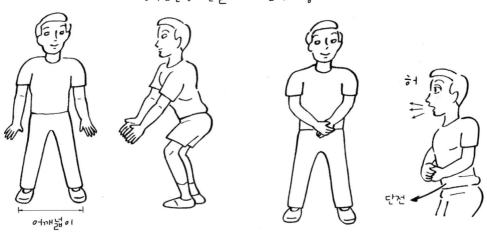

정확한 발성과 눈을 크게 뜨는 것이 중요하다.

어깨넓이

"저것을 정말 너무나 가지고 싶다." 소유욕(所有慾)에 몽땅 팔려 버리면 정작 마음의 진짜 눈이 열리지 않는다. 지나고 보면, 그것이 나에게 절실하게 꼭 필요한 것도 아닌 것을 깨닫게 될 때가 있다. 자기 자신으로부터 불필요한 것을 모두 덜어 낼 수만 있다면, 그것이 곧 행복과 건강을 찾는 가장 쉽고 빠른 길이리라. 이렇게 필요한 것만 몸에 남았으니 몸이 얼마나 가벼울까? 간장을 부담스럽지 않게 하는 것보다 더 좋은 방법이 어디에 또 있겠는가?

🫖 신장병(腎臟炎)

신장이란?

생명을 컨트롤하는
센터

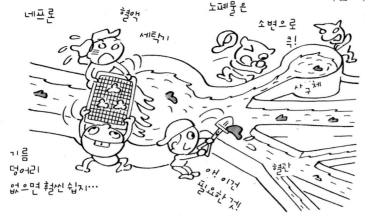

네프론

혈액

세탁기

노폐물은

소변으로
큭!

사구체

기름
덩어리
없으면 훨씬 쉽지…

혈관

앗! 이건
필요한 것!

신장은 횡격막 밑에서 등쪽으로 좌우 양쪽에 한 개씩 있고, 누에콩 모양으로 크기는 주먹크기 정도이다. 신장의 역할은 신진대사를 조절하는 기관이다. 전신의 혈액을 정화해서 소변으로 내보내는 동시에 전신의 수분(水分), 전해질(나트륨, 카드뮴, 칼슘 등등) 등을 일정량으로 보전해서 체액의 산도(酸度)를 정상적으로 유지시키고, 혈액과 체액의 조절을 주관하는 중요한 컨트롤 센터이다. 그 조절을 담당하고 있는 기관을 네프론이라고 한다.

이는 혈액의 정화장치, 즉 초소형 혈액세탁기라고 할 수 있다. 한 개의 네프론은 한 개의 신소체(腎小體)와 가늘고 긴 뇨세관으로 되어 있다. 그 신소체는 사구체(絲球體)와 사구체랑(囊)으로 되어 있으며, 이 혈액정화장치인 네프론은 좌우신장에 각각 백만 개 정도씩 위치하고 있다.

신장은 혈액의 정화작업을 하는데, 다음과 같은 두 단계의 순서로 실행된다. 먼저 혈액으로부터 단백질을 제외한 모든 성분을 사구체로 보내 뇨세관으로 이동하는 동안 몸에 필요한 물질을 다시 혈관으로 내보내 재흡수시키고, 불필요한 것은 소변으로 배출한다.

혈액 중 수분의 99%, 포도당, 미네랄 등 몸에 필요한 성분은 전부 혈액 중으로 재흡수시키고, 나머지 1%는 소변으로 신우(腎盂)라고 불리우는 신장 내의 공간에 모이고, 뇨관→방광→요도를 통해서 체외로 배출된다.

사구체에서 여과되는 하루 양은 약 180ℓ이며, 이 중에서 99% 정도는 뇨세관에서 재흡수되고, 하루 방출되는 소변의 양은 단지 1% 이하인 1~1.5ℓ 정도이다.

신장은 중요한 호르몬의 장기로서 혈압을 상승시키는 호르몬, 혈압을 하강시키는 호르몬, 적혈구를 성숙시키는 호르몬 등을 방출해서 인

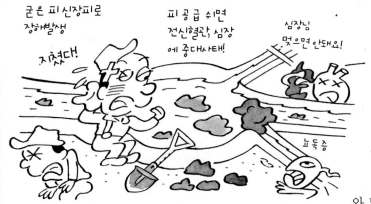

체의 에어컨디션 역할을 한다.

그래서 장해가 발생하면 혈액의 성상(性狀)이 달라져서 체내의 물질대사가 근본으로부터 무너지게 되므로 신장과 밀접한 관계가 있는 전신의 혈관, 그리고 심장에는 대단히 중요한 장해가 일어나기 쉽다.

신장에는 많은 수의 네프론(사구체와 뇨세관)이 상호작동하고 있으므로 보통 신사구체의 3분의 1이 정상적으로 활동하기만 한다면 생명유지에는 별 지장이 없다. 여러 가지 신장의 장해가 나타나는 것은 신장의 기능이 20% 이하가 되었을 때이다.

그렇다고는 해도 신장병의 4대 특징인 단백뇨, 혈뇨, 고혈압, 부종 등등의 비교적 가벼운 증상이 나타나는 기간 중에 완치되지 않으면 신장기능은 빠르게 약해지고 뇨독증을 일으켜 사망에 이르게 된다. 가장 중요한 신장장해에는 혈액을 여과해서 소변을 만드는 사구체의 염증이 일어나는 신염, 사구체와 뇨세관, 즉 네프론 전체에 질환이 발생하는 네프로제와 신장의 동맥이 경화되는 신경화증 등이 있다.

신장병의 종류

• **급성신염** : 특히 편도선염으로부터 잘 발생되며, 어린 아이에게 특히 많이 발생된다. 신염은 신장의 사구체가 피해를 입는 병으로서 사구체신염이라고도 한다.

원인은 감기라고 해도 과언이 아니다. 거의 70~80%가 편도선염으로부터 발생한다. 그 밖의 폐렴, 중이염, 성홍열, 부비강염, 심내막염 등으로부터 발생하는 경우도 있다.

증상으로는, 목이 아프고 열이 난 후 10~20일 정도 후에 편도선염은 좋아졌으나 몸이 많이 피곤하고, 허리가 아프며, 쉽게 피로하고, 목이 마르며, 식욕이 떨어지고, 특히 아침에 몸이 많이 붓고, 혈압이 올라가며, 소변에 단백과 함께 혈액이 섞여 나오고, 소변의 양이 급속히 감소한다.

• **만성신염** : 급성신염으로부터 이어지는 경우가 있고, 처음부터 만

성으로 진행되는 경우도 있는데, 대부분은 후자에 속하며, 거의 자각증상이 없다. 때문에 자기도 모르는 사이에 병이 진행되는 음성의 악질적인 질환이다.

증상으로는 단지 소변 중에 단백이 나타나는 정도이고, 가끔 몸이 붓는다. 병이 어느 정도 진행되면 혈압이 상승하고 얼굴색이 검어지며, 동계, 시력장애 등이 일어나고, 또 한밤중에 소량의 소변을 자주 본다. 이때 더욱 악화되면, 신장의 기능, 즉 네프론의 기능이 거의 정지되어 신장은 정상의 3분의 1 내지 4분의 1로 위축된다. 이것을 속발성위축신이라 하고, 이는 심장에도 지대한 영향을 미친다.

• 네프로제 : 원인은 전에는 뇨세관의 병변에 의한 것으로 생각하였으나 현재에는 여러 가지 전신적인 원인, 예를 들면 사구체의 병변에 겹쳐 뇨세관의 이상, 신진대사에 이상(당뇨병), 알러지질환 등등의 잡다한 원인에 의한 것으로도 추정되고 있다.

증상으로는 아주 심한 부종과 대량의 단백뇨가 나오는 것이 특징이고, 혈압의 상승은 그다지 일어나지는 않는다. 부종은 얼굴에서부터 시작해서 손과 발 전신에 파급되고 심해지면 얼굴형태가 변하며, 복부가 개구리 배처럼 부풀어오른다. 소변의 양은 줄어들고 대량의 단백뇨가 나온다. 때문에 혈액 중 단백질의 양이 줄어들고 콜레스테롤은 증가하게 된다. 네프로제의 경과는 일반적으로 매우 길어서 수개월에서 수년간에 이루어진다.

신장병의 전조증상

① 쉽게 피로함을 느끼고 아침에 일어나기가 어려우며, 하루종일 피곤함을 느낀다.

② 미열이 있고, 식욕이 없어진다.

③ 대변시간이 불규칙해지고, 변이 묽어진다.

④ 물을 마시는 양에 비해 소변량이 적다.

⑤ 두통이 생기고 얼굴이 자주 상기되는 느낌이 든다.

⑥ 어깨가 무겁고 결리며 자주 무거운 느낌이 든다.

⑦ 특히 아침에 일어나면 눈꺼풀이 부어 있다.

⑧ 소변의 색깔이 뿌옇고 탁하다.

신장병의 치료에는 '대단히 중요한 단백이 소변과 함께 나오므로 고단백식을 해야 한다.' 라고 생각하는 경우가 있으나 대단히 잘못된 생각이다. 단백질은 일단 탄수화물에 환원되고 나서 다시 체단백의 생합성에 이용되기 때문에, 특히 육류, 계란, 우유 등의 섭취는 동물성단백 식품에 해당하므로 소화기관에 큰 부담을 줄 뿐만 아니라 독성을 생성하기 때문에 신장의 기능을 도리어 악화시킨다.

신장병은 혈액의 오탁으로부터 온다는 사실을 꼭 기억해 두기 바란다. 현대 영양학의 식사요법과 아울러 이뇨제, 혈압강하제, 항생물질 등의 약물요법은 확실한 효과를 기대할 수가 없다.

신장의 기능을 회복시킬 수 없기 때문에 인공투석요법이 주로 이용되고 있으나 인공신장이나 신장이식수술을 행하고 있는 것은 어쩔 수 없는 일이다. 이것들은 병의 실질적인 참 원인을 제대로 보지 못한 것이기 때문에 이와같은 치료는 근본적인 완치가 거의 불가능하다.

한의학적인 치료 - 수독체질의 개선

한방에서는 약 2000년 이상 전부터 수분이 체내에 정체되어 장해를 일으키는 경우를 수독(水毒)이라고 정의해 왔고, 치수제(治水劑)를 인용해서 치료해 오고 있다. 문자 그대로 체내의 수분을 평정해서 치료해 왔다.

양의학에서는 수분을 평정하는 약물이 없기 때문에 수분에 관련된 질환에 관해서는 별다른 치료의 수단이 없는 것이 유감이다. 그와 같은 관점에서 보면, 한방은 약 2000여년 전부터 치수제를 자유자재로 응용해서 수분대사의 장해가 있는 수독체질을 개선해 왔을 뿐만 아니라, 그 효과도 매우 좋은 편이다.

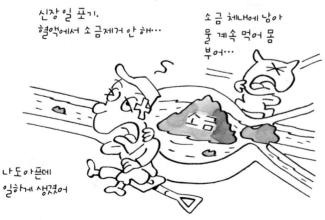

양의학적인 치료 - 주로 안정과 식사요법, 그러나 신장병 치료약은 없음

신염에 대한 현대의학적인 치료는 급만성을 불문하고 소극적인 보전요법이지 적극적인 약물요법은 아니다. 신염이 발견되면 우선 안정을 절대로 권유하며, 몸을 따뜻하게 하고, 적당한 식이요법을 행하는 정도이다. 안정을 취하고 몸을 따뜻하게 해주면 신장의 혈류흐름이 좋아져서 배설기능이 개선된다. 또한 식사는 신장에 부담을 덜어주며 소화가 잘 되는 식품을 공급하고, 단백질, 식염, 수분 등은 제한한다.

식염을 제한하는 이유는 식염은 평소에는 소변에 섞여서 신장으로부터 배설되나 신장의 기능이 약해지면 식염은 나트륨의 형태로서 체내에 남게 되고, 그것이 수분을 요구하게 된다. 이로 인해서 부종이 발생하기 때문에 식염을 제한한다. 그리고 수분을 제한하는 것은 신장의 기능이 약해진 상태에서 수분을 다량으로 흡수하면, 그것이 체내에 남아서 부종이 많아지고, 그로 인해 심장이 부담을 받기 때문이다.

네프로제의 경우는 신염과 같으나 다른 점은 단백질을 제한하지 않는다는 점이다. 왜냐하면 네프로제의 경우는 소변에 다량의 단백질이 배설되기 때문에 이를 보충하기 위함이다. 약물로서는 부신피질호르몬을 사용하고 있으나 잘 듣는 경우도 있고, 잘 낫지 않는 경우도 있으며, 특히 이 호르몬치료 때문에 위·십이지장궤양과 얼굴이 만월형으로 붓는 등의 부작용이 많이 발생한다.

• 주식 : 현미잡곡밥(현미 5, 팥 2, 검정콩 2, 율무 1)을 먹는다. 팥은

체력과 증상에 따른 한방처방

만성신염에 효과가 좋은 처방명	허실(虛實)	설사경향	소변 소량	두통·두중	한출과다	피로감	부종	상열감	어지러움	어깨결림	때때로 기침	구강건조	오심·구토	동계	명치부위 답답	복부팽만감
목방기탕(木防己湯)	실實		★				●					△	★		★	★
분소탕(分消湯)			★			●	★							△		★
오령산(五苓散)	허실 중간	●	★	★	★	△	★		●	●		★	★	●		●
시호계지탕(柴胡桂枝湯)				●	★	●		★		●	△			△	△	●
방기황기탕(防己黃芪湯)	허虛		●		★	●	★									△
팔미환(八味丸)			★		●	★	△					★				

★ : 증에 가장 잘 맞는 표시. 처방을 선택하는 포인트가 된다.
● : 일반적으로 증에 맞는 경우
△ : 부수적으로 있는 증상

이뇨작용이 있고, 검정콩은 해독작용이 있다. 특히 율무는 해독과 이뇨작용이 매우 뛰어나다. 그리고 칼슘과 나트륨의 균형을 위해서 밥을 지을 때는 천연소금을 조금 넣는 것이 좋다.

• **부식** : 야채류, 해조류, 작은 어패류를 많이 섭취해야 하며, 신장병을 조기에 완치시키기 위해서는 배아, 엽록소, 효소식품을 많이 보급해서 체질개선을 반드시 해야 한다. 신장기능을 강화하는 칼륨과 비타민 A가 풍부한 당근, 연근, 호박 등을 많이 섭취하는 것이 좋다.

그 밖에 표고버섯, 송이버섯, 느타리버섯 등의 버섯종류는 신장의 기능을 향상시키고, 감자, 양배추는 칼륨과 비타민 B2가 풍부해서 신장병에 탁월한 효과가 있으므로 많이 섭취하는 것이 바람직하며, 또한 무는 소화액의 분비를 도와서 신장의 기능을 높이는 데도 좋다. 그리고 커피 대신에 수박, 당근, 셀러리, 사과, 오렌지 등을 믹서에 갈아서 주스를 만들어 먹으면 더욱 더 좋다.

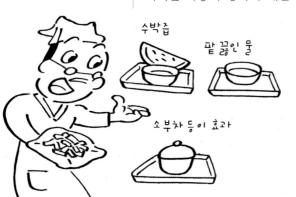

수박은 신장병이 있는 사람에게 아주 좋다. 왜냐하면 소변이 잘 나오게 하고, 잘 붓는 경우에는 더욱 더 좋다.

만약에 열이 있는 경우에는 소량을 생으로 먹는 것이 좋으나 몸을 식히는 작용이 강하기 때문에 신장기능이 약한 사람에게는 적당하지 않다. 수박의 즙을 짜서 수시로 복용하면 효과가 좋다. 여름에 많이 만들어 두면 1년 내내 복용이 가능하다.

수박즙

① 수박 한두 개를 반으로 자르고 스푼으로 씨를 골라내어 속을 파서 가제로 즙을 짠다.

② 짠 즙을 약한 불로 꿀처럼 끈기가 생길 때까지 3~4시간 약한 불로 끓여서 식힌 후 냉장고에 보관한다.

③ 큰 숟갈로 두 번의 분량으로 1일 3~4회, 물에 희석해서 마시면
된다.

팥 끓인 물

곡물 중에서 가장 이뇨효과가 좋은 식품은 팥이다. 몸에 부종이 있
을 때에는 팥을 끓여 마시든지 율무와 밀, 그리고 현미를 섞어서 죽을
끓여서 먹어도 효과가 좋다.

① 팥 30~40g을 1인분으로 준비하고, 1ℓ의 물에 넣어 물의 양이 반
으로 줄인 정도 만큼 끓인다.

② 끓인 팥물만을 1일 3회 공복에 따뜻하게 해서 마신다.

소부차(消浮茶)

종 류	1일 분량	효 능
택사(澤瀉)	15g	맛은 달고, 약성은 차다. 약효는 이뇨(利尿), 혈압조절, 어지럼증과 두통과 부종을 고쳐준다.
백출(白朮)	15g	맛은 약간 달고 쓰며, 약성은 온하다. 약효는 기를 보하고, 위를 튼튼하게 하며, 갈증을 멈추게 하고, 이뇨작용을 하며, 또 부기를 제거하고, 명치 부위의 답답함을 풀어주는 작용을 한다.
계지(桂枝)	8g	맛은 달고 매우며, 약성은 온하다. 약효는 이뇨(利尿)작용을 하며, 말초부위의 혈액순환을 촉진시키고, 신경통과 두통을 치료해 준다.
방기(防己)	8g	맛은 쓰고, 약성은 차다. 약효는 이뇨작용이 있어서 부종을 고치고, 기혈의 순환을 촉진시키며, 대소변을 원활하게 하고, 신장의 기능을 개선시킨다.
생강 + 대추		

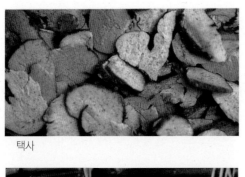
택사

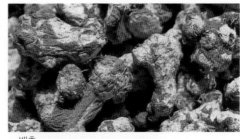
백출

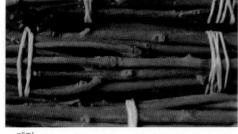
계지

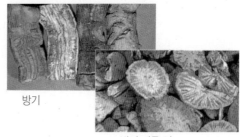
방기

방기 자른 것

무리한 운동은 삼가고, 산보 정도가 좋다.

신장병의 운동요법

"행복의 비결은 가지고자 하는 소유욕을 최소한으로 줄이고, 생활을 최소한으로 단순화하는 것이다. 심지어 신으로부터조차도 자유로워져야 할 만큼 자유롭게 해방된 상태를 참으로 마음이 가난하다고 할 수 있다." 아주 어렵기는 하지만, 이것이 비로소 욕심이 없는 환경이고, 그러함이 몸에 불필요한 노폐물이 없는 깨끗함이니 하수처리장인 콩팥이 할 일이 무엇이겠는가?

당뇨병(糖尿病)

당뇨병은 비만증의 중년에게 가장 많이 발병한다

당뇨병은 그 이름이 말하듯이 소변 중에 당분이 함께 나오는 병으로서 1970년대 이후부터 빠르게 증가하여, 현재에는 약 100만 명에 육박하는 환자가 있는 것으로 추산되며, 40세 이상의 약 4% 정도를 차지하는 정도이다.

이는 생활수준의 향상으로인해 영양이 많은 음식의 과다섭취, 특히 당질이 많은 음식을 과식하고, 급속히 증가하는 자가용 덕분에 운동부족으로 인한 과체중 때문에 많이 발병하고 있다.

당뇨병과 신진대사장해

우리들의 몸은 매일 당질(탄수화물), 단백질, 지질(지방)의 3대 영양소를 섭취해서 생명을 유지해 준다. 이들 영양소는 위와 장에서 소화 · 분해 · 흡수되어 일부는 몸에 각 조직의 에너지가 되고, 또다른 일부는 몸의 구성물질로 변화한다.

한편 영양소가 이용되고 난 후에 발생된 노폐물은 대변, 소변 등으로 체외로 배설된다.

이와 같이 필요한 것을 새롭게 체내로 섭취하고, 오래 되어 필요 없게 된 것은 체외로 내보내는 활동을 신진대사라고 한다. 그런데 당뇨병은 당질의 신진대사에 이상이 발생하여 당의 이용이 제대로 이루어지지 못하고 소변 중에 당이 섞여 나가는 병이다.

그러면 당질대사란 무엇인가? 우리들이 음식을 섭취하면 위에서 소화되어 영양분은 장으로 흡수된다. 그 영양분 중에 당질은 글리코겐(당원)이라고 하는 형태로 변형되어 간장이나 근육에 저장되었다가 필요에 따라 포도당으로 분해되어 혈액에 섞여 몸의 여러 조직에 공급되며, 다시 탄산가스와 물이 되어 에너지로 생성된다. 이것이 당질의 신진대사이다.

혈액 중에 함유되어 있는 포도당의 양을 혈당량이라 하고, 보통 혈액의 100cc 중에 1g이 정량이다. 이는 성인의 몸에 순환되고 있는 혈액의 전량을 3~4ℓ라고 보면, 전신의 혈액 중 혈당량은 대개 3~40g 전후가 된다. 이 수치가 당질대사의 장해로 인해서 혈액 100cc 중에

1.8g(전신으로 계산하면 55g) 이상 증가하면 소변에 당이 나오기 시작한다.

당뇨병의 본태와 인슐린

위장의 후하단에 있는 췌장(80g) 속에 랑겔한스샘이라고 하는 2.5g의 아주 작은 섬[島]이 있는데, 이 섬에 알파, 베타, 감마의 세 가지 세포가 있으며, 그 중에 베타세포로부터 인슐린이라고 하는 호르몬이 분비된다.

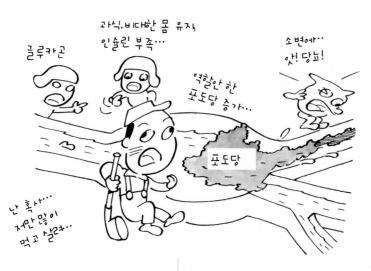

인슐린은 간장에서 글리코겐의 생성을 촉진하고, 또 조직 속에서 포도당을 적절하게 이용하는 역할을 한다. 이 인슐린의 기능과 반대의 역할을 가진 글루카곤이라는 호르몬이 알파세포에서 분비된다.

이 호르몬들의 중추는 뇌하수체이다. 이 뇌하수체는 췌장, 부신, 그 밖에 몸의 요소요소에 산재해 있는 호르몬의 역할을 지배하는 참모본부이다. 그런데 인슐린이 부족하게 되면, 조직 중에서 포도당이 이용되기 어려워져 혈액 중에 포도당(혈당)이 증가하면 소변에 섞여서 당이 밖으로 배출된다. 이것이 임상으로 본 당뇨병의 본태이다.

인슐린의 부족은 왜 일어날까?

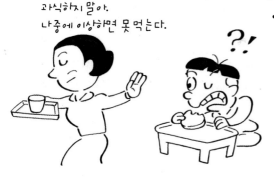

• 절대적으로 부족한 경우 : 췌장의 기능상 장해로 인해 인슐린의 분비의 절대량이 부족한 경우(유전적인 소인 ; 전체 당뇨병 환자의 10~25% 정도)

• 상대적으로 부족한 경우 : 칼로리의 과다 섭취로 인해 영양이 과잉된 결과로 비대해진 신체를 유지하기 위하여 다량의 에너지가 필요하므로 인슐린의 요구가 높아져서, 그 결과 인슐린이 상대적으로 부족하게 된 경우(주로 중년층이 많으나 요즈

음은 소아비만에 의한 당뇨환자도 급증하고 있는 상태)

- **스트레스** : 과도한 정신적인 스트레스로 인해 생리적인 균형이 무너져서 발생하는 경우

당뇨병의 전조증상

① 단음식이 자주 먹고 싶어진다.
② 때때로 다리에 쥐가 난다.
③ 먹어도 금방 배가 고파지고, 목이 말라서 잠자는 도중에 자주 깬다.
④ 갑자기 체중이 감소한다.
⑤ 지구력이 떨어지고, 일이 손에 잡히지 않는다.
⑥ 종기가 잘 생기고 잘 낫지 않는다.

당뇨병의 증상

다음(多飮), 다식(多食), 다뇨(多尿)가 당뇨병의 3대 징후이다.

포도당은 체세포의 합성, 에너지의 산출, 체내의 모든 물질대사에 필요불가결한 기본물질이다.

포도당이 본래의 사명을 다하지 못하고 흘러나가버린다고 하는 것은 모든 조직세포 내의 당분이 점점 흘러나가버린다는 것을 의미하며, 자각증상으로는 다음과 같다.

- **구갈(口渴)** : 이것은 당뇨병의 초기로써 가장 두드러진 증상으로 무작정 물이 마시고 싶어진다.
- **빈뇨(頻尿)** : 포도당의 배설 때문에 수분을 필요로 하게 되고, 그로 인해서 소변을 자주 보게 된다.
- **잦은 공복감** : 부족해지는 에너지를 보충하기 위해서 많이 먹게 되고, 특히 열효율이 높은 단음식을 찾게 된다.
- **시력장애** : 자주 눈의 피로를 느낀다.
- **충치증가, 치조농루(齒槽膿漏)** : 세포의 탄력이 떨어져서 치아가 빠지기 쉽고, 잇몸이 잘 화농된다.
- **습진, 가려움증** : 피부의 저항력이 약해져서 습진이 자주 발생하고, 피부가 가려워진다.

- **성욕감퇴, 권태감** : 피로하기 쉬워져서 성욕이 감퇴되고, 일의 의욕과 집중력이 저하된다.
- **월경이상** : 생리가 불순해지고, 무월경이 되는 경우도 있다.
- **체중의 변화** : 초기에는 체중이 늘어나지만, 중증(重症)이 되면 체중이 빠진다.

이상의 증상이 대표적이기는 하지만 열이나 통증을 수반하지 않기 때문에 중증이 되기까지 별로 신경을 쓰지 않는 경향이 있다.

만약 당뇨병이라는 진단을 받아도 그냥 '단음식을 주의하면 되겠지'라고 가벼운 생각으로 별로 신경을 쓰지 않는 경우가 많은데, 당뇨병이 어느 정도까지 진행되면 혈관이 노화, 즉 동맥경화가 일어나기 쉬워진다.

인슐린은 거의 췌장에서 분비되는데, 아주 미세한 양이기는 하지만 동맥의 세포에도 함유되어 있다. 췌장으로부터 인슐린의 분비가 줄어들면 그에 따라서 동맥 내의 인슐린도 과도한 혈당을 처리하기 위해서 동원되어 소비되므로 동맥의 경화현상이 일어나게 된다.

실제로 동맥벽 세포 내에 지방변화가 일어나 정상시에는 볼 수 없는 다량의 지방침착이 형성되어 동맥벽 세포가 현저히 약해지는데, 이것이 동맥경화이다.

동맥이 경화되면, 필연적으로 혈압이 상승하고 그에 의해 또다시 동맥경화가 한층 더 악화된다. 특히 동맥과 관계가 깊은 뇌나 심장, 신장 등은 매우 위험한 장해를 받게 된다. 물론 당뇨병을 그대로 방치해두면 당뇨병성 혼수를 일으켜 생명을 잃을 가능성이 높다.

당뇨병 환자들은 동맥경화의 진행속도가 일반 사람들보다 더 빠르게 나타나기 때문에 당뇨병 자체만으로는 생명을 잃는 경우가 그리 흔치는 않다. 따라서 당뇨병 환자는 동맥경화로 인해 뇌졸중, 협심증, 심근경색 등의 질환이 발병되기 쉽고, 이와같은 병에 의해서 사망하는 경우가 많으므로 당뇨병 그 자체를 가볍게 보아서는 절대로 안 된다.

당뇨병에 효과가 좋은 처방명	허실(虛實)	자각증상(自覺症狀)													
		변비	빈뇨·다뇨	소변소량	식욕부진	두통·두중	한출과다	잦은피로	상열경향	어깨결림	구강건조	구강텁텁	오심·구토	동계	명치부위 답답
방풍통성산 (防風通聖散)	실實	●	★			★						★			
		★									★		★		★
시호계지탕(柴胡桂枝湯)	허실중간				●	△	●	●	★	●		★	●		●
오령산(五苓散)				★	△	★	★				★	★		★	●
자감초탕(炙甘草湯)	허虛	●						△	★	★		△		★	
팔미환(八味丸)			●	△					★			★			

★ : 증에 가장 잘 맞는 표시. 처방을 선택하는 포인트가 된다.
● : 일반적으로 증에 맞는 경우
△ : 부수적으로 있는 증상

당뇨병의 치료 포인트

당뇨병의 원인 중에 가장 비중이 큰 것은 비타민, 미네랄, 섬유소 등이 결핍된 정백식품(精白食品 ; 흰쌀, 흰빵, 흰설탕 등)의 상식과 과식이다. 더더욱 큰 문제는 거의 매일 섭취하는 육류, 계란, 우유 등의 동물성단백식품이다.

췌장은 인슐린뿐만 아니라 단백질을 분해하는 소화액(췌액)도 분비하고 있기 때문에 동물성단백질을 많이 섭취하면 췌장의 부담이 커져서 결국은 인슐린의 분비에 지장을 초래한다. 따라서 당뇨병을 근치시키기 위해서는 먼저 위에 소개한 식품을 일체 사양하고 잡곡밥과 야채를 많이 섭취해야 한다.

현재 당뇨병의 치료로는 인슐린주사나 혈당강하제인 화학요법이 주종을 이루고 있다. 이는 근치요법이 아니기 때문에 일생 동안 투약하지 않으면 안 되고, 여기서 발생되는 부작용과 필요한 호르몬의 분비를 약물이 대신해 줌으로써 췌장의 기능이 더더욱 약해질 수밖에 없다는 사실을 꼭 기억해 두기 바란다.

• **주식** : 현미 5할과 율무 2, 검정콩 2, 보리 1의 비율로 한 현미잡곡밥을 만들어 먹는다.

• **부식** : 야채류, 해조류, 작은 어패류, 버섯류 등등

① 호박은 췌장의 기능을 부활시켜 인슐린의 생성을 촉진하는 당뇨병의 특효식품이다. 비타민 B를 많이 함유한 식품으로는 당질의 대사를 정상화하고 췌장의 기능을 높이는데, 그 중에서도 호박이 제일 좋은 식품임을 기억해 두기 바란다.

② 부추, 파, 양파, 마늘 등의 파 종류에는 비타민 B₁의 흡수를 높이고 당 대사를 정상화하는 효능이 있으므로 이것들을 비타민이 풍부한 다른 야채와 함께 섭취하면 좋은 효과가 나타난다.

③ 우엉, 당근, 연근 등에는 섬유가 풍부해서 혈당치의 상승을 저지하는 효능이 높기 때문에 기름기가 많은 음식이나 튀김류 종류의 음식과 함께 섭취해도 좋다.

④ 표고버섯, 느타리버섯, 팽이버섯, 송이버섯 등의 버섯류에는 체내에서 비타민 D의 효과를 나타내어 과잉된 당분을 분해·처리하는 일을 한다.

⑤ 요오드와 칼슘 등이 풍부한 미역, 다시마, 파래 등과 작은 어패류(멸치, 꼬막, 재첩 등)를 섭취하는 것이 좋다.

⑥ 구갈(口渴), 빈뇨(頻尿), 가려움증 등의 증상이 있으면서 기운이 약할 때는 인삼에 약간의 영지버섯(인삼 분량과 같은 양)을 곁들여 끓인 차를 마시면 혈당치가 저하되고 위의 증상도 해소될 수 있다.

또한 급격한 혈당치의 상승을 초래하는 이유 중에 하나는 미네랄의 결핍인 경우도 있다. 그리고 각종의 미네랄과 효모(酵母)가 풍부한 된장이나, 그 밖에 정장작용이 높고 당 대사의 효과가 있는 매실, 무, 아스파라거스, 옥수수, 샐러리, 파세리 등을 상식하면 좋은 효과를 얻을 수 있다.

흰쌀, 흰설탕, 육류, 계란, 우유 줄이고…

오늘은 식욕이 땡기는데…

한의학의 이론 중에 '이류치류(以類治類)' '동물동치(同物同治)' 라

고 하는 이론이 있다. 동물의 같은 종류의 장기를 섭취하면, 병약함과 같은 종류의 장기(臟器)가 건강해진다는 이론이다.

당뇨병은 췌장의 기능이 저하된 것이므로 이를 회복시키기 위해서는 돼지의 췌장을 섭취하면 효과가 있다는 이론이고, 실제로 효과도 있는 편이다. 그리고 두릅나무는 잎과 가지의 껍질에 혈당치를 떨어뜨리는 효능이 있으므로 당뇨병에 권할 만하다.

그 중에서도 가장 효과가 있는 부위가 근피(根皮)이며, 줄기의 껍질을 말린 것으로도 효과가 충분하다. 햇볕에 말린 주목(朱木)의 잎도 혈당치를 떨어뜨리는 효능이 있다.

돈췌장탕

- 준비물 : 돼지의 췌장 1개, 마〔산약(山藥)〕50g, 파의 백색부분 3개, 메주 50g
- 만드는 방법 : ① 우선 췌장과 마를 적당히 썰고 부드러워질 때까지 끓인다.
  ② 메주나 된장을 가제로 싸고, 파와 함께 적당히 끓여서 국물을 만들고, 적당히 간을 맞추어 1주에 3회로 나누어 마시고, 췌장은 잘게 썰어 따로 먹는다.

드릅나무차

- 준비물 : 두릅나무잎과 가지의 껍질, 주목의 잎
- 만드는 방법 : ① 건조한 두릅나무가지의 껍질 50g을 600ml의 물에 넣고 반으로 줄여서 마시든지, 주목나무의 잎을 말린 것 10g을 함께 넣으면 더욱 더 효과가 좋다.
  ② 반으로 줄인 300ml을 100ml씩 1일 3회씩 복용한다.

제당차(制糖茶)

종 류	1일 분량	효 능
맥문동(麥門冬)	10g	맛은 달고, 약성은 약간 차다. 약효는 허로(虛勞)를 보충하고, 구건(口乾)과 번갈(煩渴)을 다스리며, 심장을 건강하게 하고, 폐의 기능을 개선하여 기력을 높여 준다.
오미자(五味子)	6g	맛은 다섯 가지이나 그 중에서도 신맛이 가장 강하고, 약성은 온하다. 약효는 폐와 신장의 기능을 도와서 피로를 회복시키고, 갈증을 다스리며, 번열(煩熱)과 해수(咳嗽)를 치료한다.
인삼(人蔘)	6g	맛은 달며, 약성은 약간 온하다. 약효는 원기를 보하며, 조혈기능을 도와주고, 진액을 만들어 주며, 갈증을 해소하고, 몸을 따뜻하게 하여 기의 순환을 원활하게 해준다.
생강+대추		

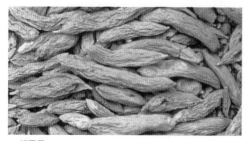
맥문동

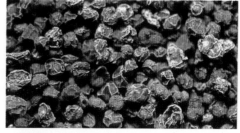
오미자

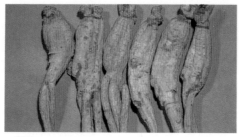
인삼

당뇨병의 운동요법

당뇨병에는 속보보다 더 좋은 운동은 없다.

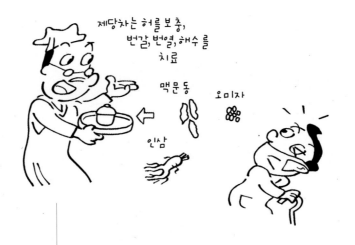

"무엇을 먹든지 그것을 자라게 하는 자연의 섭리와 농사지은 이와 음식을 만든 이의 정성을 깊이 음미할 수만 있으면, 입안 가득히 감사의 싱그러운 향기가 퍼지는 것을 느낄 수 있으리라." 그러면, 너무나 귀하고 소중해서 꼭꼭 잘 씹어 먹게 되고, 과식도 안 하게 되어 당뇨병과는 인연이 멀어질 수밖에 없지 않겠는가?

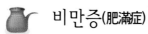 비만증(肥滿症)

비만증은 성인병 유발의 최대인자(因子)로서 조사(早死)와 요절(夭折)의 최단 코스이다.

비만증은 성인병의 위 험신호

예전에는 뚱뚱한 사람은 관록이 있어 보이고, 활력이 넘쳐 보이며, 모습이 당당해서 부러움의 대상이 되었던 시절도 있었다. 그러나 중년에 비만해지면 동맥경화, 고혈압, 심장병, 당뇨병, 류머티스, 통풍 등의 무서운 성인병에 걸릴 가능성이 아주 높다.

예를 들어, 미국의 통계에 의하면 성인의 표준체중보다 약간 마른 편인 성인의 경우의 사망률은 평균 사망률보다 약 20% 정도로 낮고, 약간 비만한 경우는 평균보다 약 25~40% 정도가 높고, 아주 심한 비만자는 60% 이상이나 높다는 결과가 나왔다.

표준체중

어느 정도가 정상이고, 어느 정도를 비만으로 보는지, 계산방법은 다음과 같다.

신장을 cm로 표시할 때 자신의 신장에서 100을 빼고, 0.9를 곱한 수치의 플러스·마이너스 10% 이내가 본인의 표준체중이고, 앞뒤 20% 이상이면 비만 또는 마른 상태라고 정의한다. 본인의 표준체중을 이런 방식으로 구해서 현재의 체중과 비교해 보면, 자신이 비만인지, 아니면 말랐는지를 판단할 수 있다.

예를 들면,
신장 170cm인 사람을 예를 들어 계산해 보자.

$(170-100) \times 0.9 = 63kg$

$63 + (63 \times 0.1) = 69.3$

$63 - (63 \times 0.1) = 56.7$

- 표준체중 : 69~57kg
- 비만체중 : $63 + (63 \times 0.2) = 76kg$ 이상
- 마른 체중 : $63 - (63 \times 0.2) = 50kg$ 이하

비만증의 정도를 단계별로 살펴보면, 제1기는 종합상사의 임원이나 돈을 다소 번 느낌의 풍채가 좋은 상태이고, 제2기는 체격이 좋은 씨름선수 타입이며, 제3기는 보기만 해도 숨이 막히고 덥게 느껴지는 정도를 말한다.

비만의 큰 문제가 되는 것은 몸의 대사이상을 알려주는 신호이기 때문이다. 메트로폴리탄 회사의 조사결과에 의하면, 자신에게 주어진 천명을 다 살지 못하는 가장 큰 원인이 바로 비만이라는 것이다.

비만자의 혈액은 점조(粘稠)도가 높고, 혈류산소가 부족하기 때문에 고혈압, 동맥경화, 심근경색 등의 혈관과 심장병을 일으킴으로써 신장병, 간장병, 당뇨병 등 점점 더 심한 장해로 발전된다. 여성에게는 이와같은 질환뿐만 아니라 내분비계통에도 문제를 일으켜 생리불순이나 불임증을 일으키기 쉽다.

그런데 성인의 비만보다도 더 큰 문제가 되는 것이 어린이의 비만이다. 그 이유는 비교적 가벼운 비만아의 60%가, 중간의 비만아는 80%가, 그리고 심한 비만아의 경우는 100%가 성인이 되면 비만성인이 되며, 여러 가지 어려운 질환에 쉽게 걸리게 되기 때문이다. 뿐만 아니라, 인격형성과 학업증진의 매우 중요한 학생기간에 신체적인 콤플렉스로 인해서 소극적인 성격으로 되기 쉽고, 학업성적도 떨어지기 때문에 사회적응력도 저하되는 등, 여러 가지 많은 문제를 야기시킨다는 사실이다.

어린이나 어른이나 비만이 되는 것은 물론, 체질의 유전적인 소인을 무시할 수는 없으나 그보다 더 근본적인 원인은 잘못된 식생활이다. 육류나 우유제품 등의 단백질식품과 흰쌀, 흰빵, 라면, 소시지, 백설탕 등의 정백(精白)가공식품의 과식으로 인해서, 위와 장 등의 소화기관은 물론, 간장이나 담낭, 신장 등에 부담을 주어서 거의 모든 물질대사의 회전이 둔해지고 이로 인해 대사장해가 일어나기 때문이다.

백설탕, 기름한데 뭉치게 해

따라서 비만을 방지하기 위해서는 단백식품과 정백식품의 과식을 피해야 함은 물론이고, 지방질과 탄수화물의 섭취양도 줄여야 한다. 특히 백설탕은 지방을 합성하는 효소의 활성을 높이는 작용을 하기 때문에 비만을 초래하는 주범이 된다. 이와같은 것들의 섭취를 과감히 줄이고, 주식은 현미, 부식은 야채로 전환하면, 위장의 활동이 회복되고, 대사기능이 정상으로 되어 비만이 자연적으로 해소된다.

비만증의 증상과 합병증

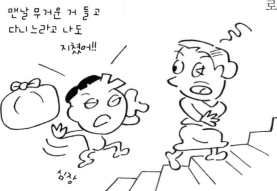

맨날 무거운 거 들고
다니느라고 나도
지쳤어!!

심장

① 비만이 심장에 미치는 영향을 살펴보면, 비만자는 정상체중보다 초과된 체중만큼의 짐을 등에 지고 다녀야 하기 때문에 초과된 중량에 따라서 심장의 부담이 커지며, 운동을 하든지, 계단을 올라가든지 하면, 심장이 압박되어서 숨이 가쁘고 고통스러워지므로 심장의 기능도 약해진다.

② 과중한 체중 때문에 신체의 움직임이 둔해지고, 머리의 회전도 저하한다.

③ 체내의 지방대사에 장해가 일어나서 혈액 중에 콜레스테롤이 증가하고, 동맥이 경화되며, 이로 인해 혈압이 상승하여 두통, 두중, 어지러움, 견갑통 등을 호소하게 된다.

④ 지방대사의 장해가 일어나면, 그것과 관련된 다른 신진대사도 장해를 받아 당뇨병이나 통풍 등이 발병한다.

⑤ 심장의 관상동맥에 콜레스테롤이 침착되어 경화가 일어나고, 협심증, 심근경색, 심부전 등이 발병하기 쉬워진다.

⑥ 담낭에 콜레스테롤이 축척되어 담석증이 발생된다.

⑦ 변비가 되기 쉬워지므로 치질 등 항문질환에 문제가 발생된다.

⑧ 남자에게는 정력감퇴, 여자에게는 생리양의 감소 또는 생리가 끊어진다.

⑨ 세균에 대한 저항력이 약해지고, 피부병도 발생된다.

⑩ 비대한 자신의 모습으로 인한 정신적인 스트레스로 인해 여러 가지 심리적인 문제가 발생되기 쉽다.

비만의 원인은 과식과 운동부족이므로 감식과 적당한 운동이 현대 의학치료의 포인트이다.

감식의 방법으로는 단백질을 충분히 섭취하고, 당질(糖質)은 제한한다. 쌀은 현미로 바꾸고 간식을 억제하고, 특히 과자나 과일을 금한다. 왜냐하면 당질은 몸 안에서 지방으로 변화되기 때문이다.

지방은 비만증의 최대원인이기 때문에 가능한 한 적게 섭취해야 하는데, 그 양은 1일 20g을 초과하지 말아야 한다. 식염은 1일 5~10g, 음료는 1일 1ℓ로 제한하고 술이나 맥주는 평소 본인 분량의 3분의 1을 초과하지 않으며, 조미료와 향신료는 가능한 한 피한다.

이렇게 식사의 양을 줄이면, 복만감을 느낄 수 없으므로 야채나 해조류의 섭취로 대신한다. 운동은 매일매일 규칙적으로 미용체조나 수영 등으로 소비 칼로리를 높여서 지방의 체내 축적을 저지시킨다.

체력과 증상에 따른 한방처방

비만증에 효과가 좋은 처방명	허실(虛實)	자각증상(自覺症狀)														
		변비	두통·두중	한출과다	면적색 상열	자주 피로	잦은 상열	어깨 결림	이명증	요통	수족냉	족부종	무릎 통증	생리이상	복부 비만	복부 팽만감
방풍통성산 (防風通聖散)	실(實)	●	★		●	●	●	●	△						★	
방기황기탕 (防己黃芪湯)	허(虛)			★		●				★		★	★		●	

★ : 증에 가장 잘 맞는 표시. 처방을 선택하는 포인트가 된다.
● : 일반적으로 증에 맞는 경우
△ : 부수적으로 있는 증상

• **주식** : 현미 3할, 율무 3할, 검정콩 2할, 보리 2할의 비율로 된 잡곡밥
• **부식** : 야채, 해조류(미역, 다시마, 파래 등), 소어패류(멸치, 조개류)

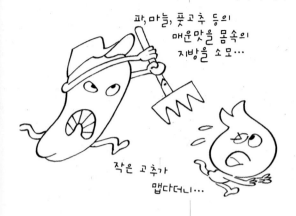

파, 마늘, 풋고추 등의
매운맛을 몸속의
지방을 소모…

작은 고추가
맵다더니…

① 야채 중에 야성미(野性味)가 강한 쑥갓, 미나리, 부추 등은 체내에서 노폐물을 쉽게 배설하게 하고, 조직을 긴장하게 하는 작용이 있으므로, 살짝 데쳐서 무치든지, 기름에 튀기든지, 적당히 요리하여 자주 섭취하면 매우 효과적이다.

② 특히 양파, 대파, 쪽파, 마늘, 부추, 풋고추 등은 비타민 B_1 효과를 높여서 대사를 정상화하고, 매운 맛은 열을 발산하여 몸 속의 지방을 소모시킨다.

③ 미역, 다시마, 바닷말 등의 해조류의 요오드 성분은 신진대사를 촉진하고, 조직을 강화시킨다.

④ 당근, 연근, 우엉, 토란 등에는 특히 섬유질이 풍부해서 노폐물을 배설시키고 변비도 해결된다.

비만치료의 포인트

비만증 해소의 가장 간단하고 손쉬운 비결은 소식이다. 그리고 이 소식을 달성할 수 있는 비결은 바로 악관절 저작운동인 '철저하게 꼭꼭 씹어 먹기'이다. 음식을 천천히 씹어 먹으면, 평소의 반의 분량으로도 만족할 수 있고, 그렇게 되면 목적은 달성된다.

보통 운동으로 땀을 빼면 체중감소를 달성할 수 있다고 생각하지만, 음식을 조절하지 않고서는 절대로 불가능하다.

비만의 민간요법

동과(冬瓜), 당근, 건(乾)표고버섯으로 만든 수프

동과는 매우 우수한 다이어트 식품이다. "계속 복용하면 몸이 가벼워지고, 건강해진다."라고 예로부터 전해왔다. 특히 강력한 이뇨작용이 있기 때문에 물살같은 비만에 아주 좋다. 지져 먹어도 좋고, 수프로 상식해도 매우 좋다.

- 만드는 방법 : ① 동과는 얇게 썰고, 당근은 작은 사각형으로, 그리고 표고버섯은 하룻밤 물에 담그었다가 잘게 썰고, 그 물은 끓일 때 사용한다.

② 표고버섯을 우린 물에 넣고 끓이거나 졸여서 수
   프를 만들든지, 좀더 졸여서 반찬으로 만들어
   먹어도 좋다.

③ 조리를 한 후에 소금이나 후추, 고춧가루를 적
   당히 넣는다. 여기서 주의할 점은 소금은 많이
   넣지 않는 것이 좋다. 너무 짜면 이뇨작용이 저
   하되어 효과가 떨어지게 된다.

소기차(消肌茶)

종　류	1일 분량	효　　　능
방기(防己)	10g	맛은 쓰고, 약성은 차며, 약효는 풍습(風濕)과 안면신경마비와 수족(手足)의 동통(疼痛)을 치료하고, 대소변을 원활하게 하며, 혈과 기를 잘 통하게 하여 몸을 깨끗이 청소해 준다.
동과(多瓜)	12g	맛은 달고, 약성은 차며, 약효는 가슴의 열화(熱火)를 제거하여 소갈을 없애주고, 번열(煩熱)을 제(除)하며, 대소장의 연동을 촉진하여 창만(脹滿)을 제거하고, 갈증을 풀어주며, 부종을 제거하고, 속의 더운 열기를 가라앉힌다.
목통(木通)	8g	맛은 달고, 약성은 차며, 약효는 대소변을 잘 통하고, 피의 흐름을 원활하게 해주며 체기(滯氣)를 풀어 주고, 기의 유통을 원활하게 해준다.
생강	5g	

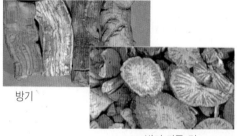

방기

방기 자른 것

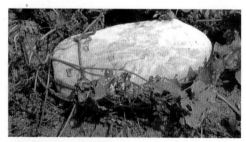

동과

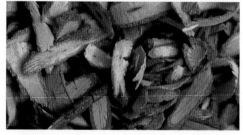

목통

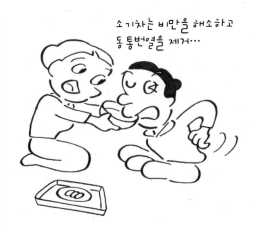

소기차는 비만을 해소하고
동통번열을 제거…

단식요법에 의한 비만 치료

정상단식법(7일)과 단축(3일)단식법

단식요법에 의한 비만치료에 대해서 간단히 설명한다. 먼저 명심해야 할 일은, 비만한 사람들 거의가 다이어트에 실패한 경험이 있다는 사실이다. 1개월 이내에 갑자기 5kg 이상의 체중을 감량하고, 그 이후에 주의하지 않으면 리바운드 현상으로 인해, 2~3개월 이내에 거의 두 배인 10kg 정도의 살이 다시 불어난다는 사실을 반드시 명심해야 한다.

따라서 가장 이상적인 체중감량방법은 1개월에 2kg 정도를 목표로 설정하고, 원하는 감량만큼, 예를 들어 20kg 정도 감량하고 싶은 사람은 1개월에 2kg씩 1년의 기간을 목표로 설정하고 식이요법으로 무리하지 않게 감량을 해야만 성공할 수 있다.

여기에 소개하는 단식요법을 실시할 경우는 그 이후에 지속적인 감량을 위해 여기에서 지시하는 방법을 잘 준수하면 그리 어렵지 않게 목표를 달성할 수 있게 된다.

단식요법이란?

어떻게 하면 우리 몸 속의 노폐물을 제거하고 혈액을 깨끗하게 청소하여 건강도 유지하며 날씬해질 수 있을까? 가장 간단한 방법이 단식요법이다.

단식을 하면 혈액이 깨끗해지고, 몸이 가벼워진다. 뿐만 아니라, 자신의 몸에 어떤 음식이 잘 맞는지 스스로 알 수 있게 되며, 몸이 무엇을 요구하고 있는지도 알게 된다.

옛날 중국이나 우리나라에서도 고승, 명승 전세계 또는 전설상의 성인들이 장수할 수 있었던 것도 수도의 단계에서 단식요법이 기초수련 과정으로서 행해졌기 때문인 것 같다.

일반적인 단식요법은 보통 일주일 이상 실행하지 않으면 효과가 없으므로 확실한 목적과 신념이 없는 한 단식을 쉽게 결의할 수는 없다.

신념이 없는 단식은 경우에 따라 매우 위험하다. 왜냐하면 공포심 때문이다. 이와는 반대로 신념을 가지고 행하면 30일 이상도 가능하다.

단식요법은 말 그대로 물만을 마시고 기타 음식물은 일체 먹지 않는 것이다. 물은 배가 고플 때나 목이 마를 때 등 언제라도 가능하다. 단식시작 후 3~4일이 지나면 많은 양의 대변이 나오는데, 이 변의 형태는 기름덩어리 같은 것으로서 냄새가 몹시 지독하며, 음식을 먹지 않았음에도 불구하고 많은 양이 배설된다. 그 이유는 단식을 하는 동안 몸의 생리적인 현상이 반작용(反作用)하기 때문이다.

음식물을 섭취할 때는 흡수작용을 하던 내장이 단식기간에는 도리어 배설작용을 한다. 그 결과 독소가 많이 배설되기 때문에 냄새가 심하며 양이 많아지는 것이다. 4일째부터는 땀에서도, 그리고 호흡을 할 때도 대단히 고약한 냄새가 나기 시작한다.

이로 인해 몸 전체에서 매우 심한 냄새가 나는데, 이는 몸 속의 불필요한 것들이 연소되는 냄새이다. 얼마나 심한 악취인지 향수로도 제거할 수 없을 정도인데, 이렇게 악취가 나는 것은 단식의 효과가 나타나는 증거이다.

단식 중에 대변에서 심한 냄새가 가시고, 기름진 대변이 중지되면 이를 신호로 단식을 중지하여도 된다. 이렇게 되면 거의 성공적인 단식요법이 된 것이다. 단식요법의 기간은 보통의 경우 7일 정도의 기간이 필요하다.

단식 후에는 자신만의 식단을 스스로 알게 된다

단식 후 주의해야 할 나항

먼저 단식을 끝내고 식사를 시작할 때에는 딱딱한 음식을 일체 섭취하면 안 된다. 이는 단식으로 인해 위장이 약해져 있기 때문에 처음부터 소화시키기 어려운 음식을 먹으면 위장에 큰 부담을 주기 때문이다.

• 첫날은 과실즙이나 묽은 죽 등의 유동식을 조금씩 먹기 시작한다.

- 둘째 날부터는 양을 조금씩 늘린다.
- 셋째 날에는 비로소 이전에 먹던 것과 같은 음식물을 먹어도 좋다. 주의할 점은 단식으로 인해서 몸의 상태가 저하되어 있기 때문에 여러 종류의 음식을 골고루 섭취하는 것이 좋다.

그런데 재미 있는 현상은 단식 후 섭취하는 음식의 종류에 따라 몸이 반응을 나타내는 것이다. 만약에 먹은 음식의 종류가 몸에 맞지 않을 때는 잠시 후에 두통, 구토증, 콧물, 재채기, 눈물, 구내염, 가려움증 등의 알레르기 증상이 나타난다. 또 심리적으로는 쉽게 화가 나고 기분이 우울해짐을 느낄 수 있다.

반면에 음식이 몸에 잘 맞을 때는 이와같은 반응이 일어나지 않는다. 이러한 음식물의 반응을 주의깊게 기록해 두면 자신의 체질에 맞는 음식물을 알 수 있게 된다.

자신의 건강식단을 단식을 통해서 스스로 알게 되는 것이다. 이는 단식에서 얻어지는 노폐물의 배설작용과 아울러 큰 소득이 아닐 수 없다. 스스로 알게 된 자신의 체질에 맞는 식단을 일상 식생활의 기준으로 삼으면 스스로 병을 예방해서 건강을 유지할 수 있기 때문에, 일단은 성인병에서 벗어나 장수할 수 있는 기초가 조성되는 셈이다.

3일 사과단식요법

일에 쫓기는 바쁜 사람을 위한 단축단식요법은 과연 없을까?

보통 짧게 잡아도 7일이 걸리는 단식요법을 실행할 수 없는 바쁜 사람들에겐 3일간 사과단식요법을 소개하고자 한다.

3일간 먹고 싶은 만큼의 사과를 먹으면서 장도 청소하고, 체중 조절도 할 수 있는 사과다이어트는 3일간 사과만을 먹는 미니단식요법으로 체중감량과 체질개선을 동시에 이룰 수 있는 비법이다.

사과는 몸 속에 쌓인 독소를 대변과 함께 몸 밖으로 내보내는 작용을 한다. 이 때문에 무리 없는 체중조절과 체질개선이 가능하다.

이 사과단식요법은 단식을 하는 기간이 단지 3일간일 뿐만 아니라, 이 기간 동안에도 배가 고프면 제한 없이 사과를 먹을 수 있는 요법이므로 엄밀하게 보면 완전한 단식이라 할 수는 없기 때문에 일반적인 단식보다는 시도하기가 쉽다.

사과를 먹는 방법은 껍질을 벗기고 적당한 크기로 잘라서 먹으면 된다. 단지 사과 이외의 음식물은 절대로 먹지 말아야 하며, 물은 마시고 싶을 때 얼마든지 마셔도 된다.

사과단식요법을 실행하다 보면, 특히 신장의 기능이 좋아져서 많은 양의 소변을 보게 된다. 따라서 변비를 호소하게 되는 경우도 있는데, 그리 걱정할 정도는 아니다.

3일째 되는 밤에는 숙변배설의 촉진을 위해서 올리브유를 2~3숟갈이나 참기름 4~5숟갈 정도를 먹는다. 그러면 독소가 포함된 숙변이 배설되는 데 큰 도움을 줄 것이다. 3일간 사과요법을 마친 후에 4일과 5일째 되는 날에는 죽 등의 유동식으로 소화에 부담을 주지 않는 식사를 하여 위나 장의 소화기능이 무리 없이 회복되도록 해야한다.

이같은 방법으로 1개월에 1회씩 계속하든지, 아니면 무리 없는 다이어트를 지속적으로 원하는 경우에는 사과단식요법을 끝낸 후 계속해서 저녁식사 대신에 사과만을 섭취하면, 체중감량은 물론이고, 몸의 독소가 제거되어 성인병과 인연이 없는 건강한 몸을 유지하게 된다.

이 방법을 잘 지키면 3~4개월 이내에 5~12kg까지 체중감량이 무리 없이 가능하다. 이 기간 중 저녁식사를 참기 어려운 사람은, 탄수화물은 절대 삼가고 드레싱을 약간 한 야채와 함께 사과를 먹으면, 저녁의 공복감 없이 완만한 효과를 얻을 수 있게 된다.

그러나 확실하고 빠른 체중감량을 원할 경우는 저녁식사 대신에 사과만을 섭취하는 것이 더더욱 효과적이다. 원하는 만큼의 날씬한 몸매를 가꾸는 데 어찌 이 정도의 조그마한 고통을 피하려고 들겠는가?

비만의 운동요법
복타토지법(腹打吐脂法)

배꼽 주위를 좌우 다섯 번씩 강하게 두드린 후, 양손에 기를 모으면서 단전으로부터 가슴으로 쓸어올리다가 앞으로 강하게 수장(手掌)을 뻗으면서, "하~" 하고 깊은 곳으로부터 숨을 토한다. 마치 뱃속의 모든 사기와 기름덩어리를 토해내는 기분으로 기를 모아야 효과가 증대된다.

"한반도의 남쪽은 온통 먹거리 간판들로 심히 어지럽다. 사철탕, 흑염소탕, 멧되지와 촌닭, 무슨 연극(演劇)의 제목같다. 토종달, 토종흑돼지, 닭 등 가축들이 이 지구상에서 생산되는 곡물의 무려 3분의 1을 먹어 치운단다. 미국곡물의 70%를 가축이 먹어치우는데, 초식동물인 소가 풀이 아닌 곡물을 먹었던 일은 금세기 이전에는 없었던 일이다." 미국에서 1파운드의 고기를 생산하는데 16파운드의 곡물이 없어진다고 한다. 가난한 나라에서 어린 아이들을 비롯하여 수백만의 사람들이 곡물이 모자라 죽어 가는 동안 산업화된 나라들에서는 수백만이 넘는 사람들이 동물성지방의 과다섭취로 인한 '비만(肥滿)'으로 인해 당뇨병, 심장병, 그리고 뇌졸중과 암으로 죽어 가고 있다. 이래도 당신들은 먹고 또 먹으려 하는가?

어리로 느끼는 질환

 두통(편두통)

두통이란 경우에 따라서는 목숨을 앗아갈 수 있는 무서운 질환이기도 하고, 한편 생명에는 전혀 지장이 없으나 너무나 통증이 심해서 죽을 것만 같이 느껴지는 아주 괴로운 질환이다.

두통은 누구나 한두 번쯤은 경험했겠지만, 두 발로 걷는 인간에게만 있는 피할 수 없는 숙명적인 질환이다. 그 밖에 요통, 치질, 그리고 위하수, 신장하수, 자궁하수 등도 직립(直立)과 관계가 있다.

두통은 눈에 보이지도, 그리고 어떠한 진단으로도 잘 나타나지 않는 증상으로, 본인이 아닌 다른 사람은 알 수 없으며, 통증의 형태도 각각 다르다. 그런데 다행인 것은 뇌 자체에는 통증을 자각(自覺)하는 통각신경이 없으므로 통증을 느낄 수는 없다.

그렇다면 두통은 어떤 부위가 과연 아픈 것인가? 두개골 밖의 근육이나, 혈관이 자극을 받아 아프거나, 두개골 내의 경막, 거미막, 유막 등을 지나가는 동맥, 삼차신경과 그 밖에 지각성 뇌신경이 자극을 받아 아픔을 느끼게 되는 것이다.

• 생명을 위협하는 무서운 두통

① 뇌막염 : 심한 열과 구토를 동반하는 통증

② 뇌종양 : 몸에 힘을 주면 날카로운 통증

③ 거미막하출혈 : 갑작스럽게 일어나는 극심한 두통과 의식불명

• 생명에는 지장이 없으나 너무나 아파서 괴로운 두통

① 근수축성 : 머리가 조이는 듯한 통증(스트레스)

② 군발성 : 눈 안쪽을 도려내는 듯한 통증(과음)

③ 신경성(편두통) : 욱신욱신한 통증(산소부족)

두통을 크게 특발성두통과 증후성두통으로 나누는데, 전자는 본태성, 후자는 속발성이라고 한다.

특발성이란 정밀한 검사를 하여도 그 원인을 알 수 없는 것으로 편두통, 신경성두통이 이에 해당된다.

증후성이란 여러 가지 질환으로 인하여 발생되는 두통으로서, 원인을 제공하는 질환을 치료하면 대개는 치유가 잘 되는 편이다.

그러나 특발성두통은 그 원인이 유전학적으로 체질유전적인 소인과 현대의 복잡한 사회생활에서 오는 정신적인 스트레스에 그 원인이 있기 때문에 치료가 매우 어렵다.

① 열성병의 초기(감기, 세균의 감염)

② 신경성두통(노이로제, 히스테리)

③ 뇌의 혈행장애(뇌저동맥경화)

④ 콧병(부비강염, 비후성비염, 축농증)

⑤ 눈병(녹내장, 난시, 원시)

⑥ 두개뇌압의 변화(뇌막염, 뇌종양)

⑦ 전신병(고혈압, 저혈압, 심부전)

⑧ 위장장애

⑨ 일산화탄소 및 기타 가스중독 등

이와 같이 증후성 두통의 종류는 매우 다양하다.

사람에 따라 다르기는 하지만 피로, 긴장, 공복, 눈부신 직사일광 등이나 때로는 특정 음식인 지라민이 함유되어 있는 귤, 초콜릿, 치즈 등에 의해서도 발생되는 것으로 혈관을 수축시키는 '세로토닌'의 증감작용 때문에 생기는 것이다.

어떤 원인(대개는 스트레스)으로 인하여 혈액 중에 세로토닌이 증가하면 뇌혈관이 수축되는데, 이때 뇌의 혈류가 감소되어 전조증상이 나타나게 된다. 혈관이 수축됨에 따라 세로토닌이 완전히 소모되면, 반대로 혈관이 팽창하여 주위의 신경을 자극해서 심한 두통을 일으킨다.

두통은 주로 뇌세포의 산소공급이 부족할 때 발생되는데, 하루 중 폐로 들어 오는 산소의 30% 정도를 몸무게 100분의 1의 뇌세포(대뇌피질 ; 150억여 개의 세포)가 사용된다고 볼 수 있다.

따라서 편두통의 원인은 유전적인 체질의 소인과 빈혈성, 그리고 스트레스에 의한 적혈구의 산소친화력의 저하(거의 대부분이 이 경우이므로 완치가 가능) 등의 원인으로 볼 수 있다.

또한 산소의 절대치가 부족하게 되면 피가 뇌세포에 충분한 산소를 공급하지 못하게 되어 맑은 피를 공급받기 위해서는 뇌의 모세혈관이 수축하고 곧이어 팽창하게 되어 뇌압이 올라가므로 두통이 발생된다. 이것이 신경성 두통의 발생기전이라고 나는 확신한다. 왜냐하면, 이 기전에 따라 피를 맑게 하는 치료를 하면, 두통이 좋아질 뿐만 아니라 거의 재발없이 완치되기 때문이다.

편두통을 예방하는 방법(확실한 효과는 기대할 수 없다.)은 다음과 같다.

① 피로, 긴장, 공복을 피한다.
② 귤, 초콜릿, 치즈 등의 특정 음식을 피한다.
③ 예방약이나 차(파의 흰 뿌리 부분＋생강)를 마시며 휴식을 취한다.

우리 몸 속의 피를 깨끗이 청소하면 적혈구의 산소친화력이 높아져서 근본적인 고통에서 벗어날 수 있게 된다. 다행히 한방에는 피를 맑게 해주는 우수한 생약처방들이 많다. 이 처방들은 적혈구가 폐에서 산소와 잘 결합될 수 있도록 도와주며, 뇌세포의 산소를 충분히 공급할 수 있기 때문에 근원적인 두통치료가 가능하다.

수분대사를 조절하고 신장의 기능을 도와 피를 맑게 해 주는 오령산(五苓散)에 몸의 원기를 개선(보약 등)시켜 주는 생약의 종합처방은 두통을 근본적으로 해결하는 가장 올바르고 빠른 길이다. 그리고 놀라운 사실은 이와같은 근본적인 치료를 하면, 두통의 재발도 막을 수 있다는 사실이다.

체질에 따라서는 몸이 냉하여 혈액순환이 제대로 되지 않아 두통을 일으키는 경우도 많다. 이때에는 계지인삼탕(桂枝人參湯)이나 오수유탕(吳茱萸湯) 등을 배합하면 근본적인 치료가 가능하다.

그렇지만 누구나 '오령산'만을 복용하면 두통이 치료되는 것은 아니다. 각자의 체질에 따른 기본적인 생약이 전문가의 손에 의하여 첨가될 때, 비로소 완치될 수 있다는 것을 명심해야 한다.

시중에 판매되고 있는 수많은 진통제야말로 일시적으로 통증을 잊어버리게 하는데는 도움을 주나 긴 안목으로 볼 때는 바람직하지 못한 치료임을 알아야 한다.

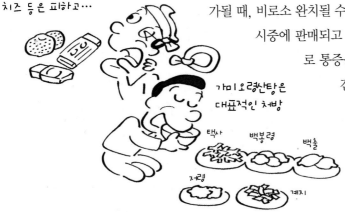

다량의 콜, 초콜릿, 치즈 등은 피하고…

가미오령산탕은 대표적인 처방

택사 백봉령 백출

저령 계지

오령산의 기본적인 구성을 살펴보면 매우 과학적이다. 오령산은 거의가 이뇨제(양방 이뇨제의 개념과는 다르다)로 구성되어 있다. 주로 수분대사기능을 조절해야 할 경우에 자주 사용되는 처방이다. 이 오령산에는 각자의 체질에 맞는 생약 몇 가지를 첨가한 가미(加味)오령산이 원인불명의 두통을 대부분 해결해 준다.

그 내용을 살펴보면, 다음과 같다.
- 택사(澤瀉) : 이뇨(利尿 ; 소변의 양을 조절), 혈압조절
- 백복령(白茯苓) : 이뇨, 신경안정, 건위(健胃), 기력증강

- **백출(白朮)** : 이뇨, 건위, 소부종(消浮腫), 정력증강
- **저령(猪苓)** : 이뇨
- **계지(桂枝)** : 이뇨, 발한해열(發汗解熱), 말초혈액 순환촉진

이는 혈액순환을 돕고, 피를 맑고 깨끗하게 해주며, 소화기능을 촉진시키고, 신장기능을 도와준다. 무엇보다 중요한 수분대사기능을 원활히 하여 피를 맑게 해주는 성능 때문에 뇌의 혈액순환이 원활해져서 두통을 해결해준다.

이와 같이 오령산에는 두통을 치료해주는 진통진정제가 들어 있지 않음에도 불구하고 대부분의 두통환자에게 놀라울 정도 큰 효과를 나타낸다. 이것은 인체생리기능의 밸런스를 근본적으로 개선시켜 주는 한방특유의 유기능(類機能)적인 처방구성의 결과라고 할 수 있다.

두통치료의 한의학적인 기본원리

갑자기 두통이 시작되어 시간이 지난 후 자연히 좋아지고 그 상태가 반복되는 것을 일반적으로 만성두통이라고 한다.

만성두통이 있는 경우, 양의학에서는 보통 두통을 억제(두통을 느끼지 못하게)하는 진통제를 투여한다. 진통제는 즉효성이 있기 때문에 단시간에 그 증상이 사라진다. 그러나 두통의 원인인 그 자체를 제거한 것이 아니기 때문에 시간이 경과함에 따라 진통약의 혈중농도가 떨어지면 약효도 약해져서 다시 통증을 느끼게 되는 점이 문제이다.

이 때문에 만성두통으로 고생하고 있는 사람 중에는 진통제가 손에서 떠날 새가 없다. 또 진통제의 부작용으로는 가슴이 뻐근하고 기분이 나빠지며, 속이 쓰리는 등의 위장장해를 일으킨다. 이 때문에 위장이 약한 사람은 진통제의 남용이 더 큰 병으로 유발하기 쉬우니 주의하여야 한다.

이에 비하여 한의학적인 치료는 순간적으로 두통을 억제하는 치료방법이 아니고, 잘못된 생리기능을 개선하여 두통을 원천적으로 차단하는 근치요법이다.

한방요법은 위에 활력을 주어 소화기능을 원활히 하고, 허약한 체력마저 개선하면서 두통을 근치시키는 일석삼조(一石三鳥)의 효과를 얻을 수 있다.

한방에서는 인체를 구성하는 기본적인 요소를 氣·血·水로 정의하

고, 이것들의 생리적인 밸런스의 상태에 따라 질병발생의 유무를 판단한다. 즉, 氣·血·水의 밸런스의 부조화가 두통을 유발시킨다고 본다.

氣라 함은 원기(元氣), 기운(氣運), 기분(氣分) 등과 같이 눈에는 보이지 않는 에너지와 같은 것으로서 생명력, 즉 생명활동의 원천이라고 볼 수 있다.

氣가 약해지면 몸 자체뿐만 아니라 정신활동도 저하되는 기병(氣病)이 된다.

血이라 함은 혈액으로서 몸의 구석구석까지 영양분과 그 중요한 산소를 공급하고 노폐물을 운반하는 일 뿐만 아니라 영양분을 각 조직과 기관에 공급하는 등의 중요한 역할을 담당한다. 이 血의 기능이 원활하지 못하게 되면 몸의 밸런스가 무너진다. 그러므로 생리불순의 경우 두통이 더욱 심해지는 것은 이와같은 원리 때문인 것이다.

水라 함은 단순히 수분만을 지적하는 것이 아니고, 임파액과 같이 세균이나 바이러스 등으로부터 몸을 지키기 위한 면역기능까지를 광범위하게 포함하고 있는 개념이다. 水는 몸의 70~80%를 점유하고 있다. 水가 구석구석까지 각 기관의 생리적인 균형을 이루고 있으면 문제가 없으나 한 부분에 편중된다든지 하면 병이 발생된다고 보는 원리이다. 이와같은 상태의 증상을 한방에서는 수독(水毒)이라 하여 아주 중요한 증상으로 분류되고 있다.

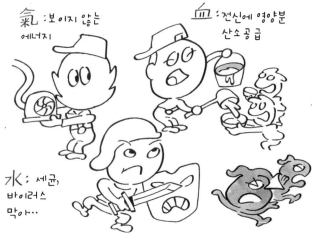

氣 : 보이지 않는 에너지

血 : 전신에 영양분 산소공급

水 : 세균, 바이러스 막아…

체력과 증상에 따른 한방처방

두통에 효과가 좋은 처방명	자각증상(自覺症狀)													
	허실(虛實)	소변이 시원치 않다	식욕이 없다	발작적인 극심한 두통	땀을 잘 흘린다	몸이 무겁고 피곤하다	상기가 잘 된다	어깨가 잘 결린다	오심·구토	가슴이 두근거린다	명치가 답답하다	손발이 차다	생리불순	정신감정이 불안정하다
갈근탕(葛根湯)	실實			●		△		★						
도핵승기탕(桃核承氣湯)	실實			●	△		★	●			●	★	★	●
오령산(五苓散)	중간허실	★	△	★	●	△		●	★	△	△	△		△
가미소요산(加味逍遙散)	중간허실		●	●		★	★	●		△	★	●	★	★
계지인삼탕(桂枝人蔘湯)	허虛	●	△	●	●	●	△		△			★		
반하백출천마탕(半夏白朮天麻湯)	허虛		★	●		●			△	●	★	△		
오수유탕(吳茱萸湯)	허虛		●	★					●		●	★		

★ : 증에 가장 잘 맞는 표시. 처방을 선택하는 포인트가 된다.
● : 일반적으로 증에 맞는 경우
△ : 부수적으로 있는 증상

총백차(蔥白茶)

편두통의 민간요법

- 재료 : 대파−손가락 크기의 대파 5개(잔뿌리가 달린 아랫부분을 사용하며, 반드시 흰색 부분만을 사용하고 파란색 부분은 버린다.)
- 끓이는 방법과 복용법

① 1,000cc의 생수에 대파 5개를 넣고 강한 불로 500cc가 되도록 끓인 다음, 1일 4회 정도 나누어 마신다〔꿀이나 레몬즙을 타도 좋다〕.

② 국화(甘菊)의 꽃과 박하잎 12g씩을 600cc의 물로 달여서 물의 양이 반으로 줄면 수시로 마신다.

③ 몸이 냉한 사람의 두통치료는 세신(細辛)뿌리 15g과 오수유(吳茱萸) 열매 6g을 ②번과 같은 방법으로 복용하면 좋은 효과를 볼 수 있다.

④ 생강은 몸을 따뜻하게 하는 효능이 있으므로 몸이 냉한 것이 원인인 두통의 경우는 생강 15g, 양파 1통, 자소엽(紫蘇葉 ; 차조기) 10g 다시마 20g를 600mℓ의 물에 넣고 반이 되도록 끓여 적당량

의 꿀을 섞어서 1일 3회 나누어 마신다.

청두차(淸頭茶)

종 류	1일 분량	효 능
택사(澤寫)	15g	맛은 달고, 약성은 차다. 약효는 이뇨(利尿), 혈압조절, 어지럼증, 두통, 부종을 고친다.
백출(白朮)	15g	맛은 약간 달고 쓰며, 약성은 온하다. 약효는 기를 보하고, 위를 튼튼히 하며, 갈증을 멈추고, 이뇨작용이 있어서 부기를 제거하고, 명치 부위의 답답함을 풀어주는 작용을 한다.
계지(桂枝)	10g	맛은 달고 매우며, 약성은 온하다. 약효는 이뇨작용을 하며, 말초부위의 혈액순환을 촉진하고, 신경통과 두통을 치료한다.
생강 + 대추		

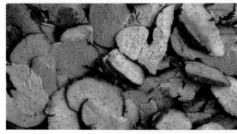
택사

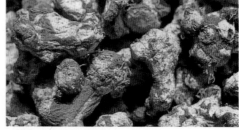
백출

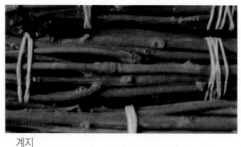
계지

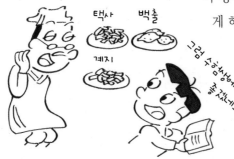

청두차는 뇌에 신선한
산소 공급. 두통해결···

택사 백출
계지
그럼 수험생에게도 좋겠네요

이 생약차의 내용을 보면, 혈액순환을 돕고, 피를 맑고 깨끗하게 해주는 작용을 한다. 그리고 소화기능을 촉진시키고, 신장기능을 도와서 무엇보다도 중요한 수분대사기능을 원활하게 해주며, 피를 맑게 함으로써 뇌의 신선한 산소를 충분히 공급하여 두통을 근원적으로 해결한다.

이 청두차는 두통을 치료하는 진통진정제

가 들어 있지 않음에도 불구하고, 놀라운 효과를 얻을 수 있다. 특히 대학입시생들에게 큰 효과가 있다.

편두통의 운동요법

두 눈을 감고, 양팔을 벌리고, 왼쪽 다리는 들고 오른쪽 다리만으로 약 30초씩 바로 선다. 그런 다음 반대쪽 다리를 같은 방법으로 한다. 조금 숙달이 되면 2~3분 간격으로 다리를 바꾸어 선다. 처음에는 어려우나 계속하면, 몸의 균형잡기가 좋아져서 두통과 어지럼증에 좋은 효과를 발휘한다.

"100세 장수건강이란? 몸의 건강만 가지고는 아무런 의미가 없다. 왜 내가 그토록 살아야 할지를 반문하고 거기에 걸맞는 가치관의 설정이 우선 있어야 한다. 길을 걸을 때 목적이 없으면 오래 걸을 수 없다. 목표를 정하자. 너무 거창하게나, 너무 먼 장래가 아니라도 좋다. 실현가능한 것부터 정하자. 그러면 오늘의 발걸음이 가벼우리라. "무더운 여름날 땀을 흘리면서 한참 고갯길을 오르다가 고갯마루에 올라섰을 때, 귀밑을 스치고 지나가는 솔바람은 5장6부(五臟六腑)까지 시원하게 해준다. 그 한 가닥의 바람이 그렇게 고마울 줄이야.…" 이렇게 작은 것으로부터도 행복을 느낄 수만 있다면, 작은 것으로도 감사함을 알게 되고, 그러면 머릿속이 해맑아져 두통은 곧 사라지게 된다.

현훈(眩暈)

평균적으로 55세 이상이 되면 누구나 한 번쯤은 어지럽게 느껴지는 경우를 가끔 경험하게 된다. 처음에는 대수롭지 않게 여기다가 좀 심해지면 뇌질환이 아닌가 하고 덜컥 겁을 먹게 된다.

환자에 따라서는 이대로 그만 의식불명이 되어 죽는 것이 아닌가 하고 불안에 떨게 된다. 어지럼증이 심해서 병원을 찾게 되면 이비인후과로 보내져서 우선 뇌의 이상이 있는지, 그리고 또 귀의 평행기능에 이상유무를 판별하게 된다.

여러 가지 검사를 해도 이상이 발견되지 않음에도 불구하고 발작이 일어나면 의식불명이 될 정도로 어지럼증이 심한 경우도 많은데, 대개는 메뉴엘스병으로 진단하게 된다.

이 메뉴엘스병은 1861년 프랑스의 의사 메뉴엘씨가 「뇌졸중형 뇌충혈(腦充血)증상을 야기시키는 내이장해에 관한 보고」를 발표하여, 현훈증이 내이(內耳)의 질환으로부터 발생된다는 사실을 입증하였다. 이로부터 현훈증을 메뉴엘스병이라고 부르게 되었다.

그 후 기초연구와 임상연구를 병행한 결과 메뉴엘스병의 본태(本態)는 내(內)임파수종(水腫)으로 판명되었다. 또 내임파액을 흡수하는 내임파낭(囊)의 발육부전이 메뉴엘스병에서 많이 발견되었다.

眩=目+玄
(눈앞이 캄캄)
暈=日+冖+車
즉, 흔들리는 수레 위에서 해를 보면 얼마나 어지럽겠는가?

현훈증의 증상 및 그 종류는?

어지러운 증상을 현훈이라고 한다. 글자 그대로 眩=目+玄, 즉 눈앞이 캄캄하고, 暈=日+冖(덮을 멱)+車, 즉 흔들리는 수레의 지붕 위에서 해를 쳐다보면 얼마나 어지럽겠는가? 이와 같이 현훈증은 눈앞이 캄캄하고 쓰러질 듯이 어지러운 증상으로서 종류로는 가성현훈과 진성현훈으로 나뉜다.

이 현상은 눈앞이 갑자기 캄캄해지고 아찔아찔해지는 증상인데, 특히 갑자기 일어나면 눈앞이 핑 도는 증상을 말한다. 어린 아이의 경우에는 빈혈이 주원인인 경우가 많다. 기가 약한 어린이가 갑자기 일어나면 지구의 중력 때문에 두부의 혈압이 갑자기 떨어지게 되어 핑 도는 현기증 증상이 일어나게 된다. 성인의 경우는 자율신경실조증 이외에 저혈압, 빈혈, 과로, 동맥경화, 갱년기장애 등에 의해서 발생된다.

저혈압이 원인인 현훈은 거의가 체질유전적인 소인에서 비롯된다. 따라서 6개월에서 1년 이상 장기적으로 계속 약을 복용하여 저혈압의 제반증상이 사라진 후에 겨우 혈압이 안정권에 진입하게 된다.

가성현훈이란?

천장이 빙빙 도는 것 같은 회전성현훈이라 불려지는 진성(眞性)은 어지럼증이다. 이 경우에는 특별히 주의를 요하는데, 경우에 따라 감기나 과로에 의해서 발생되는 경우도 있으나 대개는 귀의 평형기관 또는 뇌의 질환에 의해서 발생되기 때문이다.

최근, 특히 부인들 사이에서 점차 증가하고 있는 이 메뉴엘스병은 대표적인 진성현훈이다. 천장이 빙빙 돌고, 때로는 한쪽 귀, 또는 양쪽 귀가 잘 들리지 않고, 2~3일 동안 울렁울렁하여 토할 것 같은 메스꺼움이 계속되기도 하고, 실제로 토하기까지 한다.

이와같은 증상이 언제 재발할지 모르는 불안한 상태가 계속된다. 귀는 오로지 듣기 위한 기관으로서만 존재한다고 잘못 생각하고, 귀가 아프고 진물이 나올 때, 또는 잘 안 들릴 때에야 비로소 이비인후과를 찾게 되지만, 어지럼증이 있고 몸의 균형이 잘 잡히지 않을 경우는 어느 기관의 잘못인지 잘 몰라서 당황하는 경우가 많다.

이 어지럼증의 원인은 중추신경계의 이상이나 귀의 평형기관의 이상에서 오는 경우가 많은데, 중추신경계의 이상보다는 귀의 평형기관의 이상이 생겨서 발병되는 말초성어지럼증이 오히려 많으므로 우선 이비인후과를 찾는 것이 순서이다.

현훈증의 원인

① 피로가 가장 중요한 원인이다. 육체적인 피로에 정신적인 피로까지 겹치게 되었을 때에 발병되기 쉽고, 사업상의 트러블이나 가

정 내의 불화 등이 큰 원인이 될 수도 있다.

② 수분이나 염분(鹽分)의 과잉섭취와 과다한 흡연 등에 의해 현훈증이 발생될 수도 있다.

③ 주류 중에 특히 맥주를 많이 마시든지, 빵을 많이 먹어서 알러지반응이 일어나 어지럼증이 발생되는 원인이 될 수도 있는데, 이는 소맥(小麥) 알러지반응에 의한 것이다.

④ 물리적인 인자, 예를 들면 소리, 빛, 열, 압력 등에 의해 강하게 자극을 받는 경우와 기후의 변화에 의해서 발생되기도 한다.

현훈증의 치험 예

진성현훈

갑자기 천지가 빙글빙글, 서 있을 수 없을 정도로 심하게 어지러운 증상이 자주 일어나면서 메스껍고 토하기까지 하는 메뉴엘스병이 가장 치료하기가 어렵고 괴롭다〔택사탕이 좋다〕.

"선생님! 버스를 타려고 서둘러 달려가던 중 갑자기 어지러워 쓰러진 것이 첫번째 발작이었습니다. 그 다음부터는 아침에 일어나는 데 천장이 빙빙 도는 심한 어지러움을 느낄 때가 많고 언제부터인가 머리도 아파오기 시작하였습니다."

올해 59세의 보통 체격의 부인이었는데, 진찰해 보니 안타깝게도 메뉴엘스병이었다. 이 병의 근본적인 치료는 매우 어렵다. 그러나 이 환자의 체질과 증상을 한방 진찰상 특유의 증(證)으로 판별하여 뇌의 산소공급이 용이하게 수행되도록 수분대사를 조절해 주는 처방, 즉 '택사탕(澤瀉湯)'에 허약한 기(氣)를 도와줄 목적으로 '보중익기탕'을 합방(合方)한 처방으로 투약하여 다행히 어렵지 않게 치료되었다.

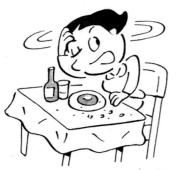

빵과 맥주를 과식했더니 어지러우...

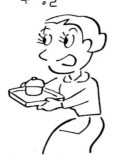

그럴 줄 알고 택사탕을...

가성현훈

"선생님! 만원지하철에서 식은땀이 나면서 자주 어지럽고, 지하철에서 내려 걸을 때면 가끔 구름 위를 걷는 것 같은 기분입니다. 어지럽고 쓰러질 것 같아서 요즈음은 외출도 못 하고 있습니다. 막내딸의 결혼식이 머지 않았는 데 걱정입니다."

내성적이고 추위를 잘 타며, 소화도 잘 안 되고, 변비경향이 있는 것이 진무탕증이었다. 이는 빈혈성현훈인 가성현훈이다.

올해 61세로 그리 연로하지도 않은 나이이고 한방의 체질로 분별하여 보니 전형적인 소음인이었다. 허약체질에 보기에도 안스러울 정도로 파리해 보였다. 어린 시절부터 급하게 일어나면 어김 없이 눈앞이 캄캄해지고 어지러워 비틀거렸다고 한다. '반하백출천마탕'에 '육군자탕'을 합방해서 50여 일만에 다행히 완치가 되었다.

현훈증의 한방치료

한방에서는 현훈증을 수독(水毒) 때문에 발생된다고 본다. 따라서 사용되는 처방도 수독치료제가 중점적으로 처방된다. 현훈증을 세 가지로 분류하여 처방하는데 그 내용은 다음과 같다.

첫째는, 천장이나 주위가 빙글빙글 도는 회전성현훈증이다. 이것은 메뉴엘스병의 발작에 의해서 일어나기 쉬운 증상으로서 '택사탕(澤瀉湯)'이 가장 효과적이다.

둘째는, 급하게 몸을 일으켰을 때 순간적으로 눈앞이 캄캄해지면서 어지러운 증상을 느끼는 경우로서, 이때는 '영계출감탕(苓桂朮甘湯)'이 효과적이다.

셋째는, 걸어다닐 때 갑자기 핑 도는 느낌이 들든지, 아니면 앉아 있는데 갑자기 지진이 발생한 것과 같이 몸이 흔들릴 때는 '진무탕(眞武湯)'이 좋고, 그 밖에 '오수유탕(吳茱萸湯)', '반하백출천마탕(半夏白朮天麻湯)' 등이 효과적이다. 그러나 메뉴엘스병은 한방으로도 치료가 매우 어려운 질환이지만 그 밖의 원인에 의한 현훈증은 한방으로 치료가 가장 잘 된다.

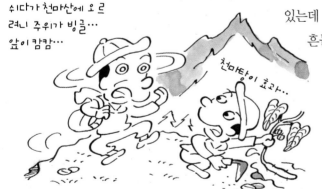

쉬다가 천마산에 오르려니 주위가 빙글···
앞이 캄캄···

천마탕이 효과···

가성현훈치료의 한방요법

① 가성현훈 중에서도 직립성현훈의 경우는 동계가 일어나기 쉽다. 뛸 때 위 속에서 물이 출렁거리는 것 같은 경우는 '영계출감탕(苓桂朮甘湯)'으로 치료가 가능하다. 이와같은 직립성현훈은 가성근시(假性近視)의 어린이에게 많이 발생하는데, 이 약은 가성근시의 치료에도 가능하다.

② 저혈압을 수반하는 경우는 '진무탕(眞武湯)'이 좋다.

③ 고혈압을 수반할 경우는 '조등산(釣藤散)'이 좋다.

④ 위의 기능이 무력하고, 때로는 메스껍고 두근거리며 어지러울 때는 '반하백출천마탕(半夏白朮天麻湯)'이 가장 좋다.

⑤ 산후에는 '당귀작약산(當歸芍藥散)' + '녹용(鹿茸)'이 가장 좋다.

⑥ 어지럼증에 두통을 수반하고, 체질적으로 몸이 찬 경우는 '오수유탕(吳茱萸湯)'이 좋다.

⑦ 어지럼증에 두통과 수독(水毒)증을 동반할 때는 '오령산(五苓散)'이 좋은 효과를 발휘한다.

현훈치료에 한방과 양방의 차이점

어지럼증에 대하여 대학병원에서도 심도 있는 관심으로 진료에 임하고 있으나 쉽게 치료되는 질환은 아니다. 메뉴엘스병이나 일반적인 직립성현훈 등에 대하여 새로운 약이 계속 개발되고 있으나 치유도 쉽지 않고 재발이 잘 되는 골치 아픈 질환 중의 하나다. 여기에 반해서 한방적인 치료는 의외로 좋은 효과를 기대할 수 있다.

한방에서는 어지럼증을 수분대사의 이상으로 발생되는 병인 수독(水毒)의 증상으로 보고, 수분대사의 기능을 개선시키는 생약을 투여한다. 이로 인해 산소와의 친화력이 높아진 맑은 피가 뇌의 신선한 산소를 원활하게 공급할 수 있게 되어 어지럼증이 쉽게 치료된다. 현훈증도 한방적으로는 실증과 허증으로 나뉘는데, 대개는 체력이 약한 허증타입이 많고 이 허증타입이 한방치료의 좋은 목표가 된다.

메뉴엘스병과 같은 진성현훈의 한방치료

① 이 경우에는 '택사탕(澤瀉湯)'이 매우 효과적이다. 이 '택사탕'은 마치 큰 파도가 일렁이는 바다에서 돛단배를 탔을 때와 같은 극심한 어지럼증에 효과가 좋다.

② 극심한 어지럼증은 이 '택사탕'으로 잘 해결되나, 가벼운 어지럼과 함께 똑바로 걷기 어렵고, 마치 구름 위를 걷는 것 같은 느낌의 증상일 때는 '진무탕'에 체질에 따라 필요한 약을 첨가하면 좋은 효과를 얻을 수 있다.

체력과 증상에 따른 한방처방

현훈증 증후군에 효과가 좋은 처방명	허실(虛實)	식욕부진	두통	한출과다	빈혈 경향	잦은 피로	단순 현훈	회전성 현훈	핑도는 현훈	직립성 현훈	오심·구토	위부의 답답	명치부위 답답	동계	수족냉	갈증
								자각증상(自覺症狀)								
오령산(五苓散)	실(實)	△	★	●			★	★	★	★	★	●	●	●		★
택사탕(澤瀉湯)	실(實)		●				★	★	★	●	●					△
반하백출천마탕 (半夏白朮天麻湯)	허(虛)	★	●		●	●	△	△	●	△	△	●	★	★	●	
오수유탕(吳茱萸湯)	허(虛)	●	★		★		△	△	●	△		●	●		★	
진무탕(眞武湯)	허(虛)	△			●	★			★					●	★	●

★ : 증에 가장 잘 맞는 표시. 처방을 선택하는 포인트가 된다.
● : 일반적으로 증에 맞는 경우
△ : 부수적으로 있는 증상

현훈증의 민간요법

- 마늘이 좋다. 심장의 박동수를 증가시키며, 특히 비타민 B_1을 다량으로 함유하고 있다. 주의할 점은 공복에 먹지 않도록 하며, 자극이나 냄새가 싫을 경우에는 불에 살짝 구워 먹어도 좋다.
- 체력이 약하고 특히 두통을 수반하는 경우에는, 자양강장(滋養强壯)과 진정작용이 있는 식품이 효과적이다. 은행(銀杏)은 단백질과 비타민, 그리고 철분을 함유한 강장식품이다. 여기에 진정(鎭靜)과 보양(補陽)작용이 있는 대추를 합하면, 어지럼증이나 두통에 매우 좋다.
- 만드는 방법 : ① 은행을 껍질을 까지 않고 프라이팬에 볶는다. 생은행은 독이 있으므로 충분히 열을 가한 후 분말을 만든다.

② 대추 12개 정도(1일 분량)를 1ℓ의 생수에 넣고
물의 양을 반으로 줄인다.

③ 티스푼 1~2개 정도의 은행분말과 함께 대추 달
인 물로 1일 3~4회 마신다.

진현차(鎭眩茶) ※ 두통의 '청두차(p252)'와 생약의 종류는 같으나 분량이 다르다.

종　류	1일 분량	효　　　　능
택사(澤瀉)	20g	맛은 약간 달고, 약성은 차다. 약효는 이뇨, 혈압조절, 어지럼증과 두통과 부종을 고친다.
백출(白朮)	10g	맛은 약간 달고 쓰며, 약성은 온하다. 약효는 기를 보하며, 위를 튼튼히 하고, 갈증을 멈추고, 이뇨(利尿)작용이 있어서 부기를 제거하고, 명치 부위의 답답함을 풀어주는 작용을 한다.
계지(桂枝)	8g	맛은 달고 매우며, 약성은 온하다. 약효는 이뇨작용, 말초부위의 혈액순환을 촉진하고, 신경통과 두통을 치료한다.
생강 + 대추		

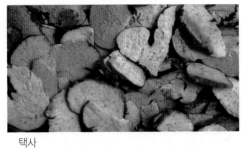
택사

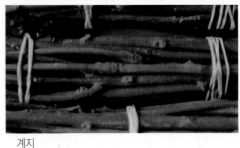
백출

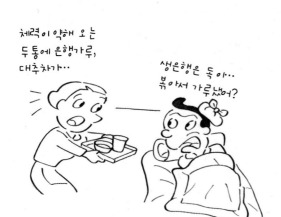

계지

체력이 약해 오는
두통에 은행가루,
대추차가…

생은행은 독이…
볶아서 가루냈어?

경상돌기(예풍) 부위 마사지

경상돌기 바로 밑에 있는 예풍혈(아래 그림 참조)을 좌우 엄지 손가락으로 통증이 약간 느껴질 정도로 지긋이 누르면서 위로 치켜 올리는 운동을 반복한다. 누를 때는 숨을 들이쉬고 놓아줄 때는 숨을 내쉬는 방법으로 2~30번씩 수시로 반복하면 아주 좋은 효과를 얻을 수 있다.

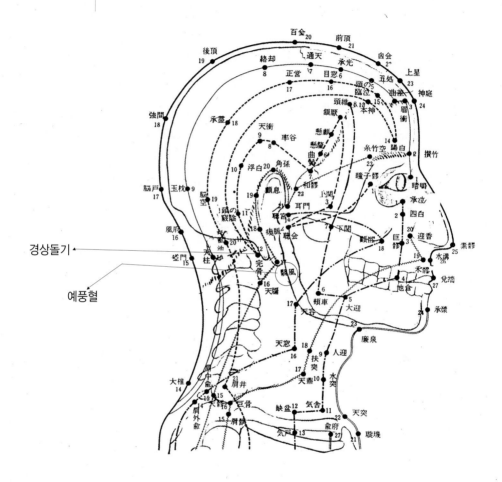

경상돌기
예풍혈

"안으로 충만해지는 일은 밖으로 부자가 되는 일 못지 않게 인생의 중요한 몫이다. 모름지기 인간은 밖에보다 안으로 충만할 수 있어야 한다. 이 세상은 우리의 필요를 위해서는 풍요롭지만 탐욕을 위해서는 한없이 궁핍한 곳이다. 그러므로 행복의 조건은 아름다움과 살뜰함과 사랑스러움과 고마움에 있다." 이와 같이 아름답고 선한 것을 마음 가득히 채우기만 하면, 어찌 어지러운 인생을 살겠는가?

빈혈(貧血)

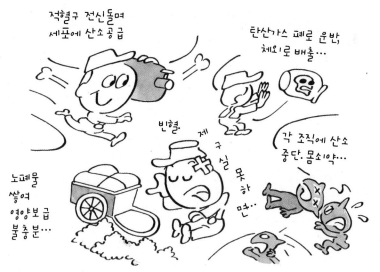

현재 우리들의 식생활이 옛날과는 비교할 수 없을 만큼 풍부해졌음에도 불구하고 빈혈은 어린이와 젊은 여성, 그리고 노인을 중심으로 해서 오히려 급격히 늘고 있다.

빈혈이라고 하면 일어날 때 갑자기 어지러워지면서 기분이 나빠지는 뇌빈혈을 생각하는 사람들이 의외로 많으나, 이것은 갑자기 일어나기 때문에 지구의 중력으로 인해서 뇌의 혈액순환이 장애를 받아 순간적인 뇌빈혈상태를 일으키는 것으로서, 진정한 의미에서 빈혈과는 무관하고, 단지 기허(氣虛)한 상태로 보는 것이 타당하다.

의학적으로 빈혈이라 함은 혈액 중에 빨간색의 헤모글로빈(혈색소)이 정상치 이하인 것을 말한다. 즉, 조혈기능에 문제가 생겨서 혈액 중에 적혈구의 수치가 떨어지는 것이다. 적혈구 수의 정상치는, 남자는 470~610만/mm^{3}이며. 여자는 420~540만/mm^{3}이다.

적혈구는 전신을 돌면서 산소를 전신의 세포에 공급하고, 그 대신에 탄산가스를 폐로 운반하여 체외로 배출하는 대단히 중요한 역할을 담당하고 있다. 빈혈이 되면, 각 조직의 산소를 충분히 공급할 수 없기 때문에 노폐물도 쌓이게 되고, 영양의 공급도 불충분해져서 몸이 쇠약해진다.

인간이 생존해 나가기 위해서는 일정 한도 이상의 대사 밸런스를 유지해야 하고, 또 어떠한 순간에도 일정량 이상의 산소공급이 이루어지지 않으면 안 되는 뇌나 신장 등의 중요한 장기가 있다. 빈혈에 의해서 가장 먼저 장해를 받는 장기가 바로 이것들이다.

그러나 가벼운 빈혈은 거의 아무런 증상이 없고, 그리고 본인도 자각하지 못하는 경우가 대부분이다. 그러나 혈색소가 부족하기 때문에 얼굴의 색이 창백하고 누런 색을 띠며, 입술이나 입 속의 점막이 붉은 기가 엷고, 심한 운동을 하면 남보다 훨씬 빨리 숨이 차고 맥박도 빠르게 뛴다.

빈혈의 종류

- **철결핍성빈혈** : 영양성빈혈이며, 헤모글로빈의 재료를 만드는 철분과 단백질이 부족해서 발생하는 빈혈로서 가장 많이 차지한다.
- **악성빈혈** : 적혈구의 직접적인 재료는 아니지만 적혈구를 만들 때 없어서는 안 되는 비타민 B_{12}나 엽산(葉酸)의 부족으로 인해서 발생하는 빈혈이다.
- **재생불량성빈혈** : 적혈구를 생산하는 골수의 이상으로 인해 조혈 기능이 약해져서 발생하는 빈혈이다.
- **용혈성(溶血性)빈혈** : 선천성, 후천성, 약물중독 등의 원인으로 적혈구가 파괴되거나 수명이 짧아져서 발생하는 빈혈로서 이 중에서 철결핍성빈혈은 한방치료로 비교적 쉽게 치료되나 재생불량성빈혈은 치료가 매우 어렵다. 그리고 백혈병이나 악성종양에도 빈혈의 증상이 있으며, 치질이나 위·십이지장궤양의 출혈로 인해서도 빈혈이 발생한다.

빈혈의 증상

① 피부나 점막이 창백하고, 다소 누런 색을 띤다.
② 약간의 운동을 해도 숨이 많이 차고, 가슴이 마구 뛴다.
③ 체력이 떨어지고 의욕도 저하되어 일도 하기 싫어진다.
④ 어지럽고 머리가 자주 아프고, 어깨도 무거우며 뻐근함을 느낀다.
⑤ 머리카락의 광택이 없어지고 숱이 많이 빠진다.
⑥ 수족이 냉하고 추위를 잘 타며, 손톱의 색도 창백해진다.
⑦ 더위나 추위에 약하며, 눈이 자주 피곤하고, 불안초조해진다.

빈혈의 치료

빈혈 중에서도 가장 많은 철결핍성빈혈의 치료는 일반적으로 철분제를 투여하지만 많은 사람들이 위장장해로 호소한다. 그러나 다행인 것은 한방적인 치료는 전혀 위장장해가 없을 뿐만 아니라, 오히려 소화가 더욱 잘 된다.

그 이유는 빈혈증상이 있는 거의 대부분의 사람들이 위장이 약하므로 한방치료는 위장의 기능개선을 우선적으로 하기 때문이다. 바로 이와 같이 부분적인 질환을 유기능(類機能)적인 사고로 전체의 기능과 연관지어 개선하는 치료요법을 택하는 것이 한의학의 장점이라고 할 수 있다.

철결핍성빈혈의 주된 원인은 식사의 내용 중 철이 부족한 경우와 철이 충분하더라도 식사의 전체적인 구성에 의해 철을 흡수하기 어려워지는 경우이다. 즉, 철이 많이 함유된 음식을 섭취해도 함께 먹는 음식에 따라서 흡수율이 달라진다.

철이 많이 함유된 식품을 식물성식품과 함께 섭취하는 경우는 1~6% 정도가 흡수되고, 생선이나 육류와 함께 섭취하는 경우에는 10~20% 정도로서, 동물성음식을 함께 먹는 것이 흡수율이 훨씬 더 높다는 사실이다.

또한 철은 단백질이나 비타민 C가 많이 함유된 식품과 함께 섭취하면 흡수율이 아주 높으나, 정백하지 않은 곡물과 함께 먹으면 철의 흡수율이 많이 떨어진다. 그 이유는 정백하지 않은 곡물에 많이 함유되어 있는 후친산과 인산(燐酸) 등은 철분의 흡수를 방해하는 성질이 있기 때문이다.

FAO(국제식량농업기구)와 WHO(세계보건기구)에서의 보고에 의하면, 철의 흡수율을 각자의 식사내용 중 동물성의 섭취비율에 따라서 구분된다고 하였다. 즉, 동물성식품의 칼로리가 전체의 10% 이하인 경우는 철의 흡수율이 10% 미만이며, 10~25%인 경우는 15%, 25% 이상인 경우는 20% 정도라고 발표하였다.

이와같은 계산이라면 한국인의 경우는 10~15%에 지나지 않는다고 볼 수 있다. 그리고 참고로 기억해 두어야 할 상식은 이 적혈구의 수와 정력과의 관계이다. 정력이 유난히 강한 사람의 혈액을 검사해 보면 예외 없이 적혈구의 수가 평균치를 훨씬 넘는다는 것이다.

다음은 빈혈에 관하여 살펴보자.

• **단백질을 많이 섭취하는 것이 좋다** : 빈혈치료에 철분을 우선 권하기는 하지만, 중요한 것은 기관의 어느 곳에서 미량의 출혈증상이 있는지를 확인해야 한다. 미량의 출혈에 불과하더라도 식사요법만으로는 충분히 보충할 수 없기 때문이다. 단백질을 가능한 한 많이 섭취하고, 철분의 흡수를 방해하는 현미나 녹차, 커피 등은 가능한 한 피하는 것이 좋다.

특히 노인과 젊은 여성의 빈혈은 식사의 양이 부족한 것과 관계가 깊다. 그러므로 아침식사를 거르면 빈혈치료가 잘 안 된다는 것과 인스턴트 식품을 가능한 한 피해야 한다.

• **빈혈이 되기 쉬운 식생활** : 최근의 식생활은 고도로 가공된 것과 극도로 정제된 것이 대부분이다. 예를 들면, 백설탕, 전분, 정제유(精製油), 정제염(精製鹽), 그리고 위스키와 같은 증류주(蒸溜酒) 등이다. 이런 식품은 칼로리는 있으나 단백질도 비타민도 철도 없는 '속이 텅 빈 칼로리(엠프티 칼로리)' 라고 할 수 있다.

이와같은 식품을 멀리 하고 가능한 한 자연적인 음식을 섭취하는 것이 가장 중요하다. 엠프티칼로리 식품을 구체적으로 나열하면, 청량음료수, 라면, 스넥과자류, 케이크, 캔디류 등이다. 이 모든 것들은 시원하고 맛이 좋아서 누구나 좋아하고 쉽게 사먹을 수 있는 것들이라는데 문제가 있다.

빈혈이 되기 쉬운 식품은

백설탕 라면 정제유 청량음료 과자…

등은 단백질, 비타민 철도없는 속빈 강정…

무쇠솥의 누룽지 긁어 먹기로…

특히 칼로리가 부족하기 쉬운 노인, 어린이, 여성들이 이와같은 것들을 많이 먹으면, 식욕이 떨어져서 빈혈은 물론이고, 영양부족으로 인한 여러 가지 질환에 걸리기 쉽다. 그리고 무엇보다도 중요한 것은 식사시간을 지키는 것이다.

• **철 프라이팬을 사용하면 어느 정도의 철의 공급이 가능하다** : 요즈음 식기의 다양한 변화에 의해서 철기를 쓰는 경우가 거의 없다. 몇십 년 전만 하더라도 밥을 짓는 솥은 거의가 무쇠솥을 사용

하였으나, 요즈음은 찾아보기 힘들다. 미국연구기관의 보고에 의하면, 철솥프라이팬을 사용하여 애플소스나 스파게티소스와 같은 산성요리를 하면 100g당 50~80mg의 철이 더해지고, 계란을 굽는 정도의 짧은 조리시간으로도 100g당 3mg 정도의 철이 더해지는 것으로 증명되었다. 때문에 빈혈이 있는 사람은 조리기구를 철제로 바꾸는 것도 한 가지 좋은 방법 중의 하나이다.

- **철분을 많이 함유한 식품들**(100g 중의 함량) : 다시마 140mg, 파란김 106mg, 효모(酵母) 80mg, 카레분말 45mg, 붕어 30mg, 바닷말 29mg, 바지락조개 25mg, 돼지고기 16mg, 참기름 16mg, 미역 13mg 등이 있다.

- **최상의 생약은 '인삼'이다** : 인삼의 주성분인 알카로이드와 사포닌은 빈혈뿐만 아니라, 빈혈과 함께 나타나는 체력저하를 개선하여 몸 전체의 활력을 높이는 아주 좋은 효능이 있다. 단, 재생불량성빈혈에는 만족할 만한 효과가 나타나지 않는다. 그리고 인삼을 장기적으로 복용하려면 소음인 체질이어야 한다.

체력과 증상에 따른 한방처방

빈혈에 효과가 좋은 처방법	허실(虛實)	식욕부진	불면 경향	안색 창백	체력 부족	어지럼증	동계(動悸)	수족냉	생리이상	불안초조	소화력 허약	편식·불식
						자각 증상 (自覺症狀)						
보중익기탕(補中益氣湯)	허(虛)	●		★	★	●		★	△		●	●
십전대보탕(十全大補湯)		●	△	★	★	●		●	●			
가미귀비탕(加味歸脾湯)		●	★	★	●		●	△	△	★		
당귀작약산(當歸芍藥散)				★	●	●	●	★	★			
팔물탕(八物湯)		●		★	★	●						
쌍화탕(雙和湯)		●		★	★	●		●	●		●	
소건중탕(小建中湯)		●		★	★	●	★	●			●	

★ : 증에 가장 잘 맞는 표시. 처방을 선택하는 포인트가 된다.
● : 일반적으로 증에 맞는 경우
△ : 부수적으로 있는 증상

다시마, 시금치, 돼지고기

다시마와 시금치는 철을 풍부하게 하는 식품으로서 단백질과 함께 섭취하면 철이 잘 흡수된다.

- 재료 : ① 재료들을 적당한 크기로 썰고, 마늘과 생강, 사라다기름, 간장과 후추를 준비한다.

② 먼저 사라다기름을 적당히 붓고, 생강과 마늘을 넣고 살짝 볶은 다음, 돼지고기와 하룻밤 물에 불려둔 콩을 넣고 잘 익을 때까지 조린다.

③ 고기가 적당히 익었으면, 다시마와 시금치를 넣고 졸이면서 간장과 후추로 간을 맞추면 된다. 이 요리를 1일 1회 정도 섭취하면 좋은 효과를 얻을 수 있다.

보혈차(補血茶)

종　　류	1일 분량	효　　　　　　능
당귀(當歸)	8g	맛은 달고 매우며, 약성은 온하다. 약효는 조혈기능을 도와주며, 탁해진 피를 깨끗이 하고, 부인병 일체를 치료한다.
천궁(川芎)	8g	맛은 약간 맵고, 약성은 온하다. 약효는 새롭고 신선한 피를 조성하며, 나쁜 피를 제거하고, 울기(鬱氣)를 열어주며, 흉복부의 냉통(冷痛)을 제거한다.
작약(芍藥)	8g	맛은 약간 쓰고 시며, 약성은 약간 차다. 약효는 완화자양강장(緩和滋養强壯)제로서 기혈을 보하고, 혈맥(血脈)을 잘 통하게 하여 신경통을 치료하며, 특히 복통을 멈추고 이질을 치료하며, 부인병에 좋다.
인삼(人蔘)	8g	맛은 달며, 약성은 약간 따뜻하다. 약효는 원기를 보하고, 조혈기능을 도와주며, 진액을 만들어 주고, 갈증을 멈추게 하며, 몸을 따뜻하게 하여 기의 순환을 원활하게 한다.
생강 + 대추		

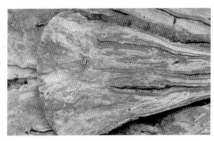

당귀

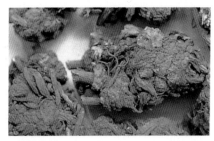

천궁

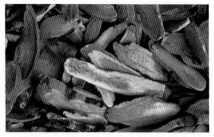
작약

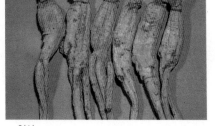
인삼

빈혈의 운동요법

현훈의 운동요법(p 261)을 참고한다.

빈혈의 대표적인 증상은 어지럼증[眩暈]이다. 우리 몸에서 어지럼증을 다스리는 혈(穴) 자리는 예풍(유상(乳狀)돌기 하단)이 대표적인 혈이고, 그 밖에 풍지(風池)와 견정(肩井)을 병행하면 매우 좋은 효과를 얻을 수 있다.

이 혈 자리를 호흡을 가다듬어 부부간에 서로 지압을 해주면 빈혈치료에도 좋을 뿐만 아니라, 부부의 금슬도 새로워지게 된다.

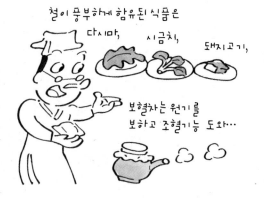

철이 풍부하게 함유된 식품은
다시마, 시금치, 돼지고기,

보혈차는 원기를
보하고 조혈기능 도와…

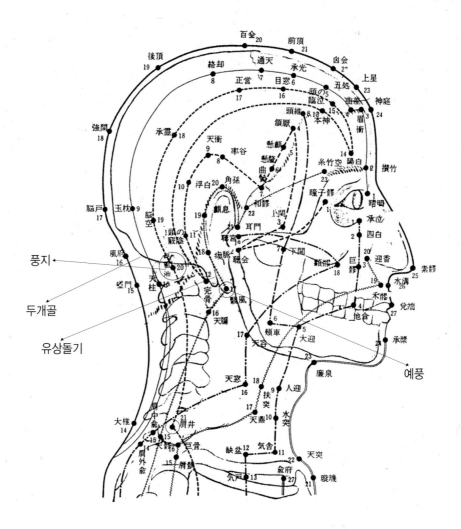

풍지 →

두개골 →

유상돌기 →

예풍

마음이 해맑은 분께서 "밝아 오는 여명(黎明)의 창에 눈을 두고 꼿꼿이 앉아 소리 없는 소리에 귀를 기울이는 일을 하루의 일과 중에서도 나는 가장 사랑한다." 라고 하셨다. 이렇게 하루의 일과를 시작하기에 앞서 신이, 자연이 들려주는 소리를 들으며, 명상에 잠길 수만 있다면, 하루하루가 천년같이 귀한 하루로 변할 것이다. 이렇게 마음과 머릿 속에 영(靈)의 양식이 풍부해지면 웬만한 빈혈쯤은 문제가 안 될 것 같다.

가슴으로 느끼는 질환

 스트레스

　현대 우리들의 생활은 여러 가지 유형의 스트레스로 가득 차 있다. 현대인들은 자연으로부터 격리된 공해 속의 도시생활, 세대차이, 가족들 간의 갈등, 경제적인 격차, 교육수준의 차이뿐만 아니라 급변하는 상황에 적응하지 못하는 열등감, 그리고 직장 내에서 인간관계나 책임의 중압감, 그리고 학생들은 학교의 생활, 교우관계, 공부, 진학문제, 그리고 노인들은 환경, 경제, 세대차이, 특히 고부 간의 갈등 등의 관계에서 발생되는 소외감과 외로움, 그 밖에 이루 헤아릴 수 없을 정도로 많은 스트레스 요인으로 둘러싸여 있다.

　우리는 누구나 스트레스를 받지 않으려고 애를 쓰지만 스트레스에서 완전히 벗어날 수 있는 길은 결코 어디에도 없다. 그러나 이 스트레스가 병적인 요인으로 되는 가장 큰 원인은 그 자극(스트레스)이 우리의 정신과 몸에 스트레스로서 영향을 줄 때만 만병의 요인인 병적 스트레스로 작용을 하게 된다는 사실이다.

　다시 말하면, 이 다양한 스트레스가 누구에게나 똑같은 병적인 스트레스로서 작용하지는 않는다는 것이다. 하나의 스트레스가 누구에게는 병적인 원인으로 작용하고, 다른 누구에게는 그 똑같은 스트레스가 적당한 자극으로 작용하여 오히려 몸과 마음이 더욱 더 건강하게 되고 여러 가지 상황이 바람직하게 바뀌기도 한다.

예를 들면, 비행기를 발명한 라이트 형제는 '새는 자유스럽게 날아다니는 데 왜 인간은 날지 못할까?'라고 하는 생각이 스트레스가 아닌 좋은 자극으로 작용하여 비행기를 발명했듯이 자신에게 직면하는 여러 가지 형태의 스트레스의 요인인 자극적인 요소를 긍정적으로 받아들이고 개선하면 오히려 자기 발전의 좋은 계기가 될 수 있을 것이다.

따라서 스트레스가 가해 올 때 어떻게 받아들이고 어떻게 극복해 나가느냐에 따라서 스트레스 때문에 병이 들거나 좌절하게 되고, 또는 그 스트레스 때문에 행복해지기도 한다. 어느 편에 서게 되느냐는 순전히 각자가 어떤 가치관을 가지고 있느냐에 전적으로 달려 있다.

오히려 이 스트레스 때문에 인간은 자만심과 욕심에서, 그리고 좌절에서 벗어나 자신의 나약함을 인식하게 되고 신을 찾게 되며 올바른 가치관을 형성할 수 있게 되기 때문에 인류의 문화는 아름답게 발전을 거듭할 수 있으며, 따라서 우리의 생활이나 느낌은 행복해질 수 있을 것이다.

스트레스에 반응하는 생체기능

우리들의 몸은 교감신경과 부교감신경이라고 하는 상반된 활동을 하는 자율신경에 의해 외계환경에 잘 적응해 나가고 있다. 예를 들어 추워지면 혈관이 수축하고, 더워지면 체온을 떨어뜨리기 위해 피부의 땀샘을 이완시켜 땀을 나게 한다. 그리고 흥분하면 심장이 빨리 뛰고 혈압이 상승하며, 동공이 열리고 손발에 많은 혈액을 내보내어 적극적으로 활동하게 된다.

반면에 수면 중에는 심장의 박동이 느려지고 손발의 혈압이 내려가며, 또한 위와 장의 운동을 왕성하게 하는 등의 역할을 한다. 그러나 밖의 환경에 의해 체내에 스트레스가 발생하면, 먼저 부신(副腎)이 작동하여 그 스트레스를 억제한다.

그 메커니즘(호르몬관계)을 살펴보면, 스트레스의 자극에 의해 뇌하수체(腦下垂體)가 작동하여 부신피질(副腎皮質)에 명령을 내려 부신피질호르몬을 분비한다. 이 호르몬은 내분비기능 전반에 영향을 미쳐 성장호르몬이나 부신수질(副腎髓質)로부터 분비하는 아드레날린과 췌장(膵臟)에서 만들어지는 인슐린 등의 중요한 적응호르몬의 밸런스를 조

누구에게는 스트레스가 병의 원인…

누구에게는 스트레스가

몸을 건강하게…

스트레스

절해서 스트레스의 해소를 꾀한다.

그 스트레스가 육체적이든지, 정신적이든지 체내에는 같은 모양의 일정한 반응〔비특이적 생체방위 반응(非特異的 生體防衛反應)〕이 일어나게 되는 것이다.

이 부신기능이 저하되면 자율신경실조증이 발생하여 혈액성상이 혼란되고 내장의 기능이 저하되어 방위력이 약해지는 악순환이 일어나게 된다.

스트레스를 건강의 적 이라고만 볼 수는 없다

스트레스를 건강의 적이라고만 보는 견해는 스트레스를 모든 질병의 요인으로 간주했을 때의 결과이다. 그러나 스트레스 그 자체를 질병의 원인인 스트레스가 아니라 우리를 인간으로 존재케 하는 자극의 일부로서 동반자관계로 생각해 볼 수는 없을까?

이렇게 놓고 보면, 스트레스는 정상적인 심신활동을 유지시켜 주기 위한 요소의 일부가 되며, 인간이 인간답게 생존해 나가기 위한 필요 불가결한 것 중의 하나가 된다. 스트레스가 없어지면 사람이 사람다운 삶을 향상시키기 위한 자극적인 요소가 결여되어 우리들의 삶이 바람직하지 못할 수도 있다고 본다. 이는 전혀 괴변이 아니다.

스트레스를 알면 스트레스는 무섭지 않다. 우리는 누구나 스트레스＝불(不)건강이라고 생각한다. 스트레스가 쌓이면, '스트레스 때문에 피곤해서 못살겠다', '스트레스가 쌓여서 우울하다', '스트레스 때문에 아무것도 먹고 싶지도 않고, 소화도 잘 안 된다', '스트레스를 받으면 설사 또는 변비가 된다', '스트레스 때문에 삶에 대한 의욕이 떨어졌다' 등등, 이는 요즘 들어 흔히 들려오는 말들이다. 뿐만 아니라, 위궤양, 당뇨병, 고혈압, 동맥경화 심지어는 암 등 성인병의 원인 중에서 스트레스를 제일의 원흉으로 손꼽는 경우가 많다.

누구나 "스트레스는 현대인에게 최악의 적"이라고 생각해 버리기 쉽다. 그러나 스트레스의 존재는 우리들이 생활하는 데 있어서 절대적으로 피할 수 없는 지극히 당연한 것이다. 만약에 스트레스가 없다면 아무런 자극도 없어져서 도리어 인간다운 삶을 누릴 수가 없게 될 것이다.

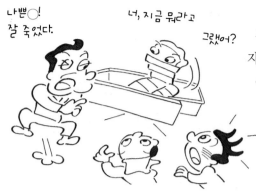

나쁜!
잘 죽었다.

너, 지금 뭐라고
그랬어?

문제는 어떻게 하면 이 음흉한 스트레스와 친해져서 이 스트레스를 보다 나은 것을 위한 상큼한 자극으로서 현명하게 이용할 수 있을까 이것이 문제이다. 이를 위해서는 먼저 스트레스란 도대체 무엇인가를 아는 것이 중요하다.

스트레스가 질병유발의 원인으로서 스트레스로 작용하는 것은 각자의 생각이나 가치관에 의해서 좌우된다. 그래서 스트레스에 반응하는 자기 자신에 대해서 잘 관찰하고, 나에게 맞는 스트레스 해소법을 발견하는 것이 무엇보다도 중요하다.

미국의 스키너 박사(행동심리학자)가 다음과 같은 실험을 했다.

실험에 협력할 사람들을 모아서, 자고 싶을 때 마음대로 자고, 먹고 싶을 때 먹고 싶은 음식을 골라서 내키는 대로 먹고, 하고 싶은 일을 마음대로 하든지, 아무것도 안 하고 쉬든지 하면서 편안히 시간을 보낼 수 있는 생활을 하도록 하였다. 이는 대부분의 사람이 '한 번쯤 해보고 싶다'라고 생각하는 꿈을 실현한 것이다.

이와 같이 하여 반 년간 생활을 계속하게 한 결과, 거의 대부분의 사람들이 아무것도 안 하고 단지 먹고 자는 무의미하고 전혀 가치 없는 생활, 즉 인간답지 못한 생활에 익숙하게 되었다.

이 실험을 통해서 결국 스트레스가 없는 환경에서의 인간은 지적 향상심을 잃어버린다는 사실을 알게 되었다. 인간이 인간답게 생을 영위하기 위해서는 스트레스(이 경우에는 자극)가 없으면 절대로 안 된다고 하는 사실을 입증한 셈이다.

스트레스의 증상

스트레스가 원인이 되어 위장 부위가 답답하고, 설사 또는 변비의 경향, 두통, 동계, 불면 등의 전신증상이 나타난다. 이것이 더욱 더 진전되면 위궤양, 신(腎)동맥경화, 고혈압, 류머티스나 통풍(痛風), 당뇨병 등의 성인병으로 발전되기도 한다.

스트레스가 병적 스트레스로 되면 만병의 근원이 된다. 통상 우리들은 스트레스와 직면하게 되어도 그것을 이겨나가고 해소하면서 생활을 영위한다. 그러나 스트레스가 쌓이고 또 쌓이게 되면 스트레스와의 친화력이 떨어져서 결국은 병을 얻게 된다.

스트레스의 증상을 살펴보면 불안초조, 긴장, 안절부절, 전전긍긍, 그리고 조그마한 일에도 참지 못하고 자주 화를 낸다든지 하는 증상이 일어난다. 뿐만 아니라 불면, 두통, 심계항진, 식욕부진, 과민성대장염, 변비 등 자율신경의 영역에 이상이 발생한다.

이러한 증상을 심신증이라고 한다. 그리고 자기 자신만의 세계에 몰두한다든지 하는 정신적인 압박감 때문에 알코올이나 신나 그리고 때로는 마약에 빠지는 것도 그 근본적인 원인이 스트레스에 의한 것이다.

그 밖에 허혈성 심(心)질환(협심증, 심근경색), 간장병, 당뇨병, 위·십이지장궤양 등의 성인병도 스트레스가 많은 사람의 경우에 걸리기 쉬운 질환이다. 때문에 스트레스는 마음뿐만 아니라 몸 전체에 영향을 미치는 '만병의 근원'이라고 할 수 있다.

스트레스의 치료

모든 성인병과 거의 모든 일반적인 질병의 총체적인 원인으로 볼 수 있기 때문에 스트레스를 질환으로는 볼 수 없고 근본적인 원인으로 보아야 하며, 이 스트레스가 원인으로 발생한 병에 대해서 선별적으로 치료를 하면 된다.

그런데 이 스트레스가 크게 문제가 되는 것은 우리의 가장 소중한 피[血]를 탁하게 한다는 사실이다. 따라서 스트레스에 심하게 노출되어 있다고 생각할 때는 우선 피를 맑게 하는 생약과 식사요법으로 조절하는 것이 바람직하다. 따라서 어혈과 동맥경화 편에서 참고하기 바란다.

식이요법, 민간요법, 생약차, 운동 등은 다음에 나오는 노이로제와 같다.

매순간을 아름답게 사시는 분께서 말씀하시기를 "땅에 떨어지는 낙엽은 죽음을 두려워하지 않는다. 다만 순간순간을 있는 그대로 최선(最善)으로 산다. 죽음을 두려워하는 것은 우리 인간들뿐인데, 그것은 우리가 진정으로 살고 있지 않기 때문이다. 삶을 마치 소유물처럼 생각하기 때문에 우리는 그 소멸을 두려워한다. 그러나 삶은 소유물이 아니라 순간순간의 있음[存在]이다. 영원한 것이 이 세상 어디에 있는가? 모두가 한때일 뿐. 그러나 그 한때를 최선을 다해 최대한으로 살 수 있어야 한다. 새롭게 발견되는 삶은 놀라운 신비요, 아름다움이다. 우리는 누구나 안정되고 편안한 삶을 살기를 바란다. 그러나 그 안정과 편안함이란 무엇인가? 그것은 타성의 늪이요, 함정일 수도 있다. 그 안정과 편안함의 늪에 갇히게 되면 창공으로 드높이 날아올라야 할 날개가 접혀지고 만다. 안락(安樂)한 삶을 뛰어넘어 충만(充滿)한 삶에 이르고자 한다면 끝없는 탈출과 시작이 있어야 한다."

이와 같은 변신(變身)은 스트레스라는 자극을 극복하는 용기가 아니라, 있는 그대로 받아들이고 수용하여 각자의 삶을 보다 아름다움으로 바꾸기 위한 기회로 삼을 때 그 스트레스 때문에 우리는 참으로 매순간마다 최선(最善)으로, 진정(眞正)으로 존재하게 된다. "추녀가 길어 서(stress) 어둑한 방에 해바라기[最善]를 한 송이 놓아두면 어둠이 가시고[解道] 환하게 밝아[感謝充滿=幸福한 삶]진다."

노이로제

노이로제라는 의학용어는 6·25전쟁 이후 유행하기 시작한 낱말이었으나 요즈음은 우리 일상에서 자주 사용되고 있다. 예를 들면, "요즈음 운전하기가 겁난다. 때때로 옆차가 내 차를 받는 것이 아닌가 불안하여 노이로제가 걸릴 것 같다."는 등의 치료할 필요가 전혀 없는 노이로제가 우리 일상에 흔하게 자리잡고 있다.

치료가 필요한 진짜 노이로제, 즉 신경증을 현대의학에서는 정신과영역의 병으로 간주하여 WHO(세계보건기구)에서는 이를 여덟 가지로 분류하고 있는데, 그 종류는 다음과 같다.

'신경쇠약' '심기증(心氣症)' '불안신경증' '강박신경증' '히스테리' '억울신경증' '망상(妄想)반응' '이인증(離人症)' 등으로 분류된다. 그 밖에 노이로제의 영역은 아니지만, 정신과영역의 질환으로서 많이 나타나는 질환으로 '내인성정신병' 이라고 불리어지는 일군(一群)이 있다. 이는 '정신분열증' '조울병(躁鬱病)' '간질(癎疾)' 등으로 대개는 유전적인 소인에 의한 것으로 보고 있다.

노이로제는 내인성정신병과는 무관한 별개의 질환이다. 다시 설명하면, 신경증이 진전하여 정신병(정신분열증)이 되는 것이 아니다. 이 두 가지 질환은 각각 다른 성격을 띠고 있다. 그러나 옛날과 같은 전형적인 독자적 증상이 적어지고 울병이 정신분열증으로 이전하든지 노이로제와 구별이 모호해지는 경우도 간혹 발생되고 있다.

이와같은 현상은 현대 사회생활이 너무나 복잡다양화 된 것과 무관하지 않다. 병의 상태만 복잡다양화가 된 것만이 아니라 환자의 수도 급격히 늘어나고 있으며, 또 조건만 구비되면 언제든지 발병이 가능한 '정신 및 신경병예비군' 도 증가추세에 있다.

노이로제, 울병, 심신증의 순서는 그 증상이 심리장해→심신의 장해→신체의 장해순서로 나타나는 경우를 흔히 볼 수 있다. 이는 어디까지나 상대적인 경우이다. 이 세 가지의 임상적인 차이를 간단히 설

두근두근… 왠지
불안. 징그러 저리가!

심각
하군…

노이로제, 울병, 심신증

명하면 다음과 같다.

- **노이로제** : 신경계가 쇠약해져서 사물에 대해 과민하게 반응하거나 일상적인 일에 적응이 잘 안 된다. 언동은 활발한 편이나 불만을 타인에게 돌리는 경향이 있다.
- **울병** : 인간사에 별반 관심이 없으며, 언동은 공허한 편이지만, 반면에 사회생활에는 그런 대로 잘 적응하는 편이다. 자책감이 강한 편이고, 그 증상으로는 전신권태감, 수면장해, 식욕 및 성욕감퇴 등의 증상이 나타나게 된다.
- **심신증(心身症)** : 고혈압, 천식, 위염, 당뇨병, 자율신경실조증, 알러지비염 등 각과에 해당하는 신체증상이 주를 이룬다. 그 증상은 정신증상에서 신체증상으로 이동하는 것이 특징이다.

이와 같이 정신·신경장해가 일어나는 것은 현대사회의 다양한 스트레스가 가장 큰 원인이라고 볼 수 있으나 보다 더 근본적인 문제는 유전적인 기질, 즉 체질에 따른 유전적 소인이 매우 강한 편이다. 정신기능도 몸의 일부인 신경세포가 주체가 되어 일어나는 생리적인 현상이기 때문이다. 노이로제, 울병, 심신증도 근본적으로는 뇌신경계의 장해에 속한다.

노이로제에 대한 한의학적인 사고

한의학에서는 정신병이나 신경증을 정신과에 관계된 병으로 보지 않는다. 오히려 몸의 생리적인 밸런스의 부조화가 정신신경에 영향을 미쳐서 나타나는 현상으로 보는 것이 한의학의 특징이다. 몸과 정신을 각각 둘로 나누지 않고, 몸과 정신의 일체를 생명체 그 자체로 보는 것이다. 그러므로 노이로제도 몸의 생리적인 부조화의 원인이 되어 발생되는 병으로 본다.

한방에서는 어느 특정된 처방으로 노이로제를 치료하는 전문적인 처방이 정해져 있지는 않다. 환자 개개인의 생리적인 기능의 부조화를 개별적으로 조절해 줌으로써 근본적인 치료를 꾀하는 것이다.

나는 주로 '가미소요산(加味逍遙散)' 과 '온청음(溫淸飮)' 이라는 처방을 적당히 합방 또는 가감(加減)해서 투약하여 좋은 효과를 보고 있다. 이 두 가지 처방이 노이로제를 치료하는 전문처방은 아니고 신경증(화병), 갱년기장해, 피부병, 불면증 등에 실로 광범위하게 이용되는 처방이다. 신경증환자의 몸의 부조화를 조절해 줌으로써 정상적인 생리기능이 신경증을 치유하게 하는 것이 기본원리이다.

뿐만 아니라, 현대의학의 향정신약(向精神藥 ; 수면제 등 정신에 영향을 미치는 약)에서 볼 수 있는 부작용이 없는 것이 특징이다. 반면에 한방에는 강력한 마취제나 수면제, 그리고 안정제와 같은 약이 없는 것도 사실이다.

중증의 울병환자인 경우, 자살의 위험성이 대단히 높으므로 강력한 정신안전정제나 수면제 등을 사용하여 사고를 미연에 방지해야 한다. 이와같은 중증기(重症期)의 환자는 빨리 양의학적인 치료를 서둘러 하면서 한방으로 몸의 생리적인 밸런스를 조절하고, 기초기능을 보충하면 보다 빠른 효과를 기대할 수 있다.

체력과 증상에 따른 한방처방

노이로제와 히스테리에 효과가 좋은 처방명	허실(虛實)	자각증상(自覺症狀)													
		설사 경향	식욕부진	불면 경향	두통·두중	잠은 피로	상열면적	어지럼증	어깨 결림	이후 이물감	동계	명치부위 동통	신경 예민	안절부절	기분 침체
시호가용골모려탕 (柴胡加龍骨牡蠣湯)	실實			★	●	●	△	●	●	△	★		★	★	△
가미소요산(加味逍遙散)	허실간중		●	●	●	●	★	●	●	●	★	●	★	★	★
감맥대조탕(甘麥大棗湯)		●	△	●		△	●						★	★	★
계지가용골모려탕 (桂枝加龍骨牡蠣湯)	허虛			●	●	●	★		●	●	★		★	★	★
가미귀비탕(加味歸脾湯)		★	★								●		★	★	●

★ : 증에 가장 잘 맞는 표시. 처방을 선택하는 포인트가 된다.
● : 일반적으로 증에 맞는 경우
△ : 부수적으로 있는 증상

노이로제의 닉이요법

육류, 계란, 우유 등의 동물성단백식품과 흰쌀, 흰설탕 등의 정백식품의 과잉섭취가 뇌신경계를 약화시키는 원인이 될 수도 있다.

그 중에서도 계란이 문제인데, 계란의 흰자 위에는 에비데인이 함유되어 있어서 신경장해를 일으킨다는 것이 입증되었다. 그 밖에 두뇌

활동장해를 일으키는 미지의 물질이 들어 있는 것으로 사료되고 있다. 따라서 정신·신경장애환자의 증가는 계란의 소비증가와 비례하고 있다는 보고가 있다.

그 뿐만 아니라, 지나친 육식의 섭취는 혈액의 성상을 악화시켜 산소를 대량으로 소비하는 뇌신경계에 충분한 산소를 공급할 수 없게 만든다.

정백식품은 혈액을 산성화시키고, 또한 비타민과 미네랄을 부족하게 만든다. 뇌세포는 특히 비타민 B군과 미네랄을 주로 소비해서 활동하기 때문에 이것이 부족해지면 여러 가지 뇌의 기능이 저하된다.

그리고 기억해야 할 사항 중에 하나는 백설탕이 어린이의 정서에 장해를 일으키는 원인이라는 사실이다. 즉, 백설탕은 정신을 안정시키는 칼슘이나 비타민 B₁을 빼앗아 가기 때문에 신경을 과민하게 만들고, 따라서 스트레스에 대한 저항력이 떨어지게 한다. 그러므로 정신·신경장해를 예방·치료하기 위해서는 일상생활의 적당한 식이요법을 통해 혈액을 정화시켜 뇌신경계를 정상으로 활동할 수 있게 해야 한다.

- 주식 : 현미잡곡밥(현미 5, 율무 2, 콩 2, 차좁쌀 1)
- 부식 : 야채류–참마, 연근, 호박, 김치(파, 부추, 마늘 등을 가능한 한 많이)
  해조류–다시마(칼슘), 미역
  소어패류–멸치, 조개류
  콩음식–두부를 많이 첨가한 된장국

노이로제의 민간요법

치자＋검정콩＋소주

치자(梔子)는 심중(心中)과 위와 대소장의 열기, 화기, 번민을 풀어주고, 번갈(煩渴)을 해소하며, 소변을 잘 내보내고 안질환과 황달도 치료한다.

- 만드는 방법 : ① 프라이팬에 검정콩 100g을 껍질이 벗겨질 때까지 약한 불로 서서히 볶는다.

　　　　② 치자 말린 것 100g을 검정콩과 함께 믹서에 넣

고 가루를 만들어 1ℓ의 소주에 넣고 밀폐하여 3개월 정도 암냉장소에 보관한다.

③ 3개월 후 가제를 받치고 다른 병에 옮긴 후 취침 전에 소주잔으로 반 잔 정도씩 마신다.

안신차(安神茶)

종 류	1일 분량	효 능
소맥(小麥)	30g	맛은 달고, 약성은 약간 차다. 약효는 기를 편안히 순행하게 하여 번열(煩熱)과 발광(發狂)을 고친다. 갈증을 멈추며, 이뇨작용을 돕고, 신경을 안정시키며, 간장의 혈액순환을 돕는다.
대추(大棗)	10개	맛은 달고, 약성은 평하다. 약효는 마음을 편하게 하고, 오장을 보하며, 진액이 생기게 하고, 마음을 안정시키며, 모든 약을 조화시켜 준다.
감초(甘草)	10g	맛은 달고, 약성은 온하다. 약효는 모든 약을 화하고, 생으로 쓰면 화기를 내리고, 볶아서 쓰면 속을 따뜻하게 하며, 급박을 완화하는 효능이 있다.
생강 + 대추		

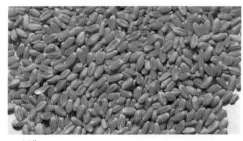

소맥

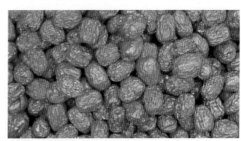

대추

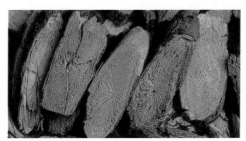

감초

스트레스와 노이로제에 효과가 있는 기공법인 '방송공(放松功)'을 소개한다.

이는 머리 꼭대기로부터 발가락 끝까지 몸의 전면, 후면, 측면, 그리고 필요에 따라서 몸의 내부(단지 위하수인 경우, 내부는 중지한다.)까지 자기 암시를 통해서 여분의 긴장과 근육이 굳어진 것을 천천히 이완시키는 기치료법(氣治療法)이다. 즉, 교감신경을 안정시키는 작용을 해주는 기요법이다.

좋은 땅에 뿌리를 잘 내리고 서 있는 소나무를 연상하면서 실행해 보자.

① 자세는 의자에 앉든지, 바로 눕든지 어떤 자세에서도 실행이 가능하다.

② 먼저 전신을 이완시켜서 힘을 빼고, 눈과 입은 자연스럽게 한다.

③ 전신에 3가지의 기가 흐르는 선이 있다고 가정하고, 차례로 그 선을 따라 각각의 부위를 이완시켜 나간다.

④ 최초에는 머리의 양측에 의식을 집중하고, 몸의 마디마디마다 "송(松)" 하고 소리를 부드럽게 내면서 몸을 이완시킨다. 즉, 선을 따라 기를 내려보내면서, 각각의 마디 부위에 의식을 집중시킬 때 숨을 들이쉬고, 숨을 내쉴 때는 "송" 하면서 길게 토해낸다. 호흡은 자연호흡이나 복식호흡 중 어느 것이나 가능하다.

제1선(線)은 두정(頭頂) 부위로부터 좌우 양측→이(耳)양측→양견(兩肩)→상완(上腕)→주(紂)→양수(兩手)→양수의 지(指)의 순서이고,

제2선은 안면(顔面)→전수(前首)→흉부(胸部)→상하 복부(腹部)→좌우 대퇴(大腿)→양슬(兩膝)→양족(兩足)→양족지(兩足指)의 순서이며,

제3선은 후두부(後頭部)→뒷목→배부(背部)→요부(腰部)→양대퇴(兩大腿) 후방(後方)→양슬(兩膝) 후방→좌우 종아리→양 발목 관절→양 발꿈치의 순서로 행한다.

제1선으로부터 제3선까지 전부 돌고 난 다음 3~4분간 단전(丹田)에 의식을 집중시키고 심호흡을 거듭하면서 끝낸다. 아침저녁으로 3~4회 정도 반복하면 좋은 효과를 얻을 수 있다.

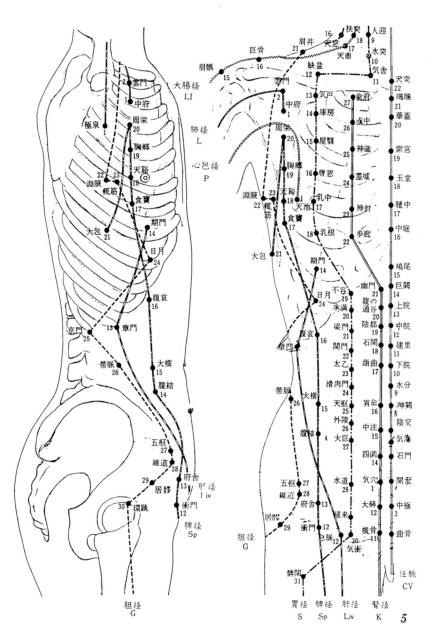

"조용한 시간을 통해서 홀로 자기 자신과 만나는 시간을 갖지 못하는 사람은 그 영혼이 중심을 잃고 헤매게 된다." 심신(心身)이 피곤해지고 마음이 외로워져서 집에서 홀로 쉬고 있지 않을 수 없는 그 시간을 자기의 내면의 자기와 만나는 귀한 시간으로 바꾸어 보기 바란다. 그렇게 할 수만 있으면, 불안초조가 사라지고, 마음 내면(內面)의 눈이 밝아져 평정(平靜)하고 여유 로운 인생을 즐길 수 있게 된다.

🫖 불면증

불면증의 원인과 증상

불면증은 불안, 흥분, 긴장, 스트레스 등의 감정이나 과로, 신체적인 고통 등의 원인이 되어 거의 매일 잠을 제대로 잘 수 없는 증상을 말한다. 잠을 제대로 잘 수 없는 불면증은 단순히 수면시간의 장단에 의해서 결정되는 것이 아니라 여러 가지 형태로 나누어 볼 수 있다.

불면증의 상태를 세 가지로 분류하면 다음과 같다.

첫째, 어떠한 조건에서도 잠을 잘 이룰 수 없는 경우이다. 침대에 누워도 잠이 잘 오지 않고, 자려고 아무리 애를 써도 잠이 오지 않는, 심지어는 몸이 피곤함에도 불구하고 잠을 잘 수 없는 경우이다.

둘째, 숙면장애인데 잠이 들기는 들었으나 꿈을 꾸는 것인지, 잠을 자는 것인지 분간하기 어려울 정도로 숙면을 취하지 못하는 경우이다.

셋째, 새벽잠이 없는 경우인데, 저녁 일찍 잠자리에 누우면 쉽게 잠이 들기는 하는데 빠를 때는 새벽 2~3시 경에 눈이 떠져서 아침까지 잠을 이루지 못하는 경우이다.

뇌하수체에서 분비되는 바스프레신이라고 하는 항이뇨호르몬이 있다. 보통 잠잘 때에는 이 호르몬이 다량으로 분비되어 신장에서 소변을 만들어내는 양이 줄어들어 밤중에는 화장실에 자주 가지 않게 된다.

그런데 노인이 되면 이 호르몬의 분비가 적어지고 방광의 신축력이 약해지며, 또 전립선이 비대해져 소변을 자주 보게 되고 불면증의 원인이 된다.

불면증의 환경인자로는, 침실주위의 잡음, 침실의 온도, 습도, 그리고 방에서 같이 자는 사람의 코골이 등이 그 예 중에 하나이다. 또 여행 중이라든지 커피나 홍차 등을 마시면 잠을 못 자는 경우가 있다.

이와같은 경우는 불면의 원인이 확실하기 때문에 그 원인을 개선하면

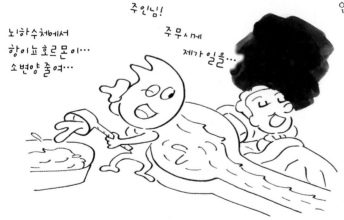

주인님!
주무시게
제가 일을…

뇌하수체에서
항이뇨호르몬이…
소변양 줄여…

해결이 쉽게 될 수 있다.

다음에는 신체장해가 있는 경우인데, 예를 들어 몸의 어디에 통증이 있든지, 가렵든지, 열이 나거나 심한 기침, 코막힘, 빈뇨(頻尿) 등의 경우에도 숙면을 하기가 어렵다.

그 밖에도 질환에 의한 2차 증상으로서의 불면증도 있다. 특히 고혈압, 위십이지장궤양, 기관지천식, 협심증과 같은 심리적인 영향이 미치는 질환에 의해서도 불면증은 유발된다. 또 불안신경증이나 신경쇠약 등의 신경증 영역에 해당하는 불면증도 있다.

불면증 환자들의 예

"선생님 지난밤도 거의 뜬눈으로 지새고 나니, 나른하고 매사에 의욕이 없어요. 머리는 무겁고, 꿈 속을 헤매는 것 같아, 살아 있다는 즐거움이라고는 하나도 느낄 수 없어요. 좋은 방법이 없을까요?"

특히 노인들 중에는 봄이 되면 새롭게 소생하는 자연과는 달리 자신은 오히려 매일매일 시들어만 간다는 좌절감 때문에, 그리고 살아갈 날들이 얼마 남지 않았다는 강박관념 때문인지는 몰라도 불면증으로 시달리는 분들이 의외로 많다.

증 예 A

때때로 도저히 잠을 못 이루는 밤 때문에 복덕방에서 종일토록 구름 속을 헤맬 수밖에 없었던 그 괴로운 나날들이 그렇게 지독하게 쓰디쓴 '삼황사심탕(三黃瀉心湯)'으로 해소될 줄이야!

"작년 가을부터인가, 밤에 잠을 청하면 청할수록 새벽 두세 시까지 도리어 머리가 맑아지면서 낮에 있었던 일, 지난 봄에 잘 나가던 사업이 보증 때문에 순식간에 엉망진창이 되어 버린 가슴 아팠던 일, 막내딸의 대학입시의 낙방 등이 떠오르면서 잠이 오지 않습니다. 그럴 때면 하루종일 멍청한 상태에서 일이 손에 잡힐 까닭이 없고, 병든 병아리처럼 졸기 일쑤이니 친구들 보기에도 민망스러워서 여러 차례 집에 갇혀 두문불출 사는 맛이 없습니다. 병원에서 주는 수면제를 몇 번 복용하여 보았으나, 약을 복용하여 억지로 잔 잠이어서 그런지 깊이 잔 것 같은데도 낮엔 머리가 띵하고, 몸이 개운하지 못하기는 마찬가지이며, 약물중독이 되는 것이 아닌가 두려워 한의원을 찾아오게 되었습니다."

왜, 잠이 오지 않는 것인가? 생리적으로 어떤 현상이기 때문에 잠이 오지 않는 것일까?

한 마디로 불면증에 관한 나의 견해를 정리하면, 밤에는 머리에 순환되는 혈액의 양이 거의 반으로 줄어들어야 편안히 잠을 잘 수가 있다는 것이다.

예를 들면, 여름철에 점심을 먹고 나면 거의 누구나 졸음이 온다. 그 이유는 날이 더워서 몸의 온도를 낮추기 위해 많은 피가 표피로 이동하고, 또 음식을 소화시키기 위하여 많은 양의 피가 위장으로 모여 들기 때문에 머리에 올라갈 피가 현저히 줄어든다.

이와같은 원리를 이해하면 알 수 있듯이, 밤에 잠들기 전에 이것저것 걱정근심, 그리고 미주알고주알 생각하기 위해서는 낮에 필요한 만큼의 산소가 밤에도 뇌에 충족되어야 한다. 이를 위해서 생리적으로 많은 양의 피를 머리에 공급할 수밖에 없게 되며, 이로써 불면증으로 시달리게 되는 것이다.

위로 음식물이 들어와 그것을 소화시키려 많은 피가 위로… 머리에 올라말 피 줄어 졸음…

나 바빠서…

ZZ

불명증 환자들의 증상과 치료

위의 환자는, 얼굴색이 벌겋고 수시로 잘 달아오르는 다혈질(多血質)체질이다. 작은 일에도 흥분을 잘하고 화를 잘 낸다. 체격에 어울리지 않게 소심하고, 자주 불안초조해 한다. 혈압이 약간 높고, 때때로 변비의 경향도 보인다. 머리가 자주 무겁고 아프며, 귀에서 벌레소리가 나는 등 여러 가지 증상을 보인다.

한방체질 분류상 '태음인' 실증의 체질로 분류하여 보면 그 체질의 실증증상의 질환에 상용하는 대표처방의 명처방인 '청폐사간탕(淸肺瀉肝湯)'에 '삼황사심탕(三黃瀉心湯)'을 합방하여 투약하였다.

나는 2주일 후에 나타난 환자의 바뀐 외양(外樣)을 보고 매우 놀랐다. 이 환자 역시 한약의 효과에 아주 놀라워했다. 붉었던 얼굴색이 바뀌고, 도전적이던 성격이 매우 얌전해진 것을 피부로 느낄 수 있을 만큼 변했다. 물론 잠도 편히 잘 잔다고 하였다.

증 예 B

반 년 전부터 잠을 자는 것인지, 깨어 있는 것인지 분간이 가지 않는 비몽사몽의 나날을 보내고 있던 어느 귀티가 나는 여성환자가 '계지가용골모려탕(桂枝加龍骨牡蠣湯)'과 '귀비탕(歸脾湯)'으로 구제를 받은 후 한방의학의 예찬론자가 되었다.

"큰딸 아이의 혼사문제가 얽히고 설킬 때쯤부터 잠을 설치기 시작하였는데, 밤마다 억울하고 분해서 싸우고 때려 주는 상상, 우리 딸이 시집가서 고부간의 갈등 때문에 쫓겨나는 장면, 억울하게 이혼을 당하고 친정집에 틀어박혀서 속을 뒤집어 놓는 망상 등등이 겹쳐 내가 지금 잠을 자고 있는 것인지, 꿈을 꾸고 있는 것인지, 이제는 반 년간의 잠 부족 때문에 거의 기진맥진한 상태입니다."

이 부인과 같은 모습의 증상을 한방에서는 '혈허증(血虛症)'이라고 한다. 얼굴색이 흰색인지 노란색인지 분간하기 힘든 묘한 색이었다. 한눈에 신경과민인 것을 알 수 있을 정도로 보였고, 불쌍해 보이기까지 하였다. 우선 측은한 생각이 앞섰다. 대개 이런 타입은 조용하고 차분하게 보이면서도 아집이 몹시 강하며, 정확하고 예민하며, 고지식하다.

대부분 편두통으로 고생하는 경우가 많고, 자주 어지러우며, 수시로 비위가 약하여 메스꺼워 한다. 낮에도 하품을 잘하며 소화에도 문제가 있는데, 그 증상은 속이 쓰리거나 아프기보다는 명치끝이 답답하고 거북하며, 아침에 먹은 음식이 오후가 되도록 내려가지 않고 제자리에 있는 듯하며, 변비 또는 묽은 변의 상태가 교차되는 경향을 나타낸다.

이 부인은 앞에서와 같은 증상에다가 배꼽 주위에 동계(動悸)가 심하고 항상 초조하며, 갱년기장애의 증상까지 겹쳤다.

우선 '계지가용골모려탕'과 '귀비탕'을 합방해서 20일간 투여하였다. 본인이 만족하기까지는 3개월이나 더 걸렸다. 그러나 체질개선을 위한 치료이므로 그렇게 긴 기간이라고는 볼 수 없다.

개인에 따라 수면시간의 차이가 있는지?

그렇다고 볼 수 있다. 수면에는 깊은 수면과 얕은 수면이 있는데, 깊은 수면은 5시간 정도면 충분하고, 얕은 수면은 10시간 이상 자더라도 몸이 개운치 못하다. 또 잠을 충분히 자는 시간도 개인에 따라 다르다. 한밤중형, 새벽형, 낮잠형이 있는가 하면, 낮잠을 잘 자지도 못할 뿐만 아니라 억지로 자면 종일 머리가 무거운 사람도 있다. 잠자는 습관은 사람에 따라 태어날 때의 유전적 소인과 습관, 그리고 환경에 의해서 달라진다.

불면증이 심한 사람은 한밤을 꼬박 새우는지?

사람은 며칠씩 잠을 전혀 자지 않을 수는 없다. 앞의 증예 A의 경우도 3~4시간은 잠을 잔다고 본다. 대개 정신적으로 긴장을 한다든지 감정이 격하게 되면 누구나 잠을 설치게 되는데, 그렇다고 해서 한잠도 못 자는 경우는 거의 없다.

만약에 한잠도 이룰 수 없다면 뇌나 갑상선의 질환, 조병(躁病), 울병(鬱病) 등 정신적인 병이 있을 가능성이 많으니 전문의의 진단을 받아야 한다. 그러나 대개는 심각한 경우가 아니므로 무서워하지 말고 현명하게 대처하면 잠을 못 자는 공포에서 쉽게 벗어날 수 있다.

한약에는 수면을 유도하는 약이 있어서 누구나 쉽게 치료가 되는지?

한약에는 양방의 수면제와 같이 누구나 복용하면 일시적으로 잠을 유도하는 약은 없다. 간단히 말하면, 한방의 치료는 그 근본적인 생리 기능을 개선하는 것이므로 같은 병명일지라도 개개인에 따라 약의 종류, 즉 처방이 달라진다.

체력과 증상에 따른 한방처방

불면증에 효과가 좋은 처방법	허실(虛實)	변비	땀이많다	야간다한	빈혈	상열감	두통·두중	목마름	동계	명치부위답답	예민	안절부절	만성불면증	잘들기어렵다	한밤중불면	꿈이많다
시호가용골모려탕(柴胡加龍骨牡蠣湯)	실實	★				△	△				★	★	★	●	●	★
삼황사심탕(三黃瀉心湯)	실實	★				★	△			★	★	★	★			
가미소요산(加味逍遙散)	허실중간	△				●	●	●	●	●	★	★	●	●	△	△
감맥대조탕(甘麥大棗湯)	허실중간										★	★	●			●
계지가용골모려탕(桂枝加龍骨牡蠣湯)	허虛		●		●	●			★		★	★	●	●		
산조인탕(酸棗仁湯)	허虛			●	●				●	△			★	★	★	★
가미귀비탕(加味歸脾湯)	허虛	△		●	★				●		★	★	★		★	★

★ : 증에 가장 잘 맞는 표시. 처방을 선택하는 포인트가 된다.

● : 일반적으로 증에 맞는 경우

△ : 부수적으로 있는 증상

불면증의 민간요법

① 잔뿌리가 달린 대파의 흰 부분만을 양쪽에 3개 정도씩 베개의 좌우에 놓고 자면 신기하게도 잠이 잘 온다.〔대파의 흰 부분을 길이로 반을 갈라서 사용한다. 파는 말초혈관을 확장해서 사지(四肢)로 피가 잘 통하게 해 주기 때문이다〕.

② 몸이 냉한 사람은 하룻밤에 마늘 3쪽 정도를 먹으면 잠이 잘 온다. 마늘은 몸을 따뜻하게 해주는 작용이 있기 때문이다. 즉 피를 온몸 구석구석으로 잘 순환되게 한다.

③ 산조인탕(酸棗仁湯) : 산조인(酸棗仁)은 멧대추나무(산대추나무)의 성숙한 종자를 건조한 것으로서 마음을 안정시키는 효능이 있고, 특히 불면증에 효과가 우수하다.

• 만드는 방법 : 산조인 20g(1일 분량)을 프라이팬에다 잘 볶은 다음 약간(5g)의 생강을 곁들인다. 거기에 600cc의 생수를 붓고 약한 불로 달여서 반으로 줄이고, 1일 3회 식간(食間)에 나누어 마시

면 좋은 효과를 볼 수 있다.

안면차(安眠茶)

종 류	1일 분량	효 능
산조인(酸棗仁)	15g (볶은 산조인 (酸棗仁)	맛은 약간 시고 떫으며, 약성은 평하다. 약효는 마음의 번거로움을 가라앉혀서 불면을 치료한다. 신경안정효과가 우수하며, 기허한다(氣虛汗多)를 멈추고, 근육을 튼튼히 한다. 잠이 많으면 생용(生用)한다. 잠이 안 오면 볶아서 사용한다.
소맥(小麥)	30g	맛은 달고, 약성은 약간 차다. 약효는 기를 편안히 순행하게 하여 번열(煩熱)과 발광(發狂)을 고친다. 갈증을 멈추며, 이뇨작용을 돕고, 심신을 진정시키며, 간장의 혈액 순환을 돕는다.
원지(遠志)	10g	맛은 쓰고, 약성은 온하다. 약효는 지혜롭게 하고, 이목(耳目)을 총명하게 한다. 건망증을 고친다. 뜻을 강하게 하며, 마음을 차분히 가라앉혀 준다.
생강 + 대추		

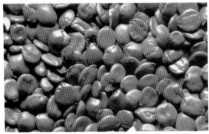
산조인

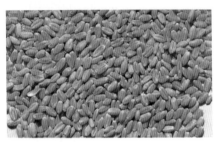
소맥

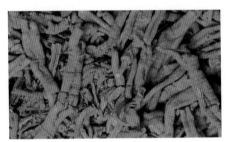
원지

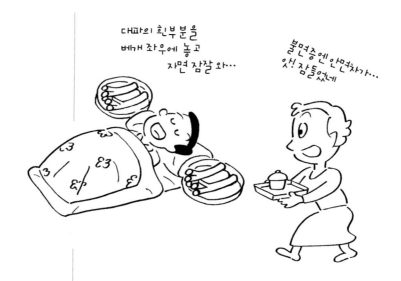

"홀로 있는 시간은 참으로 가치 있는 삶이다. 홀로 있는 시간을 갖도록 하라. 그렇지 못하면 수많은 사람들이 추구하는 맹목적인 겉치레의 흐름에 표류하고 만다고 하였다. 하여 홀로 있을 때만 벌거벗은 자기 자신을 있는 그대로 성찰할 수 있다." 그래서 잠 못 이루는 밤을 괴롭게 느껴지는 고독은 단순한 외로움이 아니라 자기 자신을 투명하게 만드는 귀중한 시간일 수 있다. 잠 못 이루는 긴 밤을 억지로 자기 위해서 괴로움과 씨름하기보다는 나 홀로 있는 시간으로서 벌거벗은 자신과 만나는 귀중한 시간으로 바꿀 수만 있으면, 잠 못 이루는 그 밤으로 인하여 진정한 나를 만나는 시간이 되리라. 그럴 수만 있다면, 불면증은 밤을 통해서 나 자신을 발견하게 되는 참으로 투명하고 귀중한 시간이 될 것이다.

호흡기 질환

 감기

감기만큼 흔한 병도 없다. 그럼에도 불구하고 현대의학은 아직까지 감기 그 자체를 해결하지 못하고 있다. 이것은 놀라운 일인 동시에 당연한 것일 수도 있다.

왜냐하면 감기는 분명히 바이러스와 깊은 관계가 있으나, 감기에 걸리고 안 걸리고는 각자의 체력에 의해 좌우되기 때문이다. 당연한 결과라고 하는 이유는 화학적인 약만으로는 인간의 생리기능을 활력이 넘치게 하고 저항력을 높여 감기를 예방, 또는 치료하여 주기에는 역부족이라는 사실이다.

감기를 유발하는 바이러스는 무려 150여 종 이상 발견되었다. 그 바이러스의 종류에 따라 감기의 증상도 달라진다.

일반적으로 감기의 공통적인 증상은 두통, 오한, 발열이다. 그 밖에 감염된 바이러스의 종류에 따라서 여러 가지 증상을 동반하며, 또 환자의 체력(저항력) 여하에 따라 그 증상은 천차만별이다. 감기는 우리들의 몸 가까이 어딘가에 항상 있는 병 중의 하나이다.

그러나 지금까지도 감기 그 자체를 확실히 파악하고 있지 못하기 때문에 확실한 예방을 못하고 있는 실정이다. 또 누구나 한 번쯤은 경험해 본 질환이기 때문에 발병시의 상태와 치료에 이르기까지 그 괴로움에 대해서는 잘 알고 있다.

감기는 '만병의 근원'이라고 일컬어지는 것과 같이 철저하게 잘 치료하지 않으면, 만성질환의 원인이 되며, 특히 저항력이 약한 노인들에게는 폐렴으로 발전되어 목숨을 잃게 되는 무서운 병이다.

따라서 발병한 후에 병원신세를 지기 전에 항상 무리하지 말고, 사전에 감기를 예방해야 한다. 그러므로 감기에 걸리면 발병의 상태를 잘 파악해서 빨리 자신에게 적합한 치료를 서둘러야 한다.

감기의 원인

감기에 걸리게 되는 원인으로는 크게 두 가지 설(說)이 있다.

첫째, 외부로부터 감기 바이러스의 침입으로 인한 감염이다.

현대의학에서는 감기에 걸리는 원인을 아데노바이러스, 인플루엔자 바이러스 등의 감기증후군을 일으키는 바이러스가 체내에 침입하기 때문으로 본다. 특히 코, 편도, 기관지의 점막 상피조직이 바이러스의 증식에 적합한 장소가 될 수 있다.

한편 체내로 침입한 바이러스는 혈류를 통해서 코, 편도, 기관지 등의 부위로 침투해서 세포막을 뚫고 세포 내로 들어가 자신의 증식에 필요한 물질을 골라서 세포막이나 핵(核)단백을 합성해서 점점 증식시킨다.

이들 바이러스의 침입구는 외기(外氣)와 접촉하는 부분이지만, 감기 바이러스는 추위와 관계없이 공기 중의 습도가 저하되면 증식한다. 따라서 겨울에는 습도가 비교적 낮기 때문에 주의를 해야 하며, 감기에 잘 걸리기 쉬운 허약체질의 어린이나 노인이 계신 가정은, 특히 겨울에는 실내온도를 높이고, 습도도 함께 높이도록 노력을 해야 한다.

둘째, 앞에서 설명한 바와 같이 현대의학에서는 감기의 원인을 외부로부터 오는 바이러스 침입에 의한 것으로 보고 있다. 이 바이러스가 코나 편도 등의 상기도에 발병시켜 급성염증으로 나타나는 것으로 보

몸의 생리적 기능 약해지면
병적 박테리아 증식. 전신
돌며 장해 주…

제일 약한
편도, 코 점령!!

그래서
목 아프고
콧물이…?

우산군

살려~

고 있다.

그러나 이것을 잘못된 견해라고 주장하는 설도 있다. 감기의 발병원인을 '대·소장의 밸런스 부조화'로 보는 견해인데, 이 설에서 지적하는 감기의 발생원인은 다음과 같다.

사람의 장내에는 무수히 많은 미생물이 쌓여 있어서, 건강한 상태에서는 유산균 등의 유익한 균들이 우위를 점하고, 일정한 생리적인 밸런스를 유지하고 있다. 그런데 몸의 생리적인 기능이 약해지면, 장내의 환경이 악화되어 생리적인 밸런스가 무너져서 병적인 박테리아의 증식이 왕성해진다.

더구나 그 박테리아는 붕괴되기 쉽고, 붕괴되면 바이러스로 변형되어 혈액 중으로 점차 잠입한다. 이 바이러스는 결국, 혈류에 편승해서 전신을 돌게 되며, 간장, 신장 등의 장기에 장해를 일으킨다.

일반적으로 코나 편도 등 상기도의 점막이 약해서 그 부분에 가장 큰 장해를 일으키기 때문에 "감기 걸렸다"고 말하게 되는 것이다. 따라서 "감기에 걸렸다."라고 말하게 되는 그 원인은 대개 위와 같이 외적인 바이러스 원인보다는 병적인 바이러스를 번성하도록 허락한 내부, 즉 감기에 걸린 그 장본인의 '장의 불균형', 다시 말하면 본인의 생리기능 부전이 원인이라고 볼 수 있다는 것이다.

예로부터 '감기는 만병의 원인'라고 일컬어짐도 바로 이 장의 생리적인 부조화가 만병의 뿌리라는 사실이 경험적으로 알려졌기 때문이다.

따라서 감기는 상기도에만 나타나는 국소적인 병이 아니라 전신적인 병이다. 때문에 감기에 걸리기 쉬운 체질이라는 것은 그만큼 장내(腸內)의 환경이 나쁘기 때문이고, 이로 인해 다른 병도 쉽게 앓게 된다.

감기를 예방하는 방법

위의 두 가지 설은 각각 제나름대로의 설득력이 있다.

첫째 설(說)인 외부로부터의 감기 바이러스의 침입을 막기 위해서는 무리를 삼가고 강인한 체력을 길러야 함이 우선이다.

둘째 설인 장의 밸런스를 좋게 하기 위해서는, 장내에서 바이러스의 발생을 억제해서 장의 기능을 건강하게 유지시켜야 하겠다. 이를 위해서 가장 큰 원인인 육류의 섭취를 줄여야 한다. 이것은 '육(肉)'이라는

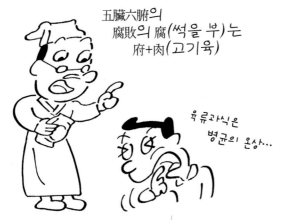

장내 바이러스 발생 억제하려면
육류섭취 줄여야...

五臟六腑의
腐敗의 腐(썩을 부)는
府+肉(고기육)

육류과식은
병균의 온상...

글자가 오장육부(五臟六腑)의 부(腑)의 속에 들어 가면 부패(腐敗)의 부(腐)〔腐＝부(府)＋육(肉)〕자로 되는 것을 보아도 쉽게 상상할 수 있을 것이다.

흰쌀, 흰설탕의 상식(常食)도 저항력을 약하게 만드는 큰 원인이 될 뿐만 아니라, 과음과 과식도 역시 빼놓을 수 없는 원인으로 작용하기 때문에, 감기를 치료할 때는 1~2일 정도는 평소의 반 이하로 음식의 섭취를 줄이는 것이 좋다.

감기에서 회복된 후에 다시 감기에 걸리지 않도록 체질을 개선하기 위해서는 현미(현미, 율무, 콩)와 채소, 그리고 해조류(미역, 다시마, 김)와 소어패류(멸치, 조개류)를 기본식단으로 하고 건강식생활을 지켜 나가는 것이 무엇보다 중요하다.

감기의 치료포인트

감기약(양약)은 특별한 경우 이외에는 복용하지 않는 것이 좋다. 특히 해열제는 체온이 38° 이하일 때는 가능한 한 복용하지 말아야 감기에서 빨리 벗어나는 지름길이 된다.

감기에 걸렸을 때 열이 발생하는 것은 바이러스와 싸우기 위한 생리적인 현상이다. 열이 평소보다 약간 높으면 혈액순환이 빨라지고, 필요한 곳에 적과 싸우기 위한 병력이나 물자의 공급을 원활히 할 수 있다. 따라서 바이러스를 빨리 물리칠 수 있고, 감기로부터 회복될 수 있다.

요즈음 사람들은 감기에 걸리면 대개는 감기약과 항생제, 그리고 해열제들을 복용한다. 때문에 심한 고열이나 괴로운 증상들은 완화시킬 수는 있으나, 그 대신 3~4일이면 회복될 감기가 몸살로까지 이어지면서 2~3주간 동안 이나 시름시름 고생을 하게 된다.

이는 우리들이 누구나 가지고 있는 자연치유력을 높여서 바이러스에 잘 적응하려는 노력은 하지 않고, 너무 약에만 의존함으로써 저항력이 약해져 괴로움을 당하게 되는 결과이다.

자연치유력을 높이기 위해서는, 먼저 식사요법이 중요하다.

앞에서 설명한 장내의 부패를 유발시키는 인자인 육류, 우유, 흰설탕, 흰쌀밥 등을 현미잡곡밥과 야채, 그리고 소어패류 등으로 바꾼다. 항상 체온을 따뜻하게 유지하며, 충분한 수면을 취하는 것이 치료의 포인트이다.

평소에 감기예방을 위해서는, 첫째 무리를 삼가고, 호흡기를 건강하게 해 주는 피부건포마찰과 적당한 일광욕, 반욕법 등을 꾸준히 계속하면 감기를 예방할 수 있다.

감기의 치료방법

감기약으로 시판되고 있는 약의 종류는 매우 많다. 그러나 현대의학으로는 아직도 그 흔한 감기를 확실히 치료하는 약을 발견하지 못하고 있다. 많은 사람들이 감기약이라고 믿고 사용하고 있는 약들은 감기에 걸렸을 때 나타나는 염증, 즉 2차 감염에 대한 예방·치료약인 항생물질이나, 대증요법(對症療法)으로서 해열진통제, 진해제, 거담제, 항히스타민제 등에 불과하다.

이와같은 약은 감기 초기에 복용을 하여도 감기를 제압하는 효능은 미약하고, 과용하면 오히려 체력이 떨어지며, 또 위장장해 등의 부작용을 유발하는 경우가 많다.

한의학에서는, 감기 초기에 나타나는 여러 가지 증상들의 대응하는 처방은 물론, 2차 감염에 의한 각종 증상 등을 완화시키는 처방, 그리고 개개인에 적합한 처방까지 가능한 것이 특징이다. 따라서 유행성 감기의 경우에는 물론 감기 후유증까지 부작용 없이 빠른 치유가 가능하다.

한의학에서는 바이러스에 감염되는 원인을 각자 몸의 저항력이 저하된 때문인 것으로 보고 원기를 회복시키는 처방을 하기 때문에, 몸의 기능이 좋아지고 체력이 회복되어 대단히 악질적인 인플루엔자의 경우에도 치료가 빨리 되는 편이다. 한방치료의 기본은 '열성감기'와 '한성감기', 그리고 '만성감기'로 크게 나누어 치료하는 것이 특징이다.

열성감기의 대표적인 처방은 '마황탕(麻黃湯)'과 '갈근탕(葛根湯)' 등이 있고, 한성감기의 대표적인 처방은 '쌍화탕(雙和湯)'과 '마황부자세신탕(麻黃附子細辛湯)' 등이 있으며, 만성감기의 대표적인 처방은 '소시호탕(小柴胡湯)'과 '시호계지탕(柴胡桂枝湯)' 등이 있다.

체력과 증상에 따른 한방처방

감기에 효과가 좋은 처방명	허실(虛實)	식욕부진	두통·오한·발열	한출과다	피로	관절통	어깨·목·등결림	재치기·콧물	기침	가래	구열·구토	명치부위 답답
마황탕(麻黃湯)	실(實)		★		△	★	●	●	●			
갈근탕(葛根湯)			★		●	●	★	●	●		△	△
소청용탕(小靑龍湯)	허실 중간		★	△	△		★	★	★	●		
구미강활탕(九味羌活湯)		●	●	△		★	●					
쌍화탕(雙和湯)	허(虛)	★	△	★	★	△	△					
마황부자세신탕(麻黃附子細辛湯)			★		●			●	★	●		

★ : 증에 가장 잘 맞는 표시. 처방을 선택하는 포인트가 된다.
● : 일반적으로 증에 맞는 경우
△ : 부수적으로 있는 증상

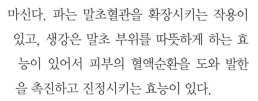

감기의 민간요법

① 두통이나 오한이 있으면서 땀이 나오지 않는 초기에는 된장국에 파와 생강(1회분 : 파의 흰 부분만 2~3개, 생강 7g)을 넣고 끓여 마신다. 파는 말초혈관을 확장시키는 작용이 있고, 생강은 말초 부위를 따뜻하게 하는 효능이 있어서 피부의 혈액순환을 도와 발한을 촉진하고 진정시키는 효능이 있다.

② 가래와 기침이 매우 심할 경우에는 연근(蓮根)을 갈아 즙을 내어 마시면 효과가 좋다. 더욱 효과를 높이려면 검정콩을 적당히 넣고 진하게 달인 모과차와 함께 복용하면 더욱 더 좋은

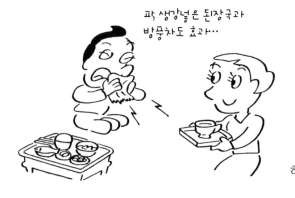

파, 생강넣은 된장국과 방풍차도 효과…

효과를 얻을 수 있다.

연근에는 점막의 저항력을 높이게 하는 작용이 있어서 담과 기침을 진정시키는 효과가 있고, 모과[목과(木瓜)]는 기침을 진정시킬 뿐만 아니라, 근육통을 치료하는 데도 좋은 역할을 한다.

방풍차(防風茶)

종　류	1일 분량	효　　　　　　능
갈근(葛根)	20g	맛은 달고, 약성은 평하다. 약효는 감기에 발열, 두통과 전신근육통을 진정·해독한다. 주독(酒毒)과 번갈(煩渴)을 풀어 준다.
작약(芍藥)	8g	맛은 약간 쓰고 시다. 약성은 약간 차며, 약효는 완화자양강장(緩和慈養强壯)제로서 기혈을 보한다. 혈맥(血脈)을 잘 통하게 하여 신경통을 치료한다. 특히 복통을 멈추고 이질을 치료하며, 부인병에도 좋다.
마황(麻黃)	8g	맛은 약간 맵고, 약성은 온하다. 약효는 발한하여 해열 진통하고, 기침을 멈추게 하며, 두통과 전신근육통을 치료한다. 류머티스질환에도 탁월한 효과를 나타낸다.
생강 + 대추		

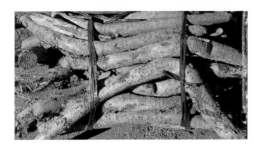

갈근

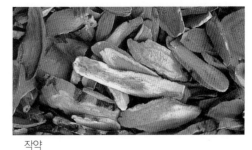

작약

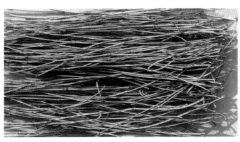

마황

감기몸살의 퇴치법에는 건포마찰이 가장 좋다. 피부의 표면은 한의학적인 이론으로는 호흡기와 밀접한 관계가 있다. 또 마찰에 의해서 전신의 혈(穴 ; 기의 통로)이 자극을 받아 기혈의 순환이 좋아져 감기로부터 빠르게 회복될 수 있을 뿐만 아니라, 평소에 꾸준히 계속하면, 감기는 물론이고 어떤 종류의 건강운동에도 뒤지지 않는 권장할 만한 운동이다.

특히 중점적으로 마찰할 부위는, 어깨와 등, 그리고 가슴과 복부이다. 감기 초기에는 등을 중점적으로 마찰하고, 기침을 동반할 때는 가슴을 중심으로 복부까지 마찰을 한다.

감기에 걸리는 것은 재수가 없어서가 아니라, 그 동안 너무나 수고를 많이 하였으니 좀 쉬라는 명령이므로, 고맙게 여기고 쉬면서 내일을 위한 재충전을 하고, 아울러 건강에 대한 소중함을 마음에 새겨, 차후로는 무리를 삼가는 삶을 살 수 있게 하기 위함이다.

이런 마음가짐이면 감기에 걸린 것이 오히려 감사할 조건이 된다. 이는 감기뿐만이 아니라, 모든 질병이 다 이와 같은 의미를 지니고 있다. 따라서 감기 정도는 각자 몸에 지니고 있는 자연치유력을 활발히 회복시키는 계기로 삼는 것이 현명한 건강법이다.

🫖 비염

비염의 일반적인 증상

현대의학에도 적절한 근치요법이 없는 콧병이 날로 증가추세에 있다.

개나리나 벚꽃이 피는 이른 봄철뿐만 아니라, 여름이 끝나고 가을이 시작되는 계절과, 새벽에 찬 공기를 마셨을 때, 그리고 냉방시설이 잘 되어 있는 곳에 들어 가면 비염이 발생한다. 이같은 환절기에는 이비인후과가 바빠지는 계절이다.

환자들의 대부분은 알러지성비염이다. 현대의학에서 알러지성비염이란 재채기, 콧물, 코막힘의 세 가지 증상이 겹치고, 비점막이 하얗게 붓고, 거의 물과 같은 콧물이 흐르는 상태를 말한다.

콧속이 근질근질하고, 재채기가 몇 번이고 계속되면서 물과 같은 콧물이 콧속에서 넘쳐 흐르며, 그 다음에는 코가 막히기 시작한다. 심할 경우에는 눈까지 가렵고, 눈물이 쏟아지며, 때로는 편도나 귓속까지 가려운 느낌이 들게 된다.

코의 장해는 타인이 보면 별로 대수롭지 않은 것으로 생각되기 쉬우나, 본인에게는 매우 절실하다.

코의 기능에 이상이 생기면 2차 증상으로 호흡이나 취각(臭覺)장해는 물론이고, 눈과 코와 뇌의 기능에까지 악영향이 미친다.

난청, 시력감퇴, 두통, 두중을 불러오기도 한다. 뿐만 아니라, 코막힘 때문에 코로 충분히 호흡을 할 수 없어서 산소의 공급에 차질이 생긴다. 또 폐로 들어 오는 공기가 비강을 거치지 못하기 때문에 먼지의 여과가 이루어지지 못한 불순한 공기를 호흡하게 되는 결과로 인해 몸에 좋지 못한 영향을 미치게 된다. 이 때문에 사고력이 저하되어 학생들은 공부에 지장이 있을 뿐만 아니라, 특히 노인들에게는 잠을 설치게 하여 기력을 감퇴시키며, 산소의 공급이 불충분해져서 두뇌의 회전이 둔해지고 기억력도 감퇴된다.

폐로 들어 가는 공기가 비강을 거치지 못하고 편도로 통

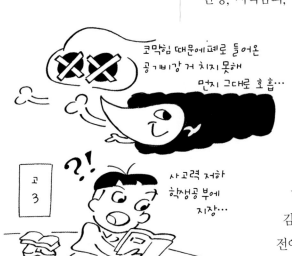

과하게 되면, 특히 겨울에는 찬공기가 그대로 기관지로 들어 가므로 기관지염을 일으키기 쉽다.

비강에는 모세동맥혈관이 매우 발달되어 있어서 코로 들어 오는 영하의 찬공기도 따뜻하게 데워서 기관지로 내보내는 역할을 하는데, 비점막에 염증이 생기면 혈액순환의 장애가 발생하고 비강이 부어서 들어 오는 공기를 충분히 데울 수 없기 때문에 감기에 쉽게 걸리게 된다.

비염의 원인

코는 찬공기와 만나면 비강 내의 표면적을 넓혀서(결과적으로는 비강이 좁아진다.) 그 공기를 덥히고, 건조한 공기에 습기를 공급하는 일을 한다. 코가 막히는 원인을 살펴보면, 첫째 몸이 약해지면 바이러스에 대한 저항력이 약해져 감기에 쉽게 걸리는데, 앞에서 언급한 바와 같이 급만성비염이나 부비강염(축농증)으로 콧속에 염증이 발생하는 경우이다. 둘째 비중격만곡증(鼻中隔彎曲症) 등으로 콧속의 형태에 이상이 발생한 경우이고, 셋째 심리적이나 정신적인 원인에 의한 것 등으로 나누어진다.

비염의 증상은 코막힘 증세뿐만 아니라, 콧물, 재채기, 콧속의 통증, 그리고 콧속이 건조되는 증상 등 두 가지 이상의 증상이 합쳐져 나타난다.

코감기는 급성비염이나 만성비염, 알러지성비염, 부비강염 등인데, 이와같은 병에 의한 코막힘은 콧속의 염증 때문에 비점막이 붓고, 점막 속에 있는 정맥의 밀집 부분에 정맥혈이 울채되어 점막의 부종을 일층 높여 주어서 콧속의 공기가 지나가는 통로가 좁

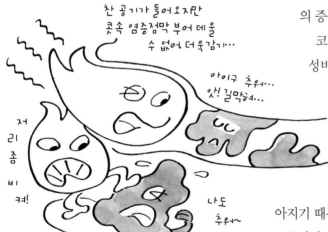

찬 공기가 들어오지만
콧속 염증점막 부어 데울
수 없어 더욱 감기…

아이구 추워…
앗! 길막혀…

저리좀비켜!

나도
추워~

앗목

아지기 때문에 발생한다.

급성비염이나 코감기는 감기가 좋아짐과 동시에 함께 치유된다. 그러나 감기가 깨끗이 치유되지 않으면, 급성기가 경과하고, 콧물은 점액성으로 변하며, 치료를 게을리하면 그대로 만성화되어 언제나 코가 막히는 상태인 비후성비염이나 비용(鼻茸)으로 진전하게 된다.

발작적인 재채기가 계속되고 콧물이 멈추지 않는, 아주 심하게 코가 막히는 알러지성비염은 알러지 독에 의해서 비점막의 염증이 발생하여 일어나는 것이다.

알러지성비염이란 알러지가 발생되기 위해서는 알러지체질, 즉 알러지를 일으키는 원인물질의 존재가 필요하게 된다. 예를 들면, 고등어를 먹으면 두드러기가 나는 경우와 카펫의 털에 의해 천식발작을 일으키는 경우는 고등어나 카펫의 털이 원인물질이 되어 알러지를 일으키는 것이다.

이 알러지가 코에 반응하는 것을 알러지성비염이라고 하는데, 치료법으로서 양방에서는 감감작요법(減感作療法)으로 원인이 되는 집의 먼지나 화분 등으로부터 추출한 엑기스를 아주 조금씩 주사하여 알레루겐에 적응시키는 체질개선을 도모하는 방법이 가장 좋은 치료법으로 행해지고 있다.

그러나 이 치료법의 결점은 1년으로부터 3년 이상에 걸쳐 연(年) 단위의 매우 긴 치료기간을 필요로 한다. 그 밖에 아주 빠른 치료방법으로서는 항알러지제를 복용하는 것이다. 이 항알러지제에 의한 임시요법은 약 성분이 체내에 머물러 있는 동안은 효과가 매우 좋으나, 장기간 복용하면 심한 부작용을 유발할 수 있으므로 주의를 요한다.

그리고 콧속에 분사하는 혈관확장제는 일종의 극약처방으로서 습관성이 강하므로 가급적이면 사용하지 말아야 한다. 그 대신에 연근즙을 내서 콧속에 바르면 좋은 효과를 얻을 수 있다.

여기에서 기대할 수 있는 것은 자연치유법에 해당하는 한방치료요법이다. 현대의약보다 한약이 우수한 점은 증상 그 자체를 없애 줄 뿐만 아니라 부작용도 없고, 체질개선이 가능하다는 것이다.

한의학적 진단은 환자의 체력이나 코의 3대 증상 등 여러 가지 증상을 면밀히 검토하고 체질에 맞추어 근본기능을 함께 조절하는 처방으로 약을 투여함으로 그 증상에 잘 맞출 경우 놀라운 효과를 발휘한다.

다음은 체질정도별로 대표적인 처방을 소개하면 다음과 같다.

• 소청용탕(小靑龍湯) : 보통 체력으로서 아침에 찬공기를 마시자마자 재채기, 콧물, 코막힘 등의 3대 증상이 일어나는 사람에게 탁

월한 효과를 발휘한다. 특히 천식의 증상을 수반하는 경우에도 효과가 매우 크다.

- 갈근탕가신이천궁(葛根湯加辛夷川芎) : 체력이 건장한 체질로서 코의 3대 증상이 있고, 수시로 목뒤가 뻐근하고, 어깨가 결린다. 자주 머리가 아프고, 위로 열감을 느끼는 경우에 좋은 효과를 나타낸다.
- 마황부자세신탕(麻黃附子細辛湯) : 체력이 약하고 허증타입으로서 수족이 냉하며, 특히 등[背部] 전체에 자주 한기를 느끼면서 코의 3대 증상이 나타나는 경우에 매우 효과가 좋다.

체력과 증상에 따른 한방처방

비염에 효과가 좋은 처방법	허실(虛實)	식욕부진	두통·두중	오한·발열	오한발열교차발생	피로·체력저하	상열감	어깨결림	후두부·등결림	재치기·콧물·코막힘	기침	엷은 가래	구강건조	입안이 텁텁	명치부위 답답
									자각증상(自覺症狀)						
마황탕(麻黃湯)	실實		★	★		△			●	●	●				
갈근탕(葛根湯)			★	●		△		★	★	●	●				
소청용탕(小靑龍湯)	허실중간			●	●				●	★	★	●			
시호계지탕(柴胡桂枝湯)		●	△				●	★	●	●	△			★	△
맥문동탕(麥門冬湯)							●	●		★	★		●		
마황부자세신탕 (麻黃附子細辛湯)	허虛	△	★	★		★				★	△	●			

★ : 증에 가장 잘 맞는 표시. 처방을 선택하는 포인트가 된다.
● : 일반적으로 증에 맞는 경우
△ : 부수적으로 있는 증상

비염의 닉이요법

콧병을 근치시키기 위해서는 염증체질을 개선함과 동시에 몸이 냉한 생리적인 기능을 해소시킬 필요가 있다. 몸이 냉한 체질은 갑상선의 기능이 저하된 경우가 많은데, 그 원인은 대부분 유전적인 소인이 많다.

그 밖에 평소 평범한 자연식품을 주로 섭취하지 않고, 극도로 가공된 식품을 많이 섭취하는 것도 원인이 될 수 있다. 또한 찬 과일이나 생야채의 과잉섭취도 원인이 될 수 있다.

한편 피부나 점막(특히 비점막)을 과민하게 하고 염증을 일으키기 쉽게 하는 가장 큰 주원인은 육류와 계란, 그리고 우유 등의 동물성단백식품의 과잉섭취이다.

이것들은 혈액을 현저하게 산성화시켜 피부나 점막을 약하게 만든다. 더구나 우유나 계란은 알러지의 주원인물질로 알려져 있음으로 알러지체질인 사람은 가능한 한 피하는 것이 좋다.

육류, 계란, 우유, 과 섭취는 혈액산성화, 점막 약하게…

현미밥에 연근, 해조류, 버섯 넣은 된장 국이 좋아…

비염의 특효식품

• 주식 : 현미잡곡밥(현미 6, 율무 2, 콩 2)
• 부식 : 근채류(根菜類 ; 무, 우엉, 당근 등), 해조류, 소·어패류, 매실 등이 있다.

파, 양파, 부추, 마늘 등은 체온을 높이고, 화농(化膿)하기 쉬운 체질을 개선시켜 준다. 특히 연근은 비강(鼻腔)이나 편도의 점막을 강하게 하므로 된장국을 만들 때 넣고 자주 섭취하면 좋다. 요오드가 많이 함유되어 있는 다시마 등의 해조류는 신진대사기능을 높여주어 알러지체질을 개선하는데 좋은 식품이며, 메치오닌이 많이 함유되어 있는 버섯류도 점막을 건강하게 하는 데 큰 작용을 한다.

비염의 민간요법

• 대파요법 : 코알러지는 코의 점막이 염증을 일으킨 것이다. 따라서 이 염증을 진정시키면 코막힘이 좋아진다. 대파에는 해열과 소염작용이 아주 우수하므로 신선한 대파를 코에 붙이면 특히 코알러지에 좋은 효과를 얻을 수 있다.

① 파의 흰부분만을 2~3cm 정도의 길이로 자르고, 또 세워서 2등분으로 중간을 자른다.

② 세워서 자른 대파의 여러 겹으로 되어 있는 껍질을 나누어 끈끈한 안쪽 면을 콧등에 올려놓고 따뜻한 물에 적신 가제수건을 코 위에 덮고 3분 정도 경과하면 대파껍질을 새것으로 바꾼다. 이와 같이 5회 정도 반복하면 좋은 효과를 얻을 수 있다.

• 무 요법 : 무는 소염작용이 있는 식품이다. 코가 막혀서 고통스러

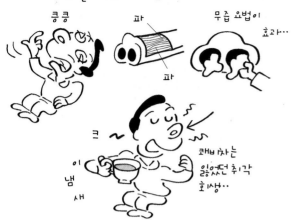

코 알러지는 대파요법.

킁킁

파

무즙 요법이 효과…

파

크

이
냄
새

쾌비차는
잃었던 취각
회상…

울 때는 무즙을 짠 즙액으로 콧속을 씻으면 효과가 좋다.

방법은 다음과 같다. 먼저 무의 껍질을 벗기고 강판에 곱게 갈아서 가제로 싸서 즙을 짠다.

그리고 탈지면을 무즙에 적셔서 콧구멍에 집어 넣는다. 5분에 한 번씩 3회 정도 탈지면을 교환해 넣으면 좋은 효과를 얻을 수 있다.

쾌비차(快鼻茶)

종 류	1일 분량	효 능
마황(麻黃)	10~12g	맛은 약간 맵고, 약성은 온하다. 약효는 발한하여 해열 진통하고, 기침을 멈추며, 두통과 전신근육통을 치료한다. 류머티스질환에도 탁월한 효과를 나타낸다.
신이화(辛夷花)	12g	맛은 맵고, 약성은 온하다. 약효는 감기두통과 코막힘과 콧물과 코고는 소리를 멈추게 한다. 코의 순환촉진으로 냄새 못 맡는 것을 고치고, 축농증에도 효과가 있다.
계지(桂枝)	8g	맛은 달고 매우며, 약성은 온하다. 약효는 이뇨작용, 말초 부위의 혈액순환을 촉진하고, 신경통과 두통을 치료한다.
생강 + 대추		

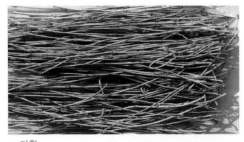

마황

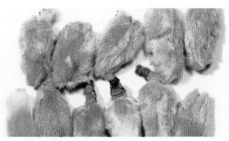

신이화

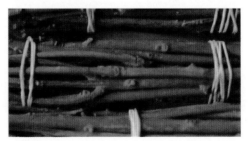

계지

운동으로 코알러지를 치료하기는 어려우나, 경혈지압요법으로 코막힘이나 콧물을 억제할 수는 있다.

① 심한 코막힘에는 '상성(上星)' 혈(穴)을 지압하면 효과가 좋다. 상성(上星) 혈의 위치는 얼굴의 정중선상의 이마 위의 보통 머리카락이 시작되는 부위로부터 머리정상으로 새끼손가락 두 마디 정도의 길이 위에 있다.

② 콧물과 코막힘에는 코의 양협부 영향혈(迎香穴 ; 콧밥 바로 옆부분이 움푹 약간 들어간 곳)을 집게손가락으로 약간 강하게 누르면 매우 뻐근한 느낌이 든다. 이 부위를 잘 지압하면 코점막의 혈액순환이 왕성해져서 점막의 온도가 올라가면서 효과가 나타난다.

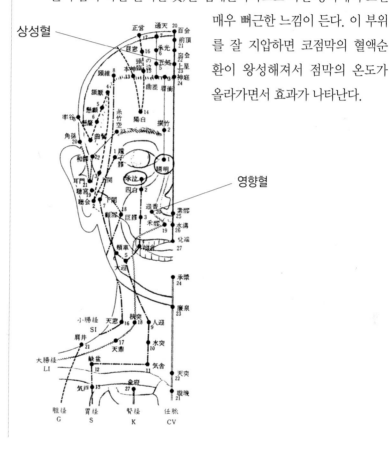

상성혈

영향혈

"문명은 인간의 머리와 손으로 만들어낸 걸작품이라지만, 자연을 무시하고 문명에 너무 의존하게 되면 그 문명으로부터 배반을 당할 때가 반드시 온다. 왜냐하면 문명은 온전치 못한 인간의 작품이기 때문이다. 이 하나뿐인 지구와 그 자연과 조화를 이루면서 함께 잘 살려면, 우리 개개인이 적게 가지고, 적게 쓰며, 적게 버리는 삶을 회복해야겠다." 이 인간들의 온전치 못한 행위 때문에 공기는 탁해지며, 물은 더러워지고, 또 콧병은 날로 증가하는 것 같다.

기관지염

기관지염의 원인

체력이 저하된 상태에서 감기에 걸렸을 때 철저하게 치료하지 않으면 기관지염으로 이전되기 쉽다. 뿐만 아니라, 근년에 와서 환경오염으로 인한 만성기관지염이 증가하고 있는 경향이므로 더더욱 주의를 기울여야 한다.

나도 금연할테니
차 매연좀
줄여야…

무엇보다도 감기의 회복기에 주의를 하여야 한다. 감기에 걸린 후에 코나 편도의 상기도염이 오래 계속되면 기관지에까지 세균감염이 파급되어 기관지염으로 진행되는 경우가 많다. 특히 노인의 경우 기관지염에 걸릴 확률이 아주 높은 것은 물론이고, 젊은 사람도, 그리고 심장이나 신장이 약한 사람, 폐에 울혈(鬱血)을 일으키는 병이 있는 사람도 기관지염에 걸리기 쉽다.

만성기관지염의 원인에 대하여 다시 한 번 살펴보면 다음과 같다.
- 기침이 오랫동안 계속되어 만성화된 기관지염
- 현대의 산업발달로 인해서, 자동차 매연과 공장의 연기에 의한 스모그현상으로 인한 기관지염
- 화학공장으로부터 나오는 유독성가스 등에 의한 대기오염으로 발병한 기관지염
- 직업성인자에 의한 연속적인 자극으로 얻어진 기관지염
- 과도한 흡연에 의한 자극 등이 주된 원인인 기관지염

담배는 기도의 운동을 저해하고 섬모(纖毛)상피의 현상을 변형시키기도 하며, 폐포(肺胞)에 장해를 일으켜서 기도의 면역적 방어기능을 저하시킨다. 때문에 기관지가 약하든지 기관지염일 경우의 담배는 독약이다.

기관지염의 종류와 그 증상

기관지염에는 급성과 만성이 있는데, 급성기관지염은 일반감기로부터 이전되는 경우가 거의 대부분이고, 그 밖에 유독성가스를 흡입하여

발생하는 경우도 있으며, 급성을 제대로 치료하지 않아서 여러 달 동안 기침과 가래가 계속되는 만성기관지염으로 나눈다.

기관지염의 주된 증상은 기침과 가래이고, 열이 나는 경우는 드물다. 만약 열이 높아지면 폐렴을 의심할 필요가 있으므로 주의를 요한다. 만성기관지염이 오래 계속되면 기관지확장증, 부패성기관지염, 폐기종, 기관지결핵 등 치료하기 어려운 질환으로 발전할 경우가 많으므로 가능한 한 빨리 치료를 하지 않으면 안 된다.

기관지는 원래 기침의 반사를 일으키기 쉽고, 민감한 곳이기 때문에 염증이 일어나면 가래가 잘 나오지 않는 기침 '건해(乾咳)'를 심하게 하게 되며, 때로는 열이 오르고, 흉골의 내측에 불쾌감이나 동통이 수반된다. 그리고 약간의 언덕을 걸어가도 숨이 차고 호흡곤란증상이 나타나는 등 만성기관지염으로 발전하여 치료가 잘 되지 않는 경우가 많다.

기관지염이 만성화되면 기관지의 탄력성이나 저항력이 약해지고, 가래가 생기기 쉬운 기관지확장증으로 발전한다.

병변이 폐포(肺胞)까지 파급되면 폐렴이나 폐기종을 일으키기 쉽다. 또한 폐에 가스교환이 잘 이루어지지 않으면 그 다음에는 심장의 기능도 장해를 받게 된다.

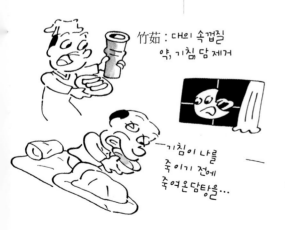
竹茹 : 대의 속껍질
약, 기침 담 제거

기침이 나를
죽이기 전에
죽여온 담탕을...

만성기관지염의 한방요법

이와같은 만성기관지염에는 항알러지 작용이 우수한 한방생약으로 처방하면 좋은 효과를 얻을 수 있는데 가장 추천할 만한 처방으로는 다음과 같다.

① 특히 호흡순환기계에 면역력을 높여주는 '소시호탕(小柴胡湯)'이 좋다.

② 기도로부터 기관지에 이르기까지의 여러 가지 장해를 개선하는 작용이 있는 '반하후박탕(半夏厚朴湯)'을 '소시호탕'과 합방한 '시박탕(柴朴湯)'은 가래를 제거하고, 신경을 안정시키며, 저항력을 높이는 데 좋은 처방이다.

③ 그 밖에 심한 기침을 진정시키며, 기관지를 윤택하게 하는 효능이 높은 처방으로는 '맥문동탕(麥

門冬湯)'이 있다.

④ 야간에 기침이 매우 심해서 잠을 이룰 수 없을 때는 '죽여온담탕 (竹茹溫膽湯)'이 대단히 좋다.

⑤ 세균감염의 경우는 항생물질을 복용하면서 호흡순환기계통의 기능을 개선하는 유명한 처방인 '소청룡탕(小靑龍湯)'을 병용하면 큰 효과를 얻을 수 있다.

체력과 증상에 따른 한방처방

기관지염 (기관지천식)에 효과가 좋은 처방명	허실(虛實)	자각증상(自覺症狀)												
		두통·두중	한출·경향	피로·체력저하	재치기·콧물·코막힘	구강건조	구강텁텁	구역·구토	동계	인후에 이물감	천명	호흡곤란	심한기침	가래
소시호탕(小柴胡湯)	실(實)			●			★	△				●	●	
시박탕(柴朴湯)				●	●		★		△	★		●	●	
신비탕(神秘湯)											★	★	★	
소청용탕(小靑龍湯)	허실중간	△	△	△	★						★	★	★	★
맥문동탕(麥門冬湯)				●		△							★	★
반하후박탕(半夏厚朴湯)	허(虛)								△	★			★	
마황부자세신탕 (麻黃附子細辛湯)		★		★	●						●	●	★	★

★ : 증에 가장 잘 맞는 표시. 처방을 선택하는 포인트가 된다.
● : 일반적으로 증에 맞는 경우
△ : 부수적으로 있는 증상

기관지염의 식이요법

　　기관지증상인 점막과민(粘膜過敏), 염증, 기침, 가래 등은 알러지에 해당한다. 알러지체질 중에는 특히 삼출성(滲出性)체질, 즉 염증체질의 사람은 피부나 점막이 약하고, 기관지염뿐만 아니라, 비염이나 인후염 등 기타 호흡기질환에도 걸리기 쉽다.

　　이 염증체질을 만드는 원인은 동물성단백질, 계란, 우유 등의 과식에 의하여 혈액성상이 악화되었기 때문이다. 육류는 장내에서 부패되어 혈액을 심하게 산성화시키고, 적혈구에 질을 떨어뜨린다. 이와 같

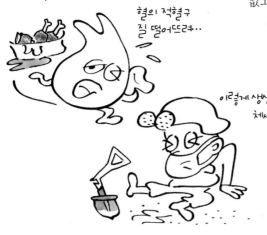

육류 내장서 부패

혈의 적혈구 질 떨어뜨려‥

이렇게 생성된 체세포 염증‥ 감기, 기관지염‥

이 적혈구로 만들어진 체세포는 대단히 허약해질 수밖에 없고, 세포호흡의 효소활동도 저하되며, 또한 염증을 일으키기 쉽다.

호흡기계의 기능이 약한 사람이 육류를 과잉섭취하게 되면, 감기에 잘 걸리기 쉬워질 뿐만 아니라, 기관지염으로 이전되는 비율도 높아진다. 따라서 기관지염을 근치시키기 위해서는 육류, 계란, 우유 등의 섭취를 줄이고, 다음에 소개되는 메뉴로 바꾸어 체질개선을 시키면 효과적이다.

기관지염의 권장식품

• 주식 : 현미잡곡밥(현미 3, 찹쌀현미 3, 콩 2, 율무 2)
• 부식 : 야채, 해조류, 소어패류, 연근, 더덕 등

기관지염의 민간요법

연근즙 · 배즙

연근은 심한 기침에 큰 효과를 발휘한다. 건조된 연근을 달여서 복용하는 방법도 있으나, 생연근즙이 더욱 더 효과적이다. 열을 수반하는 경우는 연근즙과 같은 양의 배즙과 혼합해서 복용하면 더욱 더 좋다.

① 연근은 껍질도 사용하기 때문에 흐르는 물에 깨끗이 씻고, 특히 검은 색의 연근 마디부분이 더욱 효과가 좋으므로 버리지 않도록 주의를 한다.

② 연근과 같은 분량의 배도 강판에 잘 갈아서 섞은 다음, 가제에 담아 즙을 짜서 마신다.

③ 분량은 큰 배 하나 정도의 양을 연근과 합한 것이 하루에 복용할 양이고, 약간의 꿀을 섞어도 좋다.

생약을 물 600cc에 넣고 강한 불로 양을 반으로 줄여 1일 3회로 나누어 복용한다.

통기차(通氣茶)

종 류	1일 분량	효 능
맥문동(麥門冬)	15g	맛은 달고, 약성은 약간 차다. 약효는 허로(虛勞)를 보충하고, 구건(口乾)과 번갈스리며, 심장을 건강하게 하고, 폐의 기능을 개선하여 기력을 높여준다.
마황(麻黃)	8g	맛은 약간 맵고, 약성은 온하며, 약효는 발한하여 해열·진통하고, 기침을 멈추며, 두통과 전신근육통을 치료하고, 류머티스질환에도 탁월한 효과를 나타낸다.
계지(桂枝)	8g	맛은 달고 매우며, 약성은 온하다. 약효는 이뇨작용, 말초부위의 혈액순환을 촉진하고, 신경통과 두통을 치료한다.
생강 + 대추		

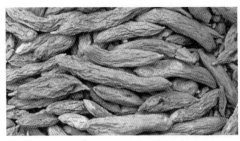
맥문동

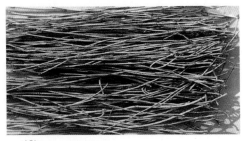
마황

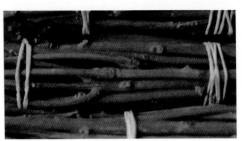
계지

기관지염이나 기관지천식의 퇴치에는 건포마찰이 효과적이다. 피부의 표면은 한의학적인 이론으로는 호흡기와 아주 밀접한 관계가 있다. 또 마찰에 의해서 전신의 혈(穴 ; 기의 통로)이 자극을 받아 기혈의 순환이 좋아져서 빠르게 회복될 수 있을 뿐만 아니라, 평소에 꾸준히 계

속하면, 어떤 종류의 건강운동에 뒤지지 않는 권장할 만한 운동이 된
다. 특히 중점적으로 마찰을 할 부위는 어깨와 등, 그리고 가슴과 복부
이다.

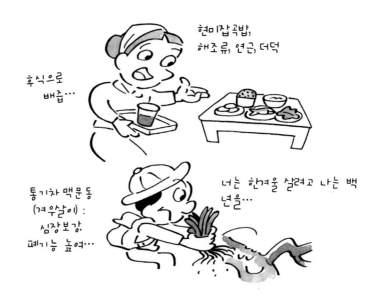

"탐욕은 나의 분수 밖의 목마르게 애가 타는 허욕일 뿐, 근원적으로 내 것이 될 수는 없는 것이
다. 엄밀히 따지면 우리는 누구나 빈 손으로 이 땅에 왔기에, 본래 내 것이란 없는 법이다." 때문
에 소유를 최소한으로 줄이면 욕심도 적어지고, 우리들의 정신생활은 보다 자유롭고 풍요로
워진다. 이것이 바로 건강의 지름길이다. 그러나 이를 실천하기에는 매우 어렵다. 그래서 항
상 건강을 유지하는 것은 지극히 어려운 것 중의 하나이고, 그래서인지 아주 건강한 사람이
드문 것 같다.

폐렴

어느 고령자가 누런 색의 농이 섞인 가래가 오래 계속되며 열이 있을 때에는 우선 폐렴을 의심할 필요가 있다. 우리들은 보통 폐렴을 한 가지로 말하나, 폐렴도 여러 가지 종류가 있으며, 나타나는 증상도 또한 여러 가지이다.

폐화농증 등 치료하기 힘든 병도 있으므로 주의해야 한다. 특히 중년기 이후와 고령자는 환절기에 감기로 인해 폐렴에 걸리는 경우가 많으므로 감기에 걸리지 않도록 조심해야 한다. 또 심장병, 당뇨병 등의 만성질환으로 고생하고 있는 사람은 특히 폐렴에 걸리지 않도록 세심한 주의를 기울여야 한다.

이와같은 질환으로 고생하는 사람이 폐렴에 한 번 걸리면 병상(病狀)이 복잡하게 나타나므로 치료도 어렵고 시간 또한 많이 걸린다. 또 뇌졸중이나 심근경색 등 어려운 병을 앓고 있는 사람도 평소에는 운동을 제대로 할 수 없기 때문에 폐렴에 걸릴 확률이 높기 때문에 감기가 폐렴으로 이전되지 않도록 꼭 주의해야 된다.

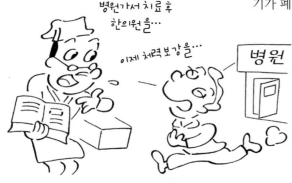

발병하면 바로 병원가서 치료 후 한의원을…

이제 체력 보강을…

병원

최근에 와서는 항생제 덕택으로 폐렴으로 목숨을 잃는 수가 많이 감소되었으나, 폐렴의 종류에 따라서는 아직도 안심은 금물이다. 왜냐하면 노인이 자연사하는 경우는 대개 폐렴이 원인이 되어 세상을 하직하는 경우가 많기 때문이다.

폐렴의 종류

폐렴을 분류해 보면 보통 세균성, 바이러스성, 진균성의 세 종류로 나누고 있는데, 여기에 해당되지 않는 폐렴도 있다. 이 폐렴들은 증상과 경과에 따라서 각각 치료의 방법도 달라지므로 폐렴에 걸렸을 때는 정확한 진단을 받아서 폐렴의 종류를 확실히 구분하고 그 종류에 적합한 치료를 받지 않으면 빠른 치유가 어렵다.

폐렴의 종류 중에서도 가장 치료하기 쉬운 폐렴은 세균성인 경우이다. 세균성폐렴에 효과가 대단히 우수한 페니실린이 발견된 이후로 폐렴은 위험한 질환으로부터 제외되었으나, 폐렴의 종류 중에는 아직도 치료가 여의치 못한 폐렴도 있고, 특히 체력이 매우 약한 고령자에게는 치명적일 수도 있으므로, 기침과 가래가 나오고 오한이 나며, 고열이 계속되는 경우에는 가능한 한 빨리 전문의사의 진단을 받아서 철저하게 치료해야 한다.

세균성폐렴을 일으키는 세균은 폐렴구균(肺炎球菌), 연쇄구균(連鎖球菌), 포도상구균(葡萄狀球菌) 등이 있다. 이 가운데 폐렴구균에 의해서 발생하는 폐렴은 대엽성폐렴(大葉性肺炎)으로 되는 확률이 비교적 높고, 연쇄구균이나 포도상구균 등에 의한 감염은 기관지염을 일으킨다.

대엽성폐렴이란 폐에 염증이 폐엽(肺葉) 전체로 퍼진 폐렴으로 비교적 젊은 사람에게서 많이 발생한다. 특징은 돌발적으로 오한이 나면서 몸이 떨리고, 고열이 계속되면서 기침과 가래가 나온다.

이 경우의 가래는 때때로 연초록색을 띠는 경우가 있다. 또한 호흡이 곤란해지고, 가슴이 아프며, 몸이 몹시나른해지는 등의 증상이 나타난다. 그러나 이 폐렴은 조속히 집중적인 치료를 하고 나면 비교적 치료가 가장 빠르다.

보통 폐렴은 입원하지 않더라도 치료를 잘하면 쉽게 치료된다. 이는 과학의 발전과 함께 현대의학이 폐렴에도 여러 종류가 있다는 것을 확실히 밝혔고, 그 종류에 따라서 치료를 적절하게 하여, 고령자가 폐렴으로 사망하는 비율이 급격히 감소하게 되었다.

먼저 급성의 경우는 치료의 시간을 다투어 전문의에게 치료를 받아야 하며, 만성의 경우는 기침과 가래가 나오면서 서서히 발열하는 상태가 2~3일에 걸쳐서 일어나고, 갑자기 기분이 나빠지고 식욕이 떨어지므로 역시 가능한 한 빨리 정확한 진단을 받아서 치료해야 한다.

만성의 경우는 기관지염증으로 혼돈하기 쉬우나, 기관지염의 경우는 폐렴의 경우보다는 열이 높게 나타나지 않는다. 하지만, 바로 이것이 구별할 수 있는 포인트가 된다.

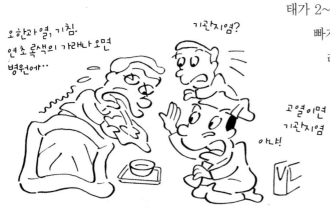

오한과 열, 기침.
연초록색의 가래나 오면
병원에…

기관지염?

고열이면
기관지염
아니!

이제까지 설명한 세균성폐렴이나 바이러스성폐렴은 병원체가 있어서 발병하는 경우인데, 드물기는 하지만 병원체에 의하지 않는 폐렴증상도 있기 때문에 참고로 소개하고자 한다.

예를 들면, 류머티스열이나 관절류머티스 병에 걸린 사람, 그리고 폐 엑스레이 사진을 많이 찍은 사람들 중 폐에 염증이 일어나서 흉부 렌트겐 사진을 찍으면 폐렴과 똑같은 영상이 나타나는 경우가 있다. 이러한 병은 병원체에 의한 폐렴과 구별해서 폐장염이라고 하며, 폐렴 치료로 쉽게 고칠 수 있다.

폐렴의 한방요법

어린이와 노약자의 폐렴은 위급한 경우가 많으므로, 양방요법으로 응급을 처치한 후에 민간요법으로 들어 가는 것이 좋다.

겨자습포(濕布)는 혈액순환을 촉진한다

폐렴에는 대엽성폐렴(大葉性肺炎 ; 폐엽 한 장이나 두 장 이상이 염증을 일으켜 급격히 오한이 나고 발열하는 폐렴)과 소엽성폐렴(小葉性肺炎 ; 기관지폐렴이라고도 하는데, 처음에 기관지염증으로 시작해서 폐 내부까지 확장되어 폐의 조직에 퍼진 폐렴)이 있다. 양자 어느 것이든 현대의학의 항생물질요법으로 치료가 잘 되는 편이지만, 이와 함께 겨자습포를 병행하면 가슴에 통증과 호흡곤란, 그리고 심한 기침 등의 증상이 많이 경감된다.

습포요법은 보통 온습포 정도로도 효과가 있으나 옛날에는 대개 겨자습포를 사용하였다. 겨자종자를 갈아서 50° 정도의 따뜻한 물에 개어서 겨자풀을 만들어 이것을 피부에 도포하면, 혈액순환을 강력하게 촉진하는 작용이 있기 때문에 옛날부터 근육통의 진통약으로 널리 사용하였다. 겨자습포요법은 방법은 다음과 같다.

시중에 시판하고 있는 겨자분말을 따뜻한 물에 개어놓고, 사방 10cm 정도 크기의 창호지와 유지(油紙)를 준비하여, 물에 갠 겨자를 창호지 위에 엷게 바르고, 그 위에 유지를 덮는다. 이와같은 습포를 두 장 만들어 양 유두(乳頭)를 연결하는 선의 바로 위 가슴 한가운데와 반대편 등에 창호지 쪽이 피부에 닿도록 한 장씩 붙인다. 이와 같이 하여 5분 정도가 경과하면 피부가 화끈화끈해지기 시작하는데, 이때에 습

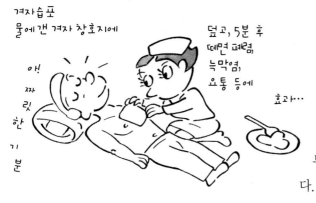

겨자습포
물에 갠 겨자 창호지에

앗 짜릿한 기분

덮고, 5분 후 떼면 폐렴, 늑막염, 요통 등에 효과…

포를 제거시킨다. 그 이상 붙여 두면 피부가 빨갛게 될 뿐만 아니라, 심할 경우에는 물집이 생길 수도 있으니 주의하기 바란다. 그리고 겨자습포는 아침, 저녁 1일 2회로도 충분하다. 이 겨자습포는 폐렴, 감기, 몸살, 늑막염, 어깨결림, 요통 등에도 효과가 좋으나 유아나 과민성피부인 사람에게는 사용하지 않는 것이 좋다.

토룡탕(土龍湯), 일명 지룡탕(地龍湯)은 우수한 보기해열(補氣解熱)제이다

지렁이탕을 마신다고 하면 누구나 거부반응을 일으키겠지만, 예로부터 한방에서는 원인불명의 열에 자주 사용하여 왔다. 지렁이는 구인(蚯蚓), 토룡(土龍), 지룡(地龍) 등의 이명으로 불리워지며, 한약학 고전인 《본초강목(本草綱目)》에 "약성은 한(寒)하며, 보기(補氣)하는 효능이 있고, 원인불명의 열을 내린다."라고 기술되어 있다. 여기에서 '한'이라고 하는 것은 열을 내려줄 수 있는 효능이 있는 의미이므로 어떠한 종류의 질환에도 관계없이 해열할 뿐만 아니라, 체력도 보강시켜 주는 일석이조의 효과가 있다.

현대에 와서도 우리나라의 한의과대학과 일본의 생약연구소에서 증명된 바에 의하면, 이 토룡탕은 고열이 나는 폐렴이나 인플루엔자, 고열감기 등의 해열제로서 대단히 좋은 효과가 있음이 입증되었다.

나의 경험에 의하면, 치료하기가 매우 어렵던 폐렴환자에게 토룡탕을 투여하여 좋은 효과를 본 경험이 있다. 폐렴에 걸려서 39° 가까이 열이 나고, 호흡곤란과, 기침을 심하게 하는 고령환자에게 한약과 함께 그 당시 시판하고 있던 토룡탕을 같이 복용시켰다.

그 후 약 3시간이 경과한 후 효과가 나타나기 시작하여 24시간 후에는 모든 증상이 거의 없어질 정도로 빠르게 회복된 놀라운 경험을 가지고 있다.

이 환자는 양방요법과 병행해서 나에게 한방치료를 받고 있었으나 효과가 별로 신통치 않았었다. 그러다 토룡탕을 함께 복용한 덕분에 놀라울 정도로 빠른 치료가 가능하게 되었다. 토룡탕을 만드는 방법은, 정원 등의 큰 돌을 들어올리면 대개는 여러 마리의 지렁이를 발견할 수 있다. 가장 효과가 좋은 지렁이는 목에 굵은 띠가 둘린 지렁이이다.

우선 열 마리 정도를 준비하고, 지렁이 머리부분에 해당하는 앞의 끝부분을 면도칼로 자르고 내용물을 빼낸 후 깨끗한 물에 씻어서 커피잔 넉 잔 정도의 물을 붓고 물의 양을 반으로 줄인다. 다시 두 잔의 물을 붓고 물의 양을 반으로 줄여서 걸러낸 다음, 3회로 나누어 하루에 다 마시면 신기한 효험을 경험하게 될 것이다.

요즈음은 상품(토룡탕)으로 판매가 되고 있으니 이러한 수고를 덜 수 있다.

청폐차(淸肺茶)

종 류	1일 분량	효 능
금은화(金銀花)	20g	맛은 달고, 약성은 약간 온하다. 약효는 옹저(癰疽 ; 큰 종기)와 종창(腫脹)을 치료한다. 세균의 증식을 억제하고 퇴치하는 한방의 페니실린이다.
과루인(瓜蔞仁)	15g	맛은 달고, 약성은 차다. 약효는 폐가 건조한 것을 윤택하게 하고, 세균성가래를 제거한다. 해수를 고치며, 감기와 폐렴으로 인한 흉통과 답답함을 치료한다.
천황련(川黃連)	3g	맛은 아주 쓰고, 약성은 차며, 약효는 심신의 화와 열기를 제거하고, 명치 부위의 답답함을 제거하며, 눈을 맑게 하고, 항세균작용이 있어서 이질과 설사를 치료하며, 화병도 고친다.
대추 + 생강		

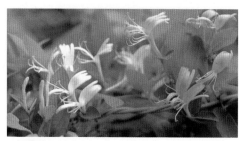

금은화

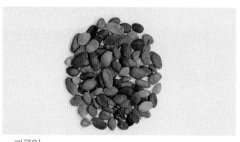

과루인

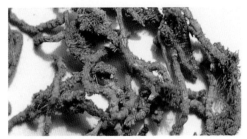

천황련

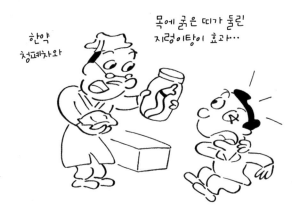

한약 청폐차와

목에 굵은 띠가 둘린 지렁이탕이 효과···

흉추를 중심으로 위로는 경추와 아래로는 요추에 이르기까지 척추 전반에 걸친 지압과 건포마찰, 그리고 온찜질을 실시한다. 우선 척추 가운데 마디마디의 부위를 차례로 지압하고, 다음으로 척추 중심에서 좌우 3~5cm 정도되는 약간 도톰하게 위에서 아래로 뻗은 근육을 위로부터 부드럽게 마사지하고 건포마찰을 병행하여 시행하면 매우 좋은 효과를 얻을 수 있다.

"이 지구촌에는 나눠 가져야 할 이웃들이 너무나도 많다. 절제된 미덕인 청빈은 그저 맑은 가난이 아니라, 나누어 갖는다는 뜻이다. 청빈의 상대개념은 부(富)가 아니라, 탐욕(貪慾)이다. 탐욕의 '탐(貪)' 은 조개 '패(貝)' 위에 이제 '금(今)' 이고, 가난할 '빈(貧)' 은 조개 '패(貝)' 위에 나눌 '분(分)' 이다. 따라서 '탐욕(貪慾)' 은 화폐를 거머쥐고 있는 것이고, '청빈(淸貧)' 은 나눠 갖는다는 뜻이다." 이 폐렴장에서는 그냥 탐욕에 관하여 살펴보았다.

기관지천식

현재 우리나라에는 적어도 20~30만 명 이상의 사람들이 기관지천식으로 고생하고 있다. 이 기관지천식은 호흡곤란으로서 목에서 쌔액쌔액 소리가 나는 발작성호흡곤란이 주된 증상인 괴로운 병이다. 대개 만성으로 이전되는 율이 높고, 현대의학에서는 난치병으로 분류하는 질환 중의 하나다.

쌔액쌔액하는 천명(喘鳴)은 기관지근육이 경련을 일으켜 그 내강(內腔)이 좁아져서 공기가 들어갈 때 피리처럼 울리는 소리이다. 기관지가 좁아져서 호흡곤란을 일으켜 산소가 부족해지며, 더욱이 기관지의 점막에 분비물이 쌓여 담(가래)이 되고 호흡할 때마다 천명이 나는 것이다.

돌연 기침이 심하고, 숨을 들이쉬기보다는 내쉬기가 고통스러워지고, 가슴이 조여드는 것 같이 고통스럽다. 폐의 탄력이 떨어지고 들이쉰 숨이 잘 내쉬어지지 않고, 폐에 남아서 폐조직에 손상을 입히기도 한다. 뿐만 아니라 만성화되면 심장도 확대되고, 몸도 극도로 약해진다.

천식에는 기관지천식, 심장성천식, 뇌성천식, 요독증성천식 등의 종류가 있는데, 이 중에서 대표적인 것이 기관지천식으로 보통 천식이라면 이것을 가리킨다.

현대의학적으로는 기관지천식을 알러지성질환으로 분류한다. 알레르겐이 환자의 체내로 들어가 기관지에 알러지반응(기관지점막염증이나 기관지경련)을 일으켜 그것 때문에 호흡기가 좁아져서 호흡곤란이 일어나는데, 이것이 천식이다. 때문에 천식의 주 증상은 기침이 아니라 호흡곤란이다.

내공 좁아져서
공기가 들어 갈때
피리소리…

호흡곤란, 산소부족,
기관지점막에
분비물…

들이킨 숨 잘
나빠이어지지
않아 폐조직
손상…

기관지천식의 원인에 대해서는 여러 가지 설이 있으나, 아직 완전치
못하다.

- **유전적인 소인(素因)설** : 조부모나 양친 등 가족 중에 천식이나 담
마진(蕁麻疹) 이 있으면 천식에 걸리기 쉽다. 천식에 걸리기 쉬운
소질이 유전된 것으로서 통계적으로는 환자의 약 반 이상이 유전
적인 소인에 의한 것으로 판명되고 있다.
- **알러지 설** : 담(가래)이 배출되는 것은 자연의 방위생리작용이나,
이것이 이상항진되어 기관지가 경련을 일으키는 것은 알러지 독
(히스타민, 세러토민, 플레트키닌 등)의 작용에 의한다. 결국은 천
식도 알러지질환의 하나에 속한다.

우리들의 몸은 이물질이 침입하면 그것에 반응해서 그 이물질의
작용을 저지하는 기능의 항체를 만든다. 같은 종류의 이물질이 또
다시 체내에 들어오면 이미 준비된 항체(항원 · 항체반응)가 잘 반
응한다. 이것이 알러지반응이다.

이 반응의 결과 알러지 독이 만들어지고 혈류를 따라 말초혈관을
확장시키기도 하고 혈액 중의 혈장(血漿)성분을 조직으로 모이게
해서 부종을 일으키는 등 여러 가지 장해가 발생된다. 알러지체질
이란 이와같은 반응이 일어나기 쉬운 체질로서 피부나 점막이 약
해져서 염증이 일어나기 쉬운 삼출(滲出)성체질과 위장이 약하고,
신경과민증상의 허약한 흉선인파체질 등이 있다.

그 밖에 현대에 와서는 산업의 발달로 인한 공해로 대기오염이 심각
해져서 알러지체질의 천식환자들
이 더욱 더 고통을 받고 있다.

알러지를 발생시키는 식품으로
는 계란, 우유, 새우, 게, 참치, 고
등어, 시금치, 죽순, 토란, 우엉,
각종 꽃가루, 담배연기 등이 알레
루겐(알러지를 일으키는 원인물
질)이 되어 천식의 발작을 일으킨
다는 설(說)이며, 학자의 약 90%
가 이 이론을 믿고 있다.

- **자율신경 설** : 자율신경의 불안전한 상태가 천식의 원인이 된다는 설이다. 기관지에 분포되어 있는 부교감신경이 흥분해서 기관지가 수축하고, 기후나 기압의 변화에 의해서 천식이 발작된다고 보는 견해이다.
- **호르몬 설** : 천식에는 임신, 생리, 갱년기, 사춘기와의 관계가 있는 경우가 많으므로 호르몬의 이상에 의해서 천식이 발작한다고 보는 견해이다.
- **유인** : 먼저 생각해 볼 수 있는 것으로는 기후와 계절의 변화로서 갑자기 따뜻해지든지, 추워지든지, 태풍이 내습하든지, 또는 비가 오는 날이나, 장마철이나 또 과로나 과식, 그리고 정신신경이 불안정할 때도 천식이 자주 발생한다.

기관지천식의 주목해야 할 점

천식의 병태(病態)를 한 마디로 줄이면, 기관지의 경련이나 기관지 점막의 분비증가에 의해 발생하는 상태를 말한다. 이는 순수한 호흡기의 질환이 아니라, 일종의 체질질환에 속한다.

천식은 자율신경계의 교감신경과 부교감신경의 불균형상태에서 발생하는 일종의 체질적인 질환이다. 발작시에 검사를 해보면, 자율신경 중 부교감신경이 극도로 흥분된 상태를 나타낸다.

반대작용이 있는 교감신경흥분제인 아드레날린(부신피질호르몬)을 주사하여 천식의 발작을 일시적으로 가라앉히는 치료를 하나, 이는 좋은 치료방법이 아니다.

다시 설명하면, 근본의 원인인 부교감신경을 치료하지 않고, 다시 교감신경을 더욱 흥분시켜 밸런스를 일시적으로 맞추는 치료이기 때문에 일정 시간이 경과하면 더욱 더 악화될 우려가 있으며, 여러 가지 부작용도 따른다.

따라서 생약과 식이요법을 통해서 체질을 개선하기 위하여 꾸준히 노력하는 것이 좋다.

기관지천식의 증상과 합병증

- **증상** : 갑자기 심한 천식발작이 일어나서 호흡곤란이 오고, 가슴이 심하게 답답하여 누워서는 잠들지 못하며, 밤새 이불 위에 앉

아서 쌔액쌔액 소리를 내면서 새벽을 맞는다. 정말이지 그 고통은 본인이 아니고서는 아무도 설명할 수가 없을 것이다. 안면은 약간 붓고, 입술은 자색(紫色)을 띠며, 때로는 땀이 비오듯 흐르기도 한다. 일반적으로는 끈적끈적한 가래가 나오면 발작이 진정되기 시작한다.

• **합병증 :** 알러지성비염, 담마진, 습진, 기관지확장증, 폐기종 등이 합병증으로 나타난다.

기관지 천식의 치험 예

치험 예 A

• **체격이 건장한 할아버지의 경우**

몸집이 아주 큰 K씨는 나를 방문하였을 때는 초봄 환절기로 연 중 천식이 극성스러울 때였다.

내가 진찰하는 동안에도 기침이 시작되었는데, 몸을 새우처럼 구부리고 얼굴이 붉게 달아오르며, 눈물을 흘리고 침대에 누울 수도 없을 정도였다. 나도 안쓰러워 어찌할 바를 모를 정도였으니, 이를 매일 옆에서 시시때때로 지켜보아야 하는 부인은 오죽하겠는가? "닷새 전부터 이처럼 심해졌습니다. 5일 전부터는 주사도 효과가 없으니 어찌하면 좋을지 모르겠습니다." 까칠하게 피로가 겹친 부인의 물기어린 눈매가 안쓰러웠다.

자세히 병력을 들어 보니, 약 5~6년 전 겨울에 지독한 감기에 걸려 2개월 이상 기침으로 고생한 일이 있었는데, 그 후부터는 감기에 걸리기만 하면 기침이 심해지더니, 2년 전부터는 호흡곤란까지 일으키는 정도로 발전하였다.

밤중부터 새벽까지 쌔액쌔액 기관지에서 나는 천명 때문에 본인은 물론 식구들의 고생은 말이 아니었다. 독자들 중 특히 연령이 많은 분들은 '감기쯤이야 하고 우습게 여기지 말기 바란다. 연령이 높아지면 저항력이 약해지므로, 건강에 대하여 지극히 겸손한 사람만이 장수할 수 있다.

한방에서는 어떤 병이든 간에 '허증과 실증'으로 나누어 치료하는 것을 원칙으로 한다.

K씨는 실증에 속하고, 한방사상체질의학상 '태음인'이며, 천식발작이 심하므로, 사상체질의 태음인 처방인 '마황정천탕(麻黃定喘湯)'을 투여하였다. 일주일 후에 다시 만났을 때는 천식발작이 많이 좋아지고, 천명도 아주 가볍게 들릴 정도였으며 가래는 그쳤다.

이번에는 처방을 바꾸어서 그 유명한 천식치료의 대표약인 '소청용탕'을 15일간 복용시킨 후부터는 식욕이 되살아나고 심한 천식발작은 거의 좋아졌다는 보고를 듣게 되었다.

이 '소청용탕(小靑龍湯)'은 거의 모든 천식이나 감기기침에 잘 든다. 단지 '마황(麻黃)'에 아주 민감한(수면장해가 있다) 경우가 있으니 주의를 요하기 바란다. 몸의 기능이 약한 경우에는 '녹용(鹿茸)'을 가미(加味)하면 더욱 좋은 효과를 얻을 수 있다.

특히 냉장고에서 차게 한 과일과 콜라, 사이다, 주스 등은 절대로 마시지 못하게 하였다.

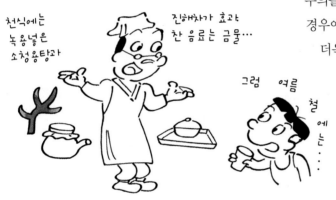

천식에는 녹용넣은 소청용탕과

진해차가 효과 찬 음료는 금물…

그럼 여름 철에는…

치험 예 B

• 허약한 체질의 천식의 경우

얼굴이 파리한 M할머니의 경우는 32세 때 셋째를 출산한 후 몸조리가 부족했다. 때는 늦가을, 감기로 시작된 기침이 좋아지는 듯하더니 호흡곤란의 증상이 나타나기 시작하여 오랫동안 고생을 한 병력을 가지고 있었다. 그런데 63세가 된 지난해 초겨울부터 심한 호흡곤란의 천식이 시작되어 여러 병원을 전전하였으나 별 신통한 효과를 보지 못했다. 안색은 창백하고 몸은 마른 편이며, 손과 발이 몹시 차고 위장은 도무지 움직이는 것 같지 않으며, 두통, 메스꺼움, 그리고 항상 대변은 무른 편이었다. 발작은 한밤중부터 새벽까지가 심하고, 발작이 없을 때에도 새벽녘이면 가슴이 몹시 답답하여 잠을 편히 잘 수 없으며, 언제나 오전 중에는 컨디션이 좋지 않다가 낮이 되면 원기가 회복되는 듯하고, 특히 추운 겨울일수록 상태가 더욱 악화되었다.

한방진단상 이는 전형적인 소음인의 허한(虛寒)이므로 '인삼탕(人蔘湯)'에 '소청용탕'을 합해서 2개월 정도 복용시켰다. 그 후 호흡곤란이 좋아졌음은 물론이고 몸도 따뜻하여졌으며, 소화기능까지 많이 호전되는 등 실질적으로 건강한 상태로 바뀌었다.

이 환자는 약 복용 후 1년 8개월이 지난 현재, 체중도 4kg 정도가 증가되어 건강이 몰라보게 좋아졌으나, 지금도 찬 음식이나 과일 특히 찬 음료수를 마시면 상태가 나빠진다고 하였다.

체력과 증상에 따른 한방처방

천식에 효과가 좋은 처방명	허실(虛實)	두통·두중	오한·발열	한출과다	피로	얼굴색이 나쁘다	어깨·목·등결림	쌕쌕소리 천명	기침이 심하다	엷은 색의 가래	짙은 색의 가래	입과 목이 마른다	정신감정이 불안정
마행감석탕(麻杏甘石湯)	실(實)		●	★				●	★			★	
시박탕(柴朴湯)	실(實)				★								★
소청용탕(小靑龍湯)	중간	●	★		●		●	★	★	★			
시호계지탕(柴胡桂枝湯)	중간	△			●		●		●				★
맥문동탕(麥門冬湯)	허(虛)				●				★		★	●	
마황부자세신탕(麻黃附子細辛湯)	허(虛)	★	★		★	★			★				

★ : 증에 가장 잘 맞는 표시. 처방을 선택하는 포인트가 된다.
● : 일반적으로 증에 맞는 경우
△ : 부수적으로 있는 증상

기관지천식의 민간요법

무와 배를 3cm 정도로 각지게 썬 것 10개 정도를 뚜껑이 있는 용기에 담고 물엿이나 꿀을 적당량 붓고 하룻밤이 지난 후의 아침에 무와 배를 꺼내어 짜면 투명한 액체가 나오는데, 이를 3~4스푼 정도씩 먹으면 놀라운 효과를 얻을 수 있다. 이때 잔대〔사삼(沙蔘) 12g에 600cc 의 생수를 붓고 반으로 줄여서 3회 복용〕를 끓인 물과 함께 복용하면 효과가 더욱 좋다.

특히 마늘은 기관지점막에 작용해서 가래가 잘 나오도록 한다. 생마 늘은 자극이 심함으로 구워서 먹어도 좋다.

진해차(鎭咳茶)

종 류	1일 분량	효 능
맥문동(麥門冬)	20g	맛은 달고, 약성은 조금 차다. 약효는 피로를 돕고, 갈증을 멈추며, 기침을 진정시킨다. 심장과 폐를 보하고, 정신을 맑게 한다.
행인(杏仁)	15g	맛은 달고 쓰며, 약성은 평하다. 약효는 얼굴이 달아오르면서 기침이 나는 증상을 완화시키고, 오한을 쫓아내며, 변을 부드럽게 한다.
마황(麻黃)	8g	맛은 약간 맵고, 약성은 온하다. 약효는 발한하여 해열·진통하고, 기침을 멈추며, 두통과 전신근육통을 치료한다. 류머티스질환에도 탁월한 효과를 나타낸다.
대추 + 생강		

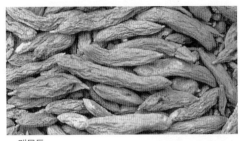
맥문동

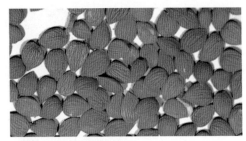
행인

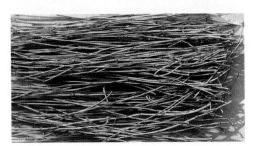
마황

• 서서 팔을 앞뒤로 흔들기 : 심폐기능 강화, 혈액순환 촉진

• **건포마찰(乾布摩擦)** : 천식에도 건포마찰이 효과적이다. 피부의 표면은 한의학적인 이론으로는 호흡기와 아주 밀접한 관계가 있고, 또 마찰에 의해서 전신의 혈(穴 : 기의 통로)이 자극을 받아 기혈의 순환이 좋아져서 특히 호흡기계통의 기능을 건강하게 할 뿐만 아니라, 평소에 꾸준히 계속하면 어떤 종류의 건강운동에도 뒤지지 않는 권장할 만한 운동이다.

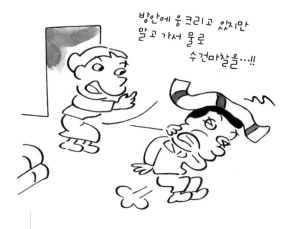

방안에 웅크리고 있지만
말고 가서 물로
수건마찰을…!!

백인추장(미국 대통령)이 자기들에게 땅을 팔라고 하는 말에 "어떻게 우리가 공기를 사고 팔수 있단 말인가? 대지의 따뜻함을 어떻게 사고판단 말인가? 부드러운 공기와 재잘거리는 시냇물을 우리가 어떻게 소유할 수 있으며, 또한 소유하지도 않은 것을 어떻게 우리로부터 사들이겠다는 말인가?" 라고 항변한 시애틀의 인디언 추장의 말을 우리는 되씹어 보아야 한다.
이런 마음이면 지구는 아름다운 자연 그 자체이고 더러워진 공기, 즉 깨끗하지 못한 환경이 주범일 수 있는 천식이 발을 붙일 곳이 있겠는가?

소화기 질환

 위장병

위장이란?

위는 원래 장관(腸管)의 일부가 크게 팽창한 장기로서 위와 장을 분리해서 생각할 수는 없다. 입, 위, 장(腸), 항문은 음식물이 섭취되어 배설될 때까지 하나의 연결된 소화기관으로서 단세포 생물을 제외하고는 거의 모든 동물에 존재한다.

소화라고 하는 것은 단순하게 소화기관 내에서 탄수화물이나 단백질, 그리고 지방질이 화학적으로 분해되는 것은 아니다. 소화작용의 본질은 물질의 질적인 전환과 발전으로 볼 수 있다. 음식물은 소화작용을 받게 되면 보다 높은 차원의 생명물질로 변환한다. 무기물질은 유기물질로, 유기물질은 단백질로, 단백질은 생명물질로 점차 변환되어 높은 차원으로 발전한다.

그런데 이와같은 생명물질을 생산하는 기본적인 첫단계인 위장에 장해를 일으키는 가장 큰 원인이 과식이다. 옛날부터 소식(小食)장수라고 했듯이 적게 섭취할수록 오히려 건강을 유지할 수 있다. 음식물의 섭취량은 사람에 따라 다르나 기본적으로는 위장의 음식물 수용량의 70~80%가 적량에 속한다.

위에 부담을 주지 않기 위해서는 잘 저작(詛嚼)할 필요가 있고, 특히 위의 기능이 약한 경우는 한 번에 30회 이상 철저하게 잘 씹어 먹어야

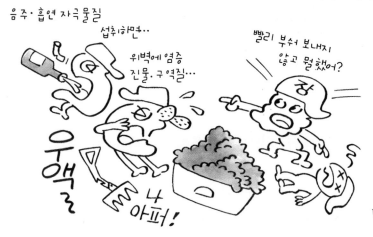

한다. 가능한 한 위장장해나 간장장해를 일으키기 쉬운 음식물을 자제해야 한다.

보통은 별로 해롭다고 신경을 쓰지 않는 식품 중에 대표적인 것으로는 육류, 계란, 우유 등의 동물성단백질과 백미(白米), 백설탕 등의 정백식품, 그리고 화학조미료 등이 있다. 그 중에서도 육류와 백설탕을 자주 다량으로 섭취하면 자기도 모르는 사이에 심각한 상태로 발전한다. 육류는 위장에도 큰 부담을 줄 뿐만 아니라 혈액을 산성화시키고, 백설탕은 칼슘을 빼앗아간다.

위장의 역할

위(胃)의 역할은 세 가지로 나뉘어진다.
첫째, 소화효소를 분비하며 강한 연동으로 음식물을 소화시킨다
둘째, 강도가 아주 높은 염산을 분비하여 음식물을 소독한다.
셋째, 염산에 의한 위벽의 손상을 방지하기 위한 점액을 분비한다.

급성위염

이는 과음·과식이 주원인이다.

가장 큰 원인은 과음·과식이고, 그 다음이 지나친 흡연이나 아주 찬 음식과 소화되기 어려운 음식물, 그리고 자극성음식물의 과다섭취와 부패한 음식물을 잘못 섭취하는 경우이다.

그 밖에 중요한 원인이 바로 스트레스의 누적에 의한 위염이다. 그 증상으로는 명치 부위에 불쾌감, 복부팽만감, 복통, 오심(惡心), 구토, 식욕부진 등이고, 설사를 하는 경우는 매우 드물다. 급성위염이 치료가 안 되고 2~3일 경과하면 만성위염으로 이행하게 된다.

위장병 중 가장 많은 증상이다.

거의 모든 성인의 위는 만성위염의 상태라고 해도 과언이 아닐 정도로 대단히 흔한 병이다. 그 원인으로는 음식물, 음주, 흡연, 자극성물질 등의 원인으로 인하여 급성위염이 발생되고, 이 급성위염이 치료가 안 되는 경우가 반복되어 만성으로 이전되는 경우가 많다.

일반적인 만성위염은 위 내측의 점막층에 염증이 발생한 것으로서 표층성염증이라고 하고, 비교적 치료가 쉽다.

그 밖에 위의 점막이 비후(肥厚)해지는 비후성위염(위산과다)과 위 점막이 얇아지는 위축성위염(위산부족증) 등이 있다. 이 위축성위염은 위암으로 발전할 가능성이 높다.

그 증상으로는 명치 부위의 동통, 위 부위의 불쾌감과 압박감, 속쓰림, 공복시의 동통, 신맛이 나는 트림, 구역질, 구토, 식욕부진 등을 호소한다.

위의 점막에 염증이 발생하여 식욕부진, 소화불량, 위통, 구역질, 위 부팽만감, 명치 부위의 동통, 트림 등의 증상이 나타나는 질환이다.

특히 우리나라는 자극성음식을 많이 섭취하는 편이기 때문에 위장병의 발생률이 대단히 높아서 내과환자의 20%를 넘는다. 이 위장병 중에서 가장 많은 것이 바로 급·만성위염이다.

위벽의 긴장력이 약해서 소화력이 미약한 상태이다. 위에서 부신 음식물을 장으로 내보내는 힘이 약하기 때문에 음식물이 장시간 위 내에서 정체한다.

이 증상은 위산과다와 위산감소의 두 가지 유형이 있다. 위산과다의 경우는 공복시에 가슴과 위 부위가 쓰린 경우가 많고, 위산감소의 경우는 음식이 정체되어 위 부위가 뻐근하고 명치 부위가 아프며 변비 등의 증상이 있다.

위에 근육이 약해져서 위의 하단 부분〔소만부위(小彎部位)〕이 배꼽보다도 밑으로 처진 상태이고, 경우에 따라서는 골반 중간까지 위가 처지는 경우도 있다.

이런 상태에서는 음식물의 소화와 소화된 음식물이 십이지장으로 부드럽게 이동되지 못한다. 이런 증상은 처음에는 위의 소화상태가 나쁘게 느껴지며, 음식물을 섭취하면 바로 만복(滿腹)감과 압박감을 느끼게 된다.

인후에는 가래같은 것이 걸려 있는 것 같은 느낌이고 명치끝이 뻐근하고 가슴이 답답하며, 상복부에서 쿨렁쿨렁하는 소리가 나기도 하고, 트림이 자주 나고, 설사나 변비가 생기며, 아울러 식욕이 떨어지게 된다.

그 밖에 불면증이나 어깨결림 등의 증상이 있고, 시력이 저하되며, 정신적으로 불안·초초해진다. 대부분의 경우는 위무력증을 합병하는 경우가 많으며, 장이나 신장 등의 장기가 동시에 하수(下垂)되는 경우도 있다.

현대의학에서는 적은 양의 식사를 자주 하도록 권하고, 처진 위를 절제하기도 하며, 소화효소제 등의 복용을 권하나 완전히 성공하는 예는 그리 흔치 않다. 가장 근본적인 원인은 선천성 체질 유전인 경우가 거의 대부분이기 때문이다.

위무력증은 대체로 여성에게 많은데, 1시간 이상 가사를 돌볼 수 없는 중증의 부인들도 소화제가 아닌 한방의 체질개선제를 복용하면 치료기간은 장기적으로 되기는 하지만, 꾸준히 치료하면 근본적인 치유가 가능하다.

위궤양·십이지장궤양

건강한 위장과 십이지장의 내면은 특수효소를 분비하는 점막에 의해서 보호된다. 그러나 점막에 혈액순환장해가 있든지, 점막의 저항성이 극도로 저하되든지, 과도한 스트레스 등의 원인으로 위액의 분비에 이상을 초래하여 분비된 위액이 자신의 위의 점막이나 십이지장의 점막을 손상시켜서 궤양을 초래한다.

이와같이 조직의 표면이나 점막이 손상되어 바늘로 찌르는 듯하거나 불로 지지는 듯한 통증을 일으키게 된다. 이 통증의 모양은 궤양의 부위에 따라서 여러 가지 다른 모양으로 나타나고, 궤양에 의해서 모세혈관이 파괴된다. 경우에 따라서는 다량의 출혈을 하게 되어 토혈(吐血)이나 하혈(검은 색의 대변)을 하게 된다. 그대로 방치해 두면 위에 구멍이 뚫리는 위천공(胃穿孔)으로 발전하게 되고, 이는 생명과 관계되는 무서운 질환으로 발전된다.

위궤양과 십이지장궤양의 통증은 약간 다르다. 위궤양은 명치 부위가 아프나, 십이지장궤양은 위 부위와 등의 견골(肩骨) 부위도 아프다. 그리고 십이지장궤양의 경우에는 음식물을 약간만 섭취해도 통증이 일시적으로 사라지는 특징이 있다. 궤양의 근본적인 원인은, 혈액의 산성화를 촉진시키는 잘못 선택된 음식과 피를 탁하게 만드는 정신적인 스트레스[過慾]가 원인이다.

위장병의 치료 포인트

위에 부담이 안 된다고 해서 무엇이든 먹어도 된다는 생각은 옳지 않다. 특히 근대에 와서는 완전히 습관처럼 되어버린 흰쌀밥 위주의 주식과 우유, 육류 등의 과다섭취는 혈액을 탁하게 하여 위장의 기능을 많이 쇠약하게 만든다. 그리고 자극이 강한 식품을 피해야 한다.

또한 커피나 녹차를 너무 진하게 마시지 않도록 하며, 강한 향신료(香辛料)도 삼가는 것이 좋고, 과음, 흡연, 그리고 무엇보다 중요한 것은 과욕에 의한 정신적인 스트레스에서 벗어나는 길이다.

현대의학의 치료

현대의학의 주된 치료는, 제산제 또는 위산분비촉진제, 그리고 진통제와 신경안정제 등을 주로 투여한다. 이것으로도 여의치 못할 때는 외과적인 수술을 한다.

위장병이 한의학으로 잘 치유되는 이유

한의학과 양의학의 치료가 근본적으로 다른 점을 살펴보자.

양의학은 환자의 병명을 구조적인 측면에서 진찰하여 규명하고, 나타난 병에 대하여 대개의 경우 국소적으로 치료하는 의학이다.

반면에 한의학은 환자가 어떤 병으로 찾아오든 간에 우선 환자의 5장6부의 상호 밸런스의 불균형을 한방 특유의 방법으로 진찰한다. 그 상호 생리적인 밸런스를 생약을 통해서 올바로 유지시키고, 환자 자신이 가지고 있는 자연치유력을 강하게 유도하여 스스로 병이 치유되도록 하는 의학이다.

다시 말하면, 한의학은 어떤 종류의 병이라도 그 치료는 부분적인 질병만을 국한해서 치료하는 것이 아니고 전체의 생리적인 밸런스를 조절함으로써 전체를 조화시켜서 진정한 의미의 건강을 회복시키고, 이를 통해서 병에 대한 강한 저항력, 즉 면역력을 높여 주는 의학이다.

사람은 태어날 때부터 소화기 계통이 약한 사람과 강한 사람으로 나누어지는 것일까?

한의학의 체질의학적인 측면에서 보면, 사람은 태어날 때부터 체질적으로 소화가 잘 안 되는 체질과 잘 되는 체질로 나뉘어진다.

전자는 소화가 잘 안 될 뿐만 아니라, 변비, 설사, 두통, 어지러움, 그리고 추위를 잘 타며, 성격까지 내성적이고, 고지식하며 신경이 쇠약한 체질이다. 이 체질의 소화기질환의 특징은, 위무력증, 위하수, 위산결핍증, 신경성소화불량, 식욕부진 등으로 나타난다. 보통은 변비의 경향이나, 때로는 찬 음식을 많이 먹으면 설사도 하게 된다.

대개는 두통이나 편두통, 그리고 어지럼증과 저혈압을 나타내는 경우가 많으며, 더워도 땀을 잘 흘리지 않는다. 이러한 체질을 한방에서는 소음인 체질이라 하여, 약으로는 인삼을 대표로 꼽는다. 위무력증이나 위하수가 만성이 되면 몸이 마르고 무기력해지며, 마침내는 신경쇠약증까지 유발된다.

만성위무력증이 치유된 환자 중에는 "아주 심할 때는 반 년도 더 못 살 것 같고 세상에 재미 있는 것이 하나도 없었습니다."라고 옛말을 하며, 좋아하는 환자를 종종 보게 된다.

체력과 증상에 따른 한방처방

급성·만성위염에 효과가 좋은 처방명	허실(虛實)	자각증상(自覺症狀)													
		변비	설사	식욕부진	두통	빈혈경향	오심·구토	트름·흉통	명치부위 답답	명치부위 통증	복부전체 통증	위부 통증	복명	위내정수(胃內停水)	수족냉
도씨평위산(陶氏平胃散)	실(實)	●	●	●	△	●	★	★	★	★	●	★	●		
평위산(平胃散)	허실중간	△		★				●	★	★	●	●		△	
반하사심탕(半夏瀉心湯)			★	★		△	★	★	★	★	★	★	★		△
안중산(安中散)	허(虛)		△	★		△		●	●	★	●	★			△
육군자탕(六君子湯)			●	★		★	△	●	★		△	△		★	●
인삼탕(人蔘湯)			★	★		★	●	●	●	★		●		△	

★ : 증에 가장 잘 맞는 표시. 처방을 선택하는 포인트가 된다.
● : 일반적으로 증에 맞는 경우
△ : 부수적으로 있는 증상

위장병의 식이요법

식사할 때 가장 지켜야 할 중요한 원칙은, 먹고 싶을 때 먹고 싶은 음식을 즐거운 마음으로 과식하지 않고 골고루 씹어서 먹는 것이다. 그리고 가능한 한 위장에 지나친 자극을 주지 말아야 한다.

어떤 위장병인 경우에도 현미를 중심으로 한 잡곡밥(현미 6할, 찹쌀현미 2할, 검정콩 1할, 기타 1할)을 장기간 주식으로 삼으면 근본적인 치료가 가능하다. 그리고 부식은 생것은 피하고 따뜻하게 데우거나 발효시켜서 섭취하는 것이 바람직하다.

대표적인 것으로는 두부나 김치 등이 좋으나, 각자에게 맞도록 잘 조리해서 먹는다.

미역, 다시마 등의 해조류에는 요오드나 칼슘이 많이 함유되어 자율신경을 안정시켜 위장의 기능을 도와주기 때문에 미역국이나 된장국에 넣어서 섭취하는 것이 좋다. 민물이나 바닷조개에는 비타민 A, 비타민 B와 철분 등이 풍부하게 함유되어 있어서 세포기능을 도와 내장하수(內臟下垂)를 개선시키는 효능이 있으므로 위하수증에 좋은 효과를 나타낸다. 참마, 백합뿌리 등은 체세포에 활력을 주는 효능이 있고,

(위장에 좋은 식품)
- 현미잡곡밥
- 미역, 다시마, 조개종류, 참마, 백합뿌리, 당근, 양파, 연근, 호박잎, 버섯, 콩, 무, 양배추, 감자 등이 있다.

연근에는 지혈작용이 있기 때문에 소화기궤양 같은 경우에는 갈아서 즙을 내어 마시면 좋은 효과를 얻을 수 있다.

당근, 양파, 연근, 호박잎, 오이 등에는 비타민 A, 비타민 C, 칼슘이 많아서 위의 근육에 활력을 주므로 자주 섭취하는 것이 좋다. 그 밖에 표고버섯, 파슬리, 우엉, 시금치, 부추, 완두콩, 누에콩, 숙주나물, 콩나물, 매실, 무 등을 상식하면 도움이 된다.

특히 무에는 소화효소인 디아스타제가 많이 함유되어 있어 소화불량증에 매우 효과가 좋으나, 주의할 점은 생 것 그대로는 자극이 심하므로 소화기궤양성의 경우에는 삼가는 것이 좋다.

양배추, 아스파라가스, 토마토, 파란 김 등에는 항궤양인자(抗潰瘍因子)인 비타민 U를 함유하고 있으므로 자주 섭취하는 것이 좋다. 칼슘을 많이 함유하고 있는 감자나 컬리플라워(cauliflower)도 궤양을 치료하는 효과가 있다. 특히 소화기궤양의 경우, 양배추, 파슬리, 토마토, 샐러리, 당근 등으로 야채 주스를 만들어 자주 마시면 좋은 효과를 얻을 수 있다.

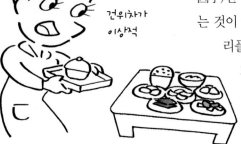

현미밥, 해조류 조개, 연근 양파, 버섯 김 등 식단에…

건위차가 이상적

위장병의 민간요법

- **현미탕(玄米湯)** : 위염이나 장염에 설사까지 겹치고, 소화가 잘 안 될 때는 위에 부담을 덜어주고 영양가가 높은 음식물이 필요하다. 현미로 만드는 현미탕은 흰쌀죽보다 체온도 올리고 비타민이나 각종 미네랄이 풍부할 뿐만 아니라, 건더기를 걸러낸 현미탕은 소화력도 증진시키는 이중효과를 발휘한다.

  만드는 방법 : 현미 1홉과 검정콩 3분의 1홉을 프라이팬에 적당히 볶은 후, 다시마를 하룻밤 담구어 둔 1ℓ의 물에 넣고, 약한 불에 15분 정도 끓인 후, 가제로 걸러서 수시로 식수 대신에 하루 이틀 정도 마시면, 위염치료는 물론 영양도 된다.

- **산사탕(山査湯)** : 산사나무의 과실인 산사자(山査子) 15g에, 5g의 생강을 더하여 600㎖의 물을 붓고 강한 불로 반으로 줄여서 3~4회 수시로 복용하면 효과가 좋다. 특히 고기를 먹고 체한 데 는 그만이다.

건위차(健胃茶)

종 류	1일 분량	효 능
산사육(山査肉)	15g	맛은 시고 달며, 약성은 평하다. 약효는 주로 육식의 소화를 돕고, 콜레스테롤과 중성지방을 제거하여 피를 맑게 하고, 막힌 곳을 뚫어 준다.
사인(砂仁)	15g	맛은 약간 맵고, 약성은 온하다. 약효는 기를 잘 유통시켜 위의 연동을 촉진하고, 소화기능을 촉진하며, 임산부를 안정시키는 효능이 있다.
후박(厚朴)	8g	맛은 쓴 편이고, 약성은 온하다. 약효는 만성위염과 복부가 창만(脹滿 ; 명치 부위 답답)한 것을 풀어주고, 음식을 소화하며, 곽란(癨亂)과 토사(吐瀉)를 진정시킨다.
생강+대추		

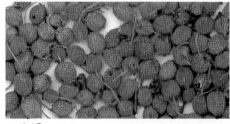
산사육

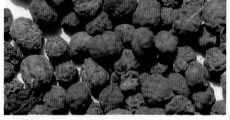
사인

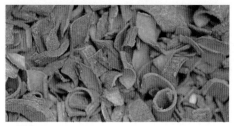
후박

사람은 누구나 나이가 들면, 외형적인 변화가 나타난다. 그 변화는 나이의 차이마다 다르다. 누구는 나이에 비해 주름살이 빨리 늘어가고, 어떤 이는 머리가 빨리 희어지며, 어떤 이는 머리카락이 빨리 빠져 대머리가 된다. 이런 이들은 매일 아침에 거울을 보면서 언짢아 한다. 어떤 이는 참다 못해 성형외과를 찾기도 하고, 염색도 하며, 가발이나 머리카락을 심기도 한다. 그러나 그 변화를 근본적으로 막을 수는 아무곳에도 없다. 그 모습의 변화가, 즉 주름살이, 백발이, 그리고 대머리는 자연이 우리에게 달아주는 '훈장'인 것이다. 그렇다. 훈장이다. 나는 이 훈장을 자랑스럽게 보여지기 위해서 거울 앞에서 다시 한 번 내 인격을, 내 인간성을 아름답게 가다듬는다. 이렇게 아름다운 마음을 가지면 정신적인 스트레스에서 쉽게 벗어날 수 있기 때문에 위장의 기능이 좋아질 수밖에 없지 않겠는가?

위·십이지장궤양

요즈음은 옛날과 비교할 수 없을 만큼 맛 좋고 빛깔 좋은 음식들, 그리고 종류도 다양한 전문음식점들이 많이 생겼다. 그러나 그래봐야 무슨 소용이 있는가? 아무리 맛있고 빛깔 좋은 음식을 먹어도 이렇게 속이 쓰리고 아프니, 그 모든 음식들이 다만 한 장의 그림의 떡이 아닌가?

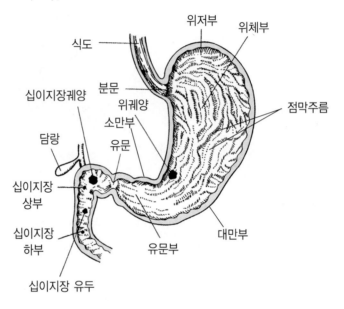

왜 소화기궤양이 되는가?

위염의 증상이 오랫동안 계속되면 위궤양의 발생률이 높아진다. 특히 체질적으로 위궤양이 잘 발생하는 체질유전적인 소인이 있다.

이는 신경질적인 타입으로 스트레스를 잘 견디지 못하는 사람에게 발생되기 쉽다. 아니면 폭음폭식(暴飮暴食)을 자주 하든지, 담배를 많이 피울 경우에도 발생하는 빈도가 높아진다. 소화기질환은 10명 중 1명꼴로 발생되고 있다.

궤양은 입안에 생기는 구내염과 모양이 비슷하다. 그 모양이 큰 경우에는 분화구와 같은 형태로 위의 소만(小彎) 부위나 십이지장의 유문(幽門) 부위의 가까운 곳에 많이 발생하고, 궤양의 크기나 깊이나 수(數)는 일정하지 않다.

위십이지장궤양은 임상적으로 볼 때 대단히 많은 질환으로서 스트레스를 많이 받는 생활을 할 수밖에 없는 남성의 경우가 여성보다 이 환률이 약 3배에 달한다. 20~30대는 십이지장궤양이 많이 발생하고, 40~50대에는 위궤양이 많이 발생한다. 경미한 소화기궤양을 앓고 있는 사람의 약 30% 정도는 자각증상을 거의 느끼지 못한다.

왜 위십이지장궤양이 발생하는가를 살펴보면, 위 속으로 들어 오는 음식물을 소독하기 위해서 pH 1.2 정도의 농도가 높은 염산(鹽酸)이 위에 분비되며, 또 단백질을 분해하기 위해서는 페푸신이라고 불리우는 단백질 소화효소가 분비된다. 즉 위벽은 염산에 의해서 화상을 입고 페푸신에 의해서 소화되며, 이로인해 궤양이 발생하게 된다.

그러나 건강한 사람은 위염이 발생하더라도 빨리 회복이 된다. 위에서는 1분에 50만 개 정도의 위 점막 세포가 새롭게 태어난다. 그 속도는 모든 세포가 새것으로 바뀌는 데 3일밖에 걸리지 않는다는 계산이나온다. 또 염산이나 페푸신을 중화시키는 점액이 세포로부터 분비되어 전체적인 밸런스를 유지시킨다.

만약에 스트레스를 받아서 뇌하수체(腦下垂體), 부신(副腎), 갑상선(甲狀腺), 부갑상선, 중추신경 등의 밸런스가 무너지면 동시에 위 분비의 밸런스도 깨져서 궤양이 발생하게 된다.

소화기궤양의 원인

마음이 편하고, 소화액, 즉 효소와 염산의 분비, 점액분비가 잘 될 때에는 소화에 지장이 없다.

- 특히 정신적으로 강한 스트레스를 받으면(걱정, 근심 과욕 등등), 대뇌중추에서 감지된 스트레스가 일종의 호르몬과 관계하여 위의 분비물의 밸런스를 무너뜨려, 특히 담백소화효소나 염산을 많이 분비하게 된다.
- 자극성 음식물 : 술(과음), 담배, 고추나 후추 등의 과량섭취, 설익

은 과일이나 채소 등이다.

- 불규칙한 식사, 과식(폭식) 등이 그 원인이라고 하나 아직까지 완전한 원인의 규명은 되어 있지 않고 있다. 그러나 위의 점막의 일부분에 영양장해상태로 인하여 조직의 기능이 감퇴되고, 그곳에 염증이 발생하여 궤양으로 진전된다고 생각하고 있다.

그 발생기전에 대해서는 위액소화설, 혈관장해설, 자율신경실조설, 정신적 스트레스설, 엔티페푸신결핍설, 내분비장해설, 비타민 B_1 · 비타민 C의 결핍설 등으로 보고 있는데, 그 중에서도 가장 주목을 받고 있는 원인은 정신적 스트레스설이다.

소화기궤양의 증상

스트레스 등 여러 가지 원인에 의해서 과량으로 분비된 소화액인 염산, 즉 위산(胃酸)은 위벽의 내측(內側)을 강하게 자극하여 위통, 식욕부진, 트림, 변비, 검은색 대변, 위천공 등의 증상이 나타나게 된다. 이와같이 스트레스는 위나 십이지장의 혈액순환을 나쁘게 하는 결과를 초래하게 된다. 이러한 상태가 자주 계속되면, 위나 십이지장의 점막이 헐게 되어 '소화기궤양'이라고 하는 고통스럽고 치유되기 어려운 병에 걸리게 된다.

십이지장의 궤양은 그 원인의 대부분은 스트레스, 즉 정신적인 원인에 의해서 발생된다. 궤양이 많이 진전되면 위와 십이지장에서 대량의 출혈을 일으키게 된다. 검은색의 대변을 보게 되며, 정기적인 출혈로 인해서 건강이 근본적으로 악화된다. 뿐만 아니라, 급기야는 위나 십이지장의 벽이 얇아져 구멍이 뚫리게 되고 이로 인해 다른 장기를 소화시켜 죽음에 이르게까지 된다.

과량분비된 염산(위산) 위벽 자극, 위통…

스트레스, 십이지장 궤양
위벽 얇아 구멍 다른 장기 소화 죽음에…

궤양특유의 3대 증후는 위통, 구토, 위출혈이고, 그 밖에 위산과다 증상이 있다. 이와같은 증상이 나타나는 숫자는 전체 궤양환자의 약 40% 정도이며, 약 30% 정도는 거의 증상을 느끼지 못한다. 특히 십이지장궤양은 새벽 4~5시경에 통증을 호소하는 경우가 많다.

위염과 달리 궤양의 경우에는 식욕은 별로 감퇴하지 않으며, 소화도 그런 대로 되는 편이다. 궤양으로 인한 출혈시에는 약간 검은색의 대변을 보게 된다는 것에 유의하여야 한다.

소화기궤양의 합병증

합병증으로는 궤양성대출혈, 천공(穿孔), 암, 유문협착 등을 일으킬 위험성이 있다.

소화기궤양의 치료

양의학에서는 염산차단제, 신경안정제, 지혈제, 수술 등의 치료를 하나 이와같은 치료만으로는 재발 없는 근본적인 체질개선에 의한 완치를 달성하기가 어렵다. 따라서 일반적으로 소화기궤양은 재발되는 불치의 병으로 생각하는 경우가 많다.

자꾸 재발되는 소화기궤양을 치료하는 한방의 명약이 있는데, 이른바 '시호계지탕(柴胡桂枝湯)'에 '모려분(牡蠣粉)'을 가미한 처방과 '안중산(安中散)' 이다. 여기에 체질개선제를 약간 가미하여 처방하면 효과가 매우 좋다.

이 처방은 병 그 자체뿐(위산분비조절)만 아니라, 정신적인 면까지 조절하여 체질을 개선해 주기 때문에 근본적인 치료가 가능하다.(양방 궤양약-위산차단제는 정력까지 일시적으로 저하시킨다.)

위와 같이 소화기계통의 병은 거의가 지나친 과식과 불규칙한 식사, 정서불안, 욕심, 그리고 무엇보다도 중요한 원인은 불편한 마음(시기, 질투, 분통, 미움, 갈등)에서 발병되는 것이기 때문에, 반 이상의 책임이 자신의 잘못된 일상생활과 정신상태에서 기인됨을 명심하기 바라며, 발병되었을 때는 당황치 말고 근본적으로 기능개선이 용이한 한방치료를 우선 받아 보기 바란다.

한의학의 소화기계통 치료는 일시적으로 소화력을 돕는 소화효소제나 신경을 안정시키는 일시적인 치료방법이 아니고, 환자 각자의 5장6부의 기능을 밸런스 있게 조화시켜 줌

새벽위통증에
시호계지탕이…

으로써 근본적으로 개선시키는 바람직한 방법이다.

- **현대의학의 치료** : 안정과 식사요법, 그리고 위산차단

  대출혈이나 천공, 유문협착, 암 등이 의심될 경우에는 외과적인 처치를 한다. 그 밖에 내과적인 치료로서는 위의 산도(酸度)를 낮추든지, 위의 운동이나 분비를 억제하기도 하고, 진정제와 자율신경차단제 등으로 치료하며, 그 밖에 안정과 식사요법을 병행한다.

- **한의학적인 치료** : 위의 기능 및 전체 생리기능 조절

  한의학에서는 소화기궤양을 소화기 그 자체만의 병으로만 보지 않고, 각 개인에 따라서 몸의 전체적인 생리기능을 조절해 줌과 동시에 위의 기능을 함께 조절하는 한방 특유의 방법으로 치료를 한다.

  즉, 소화기궤양은 소화기 자체만의 병이 아니라, 정신적인 것은 물론 5장6부 전체의 생리적인 불균형으로부터 발생된다고 보는 한방 특유의 병리에 의해 치료하기 때문에 치료의 속도가 오히려 빠르다. 뿐만 아니라, 재발률도 지극히 낮아진다. 대표적인 처방으로서는 '안중산(安中散)', '소건중탕(小建中湯)', '반하사심탕(半夏瀉心湯)' 등의 명처방들이 많다.

체력과 증상에 따른 한방처방

위·십이지장 궤양에 효과가 좋은 처방법	허실(虛實)	자각증상(自覺症狀)														
		변비	설사	식욕부진	불면경향	빈혈경향	체력허약	상열감	어깨결림	입속이텁텁	구역·구토	위산역류(逆流)	동계	명치부위통증	명치부위답답	복통
삼황사심탕(三黃瀉心湯)	실(實)	★			★			●	△				△	△	△	★
시호계지탕(柴胡桂枝湯)	허실중간			●	●	●	●	●	●	★	△			△	●	★
반하사심탕(半夏瀉心湯)	허실중간		★	★						△	★			●	★	●
안중산(安中散)	허(虛)			★		△	△				●	★		★	●	★
육군자탕(六君子湯)	허(虛)		△	★		★	★					△			★	●

★ : 증에 가장 잘 맞는 표시. 처방을 선택하는 포인트가 된다.
● : 일반적으로 증에 맞는 경우
△ : 부수적으로 있는 증상

위염(胃炎)편에서도 강조하였듯이, 밥 먹을 때 가장 지켜야 할 중요한 원칙은 먹고 싶을 때 먹고 싶은 것을 즐거운 마음으로 과식하지 않고 잘 씹어서 먹는 것이다. 그리고 가능한 한 위장에 지나친 자극을 주지 말아야 한다는 것이다.

현미를 중심으로 한 잡곡밥(현미 5할, 현미 찹쌀 2할, 검정콩 2할, 기타 1할)을 장기간 주식으로 삼으면 소화기계통의 질환에 걸리지 않게 될 뿐만 아니라, 치료도 가능하다. 부식은 생것이나 자극성음식은 피하고, 미역, 다시마 등의 해조류에는 요오드나 칼슘이 많이 함유되어 자율신경을 안정시켜 위장에 기능을 도와주기 때문에 미역국이나 된장국에 넣어서 자주 섭취하는 것이 좋다.

민물이나 바닷조개에는 비타민 A, 비타민 B와 철분 등이 풍부하며, 특히 아주 좋은 알칼리성 식품이고, 연근은 지혈작용이 있기 때문에 소화기궤양의 경우에는 갈아서 즙을 내어 적당히 마시면 출혈에 매우 좋은 효과를 얻을 수 있다.

당근, 양파, 연근, 호박잎, 오이 등에도 비타민 A, 비타민 C, 칼슘이 많아서 위에 근육의 활력을 주므로 자주 섭취하면 좋다. 그 밖에 표고버섯, 파슬리, 우엉, 시금치, 부추, 완두콩, 누에콩, 숙주나물, 콩나물, 매실, 무 등을 상식하면 도움이 된다. 양배추, 아스파라가스, 토마토, 파란김 등에는 항궤양인자(抗潰瘍因子)인 비타민 U를 함유하고 있을 뿐만 아니라, 알칼리성의 대표적인 식품이다. 칼슘을 많이 함유하고 있는 감자나 컬리플라워(cauliflower)도 궤양을 치료하는 데 효과가 있다. 특히 양배추, 파슬리, 토마토, 샐러리, 당근 등의 즙을 자주 마시면 좋은 효과를 얻을 수 있다.

(소화기궤양에 좋은 식품)
- 현미잡곡밥
- 미역, 다시마, 민물이나 바다조개, 연근, 당근, 양파, 호박잎, 오이, 버섯종류, 토마토, 파란 김 등이다.

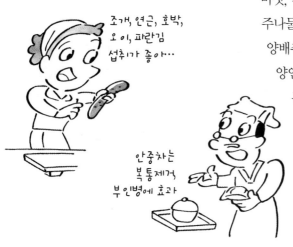

조개, 연근, 호박,
오이, 파란김
섭취가 좋아…

안중차는
복통제거
부인병에 효과

- 일상생활에서 손쉽게 이행할 수 있는 민간요법

① 감자 여러 개의 껍질을 벗기고 강판에 갈아서 즙을 짠 다음 프라이팬에 검게 타도록 열을 가하여 가루를 만들어 매 식사 후와 잠자기 전에 1~2티스푼씩 복용한다.

② 캐비지 30~50g을 1회 분량으로 하여, 그 생즙을 만들어 공복에 복용한다.

③ 재첩(50g)국에 검정콩 30g을 함께 넣고 끓여서 공복에 복용한다.〔더 좋은 효과를 원하면, 모려분(牡蠣粉 ; 굴조개의 속껍데기)을 20g 정도 함께 넣어 끓이면 더욱 좋다)〕.

안중차(安中茶)

종 류	1일 분량	효 능
모려분(牡蠣粉)	12g	맛은 약간 짜고, 약성은 약간 차다. 약효는 제산(除酸)작용이 있어서 소화기궤양에 좋고, 진정작용이 있어서 신경안정, 흉복통을 완화하고 도한(盜汗)을 멈춘다(굴조개의 속 껍질).
작약(芍藥)	8g	맛은 약간 쓰고 시며, 약성은 약간 차다. 약효는, 완화자양강장(緩和慈養强壯)제로서 기혈을 보하고, 혈맥을 잘 통하게 하여 신경통을 치료하고, 특히 복통을 멈추고 이질을 치료하며, 부인병에 좋다.
현호색(玄胡索)	8g	맛은 약간 맵고, 약성은 온하다. 약효는 타박(打撲)으로 인한 어혈을 풀어 주고, 복중(腹中)의 혈괴(血塊)를 부수고, 복중 통증을 제거하는 효과가 우수하다.
생강 + 대추		

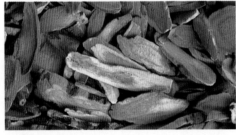

작약

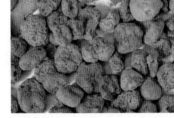

현호색

소화기궤양의 운동요법

• 기공(氣功)으로 치료한다.

① 양발을 어깨넓이로 벌리고 무릎을 약간 구부린다.

② 가슴을 활짝 열고 앞으로 내밀며, 하복부의 단전에 기를 모은다.

③ 양손으로 공을 위아래에서 잡는 것 같은 모양으로 위장근처에 댄다.

④ 숨을 들이쉬며, 양손에 기를 모으고, 오른손은 위로 목 부위까지, 왼손은 아래로 치골 부위까지 서서히 움직인다.

⑤ 숨을 내뱉으면서 양손을 다시 위장 부위로 이동한다.

이 동작을 아침저녁으로 20회 정도 반복한다.

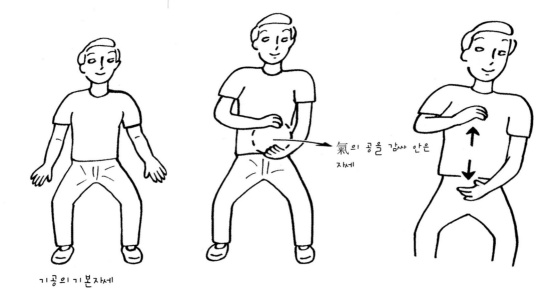

氣의 공을 감싸 안은 자세

기공의 기본자세

"늦가을과 초겨울의 나무는 나뭇잎을 미련 없이 떨어버린다. 나무가 묵은 잎을 버리기 아까워서 그대로 달고 있으면, 새 잎, 새 열매를 피울 수도 맺을 수도 없고 영양분도 모자라게 된다." 사람도 마찬가지다. 어떤 생각, 특히 아쉬움, 억울함, 섭섭함, 그리고 가슴에 맺힌 많은 것들을 버리고 정리하지 않으면, 새롭고, 신선하고, 아름다움이 찾아들지 못할 뿐만 아니라, 그 안타까움이 위와 십이지장의 벽을 깎아 버린다. 이제부터는 속에 맺혀 있는 것들을 버리는, 그리하여 마음이 깨끗이 청소되는 귀한 날들을 엮어가시기 바란다.

구내염

한의학에서의 병의 진단은 망진((望診 ; 시각적인 진단), 문진(聞診 ; 청각·취각(臭覺)적 진단), 문진(問診 ; 문답에 의한 진단), 절진(切診 ; 맥진(脈診)·복진(腹診)에 의한 진단)의 네 가지 기본적인 진단방법에 의해서 행해지고 있다.

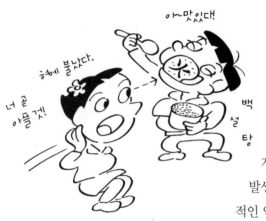

망진 중에는 설진(舌診)이라고 하여 혀를 보고 몸의 상태를 진단하는 방법이 있는데, 이는 한방에서는 소화기상태와 특히 신경정신상태를 진단하는 매우 중요한 진단 중의 하나인데, 양의학에서도 같은 맥락에서 중요한 진단의 수단으로 애용하고 있다.

구강(口腔)의 점막은 전신의 건강상태가 예민하게 반영되는 장소로서 아래에 분류된 원인(질환)이 발생하면 구내염의 형태로서 적신호를 나타내는 생리적인 역할을 한다.

구내염의 원인

① 비타민결핍
② 특정의 세균 또는 바이러스(결핵·매독 등)
③ 약물중독
④ 뜨거운 음식에 의한 화상·과도한 흡연·과음에 의한 자극
⑤ 여러 가지 질환에 의한 경우
⑥ 정신적인 문제에 의한 경우(한의학에서는 이를 '화병(火病)' 이라한다.)

위와 같이 구내염의 원인은 여러 가지 원인에 의해서 발생한다.

한의학에서는 ⑥번의 정신적인 문제를 가장 관심 있게 다루고 있다. 한의학에서 병의 원인 중에서 무엇보다도 중요시 다루고 있는 원인이 바로 '화병' 이다. 이 '화' 라는 개념에 대해서 가볍게 짚고 넘어간다.

양의학에서는 환자가 열을 호소하거나 병을 진단할 때에는 체온계로 재어서 36.5° 이상 체온이 상승하는 경우에 '열' 이 있다고 판정하

고, 해열제를 투여하여 정상온도로 조절한다. 그러나 체온계에서는 정상수치를 나타내지만 환자 본인은 열감을 호소할 때가 있는데, 양의학에서는 이를 열, 즉 병으로 보지 않는다.

마찬가지로 한의학에서도 체온계로 열을 재서 정상온도 이상으로 상승하는 경우에 한의학도 마찬가지로 해열제를 투여한다. 그러나 한의학에서는 체온계에 나타나지는 않으나 환자가 호소하는 열감을 '화(火)'라는 개념으로 받아들이고 이를 매우 중요한 증상으로 본다.

한의학에는 이 '화'라는 개념을 정신적인 차원에서 발생하는 모든 증상의 원인으로 보고 심도 있게 다룰 뿐만 아니라 이 '화'를 근본적으로 해결할 수 있는 우수한 생약과 좋은 처방을 갖추고 있다는 것은 매우 다행스러운 일이다.

따라서 이 구내염도 한의학적으로는 '화'의 병에 속한다. 이해하기 쉽게 간단히 설명하면, 화에는 심화(心火), 간화(肝火), 위화(胃火) 등이 있고, 구내염도 이들 화에 의한 것으로 보는 것이 한의학의 특징이다. 때문에 구내염은 한의학으로는 완치가 가능하다. 단, 베세트병인 경우는 그리 간단치만은 않다.

이 구내염은 특히 어린이에게 많이 발생하는데 자세히 관찰해 보면 스트레스에 노출되어 있는 경우와 소화기능의 문제, 그리고 허약체질에 발생하는 빈도가 높다.

이러한 어린이들은 성격이 예민하고 급하며, 소화장해가 있고, 편식, 변비, 밥을 잘 먹지 않는다. 그리고 열이 많은 체질로서 더위를 잘 견디지 못하고, 지구력이 매우 부족하여 부단히 움직이며, 매우 부산하고 신경질적이다.

이런 어린이에게 구내염을 치료하기 위한 약을 복용시키면 구내염뿐만 아니라 보약을 먹인 경우보다 여러 가지 면에서 더 좋은 효과를 나타내는 경우가 거의 대부분인데, 이것이 바로 한의학의 특징 중의 하나이다.

종합적으로 보면 이 구내염은 체질성향, 체력저하, 소화기질환, 대사장해, 생리이상, 비타민부족, 스트레스[火] 등 여러 가지 원인을 생각할 수 있겠으나, 가장 염두에 두어야 할 사항은 피로, 즉 체력과 관계가 깊다.

구내염의 치료에 그 상처 부위에 연고를 사용하는 국소적인 요법도 실시하고는 있으나 그것은 매우 원시적인 치료에 속한다. 왜냐하면 그 원인이 구강에 있지 않기 때문이다.

따라서 구내염 그 자체를 치료할 것이 아니라 전신의 건강상태를 잘 진찰하여 종합적인 치료를 하지 않고서는 근본적인, 즉 재발까지 막아주는 치료는 불가능하다. 자칫 잘못 생각하면 아주 간단하고 단순한 질환으로 여겨 버리기 쉬운 병이지만 이는 의외로 매우 복잡한 원인에 의한 경우가 많다. 따라서 심도 있는 진찰과 전신치료가 바람직하다.

구내염의 한방치료

한방에서는 원인편에서 밝힌 '화'를 제거하는 치료를 목표로 한다. '화'는 체온계로 잴 수 없는 생리적으로 느껴지는 열이기 때문에 '해열(解熱)' 또는 '해화(解火)'가 아닌 '청화(淸火)' 또는 '사화(瀉火)', 다시 말해 화를 맑게 씻어내는 약, 즉 위로 떠있는 정신신경을 가라앉히는 약을 사용한다.

이 한의학적인 표현을 쉽게 설명하면, 화〔생리적인 열감(熱感)〕를 씻어내는 치료를 하게 된다. 그러면 답답하고 상열(上熱)되는 느낌이 여름철에 목물을 한 것과 같이 시원하게 씻겨나가게 된다. 이것이 한의학적이 개념이고 치료이며, 실제로 매우 좋은 효과를 얻게 된다.

그 대표적인 처방으로는 '황련해독탕(黃連解毒湯)', '온청음(溫淸飮)' '삼황사심탕(三黃瀉心湯)', '반하사심탕(半夏瀉心湯)' 등이다. 이 외에도 여러 가지 처방이 많으나, 내가 기본적으로 즐겨 쓰는 처방은 온청음(溫淸飮)이다.

위의 대표적인 네 가지 처방 중에 공통으로 들어 있는 '황련(黃連)'이라는 생약이 있는데, 이것은 위력을 발휘하는 생약이다. 아마 한약 중에서 둘째가라면 서러워할 정도로 맛이 쓰지만, 뒷맛은 개운한 것이 특징이다. 그런데 구내염이 자주 발생하는 어린이들이 그렇게 쓴 약인데도 잘 복용하는 것을 보면 매우 신기할 정도이다. 왜냐하면 구내염 자체가 한의학적으로는 '화'에 의한 병이고, 화를 치료하는 생약은 다 맛이 쓰다.

아~ 써!

입안 냄새 없애려면··
좋은 약은
입에 쓴 법

황련
해독탕

'황련(黃連)' 이외에는 '황백(黃栢)', '황금(黃芩)', 그리고 변비를 수반할 경우에는 '대황(大黃)' 등이 대표적인 생약제에 속한다.

체력과 증상에 따른 한방처방

구내염 효과가 좋은 처방법	허실(虛實)	자각증상(自覺症狀)												
		변비	식욕부진	불면 경향	안색 창백	거친 피부	검은 피부	어깨 통증	장명(腸鳴)	생리이상	불안초조	잘 놀랜다	구내염 재발체질	입냄새
삼황사심탕(三黃瀉心湯)	실實	★	△	★				△			★		●	●
황련해독탕(黃連解毒湯)		△		●							△	△	★	△
온청음(溫淸飮)	중간 허실	●				★	★			△	★	△	★	●
시호청간산(柴胡淸肝散)			△	△				●			★			
감초사심탕(甘草瀉心湯)	허虛		★	★					★					
사물탕(四物湯)					★	★				★	●		△	

★ : 증에 가장 잘 맞는 표시. 처방을 선택하는 포인트가 된다.
● : 일반적으로 증에 맞는 경우
△ : 부수적으로 있는 증상

구내염의 식이요법

• **주식** : 가능한 한 현미를 중심으로 한 잡곡밥(현미 6할, 율무 2할, 검정콩 1할, 기타 1할)을 장기간 주식으로 삼으면 근본적인 치료가 가능하다.
• **부식** : 매운 것과 뜨거운 것은 피하고, 발효음식의 섭취는 바람직하다. 특히 미역과 다시마 등의 해조류에는 요오드나 칼슘이 많이 함유되어 자율신경을 안정시켜 주기 때문에 화병에 좋다. 그러므로 미역국이나, 또는 미역에 다시마를 넣은 된장국을 자주 섭취하는 것이 좋다. 당근, 양파, 연근, 호박잎, 오이 등에는 비타민 A, 특히 비타민 C와 칼슘이 많이 함유되어 있기 때문에 자주 섭취하는 것이 좋다. 그 밖에 표고버섯, 파슬리, 우엉, 시금치, 숙주나물, 매실, 무 등을 상식하면 도움이 된다. 양배추, 아스파라가스, 토마토, 파란김 등도 자주 섭취하는 것이 좋다.

[구내염에 좋은 식품]
• 현미잡곡밥
• 미역, 다시마, 당근, 양파, 연근, 호박잎, 오이, 표고버섯, 파슬리, 시금치 등이 있다.

• 구내염이 발생한 환부를 직접 치료하는 방법을 소개한다.

① 앞에서 설명한 것과 같이 '황련(黃連)'이 아주 좋은 효과를 발휘한다. 황련 중에서도 '천황련(川黃連 ; 황련뿌리의 머리카락 같은 잔뿌리를 모황련(毛黃連)이라 하고, 굵은 덩어리 뿌리를 천황련이라 한다)'을 곱게 가루를 내어 환부에 도포하면 매우 좋은 효과를 얻을 수 있다.

② '황백'은 구내염처방에 반드시 들어 가는 약제이다. 황벽나무의 가지껍질을 말린 것으로서, 맛은 좀 쓴 편이다. 황백을 세로 2cm, 가로 1cm 정도로 절단해서 구강의 구내염이 발생한 부분에 잘 닿도록 물고 있으면 된다. 침은 삼키는 것이 좋고, 하루에 몇 번씩 황백을 바꾸면서 계속하면 좋은 효과를 얻을 수 있다. 천황련과 같이 화병과 식욕부진에도 큰 효과를 볼 수 있다.

③ '결명자(決明子)'로 차를 끓여 입에 물고 있어도 효과가 좋다. 결명자 60g을 약간 볶아서 물 1ℓ에 넣고 물의 양이 반이 되도록 강한 불로 끓여서 1일 4~5회 복용하는데, 그냥 마시지 말고 입에 약 5분 정도 머금은 다음에 넘긴다. 구내염뿐만 아니라, 변비에도 좋고, 눈의 피로도 덜어준다.

④ '치자(梔子)'를 15개 정도를 600cc의 물에 넣고, 반으로 줄여서 1일 3~4회로 나누어 입에 5분 가량 물고 있다가 넘겨도 역시 효과가 좋다.

명자 구내염에는 결명자차로…

아빠는 생강차…

냉약차
청강차(淸腔茶)

민간요법에서 설명한 네가지 약제 차를 끓여 마시면 놀라운 효과를 발휘한다.

청강차(淸腔茶)

종　류	1일 분량	효　　　　　능
황백(黃栢)	15g	맛은 쓰고 약성은 차다. 약효는 화를 내리고, 습열(濕熱)과 묶은 화를 다스리고, 황달을 치료한다. 결막염과 구창(口瘡 ; 구내염)과 위화(胃火)를 제거하여 입맛을 돌게 하고, 설사를 치료한다.
치자(梔子)	10g	맛은 쓰고, 약성은 차다. 약효는 마음과 심장, 그리고 위와 대소장의 화와 사기(邪氣)를 제거하고, 번민(煩悶)을 다스리며, 대소변을 잘 통하게 한다. 황달과 소갈(消渴)을 치료하고 코피를 멈추게 한다.
천황련(川黃連)	3g	맛은 아주 쓰고, 약성은 차다. 약효는 심신의 화와 열기를 제거하고, 명치 부위의 답답함을 제거하며, 눈을 맑게 하고, 항세균작용이 있어서 이질과 설사를 치료하며, 화병도 고친다.
대추 + 생강		

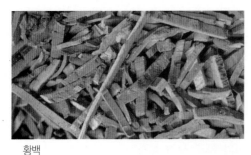
황백

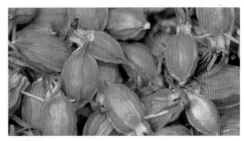
치자

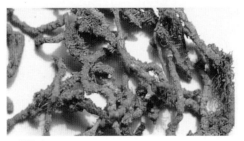
천황련

"역시 작은 것은 아름답다. 그리고 적은 것은 귀하다. 때문에 아름답고 귀한 것이 우리들의 삶을 넉넉하게 채워준다. 앞으로 이 하나뿐인 지구와 그 자연과 함께 잘 살려면, 우리 개개인이 적게 가지고, 적게 쓰고, 적게 버리는 전통적인 청빈(淸貧)의 덕성을 회복해야 한다." 이렇게 마음을 비우면 기(氣)가 결(結)해서 생기는 위화(胃火) 탓인 '입속헐음증[口內炎]'은 사라지고 그 입에 향기만 피어나리라.

변비

요즈음 왠지 아랫배가 거북한 듯한 표정을 지으시는 분들이 많은 것 같다. 아침에 화장실에 갔지만, 성공을 거두지 못하는 경우가 의외로 많다. 기분 좋게 뚫려서 시원한 맛을 보아야 하는데 그렇지 못한 경우가 잦아지다가는 큰일이 난다.

화장실에 못 간 것이 벌써 오늘로 5일째, 먹은 것이 다 어디로 가는지 정말 알 수 없는 일이다. 왼쪽 아랫배를 누르면, 굵고 기다란 고구마처럼 생긴 것이 만져지고, 누르면 뻐근한 느낌이 든다. 이 불쾌함을 무엇에 비할 것인가?

아침에 한창 바쁠 때 싱크대가 막혀서, 그리고 화장실의 변기가, 하수구가, 그리고 한강이 막혔다고 하자. 설거지는, 화장실은, 우리 동네는, 그리고 서울시내는 어떻게 되겠는가 생각해 보자. 마찬가지로 변비 때문에 내 몸의 상태는 과연 어떻게 될까?

이처럼 변비에 고생하던 환자들의 치유 예를 소개하고자 한다.

증 예 A

몸이 냉하고 변비가 아주 심한 환자의 예를 소개한다.

어느 날 이런 환자가 날 찾아왔다.

저는 아주 어릴 때부터 변비의 경향이었는데. 특히 중학교 시절부터는 4~5일에 겨우 한 번 정도 화장실에 갈 정도였습니다. 결혼 후 임신과 출산을 겪으면서 더욱 심해지더니 40세 이후는 일주일에 1회 정도. 이제 나이 51세인데. 약을 먹지 않으면 무려 10일에 1회입니다. 대변을 볼 때도 하복부가 당기고 무거우며 고통스러울 뿐만 아니라 식은 땀이 나올 정도입니다. 이렇게 고생을 함에도 불구하고 대변을 본 후에도 무언가 개운하지 않고 답답하기만 합니다. 이 기분은 본인이 아니고는 아무도 느낄 수 없는 고통이지요.

선생님! 한방으로 뭔가 좀 시원하게 조절할 수는 없겠습니까?

미안한 얘기지만, 이 환자는 생김새부터 정말 답답하게 생겼다. 설명하는 말투까지 어찌나 느린지 듣는 내가 답답할 지경이었다. 얼굴은 조밀하고 너무나 차분한 분위기에 정확하고 빈틈이 없으며, 내성적이고 고지식한 성격에 결벽증 증상까지, 이는 사상체질 분류상 전형적인 '소음인'에 속한다.

체질처방을 쓸까 하다가 여러 가지 증상을 감안하여 몸의 기초체력을 보강하는 탕약과 변비약으로 만들어 두었던 환약(丸藥)을 함께 투약하였다. 이 환약은 체질적으로는 맞지 않은 처방이나, 그 당시의 맥상과 증상에 따라 처방하였다. 이 처방의 선택은 체질보다는 '증'을 더욱 중요시한 결과였다. 2주일을 복용하고, 편두통이 심한 시어머니를 모시고 다시 날 찾은 이 환자는 나를 보자마자 몇 번씩이나 고개를 깊이 숙여 감사를 표하였다.

"선생님! 정말 고맙습니다."

"저도 정말 기쁘군요. 병이 좋아지는 것을 보여주시니 도리어 제가 고맙습니다."

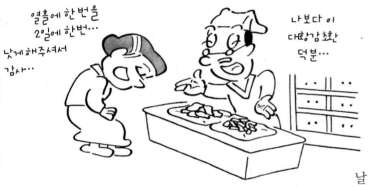

어떤 약으로 처방하였길래 7~10일에 한 번 변을 볼 정도로 극심한 변비가 좋아졌을까? 바로 '대황감초환(大黃甘草丸)'을 복용한 1주일 후부터, 2일에 1회 정도 통변이 되고, 특히 아랫배가 가벼워지고 머리가 맑아지니, 그 상쾌함이란 하늘을 날 것 같다고 하였다.

증 예 B

노인성 변비를 소개한다.

나이는 63세이고, 3~4일에 1회 통변, 그리고 고혈압에 두통과 때때로 느껴지는 상열감, 어깨결림 등의 증상을 치료하기 위하여 시판되고 있는 완화제나 혈압강하제, 순간 피로회복제 등을 구하여 복용하였으나, 효과는 그때뿐이었다. 그 고통스럽기만 하던 괴로운 증상들이 '삼황사심탕(三黃瀉心湯)'을 복용한 지 일주일 후부터는 정상적인 통변은 물론이고 혈압까지 정상에 가까워졌으며, 그렇게 급하고 화를 잘 내던 고약한 성격까지 거짓말같이 달라지고 말았습니다.

"선생님! 정말 한약의 효과가 민하군요. 참으로 감사합니다."

이렇게 때때로 환자가 놀라워하고 고마워하는 경우의 그 목소리는 정말이지 언제 들어도 '좋은 음악'과 같은 느낌이다.

듣기에 따라서는 과장된 것 같이 들릴지 몰라도, 그러나 개개인의 증(證)에 정확히 맞추기만 하면, 앞에서와 같은 극적인 효과가 나타나는 경우가 그리 드물지만은 않다.

정상적인 사람의 통변 횟수는?

통변은 체질에 따라 개인적인 차이가 있다. 예를 들어, 2~3일에 한 번만 통변을 한다고 하더라도, 배변 때에 힘들지 않고, 배변 후에도 기분 좋고 변이 남아 있는 느낌이 전혀 없으며, 불유쾌한 제반증상이 없으면, 일단은 병적인 변비라고는 볼 수는 없다.

1일 1회 통변이 되더라도, 배변의 양이 적고 배변 후에도 변이 남아 있는 것 같은 불쾌한 증상들이 있는 경우가 도리어 변비이다. 그러나 앞에서의 두 가지 증예 중에서 전자는 변이 오래 체내에 남아 있어서 생리적으로 문제를 일으키기 쉬우며, 후자는 제반 불유쾌한 증상들을 수반하고 있으므로 병적인 변비에 해당된다.

변비의 원인

첫째는, 기질적인 변비로서 장암이나 대장의 일부가 좁아져서, 또는 자궁이나 기타의 질환에 의하여 장의 일부가 압박을 받아 발생하는 경우이다. 이와같은 경우는 조속한 외과적인 처치가 필요하다.

둘째는, 위와 같은 이상이 없음에도 불구하고 발생되는 변비로서, 이를 상습성변비라고 말한다. 이 경우 서양의학에서의 통상적인 치료약인 하제(下劑 ; 설사를 하게 유도하는 약)는 단장의 효과밖에 없을 뿐만 아니라 습관성이 강하다.

그 밖에 섬유질식사용법을 권하기도 하고 적당한 운동을 많이 권유하지만 근본적인 치료가 어려운 반면에 한방에서는 의외로 잘 치유되는 질환 중의 하나이다.

체력과 증상에 따른 한방처방

변비에 사용하는 대표적인 처방명	허실(虛實)	자각증상(自覺症狀)												
		변비 심함	굳고 염소변	잦고 다량의 소변	식욕부진	불면 경향	피부가 건조하다	상기가 잘 된다	어깨가 결린다	명치가 답답하다	배가 아프다	손발이 차다	생리불순	정신감정이 불안정
삼황사심탕(三黃瀉心湯)	실(實)	●	△			★		●	△	★				★
마자인환(麻子仁丸)	중간	●	★	★			★					●		
가미소요산(加味逍遙散)	허(虛)				●	●		△	●	△		△	★	★
대황감초탕(大黃甘草湯)		★	★											
윤장탕(潤腸湯)		●	★		●		★							

★ : 증에 가장 잘 맞는 표시. 처방을 선택하는 포인트가 된다.
● : 일반적으로 증에 맞는 경우
△ : 부수적으로 있는 증상

변비의 민간요법

① 잠들기 전에 약간의 천연소금을 복용한다.

② 잠들기 전에 적당량의 알로에 즙을 마신다.

③ 특히 노인성변비 : 현미 1홉을 하룻밤 동안 물에 담갔다가 만들기 전에 물기를 뺀다. 그리고 참깨는 80gm을 프라이팬에 적당히 볶아서 현미와 함께 믹서로 간 다음, 이것을 1,000㎖의 물에 넣고 적당히 끓여서 잠들기 전에 1컵씩 마시면 대단히 좋은 효과를 얻을 수 있다.

대황감초환(大黃甘草丸)-변비 퇴치의 명약

약종류(藥種類)	효 능
대황(大黃)	어혈을 제하고, 대소변을 잘 통하게 한다. 내열을 내리고, 복부의 적취(積聚 ; 딱딱한 덩어리)를 제거한다.
감초(甘草)	신경과 근육을 이완하고 완화시킨다. 모든 통증을 가라앉히고, 해독한다.

통쾌차(通快茶)

종　류	1일 분량	효　　　　능
마자인(麻子仁)	15g	맛은 달고, 약성은 평하다. 약효는 오장을 윤택하게 하고, 완화윤장제(緩和潤腸劑)로서 대장의 연동을 촉진하여 변비를 풀고, 특히 노인만성변비의 요약이며, 소변의 유통도 돕는다.
도인(桃仁)	10g	맛은 약간 달고 쓰며, 약성은 차다. 약효는 어혈을 풀며, 혈액순환을 돕고, 장(腸)의 연동(連動)운동을 촉진한다.
대황(大黃)	4~8g	맛은 쓰고, 약성은 매우 차다. 약효는 어혈을 풀고 막힌 것을 통하며, 대소변을 잘 내보내고, 종창을 치료한다.
생강		

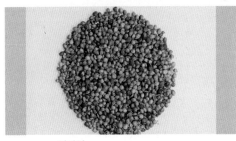
마자인

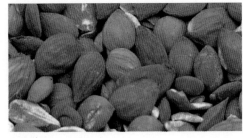
도인

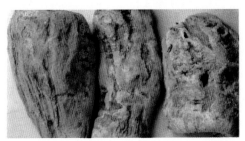
대황

변비의 운동요법

　양손에 주먹을 쥐고 가볍게 배 두드리기, 두 주먹을 가볍게 쥐고 자신의 배를 골고루 부드럽게 두드린다. 두드리는 동안에 단전호흡을 하면 더욱 더 효과가 좋다. 그렇게 하면 그 자극 때문에 장의 연동이 좋아져서 변비가 풀린다.

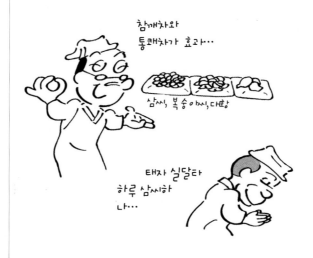

"항상 아름다운 것을 찾기 위해서 노력하라. 그렇게 하면 아름다운 것을 볼 수 있는 눈(시야, 방법, 감각)이 되고, 내 스스로가 아름다워지며, 그래서 아름다운 인생이 가능해진다. 아름답다는 것은 선한 것이다. 때문에 각자가 마음이 맑아지고, 마음이 아름다운 텅빈 공간이 된다. 나 때문에 만나는 모두가 평화를 누리게 된다. 그런데 어떻게 아름다움을 찾을 수 있단 말인가? 자기 마음을 맑히라니 어떻게 맑힐 것인가? 마음을 비우라니 어떻게 비울 것인가? 이러기 위해서 열심히 종교를 믿는 사람들을 보면 그렇지 않은 사람들보다 오히려 때로는 더 옹졸하고 막혀 있어 배울 것이 없는 경우가 많다. 관념적인 것을 가지고는 마음이 맑아지지는 않는다. 물론 기도나 참선이 지극해서 마음을 맑힐 수도 있다. 그러나 그것은 한쪽에 불과하다. 자칫하면 관념화되기 쉽다. 현실적으로 가능케 하기 위해서는 선행을 실천해야 한다. 선행을 함으로써, 이웃을 내 몸과 같이 사랑함으로써, 그러면 저절로 우리들의 마음이 열리고 맑아진다. 마치 계절의 인연이 다가와서 꽃이 피어나듯 그렇게 맑아진다." 이렇게 맑아진 마음에 막힘이 있겠는가? 하여 **변비도 저절로 뚫릴 수밖에……**

만성 장염

과민성대장증후군란?

장의 구조

장은 십이지장, 소장, 대장으로 나뉘며, 소장은 공장과 회장, 대장은 맹장, 상행결장, 횡행결장, 하행결장, S상결장, 직장 등으로 구별된다. 장의 전체 길이는 7~9m나 되는 긴 관으로 되어 있으며, 좁은 복강 내에서 엉키지 않고 잘 자리하고 있다.

위장에서 잘 분쇄된 음식물이 십이지장과 소장에서 흡수되어 문맥을 통해서 간장으로 들어 간다. 소장에는 유산균이나 비피더스균 등의 좋은 균이 살고 있어서 나쁜 균이 가능한 한 많이 증식되지 않도록 억제하고 있다.

소장과 대장의 내벽부분에 대장균과 같은 나쁜 세균이 많이 증식하여 장관(腸管)의 세포가 세균에 의해서 잠식당하는 경우가 많은데, 장의 내벽세포는 2일 이내에 교체됨으로써 염려할 것이 없다.

장에는 음식 및 음료에 함유되어 있는 수분 이외에 타액(唾液), 위액(胃液), 췌액(膵液), 담즙(膽汁), 장액(腸液) 등의 수분이 1일 약 4ℓ 정도가 들어 간다. 그 대부분은 소장 하부와 대장 전반부에서 흡수된다. 그런데 장의 연동(連動)이 이상항진하면 충분하게 수분을 흡수할 수 없게 되어 그대로 직장으로 이동하여 배설된다. 이와같이 변이 묽게 나오는 상태를 설사라고 하며, 급성과 만성으로 나눈다. 설사를 계속하면 영양분의 흡수가 나빠져서 조혈기능이 저하되고 전신이 쇠약해진다. 동시에 조직의 수분공급이 불충분하여 세포의 기능마저 저하된다. 아주 묽은 설사가 장기간 계속되면 의식장해, 호흡곤란, 체온변동, 근육통, 토기(吐氣) 등의 증상이 나타난다.

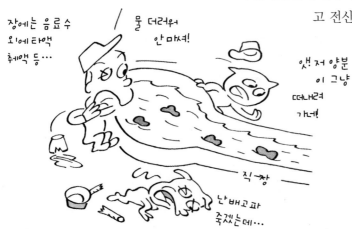

장에는 음료수 외에 타액 췌액 등…

물 더러워 안마셔!

얏 저 양분이 그냥 떠내려가네

직장

난 배고파 죽겠는데…

급성대장염 −식사중독, 복부냉 등의 원인

원인은 독소나 세균에 감염된 음식물, 폭음폭식(暴飮暴食), 소화가 어려운 음식, 부패한 음식, 덜 익은 과일, 불량음료수, 그리고 하복부를 차게 하는 등이 이에 속한다. 병상(病狀)은 장관의 연동이 빨라져서 복부가 부글부글거리고 팽만하며 복통을 호소한다.

그리고 전신이 무겁고, 힘이 빠지며, 식욕부진과 구갈(口渴) 등의 증상이 일어난다. 설사는 1일 3~4회, 또는 10회 이상인 경우도 있다. 경증인 경우는 거의 열이 없으나, 중증의 경우는 고열을 수반한다.

만성장염

매우 치료가 어렵고, 일종의 체질병에 속한다. 원인은, 급성에서 이전하는 경우와 처음부터 만성으로 시작하는 두 종류가 있는데, 발병장소는 거의 대장에 국한한다. 증상은 복부의 불쾌감, 복통, 복명, 전신권태, 식욕부진 등을 호소하고, 오래 계속되면, 몸이 마르고 빈혈, 기력허약, 신경과민이 되기 쉽다.

보통 소화가 안 되어 설사를 하며, 때로는 설사와 변비가 교차되기도 한다. 이 만성장염은 10년, 또는 20년 이상 계속되기도 하는 질환으로서 일종의 체질병에 속한다.

특히 최근에는 과민성대장염과 전신성질환으로부터 오는 대장기능의 이상(異狀)이 증가일로에 있다.

과민성대장증후군 −신경과민성

과민성대장염이란 신경이 과민해져서 조그마한 스트레스에도 설사를 하게 되는 경우를 말한다.

자주 설사를 하기 때문에 영양성분의 흡수가 저하되어 체력, 즉 기력이 많이 떨어진다. 이 증상은 특히 알러지체질에게 많이 나타난다. 전신성질환에 의하여 설사하기 쉬운 병에는 당뇨병이나 요독증이 있다. 이것은 노폐물이 체내에서 원활히 배설되지 않아서 혈액이 탁해지고 장의 기능이 떨어진 결과에 의한 설사이다.

이와같은 만성설사의 경우는 직접적으로 장을 치료하기보다는 전신기능을 향상시켜야 근본적인 치료가 가능하다. 과민성대장염의 증상, 만성의 복부통증을 비롯해서 여러 가지 모양의 복부증상과 설사, 또는 변비 등의 배변(排便)에 이상이 나타난다. 복통의 복부불쾌 증상은 변이나 가스가 배출되고 나면 불쾌한 증상이 당분간은 없어지는 것이 특징이다.

복통의 증상은 거의 좌우 복부에 나타나나 일정하지는 않다. 통증의 모양도 확실하지 않고 여러 가지 형태로 나타나며, 경우에 따라서는 충수염이나 담낭염으로 오인하는 수도 있다.

그리고 식사를 하면 증상이 심하게 나타나기도 하며, 여성의 경우는 생리 때에 더욱 심해지는 경향이 있다.

증상을 간단히 요약하면, 연변 또는 시시로 변비, 장명(腸鳴), 복부 팽만감 및 불쾌감, 식욕부진, 오심, 구토 등을 수반, 그 밖에 불면, 불안감, 권태감, 심계항진 등이다. 이와같은 만성대장염을 근본적으로 치료하기 위해서는 장의 기능을 혼란하게 하고, 혈액의 성상(性狀)을 악화시키며, 알러지나 당뇨병을 일으키는 근본적인 원인인 육류, 계란, 우유 등의 동물성식품이나 흰쌀밥, 흰빵 등의 정백식품의 섭취를 줄이는 것이 좋다.

배에서 꼬르륵 소리
이 계란 먹을래
애 그게 아니구
너 배탈이…

장염의 치료방침
전신의 기능회복

현대의학에서 급성장염의 경우는 설파제나 항생물질로 치료하여 효과를 보고 있다. 그러나 만성장염의 경우는 설사를 멈추게 하는 국소적인 치료로는 완치가 되지 않는다. 그 이유는 만성장염은 10년, 또는 20년 이상도 계속되는 하나의 체질병이기 때문이다.

따라서 이와같은 만성장염을 치료하기 위해서는 전신의 기능, 즉 5장6부의 기능을 회복시키는 요법에 포인트를 두지 않으면 안 된다. 이와같은 방법의 치료만이 잘 치료되지 않는 만성장염을 완치시킬 수 있는 지름길이다.

체력과 증상에 따른 한방처방

과민성대장증후군에 효과가 좋은 처방법	허실(虛實)	자각증상(自覺症狀)												
		설사하기 쉽다	설사가 심하다	식욕부진	얼굴색이 나쁘다	몸이 무겁다	쉽게 피곤하다	오심(惡心) 구토	항상 배가 땡긴다	위(胃)부위가 아프다	명치부위가 답답하다	자주 배가 아프다	배가 자주 꿇는다	손발이 차다
반하사심탕(半夏瀉心湯)	허(虛)	★	●	★	△	△	△	★	△	★	★	●	★	△
안중산(安中散)		●		★	△	△	△	△		★	●	★	●	△
사군자탕(四君子湯)		●	△	★	★	★	★	●						△
인삼탕(人蔘湯)		★		★	★	●	●	●			●			●

★ : 증에 가장 잘 맞는 표시. 처방을 선택하는 포인트가 된다.
● : 일반적으로 증에 맞는 경우
△ : 부수적으로 있는 증상

장염의 식이요법

- **주식** : 현미잡곡밥(현미 4, 찹쌀현미 2, 검정콩 2, 율무나 보리 2)
- **부식** : 야채, 해조류(미역, 다시마, 파래, 김 등), 소어패류(멸치, 조개류)

그 밖에 김치나 된장 등의 발효식품은 정장작용이 뛰어나므로 자주 섭취하는 것이 좋다. 그리고 사과는 변비든, 설사든 어느 경우에나 다 좋다. 특히 과민성대장염의 경우는 항스트레스식품을 많이 섭취할수록 좋다.

인삼, 시금치, 참깨와 버섯류가 장염에 도움이 되며, 부추, 파, 마늘 등의 파 종류는 비타민 B₁의 효과를 높여주기 때문에 장이 정상화되도록 유도한다.

생활 속에서 주의
맥주와 찬 우유

맥주같은 발효주는 장에서 흡수되기 때문에 장에 부담을 안겨 준다. 맥주의 원료는 한방이론상 찬 식품에 속하기 때문에 장이 예민하고 약한 사람에게는 바람직하지 못하다. 이는 장이 약한 사람이 찬 우유를 마시면 대변이 좋지 않은 것과 같은 맥락이다. 따라서 가능하면 찬 음식도 피하는 것이 현명하며, 노인들은 더욱 그렇다.

생강초차(生薑炒茶)

볶은 생강을 차로 만들어 복용하면 5장6부를 따뜻하게 하여 특히 장의 활동을 원활히 하며, 사지와 관절의 혈액순환을 돕고, 풍습(風濕)을 고친다. 또 장을 따뜻하게 하여 연동기능을 정상으로 회복시키며, 설사를 멈추게 한다. 특히 몸이 냉한 사람의 연변(軟便)을 치료한다.

- 만드는 방법 : 생강 20g을 얇게 썰어 기름기 없이 검은 색이 될 때까지 프라이팬에 볶은 후 600㎖의 물에 넣고 반으로 줄여서 1일 분량으로 보리차 대신에 마시면 더욱 효과가 좋다.

연자경단(蓮子瓊團)

연씨를 생약명으로 연육(蓮肉) 또는 연자육(蓮子肉)이라고 하는데, 자양강장(滋養强壯)과 정신안정작용(精神安定作用)이 있어서 스트레스나 심인성(心因性) 원인에 의한 과민성대장증후군에 효과가 좋다.

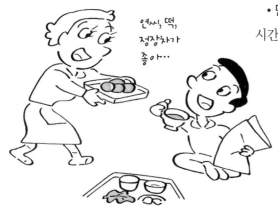

현미밥, 발효식품
식사 후 사과

연씨, 떡,
정장차가
좋아…

- 만드는 방법 : ① 연씨 600g을 따뜻한 물에 2~3시간 정도 담근다.

② 물기를 닦아내고 프라이팬에 검게 될 때까지 볶는다.

③ 이를 작은 절구에 넣고 잘게 부순 다음 적당량의 꿀을 첨가하여 1개가 3~4g 정도가 되도록 경단을 만들어 1일 3회 1~2개씩 먹는다.

정장차(整腸茶)

종　류	1일 분량	효　　　　능
황백(黃栢)	8g	맛은 쓰고, 약성은 차다. 약효는 화를 내리고, 습열(濕熱)과 묵은 화를 다스리고, 황달을 치료하며, 결막염과 구창(口瘡 : 구내염)과 위화(胃火)를 제거하여 입맛을 돌게 하고, 설사를 치료한다.
건강(乾薑)	6g	(볶아서 사용) 맛은 맵고, 약성은 매우 열하다. 약효는 5장6부의 기능에 활력을 준다. 사지와 관절을 따뜻하게 하여 기의 유통을 도우며, 한(寒)과 습(濕)을 쫓아내고, 토사(吐瀉)와 곽란(癨亂)을 멈춘다.
천황련(川黃連)	3g	맛은 아주 쓰고, 약성은 차며, 약효는 심신의 화와 열기를 제거하고, 명치 부위의 답답함을 제거하며, 눈을 맑게 하고, 항세균작용이 있어서 이질과 설사를 치료하며, 화병도 고친다.
생강		

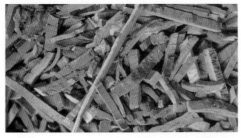
황백

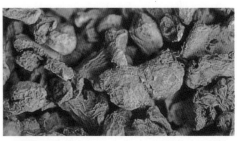
건강

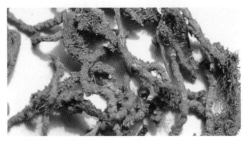
천황련

장염의 운동요법

① 두 사람이 한 발짝 거리를 두고 돌아선다.

② 하나, 둘, 셋, 구령에 따라 하체는 고정시키고 상체만을 뒤로 돌려 양 손바닥을 상대방의 손바닥과 마주치고 원 위치로 돌아온다.

③ 이를 좌우 번갈아 가면서 구령에 따라 천천히 심호흡을 하며 반

복한다. 이는 허리와 복부를 충분히 비틀기 때문에 혈액순환의 촉진은 물론이고 장의 연동운동을 정상화시켜 과민성대장염을 치료하는 매우 좋은 운동이다.

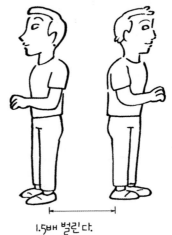

1.5배 벌린다.

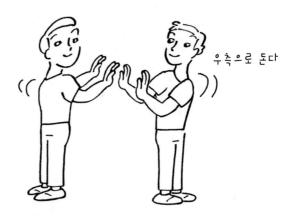
우측으로 돈다

혹시 오늘 새벽에 자리에서 눈떴을 때, 밤새도록 내 심장이 멈추지 않고 뛰어서 오늘 이 아침을 맞이할 수 있게 된 것에 대한 감사를 드리신 분이 계신지? 매일 아침 새날을 주신 이에게 감사를 드리는 마음, 즉 그 통로로 인하여 오늘 만나는 모든 이에게 감사를 전하는 하루가 된다. "감사는 사랑과 고통을 통해서 나에게 다가온다. 늘 사랑과 고통은 함께 있다. 막달라 마리아는 사랑과 고통이 같은 의미를 지니고 있다는 것을 예수가 십자가에 못 박히는 날 그 찢어지는 아픔을 통해서 비로소 알았을 것이다. 사랑과 고통이 포개져 있음을 비로소 체험한 것이다. 어머니의 사랑 역시 포근하고 따뜻한 것인 동시에 그 속에 아픔이 깃들어 있다. 그것이 자비, 즉 사랑이다. 자애로움과 슬픔이 함께 있는 것이다." 이 사랑과 고통이 무엇인지를 안다면, 과민성대장증후군의 원인인 과민, '지나친 걱정'에서 벗어날 수 있을 것이다.

364 · 100세 건강법

식중독

원인별로 네 가지로 분류한다. 특히 여름철의 식중독의 원인은 거의 수인성으로서 세균에 의한 것과 세균에 의한 독소 때문인 것과 자연독, 그리고 식품첨가물과 화학물질 등이 원인이기는 하지만 자세히 살펴보면 다음과 같다.

- **세균에 의해서 발생하는 식중독** : 이것은 감염형(살모넬라균, 장비부리오균) 등과 독소형〔포도상구균(葡萄狀球菌)〕으로 분류된다. 감염형은 세균이 체내에 들어 와서 번식하기 때문에 복통이나 설사, 발열 등의 식중독증상을 일으킨다. 독소형은 식품 중에 번식한 세균이 독소를 생산하고, 이것이 체내에 들어 오면, 급성위염 같은 증상의 독소중독에 의한 두통이나 어지럼증을 수반한다.

- **자연 독에 의한 식중독** : 복어, 독버섯, 감자의 싹〔芽〕, 덜 익은 과일 등의 독에 의해 발생하는데, 독의 종류에 따라서 그 증상도 다르다.

- **화학약물에 의한 중독** : 식품첨가물(방부제나 화학조미료 등), 농약(BHC, 유기수은 등), 변질물(유지의 변질 등), PCB, 납 등의 생체에 유해한 화학물질로서 급성증상을 나타내는 것으로부터 만성적인 것까지 매우 다양하다.

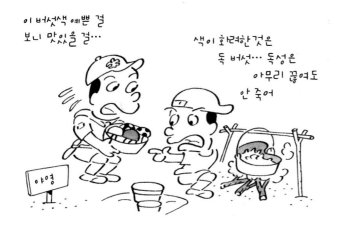

이 버섯색 예쁜 걸 보니 맛있을 걸…

색이 화려한 것은 독 버섯… 독성은 아무리 끓여도 안 죽어

야영

- **알러지 반응으로 나타나는 식중독** : 이것은 주로 부패(腐敗)아민의 일종인 히스타민의 원인으로 생체에 거부반응이 일어나는 것이다. 알러지체질인 사람이 꽁치, 고등어, 게, 새우, 우유, 특정 육류, 계란 등을 먹으면 중독을 일으키는 것이 바로 이 현상이다. 일반적으로 담마진(蕁麻疹)을 일으키기 쉽다.

식중독은 그 위험성이 있는 식품을 주의깊게 피하는 것이 무엇보다도 중요하다. 그러나 시각이나 미각으로 정확한 판단이 대개는 어려워서 세균이 번식하고 있거나 독물이 첨가된 식품을 먹게 되며, 그리고 독버섯같이 독이 있는지를 잘 몰라서 엄청난 일을 당하는 경우가 자주 있으므로 세심한 주의를 요한다.

그리고 특히 여름철에는 각종 세균의 번식이 왕성한 시기이므로, 생냉음식(生冷飮食)을 특히 주의해야 하며, 평소보다 식사의 양을 약간 줄이고, 물은 무조건 끓여(보리차 등) 마시는 것을 원칙으로 해야 한다. 끓이면 몇 가지 세균을 제외한 모든 세균이 다 죽는다. 그러나 꼭 기억해야 할 것은 독성은 아무리 끓여도 해독이 되지 않는다는 것을 명심해야 한다.

- 위험성 있는 식품을 피한다.(부패음식, 독물첨가식품, 독물식품)
- 생냉음식을 특히 주의한다.
- 평소보다 식사의 양을 약간 줄인다.
- 물은 무조건 끓여(보리차 등) 마신다.

여러 가지 원인으로 인해서 병이 발병하였다고 하더라도 최종적인 결과는 각자의 체력이 가지고 있는 저항력에 의해서 좌우된다. 왜냐하면 같은 것을 먹었더라도 발병하는 사람이 있는가 하면 그렇지 않은 사람도 있기 때문이다. 이 저항능력을 좌우하고 있는 것이 간장의 해독력과 장내 세균의 밸런스이다. 간장의 기능이 왕성하면 다소의 독물이 체내로 들어 오더라도 해독하고 배설해서 중독을 일으키지 않게 되며, 장내의 유용균(有用菌)이 우세하면 어느 정도의 유해세균을 동화해 버려서 독성을 중화시켜 문제를 일으키지 않게 된다.

예를 들면, 어패류로서 중독을 일으키는 호염균(好鹽菌)은 유산균이 만드는 유산(乳酸)과 초산(醋酸)에 의해서 점점 사멸해간다. 이 장내의 세균의 밸런스를 무너뜨리고 간장의 기능을 약하게 만드는 원인이 바로 육류, 계란, 우유와 이것들을 가공하여 만든 제품의 과식이다.

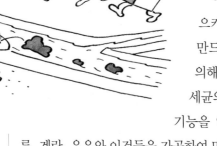

동물성단백질 식품은 위장을 피로하게 만들고, 장내에서 이상발효를 일으켜 장기능을 실추시키며, 간장의 기능마저 약하게 만든다. 뿐만 아니라, 알러지체질로 변하게 되고, 또 특정 식물에 대해 알러지반응을 일으키는 체질로 변화한다. 따라서 식중독에 대한 저항력을 높이려면 동물성단백질 식품을 극도로 줄이고 현미와 야채로 전환하는 것이 무엇보다도 중요하다.

현미와 채식을 주로 섭취하면 육식에 의한 살모넬라균 중독을 피할수가 있고 혈액도 깨끗해져서 간장의 기능이 매우 활발해진다. 야채에 풍부하게 함유되어 있는 식물성섬유는 장내 유용균을 많이 번식시킨다. 그리고 현미에는 수은과 같은 중금속을 체외로 배설해서 유해물질에 의한 식중독을 막아주는 중요한 성분이 들어 있다.

주식은 현미와 해독작용이 강한 검정콩, 율무를 섞은 잡곡밥과 부식으로는 야채류, 해조류, 소어패류, 된장국, 김치 특히 동치미 등의 발효식품을 주로 섭취하는 것이 좋다.

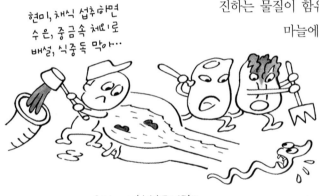

현미, 채식 섭취하면 수은, 중금속 체외로 배설, 식중독 막아…

육식에 의한 살모넬라균 중독 피할 수 있어…

이 발효식품의 효모(酵母)에는 장내의 유산균의 번식을 촉진하는 물질이 함유되어 있어서 정장효과를 높인다. 특히 마늘에는 대단히 놀라울 정도의 항균력과 살균작용이 높기 때문에 식중독, 변비, 설사, 이질, 콜레라 등에도 아주 좋은 효과를 나타낸다.

식중독의 경우 음식물을 조리할 때는 특히 자연소금을 사용하는 것이 좋다. 그 이유는 피를 맑게 하고 해독하는 작용이 강해서 몸의 저항력을 높여주기 때문이다.

치료의 포인트

화학약제를 잘못 쓰면 장내의 유익한 균마저 무분별하게 죽이므로 장내 세균의 밸런스가 깨지는 경우가 있다. 특히 항생제의 투여는 전문가의 처방을 철저하게 지켜야 한다.

식중독을 일으키는 경우에 음식이 위장에 아직 남아 있을 때는 손가락을 사용해서라도 토해 버리는 것이 좋다. 장으로 유입된 후에는 우선 설사를 시키는 약을 투여하여 장내를 빨리 청소하는 것이 좋으며, 만약에 열을 동반할 때는 세균성일 가능성이 높으므로 빨리 병원을 찾아야 한다.

체력과 증상에 따른 한방처방

식중독에 효과가 좋은 처방법	허실(虛實)	자각증상(自覺症狀)														
		설사 경향	심한 설사	식욕부진	두통	두드러기	피로	어지럼증	어깨·등의 통증	구강건조	오심·구토	명치부위 동통	명치부위 답답	복통	복명(腹鳴)	수족냉
도씨평위산(陶氏平胃散)	실(實)	★	●	●		●	△			●	★	★	★	★	★	
황련해독탕(黃連解毒湯)				●		★				★	△	●	●			
곽향정기산(藿香正氣散)	중간 허실	★	●	●	●	★	●	●	△	●	★	★	★	★	★	△
오령산(五苓散)		●	●	△	★			★	●	★	★				△	
반하사심탕(半夏瀉心湯)	허(虛)	★	★	★		●	△			△	★	●	★	●	★	△
감초사심탕(甘草瀉心湯)		●	★	★		●					●	●	●	●	★	

★ : 증에 가장 잘 맞는 표시. 처방을 선택하는 포인트가 된다.
● : 일반적으로 증에 맞는 경우
△ : 부수적으로 있는 증상

식중독의 식이요법

설사와 복통이 심할 때는 가능한 한 절식을 하는 것이 좋으나, 묽은 흰죽을 아주 담백한 반찬인 단무지, 또는 동치미와 함께 먹는 것은 무방하다.
- 주식 : 잡곡밥(현미 6, 검정콩 2, 율무 2)
- 부식 : ① 야채류, 해조류, 소어패류,
        ② 된장국, 김치, 동치미 등의 발효식품(유산균 번식 촉진 작용)
        ③ 마늘(항균력과 살균작용 우수)

밤에과식
안 좋다니까…

매실차와
숙식소호에 제독차…
걱정 뚝!

• **매실차** : 매화나무의 열매인 매실과 탱자열매인 지실, 그리고 생강을 섞어서 차를 끓여 마시면 좋은 효과를 얻을 수 있다. 매실의 산미(酸味)는 소화기의 운동을 왕성하게 하고 소화액의 분비를 촉진한다. 이때 배출되는 위액은 강한 살균작용이 있기 때문에 아메바이질의 치료제로도 사용된다. 뿐만 아니라, 위염, 구토, 복통, 설사에도 효과가 좋다. 이 매실차는 특히 아주 묽은 설사에 효과적이다. 지실은 복부창만과 심하비만, 그리고 숙식을 제거한다.

• **만드는 방법** : 매실 25g, 지실 10g, 생강 10g을 600cc의 물에 넣고 반으로 줄여서 수시로 마신다.

제독차(制毒茶)

종　　류	1일 분량	효　　　　　　능
금은화(金銀花)	20g	맛은 달고, 약성은 약간 온하다. 약효는 옹저(癰疽 ; 큰 종기)와 종창(腫脹)을 치료하며, 세균의 증식을 억제하고 퇴치하는 한방의 페니실린이다.
지실(枳實)	8g	맛은 쓰고 시며, 약성은 차다. 약효는 명치 부위의 답답함과 복부창만(脹滿)과 숙식(宿食)을 소화하며, 피부의 가려움증과 종기를 치료한다.
천황련(川黃連)	3g	맛은 아주 쓰고, 약성은 차다. 약효는 심신의 화와 열기를 제거하고, 명치 부위의 답답함을 제거하며, 눈을 맑게 하고, 항세균작용이 있어서 이질과 설사를 치료하며, 화병도 고친다.
대추 + 생강		

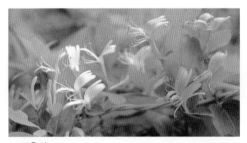
금은화

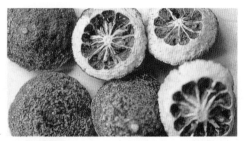
지실

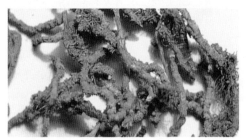
천황련

"물미역은 천연소금을 약간 쳐서 잠시 후에 찬물로 씻어 낸 다음 데치지 않고 날 것 그대로 고추장에 찍어 먹으면, 닭장 같은 아파트 콘크리트 속에 갇혀 있어도 바다의 갯내음과 파도소리가 가슴의 귀로 들려옴을 보게 된다."

이렇게 신선한 음식을 즐겨 먹으면 식중독을 걱정하지 않아도 될 뿐만 아니라, 몸과 마음까지도 깨끗해져서 참 아름다운 여유로움을 즐길 수 있다.

 # 숙취

주독(酒毒)의 해독(解毒) — 황련해독탕(黃連解毒湯)
(애주가에게 구원의 희소식)

과음이란?

춘(春) 3월, 겨우내 움추렸던 가슴을 펴고 봄의 싱그러움을 마음껏 들이킴에 있어 어찌 한 잔의 술을 사양하겠는가? 그리고 연말연시에도 술을 마실 기회가 많아서 평소보다 자주 마시지 않을 수 없는 것이 숙취의 원인이다.

술 마실 일이 어디 이뿐이랴. 사업상 피치 못해서, 경사스러움을 축하하기 위해서, 친구가 좋아서, 스트레스 해소를 위해서, 그리고 화를 삭히려는 등 여러 가지 원인 때문에 마시지 않을 수 없고, 또 스스로 즐겨 찾는 것까지는 좋은데, 그러나 지나치게 자주, 그리고 과음을 하게 되는 것이 문제다. 만취(滿醉)는 인격과 이성을 망가뜨릴 뿐만 아니라, 누적된 주독은 우리의 건강을 해친다.

술이란 적당한 선에서 끝나는 것이 아니고, 술이 그 술을 마셔 우리의 모든 것, 즉 정신과 육체를 몽롱하게 잠재우기 때문에 크나큰 문제가 된다. 기분이 좋아서 과음한 것까지는 좋았으나, 그 다음날 아침 숙취증상이 심하게 나타나는 것이 몹시도 괴롭다.

숙취의 증상

머리가 깨지는 것 같고, 위가 밖으로 튀어나올 것 같은 구토, 심하면 노랗고 쓰디 쓴 쓸갯물까지 토하고, 때로는 설사, 현훈(하늘이 빙빙) 등의 증상이 나타나며, 이는 급성위염 및 급성간염의 상태로 볼 수 있다.

술이라는 글자만 보아도 토할 것 같아 지겹고 진저리가 쳐진다. 그러나 어찌하랴. 이 술을 또 다시 찾게 되니, 더더욱 괴로운 일은 이토록 엉망이 된 상태임에도 불구하고 출근하여 일을 해야 한다는 것이다. 그러나 이와같은 경험이 어디 한두 번이겠는가?

'황련해독탕' 과 나와의 만남

지금은 술을 끊은 지 이미 오래 되었으나 20여년 전 나의 대학교 은사이신 교수님이 고혈압 치료의 목적으로 '황련해독탕' 을 복용하던 중에 혈압이 개선되는 것은 물론이고, 가끔 고생하던 숙취증상이 없어진 것을 우연히 발견하셨다. 그 후 혈압 때문에 삼가던 술을 하루 저녁에 소주 두 병 이상도 안심하고 마시게 되었다는 말을 듣고, 곧바로 나도 술을 마신 후에 이 '황련해독탕' 과 함께 '오령산' 을 복용하여 보았더니 그 효과는 정말로 신기하였다.

중국의 고전(古典)을 살펴보면, 숙취의 예방과 치료에 황련해독탕을 애용하였다. 황련해독탕은 옛날 중국의 당(唐)시대(753年)에 출판된 《외대비요(外坮秘要)》라는 책에 처음 발표된 처방이다. 이 책에 황련해독탕이 기재되었을 당시 대단히 재미 있는 치료예가 기록되어 있어 현대문으로 번역하여 소개한다.

유차(劉車)라는 이름의 장군이 유행성독감에 걸려 발한(發汗)치료법으로 거의 나아가던 중 3일째에 부주의하여 청주를 많이 마셔서 감기가 재발되었다.

그 재발된 증상은 가슴이 답답하여 괴롭고, 위 속에 아무것도 없는데도 구토가 심하며, 입 속이 바싹바싹 타고, 뜻을 알 수 없는 목이 쉰 헛소리를 지르며, 잠을 못 이루는 위급한 사항에 이 '황련해독탕' 을 투여하여 한 번 복용하니 눈이 밝아지고, 두 번 복용하니 죽을 먹을 수 있게 되어 급속히 회복되었다. 이 황련해독탕은 1,200년 이전부터 오늘에 이르기까지 주독을 치료하는 명처방으로 인정되어 오고 있다.

부득이 술을 마시지 않을 수 없고, 숙취를 피하고 싶을 때는 음주 1시간 전에 '황련해독탕' 엑기스 3~4g과 '오령산' 4~5g을 복용하고, 집에 돌아가서 잠자리에 들기 전에 다시 같은 양을 복용하면 업무상의 잦은 연회 때문에 마신 술도 부담 없는 즐거움으로 바뀌리라 단언해도 좋다.

이 약을 즐겨 상비하는 사람들 중에는 대기업의 영업분야의 일을 맡고 있어서 어쩔 수 없이 과음

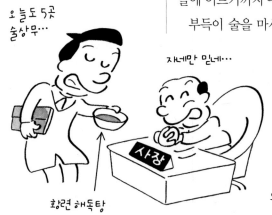

오늘도 5곳 술상무…

자네만 믿네…

사장

황련 해독탕

하지 않을 수 없는 경우가 많은데, 모두가 매우 만족해 한다.

　그러나 이 '황련해독탕'을 과신하여 지나친 폭음을 하는 것은 매우 어리석은 일이다.

황련해독탕의 처방해석

　황련, 황금, 황백, 치자로 구성된 처방으로서, '황련(黃連)'은 그 맛이 매우 쓰고 성질은 한(寒)하다. 효능은 열기(熱氣 ; 화병), 복통, 하리(下痢)에 효과가 좋다. 그 밖에 지혈의 효능이 있고, 구내염을 치료하며, '황금(黃芩)'은 화병(火病)을 가라앉히고, 해열과 해독작용이 있으며, 피를 맑게 하는 작용이 있다.

　'황백(黃柏)'은 열성설사와 장염, 그리고 황달과 구내염을 치료하며, 식욕부진을 개선한다. '치자(梔子)'는 담즙분비를 촉진하고, 위와 대·소장의 열사(熱邪)를 치료하고, 화병을 진정시킨다.

　숙취는 급성위염이나 급성간기능장해에 해당하는 상태이므로 소염해독작용과 건위작용이 있는 네 가지 생약으로 구성된 '황련해독탕'이 숙취를 개선하는 것은 지극히 당연하다고 볼 수 있다.

술이 몸에 끼치는 폐해

과음을 하면,
- 먼저 위의 점막을 자극하여 위산을 과량분비시켜 위산과다나 위염을 초래한다.
- 간장에서 알코올을 물과 아세트알데하이드로 분해하는 중 과음으로 인하여 간장이 피곤해지고, 더 나아가 지방간으로 발전한다.

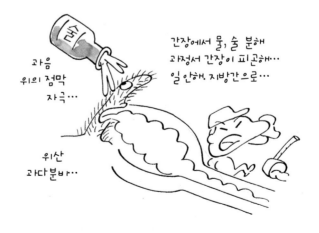

• 정신적으로 인격과 이성이 망가진다.

체력과 증상에 따른 한방처방

숙취(宿醉)에 사용하는 처방전	허실(虛實)	변비	설사	두통	어지러움	입과 목이 마름	명치부위 답답	속이 메스껍고 토함	땀이 잘 남	얼굴이 달아 오른다	잠이 잘 오지않는다	출혈하는 경향이다	쉽게 피로함	불안초조 해진다	몸이 잘 붓는다	소화가 잘 안된다
							자각증상(自覺症狀)									
삼황사심탕(三黃瀉心湯)	실實	★		△		●	●	△				●	●	●	●	
황련해독탕(黃連解毒湯)		△		△		●	●	△	△	★	●	★	△			
반하사심탕(半夏瀉心湯)	중간		★		△	△	★	★		△	△			△		★
대화중음(大和中飮)			●	△		△	△	△							△	●
오령산(五苓散)	허虛		★	★	★	●	△	★							★	●

★ : 증에 가장 잘 맞는 표시. 처방을 선택하는 포인트가 된다.
● : 일반적으로 증에 맞는 경우
△ : 부수적으로 있는 증상

숙취의 닦이요법
주법(酒法)

① 첫째, 1주일에 2회 이상은 마시지 않는다. 둘째, 적당한 안주와 함께(주로 두부를 잔득 넣은 동태찌개가 매우 좋다-위점막 보호) 마셔야 하며, 셋째 반주를 할 때는 소주 한두 잔을 식전에 마신다(위벽자극으로 식욕촉진 및 위산분비 촉진).

② 밸런스가 좋은 식사를 소식한다.

③ 무리하지 않은 적당한 운동〔속보, 건포마찰, 단전호흡 등〕을 한다.

④ 45세 이상 나이가 들어 감에 따라 가능한 한 피해야 할 음식물로는 기름기가 많은 육류, 계란, 우유, 백미, 흰빵 등의 식품을 줄이고, 현미잡곡밥(현미 5, 율무 2, 콩 2, 기타 1)과 채식을 많이 섭취하여야 한다. 이는 혈액성상을 정상화하고 간장의 부담을 줄여주어 간장의 해독력을 높여주기 때문에 과음으로 인한 피해를 줄여준다. 육류를 많이 섭취하는 것이 술을 해독하는 데 도움이 된다고 일반적으로 믿고 있으나, 육류를 많이 섭취하면 혈액의 산독화(酸毒化)가 촉진되어 간장의 부담이 커져서 오히려 좋지 않다.

결과적으로는 간세포의 질(質)이 약해지고 기능이 저하되어서 오히려 기초체력이 떨어지게 되고 술의 해독력도 떨어지게 된다.

⑤ 숙취예방에 우유가 매우 좋다. 숙취예방의 기본은 공복에 과음하지 않는 것이다. 공복시에는 우유를 한 컵 마시면 위 점막에 우유막이 형성되어 위를 보호하게 된다. 그리고 식물성기름이나 지방질을 약간 섭취하는 것도 좋은 방법 중에 하나이다. 한약으로는 앞에 설명한 '오령산'에 '황련해독탕'을 복용하면 간장에서 알코올을 분해하는 기능을 높여주어 숙취를 효과적으로 막아준다.

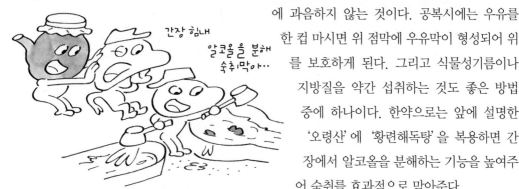

숙취의 민간요법

과음한 다음날 아침에 일어나면 천장이 빙빙 돌고 머리가 천근 같고, 아무것도 먹고 싶은 생각이 없을 때 어떻게 해야 좋을까?

① 검정콩과 콩나물의 잔뿌리와 대파를 각각 30gm, 굴 20gm, 된장 15gm으로 국을 끓여 마시면 감쪽같이 회복된다.

② 식초생강차 : 아래 그림과 같이 차를 만들어 마시면 숙취가 제거된다. 생강은 메스꺼움과 구토를 진정시키는 효능과 소화기 전체의 기능을 개선하며, 설사를 멈추고, 해독하는 효능이 있는 매우 유용한 식품이다. 특히 급만성위염에 효과가 좋고, 식욕부진을 개선한다.

해주차(解酒茶)

종 류	1일 분량	효　　　　　　능
계지(桂枝)	10g	맛은 달고 매우며, 약성은 온하다. 약효는 이뇨, 말초 부위의 혈액순환을 촉진하고, 신경통과 두통을 치료한다.
황금(黃芩)	6g	맛은 쓰고, 약성은 차다. 약효는 상열(上熱)을 내리고, 대장의 기능을 개선하여 장염과 설사를 치료하며, 한열왕래(寒熱往來)와 황달을 고치고, 화(火)를 사(瀉)한다.
천황련(川黃連)	3g	맛은 아주 쓰고, 약성은 차며, 약효는 심신의 화와 열기를 제거하고, 명치 부위의 답답함을 제거하며, 눈을 맑게 하고, 항세균작용이 있어서 이질과 설사를 치료하며, 화병도 고친다.
대추 + 생강		

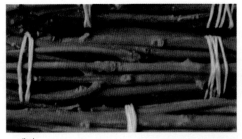
계지

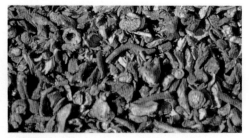
황금

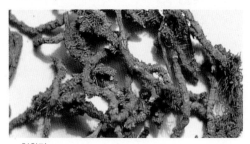
천황련

숙취의 운동요법

　과음한 다음날 새벽에 가벼운 조깅, 또는 속보(速步)가 가장 좋은 운동이다.

"비본질적인 것 중 불필요한 것은 아깝지만 다 버려야 한다. 그래야 홀가분해진다. 나뭇잎을 떨어뜨려야 내년에 새잎을 피울 수 있다. 나무가 그대로 묵은 잎을 달고 있으면 새잎도 새꽃도 피어나지 않는다. 사람도 마찬가지다. 매순간 어떤 생각, 불필요한 요소들을 정리할 수 있어야 한다. 그렇게 해야 새로워지고 맑은 바람이 불어온다. 그렇지 않으면 고정된 틀에서 벗어날 수 없다. 순간순간 새롭게 피어날 수 있어야 살아 있는 사람이다. 날마다 똑같은 빛깔을 지니고 있는 사람, 어떤 틀에 박혀 벗어날 줄 모르는 사람은 살아 있는 사람이라고 할 수 없다." **순간순간 새롭게 피어나 싱그럽게 거듭나는 삶은 몽롱한 숙취 속에서는 도저히 엄두도 낼 수 없는 보배로움이다.**

식욕부진

어린이나 노인은 기운이 없고, 의욕도 저하되기 쉬운데 식욕마저 떨어지면 정말 큰일이 아닐 수 없다. 식욕이 떨어지는 것은 특별한 병인 경우를 제외하면, 거의 대부분의 원인이 마음으로부터 온다. 무엇이 그렇게도 섭섭하고, 답답하고, 또 억울하며, 기가 막힌지, 찬물 이외에는 아무것도 먹고 마실 생각이 없다.

주위에서 식구들이 염려하고, 권하고, 안타까워하지만, 더더욱 진전이 되면, 나중에는 거식증(拒食症)의 증상이 나타나는 경우도 있는데, 이 정도까지 이르기 전에 손을 써야 한다.

주위의 식구들은 그 원인이 무엇인지, 진지하게 생각하고 살펴볼 필요가 있다. 왜냐하면 어린 아이는 어려서 그렇지만, 노인의 경우도 어린이보다 어떤 면에서는 항상 어른만은 아니라는 사실이다.

선천성 음식기피증이나 정신적인 식욕부진과 체력부족에 의한 소식(小食)은 허(虛)증에 속하고, 환경적인 것과 스트레스에 의한 것은 화(火)에 속하는데, 둘다 한방치료가 그 위력을 발휘한다.

전형적인 선병성체질로서 알레르기 피부질환, 기관지 허약, 신경질, 특히 밤에 식은땀을 잘 흘리며, 한군데 가만히 있지 못하고 쉴새 없이 움직이고, 구내염이 자주 발생하며, 변비가 심하면서 잘 먹지 않는 경우는 태생적인 소인이 있는 경우이지만, 화가 누적이 되어도 같은 증상이 나타난다.

위의 증상은 청혈(淸血 ; 피를 맑게 하고), 보혈(補血 ; 피를 보충해 주며), 해독(解毒 ; 독을 제거해 주고), 청열(淸熱 ; 생리적인 열을 식혀 주는 효능)시켜 주는 대표적인 처방인 '온청음'을 복용하면 치료가 잘 된다.

이는 한의학적으로는 매우 중요한 의미를 갖는다. 이 '청열'이라는 생소한 개념을 이해하면 한의학의 매우 중요한 부분을 터득한 것이 된다. 한방의학과 양방의학이 사람의 질병을 퇴치한다는 면에서는 똑같이 숭고한 목적을 지니고 있다. 이론상 크게 다른 점이 있다면, 바로 이 '열(熱)'에 관한 개념이다.

양의학적으로는 체온계에 나타나는 열만을 열증(熱症)이라고 하여 해열제로 처리하지만, 한의학에는 '열'에 관한 개념이 두 가지가 있다.

첫째는, 체온계로 잴 수 있는 열로서, 양의학과 같은 방법인 해열제로 치료한다.

둘째는, 이와는 달리 체온계로는 잴 수 없는 열이 있다. 체온계에는 나타나지 않지만 사람이 느끼는 열감(熱感)이 있다.

예를 들면, 누구나 어떤 무엇에 의하여 화가 나면 열감을 느낀다. 그러나 이 열감은 틀림 없이 본인에게 느껴지는 열감이기는 하지만, 체온계에는 나타나지 않는다.

이와같이 정신신경의 부조화와 감정의 격화에 의해서 발생되는, 그러나 체온계로는 잴 수 없는 생리적인 열을 '화(火)'라고 하고, 치료는 해열이 아니고 '맑게', '깨끗하게', 즉 청열(淸熱)시키는 것이다.

따라서 한의학의 이론에는 인간의 감정의 변화[희(喜), 노(怒), 우(憂), 사(思), 비(悲), 공(恐), 경(驚)]에 의하여 발생되는 증상들을 가장 중요한 질환으로 인정하고 치료하는 특수한 분야를 가지고 있다. 검사상 나타나지 않는 모든 감정의 변화에 의해서 발생되는 증상을 양의학에서는 '신경성'으로 분류하여 주로 안정을 시키는 약물로 임시적인 치료를 행한다.

그러나 한의학에서는 위와 같이 인간의 감정 변화에 의한 질환을 세분하고, 이 생리적인 부조화를 5장6부에 대입하여 치료하기 때문에 미세한 감정의 변화에 의해서 발생되는 생리적인 부조화에 의한 질환도 효과적인 치료가 가능하다.

이와같은 감정 변화에 이상이 생기면 누구나, 특히 어린이와 노인들의 식욕은 여지없이 떨어진다.

식욕부진의 증상

- 밥을 먹기 싫다.
- 머리가 띵하고 어지럽다.
- 입 속에 모래가 있는 것 같다.
- 입이 마른다.
- 가슴이 답답, 잦은 한숨과 하품이 난다.

- 명치 부위가 답답하다.
- 변비의 경향이 된다.
- 신경이 극도로 날카로워진다.
- 불면증이 되기 쉽다.
- 체력과 의욕이 떨어지고 마른다.

증 예

몇 개월 전에 동생의 소개로 좀 큰 돈 거래를 하게 되었는데, 도중에 문제가 발생되고부터 식욕이 떨어져서 거의 먹지 못하고 있습니다. 떼인 돈을 생각하면 잠이 오지 않고, 그리고 집안 식구들에게는 걱정을 끼쳐서 미안하고, 그러나 체력을 유지하기 위하여 무리를 해서라도 먹으려고 노력을 하고 있지만, 음식 맛이 전혀 없어서 이러다가는 큰 병에 걸릴 것 같습니다. 남편의 권유로 종합검진을 받아 보았으나, 결국은 스트레스에 의한 증상이라는 결과가 나왔습니다. 체력을 도와주는 약이라면 한약이 좋을 것 같아서 친구의 소개로 찾아왔습니다.

나이는 63세이고, 체격은 마른 편이며 발병 이전에도 식사량은 많지 않았으며, 원래 소화기능이 허약하고 변비의 경향이었다고 한다. 한방체질 의학상 전형적인 소음인이었다.

식욕이 없고 체력이 약하며, 정신적인 피로와 스트레스가 겹쳐서 발생하는 식욕부진에는 한방의학이 그 위력을 발휘한다. 사용되는 처방은 거의가 허증체질의 개선제가 중심이 된다.

식욕부진의 한방적인 치료

- 정신적인 스트레스에 의한 식욕부진이므로 '육울탕(六鬱湯)'에 '후박' '지실' 을 가하면 매우 좋다. 요즈음 일부 여성들에게 문제가 되고 있는 거식증(拒食症 ; 먹으려고 노력하여도 위가 음식물을 거부하는 것 같은 증상으로, 무리하게 음식을 삼키면 거의 바로 토한다)의 치료에도 위력을 발휘한다.
- 체력은 약간 있으면서 명치끝이 답답하고 식욕이 없을 때는 '평위산' 에 '지실' '산사육' '황백' 을 가미하면 효과적이다.

- 먹고자 할 때에 토할 것 같으면 '육군자탕'에 '반하'를 배가(倍加)하면 좋다.
- 일반적으로 소화가 잘 안 되면서 변이 묽고, 아울러 감기 증상이 있으면서 식욕이 없을 때는 '곽향정기산'이 적합하다.
- 명치끝이 답답하고 소화가 안 되며 설사의 경향이고, 장에 가스가 차며 약간 번열(煩熱)하고, 속이 메슥메슥하면 '반하사심탕'에 '반하'를 두 배로 하면 효과적이다.

식욕부진이 되어 밥을 잘 먹지 않으면?

본인보다도 주위에서 시끄럽게 구는 경우가 더 많다. 식욕이란 생명을 유지하기 위해서 필요불가결한 인간의 기본적 생존욕구의 하나임에는 틀림없으나 그렇게 야단법석을 떨 것은 못 된다.

왜냐하면 우리의 몸은 2~3일 정도 먹지 않아도 별로 지장이 없을 만큼 영양분을 축적하고 있기 때문이다. 따라서 별로 염려할 것은 못 되나, 현대인의 식욕부진의 배후에는 영양섭취의 언밸런스라고 하는 중대한 사실이 숨어 있으므로 신경을 쓸 필요가 있다.

식욕이란 본래 자연의 생리적인 욕구인데, 이 욕구가 없다고 하는 것은 식생활 그 자체에 문제, 그리고 생활환경적인 문제와 정신적인 스트레스에 문제가 있는 경우라고 할 수 있다.

체내에서 영양성분의 대사에 대해서 중요한 역할을 담당하고 있는 것은 비타민 B_1이나 미네랄, 효소 등의 미량성분이다. 백미(白米)나 정백소맥분제품(精白小麥粉製品)인 흰쌀밥, 흰빵, 라면, 가공식품 등을 상식(常食)하면 앞의 미량성분이 부족해져서 주요성분(탄수화물, 단백질, 지방)을 대사하는 기능을 제한하게 된다. 즉, 식욕부진으로 발전하게 된다는 사실이다.

이것과는 반대로 주요영양성분의 절대치가 부족해지면 이번에는 필요한 양만큼을 채우기 위해서 자연히 과식하게 되는 경우가 발생한다.

다시 말하면, 식욕부진과 과식은 식물섭취가 근본적으로 잘못된 같은 뿌리에 연결되어 있다는 사실이다.

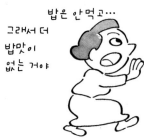

밥맛이 없어...

밥은 안먹고...

그래서 더 밥맛이 없는 거야

몸이 필요로 하는 영양분대사에 필요불가결한 미량성분을 과부족(過不足)하지 않게 충당시키기 위해서는 현미와 채식을 주로 섭취해야 한다는 결론이다.

꼭 기억해 두어야 할 것은 현미는 그 자체가 완전한 밸런스 음식이라는 사실이다. 그런데 항간에서는 밸런스가 좋은 식사법은 육식과 야채를 적당히 섞어서 먹는 것이 좋다고 알고 있는데, 이는 좋은 밸런스 식사방법이 아니라는 사실을 명심해야 한다.

체력과 증상에 따른 한방처방

식욕부진에 효과가 좋은 처방법	허실(虛實)	자각증상(自覺症狀)														
		복명(腹鳴)	설사 경향	소변소량	흉부동통	한출과다	빈혈 경향	체력소약	잦은 피로	어깨결림	구갈건조	오심·구토	위장부위 동통	명치부위 답답	수족냉	편식·불식
온청음(溫淸飮)	실(實)				△	△					★	△	●	●		★
도씨평위산(陶氏平胃散)		●	●		●						●	●	★	★		★
평위산(平胃散)	중간허실	△	△										★	★		●
반하사심탕(半夏瀉心湯)		★	★		●				△	△	●	★	★	●		
육군자탕(六君子湯)	허(虛)		△	△	△		★	★	★	●	●	●	●	●	●	●
인삼탕(人蔘湯)			★				★	●	●		●	●	●	★	●	●

★ : 증에 가장 잘 맞는 표시. 처방을 선택하는 포인트가 된다.
● : 일반적으로 증에 맞는 경우
△ : 부수적으로 있는 증상

식욕부진의 식이요법

청량음료와 단음식은 급격하게 혈당치를 상승시킬 뿐만 아니라, 비타민 B₁을 소비시켜 버리기 때문에 식욕부진을 불러온다. 이와같은 것을 특히 여름철에 많이 섭취하게 되는데, 여름철에 많이 섭취하면 식욕부진을 일으켜 탈진되기 쉬우므로 주의를 요한다.

삼가해야 할 음식

• 백미와 정백소맥분제품(精白小麥粉製品)
• 각종 청량음료의 과섭취

- 단음식
- 과일의 과섭취

닉사 메뉴

- 현미잡곡밥(현미 6, 콩2, 팥 1, 차좁쌀 1)
- 야채류(김치 등 일반적인 것)
- 해조류(미역, 다시마, 파래, 김 등), 소어패류(小魚貝類 ; 멸치, 모든 조개 종류)

닉욕부진의 민간요법

- 생강은 위장을 적당히 자극하여 식욕을 증진시킨다.
- 만드는 방법 : ① 생강을 얇게 썬다.
  ② 연근도 적당히 썬 다음 간장으로 간을 맞추고, 적당히 볶아서 반찬으로 대용하면 좋다.

감식차(甘食茶)

종 류	1일 분량	효 능
후박(厚朴)	12g	맛은 쓴 편이고, 약성은 온하다. 약효는 만성위염과 복부가 창만(脹滿 ; 명치 부위 답답)한 것을 풀어주고, 음식을 소화하며, 곽란(癨亂)과 토사(吐瀉)를 진정시킨다.
지실(枳實)	8g	맛은 쓰고 시며, 약성은 차고, 약효는 명치 부위의 답답함과 복부창만과 숙식(宿食)을 소화하며, 피부의 가려움증과 종기를 치료한다.
황백(黃栢)	6g	맛은 쓰고 약성은 차다. 약효는 화를 내리고, 습열(濕熱)과 묵은 화를 다스리고, 황달을 치료하며, 결막염과 구창(口瘡 ; 구내염)과 위화(胃火)를 제거하여 입맛을 돌게 하고, 설사를 치료한다.
대추 + 생강		

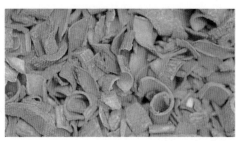

후박

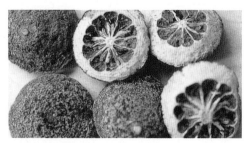

지실

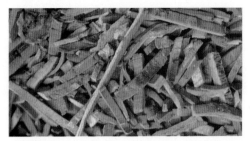
황백

식욕부진의 운동요법
복압토화법(腹壓吐火法)

단전으로부터 좌우양쪽의 복부를 압박하며 차차 위로 올라오고, 명치 부위부터는 숨을 크게 들이마시면서 손바닥으로 가슴을 쓸어 올려서 잠깐 멈추고, 강하게 손을 앞으로 뻗으면서 "하" 하고 모든 사기를 토해낸다.

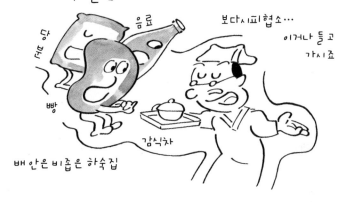

그 분 말씀에 "저는 맨발로 밭에 들어가 흙을 밟는 그 감촉을 좋아한다. 흙에서 멀수록 병원과 가까워진다는 말은 어김없는 진리이니 명심하기 바랍니다." 식욕이 없을 때는 삶의 의욕도 함께 떨어지기 쉽다. 그럴 때는 들이나 밭에 나가 맨발로 흙을 밟아 보시라. 발바닥을 타고 스며드는 땅의 생기가 식욕은 물론 그 자연을 가슴으로 듬뿍 숨쉬게 하여 우리를 한없이 자연스럽게 한다.

부인과 질환

월경이상(月經異常)

월경이상의 원인과 증상

월경이상은 그 유인(誘因)이 여러 가지이지만 가장 큰 원인이 유전적인 소인, 즉 체질적인 문제인 경우가 거의 대부분이다.

월경은 자궁내막이 주기적으로 박리(剝離 ; 떨어져 나감)되어 출혈하는 현상으로 난소와 자궁 간에 반복적으로 일어나는 일련(一連)의 성주기(性周期)변화의 일환(一環)을 형성하고 있다.

월경 메커니즘의 개요

난소는 뇌하수체(腦下垂體) 호르몬의 작용을 받아서 한 개의 원시난포(原始卵胞)가 발육되기 시작하고 그 속에서 난자가 성숙되어 난관(卵管)으로 나오게 되는데, 이를 배란(排卵)이라고 한다.

그 사이에 난포(卵胞)도 호르몬을 분비해서 자궁에 작용하고, 배란 후에는 황체(黃體)를 형성해서 황체호르몬을 분비하며, 이 두 가지 호르몬에 의해서 자궁내막이 왕성하게 증식된다. 이때 난자가 정자를 받아들여 수정란(受精卵)이 되어서 자궁내막에 착상되면 임신이 성립되는 것이다.

한편 난자가 자궁내막에 착상되지 않으면 황체가 쇠퇴하여 호르몬의 분비가 정지된다. 이 때문에 자궁내막의 증식은 중지되어 자궁내막하나의 원시난포의 발육시작으로부터 다음 원시난포의 발육시작까지의 기간은 30일 전후이지만, 개인차가 많다. 넓게는 20일 이상 40일 이내를 정상범위로 본다.
월경은 새로운 원시난포가 발육되기 시작하는 직전부터 시작하여 자궁내막이 재생되면 멈춘다. 이 기간은 3~7일 정도의 범위를 정상으로 본다.

조직이 괴사(壞死)하게 되고, 이어서 떨어져 체외로 흘러나가게 되는데, 이것을 월경이라고 한다.

황체의 쇠퇴가 진행되면 다시 뇌하수체로부터 호르몬이 분비되어 신선한 원시난포가 발육되기 시작한다. 대개는 12~15세부터 약 47~53세까지 반복된다.

성주기(性周期)를 주관하는 곳은 뇌하수체의 성선자극호르몬과 난소와 자궁이다. 이곳의 기능이나 기질에 장해가 발생하면 성주기는 혼란하게 되고 월경에 이상이 생긴다. 즉, 내분비계의 언밸런스, 자궁과 난소의 발육부전이나 자궁근종, 자궁내막염, 난관염, 난소염 등의 병변(病變)에 의해서 월경이상이 발생한다.

월경의 이상(생리불순)

월경의 주기나 월경의 일수가 극단적으로 길든지, 아니면 짧든지, 월경의 주기가 일정하지 않든지(생리불순), 또는 월경의 양이 과다하든지, 적든지, 또는 일년에 3~6회, 또는 무월경(無月經)인 경우도 있다.

이밖에 월경 수일 전부터 월경을 하는 기간 동안 유방이 팽창하고 동통하며, 분비물이 나오고, 연변(軟便)이나 변비, 안절부절한 상태, 감정불안정, 요통, 오심(惡心), 수족냉, 복부팽만감, 어깨가 결리고 목으로부터 등이 당기는 느낌 등의 자율신경 실조증상이나 하복통(생리통)이 나타나기도 한다. 특히 생리통은 자궁내막증이나 자궁발육부전 등의 기질이상에서 오고, 그 밖에 괴사한 자궁내막이 떨어지기 어려울 때 발생한다.

생리불순은 건강한 여성에게도 나타나는 경우가 많다. 월경이 빨라지기도 하고, 늦어지기도 하는데, 이는 정신적인 상태에 따라서 영향을 받는다. 때문에 월경불순으로 고통을 받고 있는 여성이 의외로 많다.

월경불순(월경이상)을 크게 나누어 보면, 과소와 과다의 두 가지 타입이 있으나 무월경, 희발(稀發)월경, 빈발(頻發)월경 등도 있다.

과소월경이란 월경의 양이 작아서 1~2일에 끝나는 경우이고, 희발월경은 2~3개월의 간격인 경우이며, 반대로 과다월경으로 월경의 양도 많고 기간도 긴 경우이고, 빈발월경은 1개월에 2~3회 생리가 있는 경우를 말한다.

이는 생식기의 발육부전이 주된 원인으로, 특히 난소의 기능이 부진하기 때문이다. 그 밖에 만성병이나 내분비장해, 자궁염증 등이 주된 원인에 속하기도 한다.

한편, 월경 때에 신체적인 밸런스가 아주 나빠지는 월경곤란증의 여성도 많은데, 특히 하복부나 허리에 심한 통증을 호소하기도 하고, 너무나 아파서 일상적인 활동을 할 수 없게 되는 경우가 많으며, 심장의 동계도 심해지고 토하기까지 하는 경우도 있다.

매월 정상적인 생리기능을 나타내어 정상적인 월경을 하게 되면 혈은 순조롭게 기능을 발휘하는 것이 되고, 그렇지 못하고 생리가 불순해지는 것은, 혈이 정체되어 생리기능의 악영향을 미치게 되기 때문이라고 보는 것이다. 즉, 이 정체된 혈이 어혈이고, 한방요법은 이 어혈을 제거하여 생리기능을 근본적으로 개선하는 것이다.

다행스러운 것은 이 어혈을 퇴치하는 명처방(계지복령환, 도핵승기탕 등)이 한방에 있다는 반가운 사실이다. 때문에 여성생리기능질환의 개선은 한방요법이 가장 효과적이다.

증 예 A

생리가 시작되기 1~2일 전에 하복통, 요통, 두통, 불안초조와 신경과민증상을 '온경탕(溫經湯)'에 '당귀작약산(當歸芍藥散)'을 첨가한 처방을 장기간 투여하여 개선시켰다.

"다른 사람보다는 좀 늦게 중학교 3학년 때 첫 생리가 시작되었는데, 생리시작 하루 전부터 아랫배가 아프기 시작하면서 점차로 허리까지 무겁고 아프며, 머리가 띵하고 기분이 우울해지며, 안절부절하고 아무런 이유도 없이 불안초조해지며, 매사에 예민해져서 신경질이 나고 일의 집중력이 현저히 떨어집니다.

특히 생리가 시작되고 1~2일째는 생리통이 극에 달하며, 때로는 눈앞이 아찔해지고 빈혈이 심해져서 회사를 매월 생리 때마다 결근하게 되는 경우가 많습니다.

산부인과에서 여러 가지 검사를 받아 보았으나 이렇다 할 큰 원인은 없고, 단지 유전적인 소인이 아닌가 하는 정도입니다. 결혼하여 아이를 넣으면 좋아진다고는 하는데, 매월 괴로워서 견딜 수가 있어야지요."

이 환자는 핏기가 없고 하얀 백지 같은 얼굴이었다. 정말 부러질 것만 같은 손목을 잡고 진찰을 하려던 나는 속으로 소스라치게 놀랐다. 웬 호들갑이냐 싶겠지만, 정말이지 마치 얼음장 위에 손가락을 올려놓은 것 같은 느낌이 들 정도였다. 한참을 더듬어 보고서야 겨우 맥(脈)을 찾아볼 수 있었으니 말이다. 전형적인 소음인 중에서도 '한(寒)소음'인이었다. 이렇게 몸이 냉하니, 어찌 몸의 생리순환인들 정상일 수 있겠는가?

생리 때가 아니더라도 가끔 주기적인 편두통, 어지러움, 무구미, 소화불량, 변비, 가슴 답답함, 때때로 상기(上氣), 구내염, 하품, 수족냉(手足冷) 등등의 증상이 계속되었다. 복진(腹診)을 해 보니, 복부의 상하에 판자를 댄 것 같이 팽팽하고 단단하며, 복벽(腹壁)은 아주 경미한 자극에 대해서도 지나친 과민반응을 나타냈다. 거기에다가 이제 겨우 나이 26세에 신경증까지 겹쳤으니, 나는 매우 복잡하고 어려운 적을 만난 느낌이었다.

'온경탕(溫經湯)'을 40일 간 처방하여 어려운 증상은 거의 진정시키고, 그 후 '보중익기탕(補中益氣湯)'과 '당귀작약산(當歸芍藥散)'을 6개월 가량 계속 투약하고서야 전반적으로 만족할 수 있었으니, 정말로 끈질긴 싸움이었다. 이와 같이 태생적인 유전적 소인에 의한 증상은 장기간의 끈질긴 치료를 필요로 한다.

증 예 B

2년 전부터 생리가 불규칙하고 생리 때에 복통은 물론이며, 대하(帶下)와 잦은 방광염 증상을 '용담사간탕(龍膽瀉肝湯)'에 '계지복령환(桂枝茯苓丸)'을 합해서 2개월 가량 투약하여 완치시켰다.

"선생님! 2년 전에 감기몸살을 심하게 앓고 난 다음부터 생리주기가 불규칙해지고 기분 나쁘게 누런 색깔의 냉이 많아졌을 뿐만 아니라 피곤할 때는 어김없이 방광염이 자꾸 재발됩니다.

병원으로, 약국으로 수없이 다녀보았으나 그때뿐이고, 나이가 아직

마흔도 채 안 되었는데 자주 피곤해지고, 그때마다 방광염이 어김없이 다시 재발합니다. 친구 얘기로는 자궁이 냉해서 그렇다는데, 한방으로 치료가 가능한지요?"

목소리는 기운이 없었지만 부인의 검붉은 얼굴색이라든지 골격을 보아서는 실(實)한 체질이었다.

진찰을 하고 나서 병력을 자세히 물어 보던 중 대단히 중요한 사실을 발견하게 되었다. 24세에 4대 독자의 집안에 시집와서 딸만 넷을 낳고, 몇 년 지나서 3년 전에 또 임신을 하였는데, 임신 6개월 때에 태아가 또 딸이라는 사실을 알게 되어 무리하게 조산을 유도한 것이 몸을 그르치게 된 원인이었다.

그 후 약해진 몸을 보충하기 위하여 몸에 좋다는 것을 마구잡이로 섭취한 것이 도리어 생리적인 불균형을 초래한 듯하였다.

복부진찰을 해 보니 배꼽 위에 동계가 심하고, 배꼽의 좌측에 압통(壓痛)이 감지되었다. 한방적인 용어로 간경(肝經)의 습열(濕熱)이 정상적인 기의 운행을 방해하여 복직근이 긴장하고 명치가 답답하며, 때때로 얼굴이 달아오르고 항시 머리가 무거우며, 생리 때에 배와 허리가 아프고 누런 색의 냉이 많아져 가렵고, 한두 시간이 멀다 하고 자주 소변을 봐야 하며, 그래도 별로 개운치 않은 등등의 복합적인 증상이다.

'용담사간탕'에 어혈개선의 명약인 '계지복령환'을 함께 투약한 지 20여 일도 채 안 되어서 빠르게 회복되었으며, 전체 투약기간은 3개월 정도이었으니 실로 놀라운 속도였다.

생리통이나 생리불순에 대한 한의학적인 정의

한방에서는 한 마디로, 血의 장애로 정의한다. 즉, 氣가 정상적인 순행(順行)을 하지 못하면 혈의 순환에 장애를 일으켜서 어혈이 발생되어 발병한다고 보는 것이다.

생리불순은 건강상태에 따라서 여러 가지 증상을 수반한다.

생리가 있기 1주일 전부터 두통, 어지러움, 메스꺼움, 견통, 변비, 복통, 요통 등의 생리 전 긴장증상이 온다.

그리고 생리 1~2일째에 많이 나타나는 증상으로는 심한 요통, 복통,

두통, 오심(惡心), 불안초조, 신경질 등이 대표적이다. 또, 생리 그 자체도 주기가 길어진다든지 너무 짧을(20~40일은 정상으로 간주한다.) 뿐만 아니라, 그 자체에 혼란이 오기도 하고, 생리의 양이 많기도 하며 적기도 하는 등의 여러 가지 생리불순의 증상이 있다.

그러므로 혈의 장애인 어혈이나 기의 울체(鬱滯), 그 밖에 냉(冷)으로부터 오는 혈순환부전 등의 원인으로 발병되는 것이다.

때문에 서양의학에서 말하는 생리호르몬의 불균형이라든지, 자궁내막염, 자궁근종, 자궁의 발육부전이나 기능장애 등의 병명으로 분류되는 것이 아니고, 체질과 증상에 따라 분류되며 이에 따라 처방되는 것이다.

양방에서 보통 호르몬요법으로 치료하는 자궁과 난소의 발육부전이나 기능장애의 개선도 한방의 치료가 가장 효과적이다.

생리기능 부조화의 원인 중에서 가장 중요한 영향을 끼치는 건은?

한방에서는 생리통이나 생리불순의 가장 중요한 원인을 '어혈'로 본다. 따라서 이 어혈의 상태를 잘 관찰하는 것이 제일 중요하다.

한방의 진단요법 중에는 우선 맥진법이 있고, 또 경우에 따라서는 그보다 더 중요시 여기는 진단이 복진이다.

어혈을 진단할 수 있는 방법은 다음과 같다.

편안히 발을 쭉 뻗고 드러누워서 몸에 힘을 주지 않고 아주 편안한 자세로 배꼽주위, 특히 배꼽의 좌우와 치골 사이의 하복부를 중점적으로 눌러 보고 저항감이 있으면서 약간 강하게 다시 눌러 보면 찡 하고 메아리치는 듯한 통증이 있으면 이를 한방에서는 어혈의 증상으로 본다.

여기에서 어혈의 압통 부위나 복력(腹力)의 정도에 따라 처방이 달라진다. 그 밖에 기의 운행의 이상도 대단히 중요한 요소로서 진단에 자주 이용한다.

생리불순치료의 한방처방

① 건장한 체격에 변비나 상열감이 자주 있고, 뒷목이 자주 뻐근하며 배꼽의 좌우, 특히 좌하(左下)에 압통이 있는 경우는 '도핵승기탕(桃核承氣湯)'으로 처방한다.

② 체격과 체력이 보통이고 배꼽의 왼쪽 3~5cm 부위에 압통이 있으면서 후두견통(後頭肩痛)이 있고, 어혈성요통이 함께 있는 경우에는 '계지복령환(桂枝茯苓丸)'으로 처방한다.

③ 위와 같은 증상에 아래는 냉하고 위로는 열이 오르면서 생리통이 심한 경우에는 '절충음(折衝飮)'으로 처방한다.

④ 반면에, 체력이 약하고 안색이 창백하며, 배꼽 좌우에 압통이 있으면 '당귀작약산(當歸芍藥散)'이 매우 적합하다.

⑤ 위와는 달리 압통 부위가 배꼽좌측의 하복에 나타나고 체력도 있으며, 변비의 경향일 때는 '대황목단피탕(大黃牧丹皮湯)'을 처방한다.

⑥ 그 밖에 정신신경이 불안하고 오후가 되면 상열감이 있고 등에서 어깨 쪽으로 갑자기 더워지기도 하며, 금방 추워지면서 생리에 이상이 올 때는 갱년기장해증상에 즐겨 쓰는 '가미소요산(加味逍遙散)'이 신효(神效)하다.

⑦ 손발이 몹시 차고 피곤함을 자주 느끼고 허리가 아플 때는 '당귀사역가오수유생강탕(當歸四逆加吳茱萸生薑湯)'이 좋다.

⑧ 체력이 약하고 생리가 오래 지속되는 경우는 '궁귀교애탕(芎歸膠艾湯)'이 아주 좋다.

체력과 증상에 따른 한방처방

생리(월경)불순에 효과가 좋은 처방명	허실(虛實)	변비	상열어적	출혈경향	어깨결림	복통	하복부냉	수족냉	수열·종냉	등에 온·열감	불한조조	기분침체	월경이상	심한 월경통	요통	생리양과다
계지복령환(桂枝茯苓丸)	실實		★		★	★		△						★	●	●
가미소요산(加味逍遙散)	허중실간	△	★		★			△	△	★	★	★	★	△		
온경탕(溫經湯)	허중실간	△						△	★				★	●	●	●
당귀작약산(當歸芍藥散)	허虛				●	●		★					★	△		●
오적산(五積散)	허虛		★			●		★					★	●	●	●

★ : 증에 가장 잘 맞는 표시. 처방을 선택하는 포인트가 된다.

● : 일반적으로 증에 맞는 경우

△ : 부수적으로 있는 증상

- 주식 : 현미잡곡밥(현미 5, 율무 2, 검정콩 2, 팥 1)
- 부식 : 근채류(根菜類 ; 야채와 뿌리 달린 야채)를 중심으로 야채류와 해조류(海藻類 ; 미역, 다시마, 바닷말 등), 소어패류(小漁貝類 ; 멸치, 조개 등), 특히 조개류는 매우 좋다.

밥에는 깨소금(소금은 천연소금)을 많이 뿌려서 먹으면 좋다. 참깨에는 위장의 기능을 돕고 혈액을 정화시키는 작용이 있고, 깨소금은 염증을 억제하며, 신경과민을 진정시키므로 생리통에 좋은 효과를 나타낸다. 비타민 A, B_2를 많이 함유하고 있는 식품은, 호르몬의 밸런스를 안정시킨다. 대적인 식품으로는, 당근, 호박, 연근, 감자 등이고, 연근은 수렴작용이 있어서 월경과다에 유효하다.

갱조개(민물조개)나 대합, 굴 등의 조개류에는 비타민 B_{12}가 풍부해서 빈혈해소에 좋고, 호르몬 성분이 많이 함유되어 있는 성게는 호르몬의 분비를 도와준다.

① 홍화(紅花)차를 장복하면 월경불순에 효과적이다. 만드는 방법으로는 1일 15~20g의 홍화를 적당량의 물로 끓여서 수시로 마시면 된다.
② 수세미씨 15g, 당귀(當歸) 10g, 용담초(龍膽草) 8g을 1일 분량으로 달여서 수시로 복용하면 생리통에 특히 좋다.

조경차(調經茶)

종　　류	1일 분량	효　　　　　　　능
당귀(當歸)	8g	맛은 달고 매우며, 약성은 온하다. 약효는 조혈기능을 돕고, 탁해진 피를 청소하며, 부인병 일체를 치료한다.
천궁(川芎)	8g	맛은 약간 맵고, 약성은 온하다. 약효는 새롭고 신선한 피를 조성하고, 나쁜 피를 제거하며, 울기(鬱氣)를 열어 주고, 흉복부의 냉통(冷痛)을 제거시킨다.
현호색(玄胡索)	8g	맛은 약간 맵고, 약성은 온하다. 약효는 타박(打撲)으로 인한 어혈을 풀어주고, 복중(腹中)의 혈괴를 부수고, 복중통증을 제거하는 효과가 좋다.
대추 + 생강		

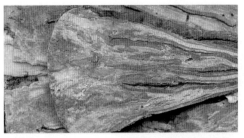

당귀

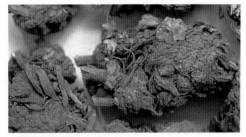

천궁

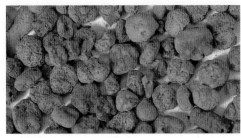

현호색

"과일을 입으로만 먹는 것은 짐승스럽다. 그 빛깔과 모양을 눈으로 보면서 즐기기도 하고, 향기를 맡으면서 과일의 속들을 넘어다 볼 줄도 알아야 한다.

과일을 제대로 고르려면 과일이 맺히기 전의 그 꽃향기까지도 맡아 낼 수 있을 만큼 투명하고 섬세한 감각을 지녀야 한다."

이렇게 투명하고 섬세한 감각을 지닌 여성은 호르몬의 밸런스가 순조롭기에 생리기능이 좋을 뿐만 아니라, "그런 엄마 곁에서는 좋은 아기가 잘 자란다."

냉증

냉증으로 고생하는 여성이 많은 나라가 일본이고, 그 다음이 우리나라이다. 일본은 여성의 약 60% 정도가 냉증으로 고생을 하고 있고, 우리나라는 약 30% 정도 차지하고 있다. 냉증으로 인해 차게 느껴지는 부위는 등과 허리 부위와 복부, 그리고 손, 특히 다리의 무릎 아래에 심하게 느껴진다.

냉증은, 거의가 유전적인 소인이고, 그 밖에 몸이 차질 수밖에 없는 일에 장기적으로 종사한다든지, 햇빛이 들지 않는 부엌에서 찬물로 장기간 일을 한다든지, 최근에는 '냉방병', 즉 냉방이 강하게 가동되는 곳에서 장기간 근무를 하는 등에 의해서 많은 여성들이 냉증을 호소하고 있다.

냉증이 발병하면, 따뜻한 방에서 아무리 두꺼운 옷을 끼워 입어도 몸이 따뜻해지지 않는다. 반대로 냉방이 잘된 곳에서는 급속도로 몸에 냉기를 느끼게 되고 실제로 몸도 차가워진다.

냉증의 원인과 증상

옛날에는 냉증에 걸리게 되는 것을 대단히 무서워하였다. 그 이유는 냉증이 심하면 임신도 잘 안 되고 출산후유증으로도 고생을 한다고 하여, 특히 여성들은 어릴 때부터 몸을 차게 하는 것을 금기로 하였으며, 심지어는 찬바닥에 여자들이 앉는 것은 절대로 금하였다.

그러나 요즈음은 몸매의 노출을 위해서 겨울철에도 얇은 옷은 물론이고, 무릎 아래를 노출시키는 것이 지극히 당연한 것으로 되어 버려서 이로 인해 더욱 냉증을 유발하는 원인으로 작용하고 있다.

냉증의 원인을 대별하면, 내인과 외인으로 대별할 수 있는데, 내인으로는 체질유전적인 소인이 가장 크고, 그 밖에 빈혈, 울혈, 수분의 편재(偏在), 자율신경실조, 호르몬분비의 이상, 신진대사기능의 쇠약 등을 들 수 있고, 외인으로는 얇은 옷, 미니스커트, 습기와 냉방에 장기간 노출 등이 있다. 냉증은 이와 같은 내ㆍ외인이 서로 복합되어 발생되는 것으로 본다.

그리고 갑상선기능의 이상도 냉증과 관계가 깊다. 음식물은 소화되어 피가 되고, 연소된 영양분은 에너지를 산출(産出)시킨다. 이 에너지는 혈액이나 호르몬, 그리고 신경으로부터의 순환과 조절작용을 받아서 전신의 각 조직에 효율좋게 사용되어진다. 이 에너지대사에 관여하는 기관이 바로 갑상선(甲狀腺)이다.

때문에 인간이 소나 양 등의 가축의 갑상선분말을 복용하게 되면 몸에서 달아오르듯이 열이 발산하고 심하게 움직이게 된다. 이를 보아도 알 수 있듯이 갑상선호르몬은 물질대사를 왕성하게 하여 체온을 올리는 작용을 하는 것을 알 수 있다.

바로 이 갑상선기능장해가 발생하면 담백뇨가 나오기도 하고, 빈혈상태를 일으키는 등 내분비기능 전체의 혼란이 일어나기 쉬워진다. 또 갑상선은, 월경, 임신, 출산 등 여성내분비기능과 특히 밀접한 관계가 있다.

다시 정리해 보면, 신경이 추위나 찬바람 등에 과민하게 반응할 때, 심장이나 신장, 혈관 등의 순환기장해, 자율신경기능의 실조(失調)로 인해서 혈관운동신경이 장해를 받아 모세혈관이 수축되어 혈행이 방해를 받은 경우, 빈혈 또는 저혈압에 의한 경우, 호르몬의 밸런스가 부조한 경우, 부인병과 정신적인 긴장 등 여러 가지 원인을 찾아 볼 수 있다.

냉증의 원인으로는 다리와 허리가 차가워지면 내부성기(內部性器)가 충혈되어 월경이상, 자궁내막염, 부속기염(附屬器炎), 대하(帶下) 등의 질환이 발생하기 쉽고, 또 난소기능부전이나 자궁발육부전이 되어 이로 인해 불임증의 원인이 된다. 그 밖에도 냉증으로 인해서 각종 신경통, 관절류마티스, 신염, 신우염, 방광염, 복통과 요통 등의 원인이 된다.

그리고 몸이 차게 느껴지는 증상 이외에 배꼽을 중심으로 아래쪽은 차고 위쪽으로는 열감을 느끼는 증상, 두통, 어깨결림, 하복부동통, 요통, 불면증, 야뇨증, 여성불감증, 요삭(尿數) 등과 신경증증상이 함께 일어나는 경우가 많다.

하복부가 냉하면 소대장의 연동이 나빠져서 변비, 설사, 식욕부진 등이 발생하고, 자궁이나 난소에 질환이 발생해서 대하가 많아지기도 하며, 하복부가 아프기도 할 뿐만 아니라 조산(早産)이나 유산의 원인이 되기도 한다.

여성의 여러 가지 질병의 근원은 냉증이 원인이라고 해도 과언이 아닐 정도이다.

중년이 되면 어깨결림과 수족이 저리고 아픈 증상과 갱년기장해 등이 더욱 심해지게 된다.

냉증의 치료

- **현대의학의 치료** : 앞에서와 같이 냉증은 여성에게 특히 중요한 증후군이지만, 현대의학에서는 단지 자율신경실조에 의한 혈관운동신경의 변조에 의한 것으로 보고 큰 질환으로 보지 않는다. 그 이유는 냉증이 특히 일본과 우리나라의 여성에게 많이 나타나는 질환이고, 서구여성에게는 드문 증상이기 때문에 서양의학에 '냉증'이라는 병명이 없는 것으로 생각되나 이것은 많은 우리나라 여성들에게는 불행한 일이 아닐 수 없다. 만약에 양의학에도 '냉증'이라는 증상이 중요시되고 의학적으로 많은 연구가 진행되었다면, 한양방의 협력을 통해서 보다 많은 여성들이 괴로운 질환에서 벗어날 수 있지 않았겠느냐는 안타까운 생각이 앞선다.
- **한의학적인 치료** : 앞에서 밝힌 바 대로 서양의학에는 냉증이라는 병명이 없다. 그것은 냉증의 상태를 서양 의학적인 혈액순환의 이상이라고 하는 한 마디 말로서 표현할 수 있는 이론은 아니기 때문이다. 그러나 병증(病症)을 몸 전체로서 파악하여 치료하는 한방으로서는 냉증은 중요한 치료의 대상 중의 하나라고 본다.

냉증의 치료에는 몸을 따뜻하게 해주는 생약을 주로 처방하기는 하지만 그 원인이나 찬 부위에 따라서 약의 선택이 많이 달라진다.

한의학에서 말하는 '한(寒)', 즉 냉이 '표(表)'에 있으면〔한의학의 특수한 표현으로서 증상이 몸의 표면에 나타나는 경우〕부자(附子)와 같은 열을 나게 하는 생약이 포함된 처방〔예 : 마황부자세신탕(麻黃附子細辛湯)〕을 투여하고, '리(裏)'에 있으면〔표와는 반대로 증상이 몸의 내부에 나타나는 경우〕건강(乾薑)과 같은 생약이 포함된 처방〔예 : 사역탕(四逆湯)〕등을 투여한다.

또 이 냉증을 실증(實證)의 냉과 허증(虛證)의 냉으로 구분한다. 실증의 냉은 혈체, 즉 혈액의 흐름이 원활치 못하여 냉증과 함께 상열감이 느껴진다. 예를 들면, 머리와 얼굴 부위는 확확 달아오르는 열감을 느끼는데, 손발 특히 발은 차게 느껴지는 증상이다.

이와 같은 현상은 혈액순환장해 "실은 기의 순환장해도 함께 일어난다고 보는 것이 타당하다."에 의한 것이므로 치료에는 대황(大黃), 도인(桃仁) 등이 함유된 대황목단피탕(大黃牧丹皮湯), 계지복령환(桂枝茯苓丸), 도핵승기탕(桃核承氣湯) 등을 처방한다.

허증(虛症)의 냉증에는 심장의 기능이 약해져서 발생되며, 발현부위는 허리와 하반신(下半身), 등(背), 수족 등에 주로 나타난다. 여성의 경우는 생리기능에 이상이 수반되며, 남성의 경우는 수족이 차게 느껴지는 것이 주된 증상으로 나타난다.

이와 같은 허증의 치료에는, 당귀(當歸), 부자(附子), 건강(乾薑)과 같은 생약이 들어 있는 당귀작약산(當歸芍藥散), 사역탕(四逆湯), 대건중탕(大建中湯), 당귀사역가오수유생강탕(當歸四逆加吳茱萸生薑湯), 당귀사역탕(當歸四逆湯), 인삼탕(人蔘湯) 등이 처방된다. 그리고 원인이나 부위만이 아니고 냉증이 원인이 되어 일어나는 증상, 예를 들면 설사, 복통, 관절통 등의 증상은 처방이 달라진다.

많은 환자들을 대해 본 경험에 의하면, 한 마디로 '냉증'이라고 하더라도 개개인의 체질과 환경, 그리고 체력과 정신적인 상태가 다르기 때문에 처방은 개인적으로 달라질 수밖에 없어서 매우 복잡하다.

일반적으로 알려지기에는, 한약은 양약과 달라서 부작용이 없다고 알고 있는 경우가 많은데, 이것은 매우 위험한 생각이다.

경우에 따라서는 양방의 약보다 또 다른 차원에서 매우 우려할만한 부작용이 발생할 수 있으므로, 꼭 전문가(한의사)의 진단과 처방을 받아 치료에 임해야 된다.

냉증을 느끼고 있는 환자들은 주위의 친지들이나 비전문가의 말만 듣고 함부로 생약을 복용하지 않는 것이 현명하다.

증 예 A

얼굴은 때때로 확확 달아오르는 데 허리와 하복부(下腹部), 그리고 발은 차게 느껴지는 '상열하한증(上熱下寒症)'을 '도핵승기탕(桃核承氣湯)' 2개월 분으로 완치시켰다.

• **38세 주부의 경우**

"저의 경우의 증상을 한의사 선생님이 '상열하한증(上熱下寒症)'이라고 하더군요. 저를 보는 사람마다 얼굴혈색이 좋다고 합니다만 실은 그렇지 않습니다. 겉으로 보기에는 얼굴은 붉은 편이여서 보기에는 좋은 것 같아 보여 '냉증'으로 보이지는 않지만, 겨울은 물론이고 여름에도 가끔은 춥게 느껴집니다. 얼굴은 상기가 되어서 뜨겁게 느껴지는

데, 허리와 하복부, 그리고 특히 다리는 매우 차게 느껴집니다. 겨울은 물론이고 가을과 봄에도 내복과 양말을 두 겹으로 껴입어도 추위를 견딜 수 없고, 이불 속에서도 좀처럼 발이 녹지 않습니다. 그러던 중 한약을 복용하고 놀라운 일이 일어났습니다. 한의사 선생님께서는 상열하한증에는 '도핵승기탕'을 따를 처방이 없다고 하시면서 몇 가지 체질에 필요한 약제를 첨가받아서 지시하시는 대로 2개월 간 열심히 복용하였습니다.

복용을 시작해서 2주부터는 등부터 더워지기 시작하여 4주가 지나면서부터 발가락까지 더워지기 시작하더니 6주가 경과된 후에는 거의 좋아진 느낌이었습니다. 치료를 중지해도 된다는 선생님에게 졸라서 3주를 더 계속 복용하였습니다. 상습적인 변비도 좋아졌고, 그해 겨울부터는 겨울에도 엷은 내의 한 장으로 잘 지내고 있습니다."

증 예 B

잠을 잘 수 없을 정도의 냉증이 '당귀사역가오수유생강탕(當歸四逆加吳茱萸生薑湯)'으로 4개월 만에 완치되었다.

• 53세 부부의 경우

"이제는 나이가 들어서 어쩔 수 없는 것이 아닌가 생각하고 체념을 하던 중, 친구의 권유로 한의원을 찾게 되었습니다. 제 증상은, 자주 피로하고, 얼굴색이 전혀 윤기가 없고 화장이 잘 받지 않으며, 특히 가을이 시작하는 시기부터 봄까지 외출을 할 수 없을 정도로 추워서 견딜 수 없을 뿐만 아니라 밤이 새도록 따뜻한 이불 속에서도 발이 녹지 않아서 잠을 이루기 어려울 정도였습니다. 병원에서 여러 가지 검사를 하였으나 이상이 발견되지 않고 고생을 하던 중 한의원의 신세를 지게 되었습니다.

한의사 선생님께서는 인자한 표정으로 걱정말라고 하시며, 당귀사역가오수유생강탕(當歸四逆加吳茱萸生薑湯)이라는 처방에 몇 가지 필요한 체질개선제를 첨가하여 처방해 주셔서 낫겠다는 일념으로 열심히 복용하였습니다. 3주가 지나면서부터 기운이 나는 것 같은 느낌이 들기 시작하더니 몸 속에서부터 무엇인가 알 수는 없으나 더운 기운이 사방으로 퍼지는 듯한 훈훈함도 함께 느껴지기 시작하였습니다. 4개월을 열심히 복용하고 나서는 스스로 놀랐습니다. 약을 복용하기 시작한 시기가 9월 중순부터인데 예년 같았으면 추워서 고생하고 있어야할 12월과 1월 달에 쉽게 나들이까지 할 수 있게 되어 얼마나 고마운 지 말로 다할 수 없을 정도입니다."

체력과 증상에 따른 한방처방

냉증(冷症)에 효과가 좋은 처방명	허실(虛實)	변비	하리경향	식욕부진	두통·두충	추위타는 체질	안색창백	피로	상열홍조	어깨결림	동계(動悸)	복통	월경이상	허리부위냉증	수족냉증	족냉 심함
계지복령환(桂枝茯苓丸)	실實			△					★	★	△	●	★		△	
가미소요산(加味逍遙散)	중간	△		●	●				●	●	★		★		△	
오적산(五積散)				●	●	●	★	●	★			●	★	●		★
당귀사역가오수생강탕(當歸四逆加吳茱萸生薑湯)	허虛				●							●			★	★
당귀작약산(當歸芍藥散)					●		★				●	●	★	●	●	●
오수유탕(吳茱萸湯)				★	★		★								★	
온경탕(溫經湯)												★	★	●		●

★ : 증에 가장 잘 맞는 표시. 처방을 선택하는 포인트가 된다.
● : 일반적으로 증에 맞는 경우
△ : 부수적으로 있는 증상

냉증의 식이요법

- **주식** : 현미 5, 찹쌀현미 2, 검정콩 2, 율무 1의 비율의 현미잡곡밥이 가장 좋다.
- **부식** : 야채, 해조류(미역, 다시마, 파래 등), 소어패류(멸치, 조개류)를 골고루 섭취하면 도움이 된다. 야채류 중에서는 가열해서 먹을 수 있는 연근과 우엉, 그리고 당근 등의 근채류(根菜類)를 중점적으로 섭취하면 매우 효과적이다.

갑상선의 기능을 도와주는 해조류는 요오드를 많이 함유하고 있어서 볶아서 요리하여 섭취하면 도움이 된다. 또 철분이나 나트륨을 많이 함유한 식품은 조혈기능을 도와서 냉증의 치료에도 매우 효과적이다. 예를 들면, 새우, 부추, 파 종류에 깨소금으로 요리를 해서 섭취하면 많은 도움이 된다.

커피나, 녹차 대신에 생강차나 쑥차를 마시는 것이 좋고, 쑥을 진하게 끓여서 목욕물에 섞어 목욕을 하면 혈액순환을 도와서 냉증을 치료해 주는 효과가 있다.

냉증의 민간요법

계피차(桂皮茶)

계피는 그 맛이 달고 매우며, 성질은 따뜻한 생약으로 말초 부위의 혈관을 열어서 혈액순환을 촉진하고 따뜻하게 하여 신경통과 두통을 치료하며 이뇨작용까지 있고, 건강은 생강을 썰어서 햇빛에 말린 것으로 맛이 매우며, 성질은 매우 뜨거워서 5장6부를 따뜻하게 하여 활력을 주고 사지와 관절에 열을 전해서 혈과 기를 잘 통하게 하며, 냉을 쫓아내어 신경통을 치료하고 사지(四肢)를 따뜻하게 한다.

• 만드는 방법 (1일 분량) : 계피 15g + 건강 6g〔냉이 심한 사람은

축냉차(蹴冷茶)

종 류	1일 분량	효　　　능
계피(桂皮)	15g	맛이 달고 매우며, 성질은 온하다. 약성은 말초 부위의 혈관을 열어서 혈액순환을 촉진시키고 사지를 따뜻하게 하여 신경통과 두통을 치료하며 이뇨작용까지 돕는다.
천궁(川芎)	10g	약간 매운맛이 나고, 성질은 온하다. 약효는 혈액순환을 촉진하고 피를 맑게 하며, 새로운 피도 생기게 하고, 두통도 치료해 준다.
인삼(人蔘)	6g	맛은 달며, 약성은 온하다., 약효는 원기를 보하며, 조혈기능을 도와주고, 진액(津液 ; 호르몬, 임파액 등)을 만들어 주며, 갈증(止渴症)을 멈추게 해주고, 몸을 따뜻하게 하여 기의 순환을 원활하게 해준다.
대추 + 건강(乾薑 ; 말린 생강)		

인삼 5g을 가한다〕을 600㎖의 물에 넣고 강한 불로 물의 양을 반으로 줄여 1일 3~4회 수시로 따뜻하게 마신다.

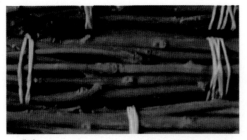
계피

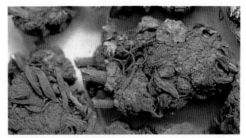
천궁

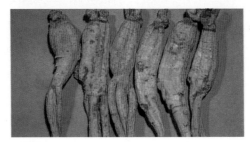
인삼

"싸리꽃을 유심히 살펴보면 홍자색을 띠어 좀 쓸쓸하게 보이는 것이 가을의 입김이 배어 있음을 느낀다. 그래서 싸리비로 마당을 쓸 때 그 가지에 달렸을 꽃을 생각하면 싸리꽃 향기가 온 뜰에 번짐을 느낄 수 있다.

바싹 말라버린 가지에 피어 있었던 꽃의 향기를 맡을 수 있는 마음을 가진 사람이라면 틀림없이 아름다움 이외는 텅 비어 있으리라. 이처럼 욕심이 없으면 모든 것이 넉넉하고, 구하는 바가 강하면 만사가 궁하다. 그리고 욕망이 없다는 것은 지금 이순간에 사는 것을 뜻한다." 이렇게 순간 순간을 아름답게 사는 사람은 흐름에 막힘이 없고, 그래서 항상 전신에 온기가 돌아 냉(冷) 이 쫓기고 따스함이 손끝발끝으로 전해진다.

임신구토증 (입덧)

임신구토의 원인

임신 초기에 입덧은 왜 발생하는 것일까? 아직까지 그 원인이 확실히 밝혀지지는 않았으나, 임신에 의해 형성된 태반으로부터 분비되는 일종의 호르몬에 의한 것과 태아에서 분비되는 일종의 독소에 의해 모체가 알러지반응을 일으킨다는 설과, 그리고 초기에 자궁이 태아에 의해서 팽창되는 생리적인 변화에 의한 것으로 생각되고 있다.

임신구토의 증상

임신 후 약 6주 경의 초기부터 시작되는 것이 보통이다. 가슴이 답답하고 메슥메슥하는 주 증상 이외에, 음식물의 기호(嗜好)가 바뀔 뿐만 아니라, 식욕감퇴, 오심(惡心), 구토(嘔吐) 등의 소화기계를 중심으로 증상이 나타나며, 그 밖에 피로감, 두통, 미열, 변비, 어지럼증, 그리고 수족탈력감을 느끼게 되고 기분이 저하되어 아무일도 할 수도 없고 하기도 싫어지는 등의 복합적인 증상이 나타나게 된다.

체질개선의 필요성

입덧의 증상 중에서 특징적인 것은, 감귤(柑橘) 종류나 맛이 신 음식을 갑자기 찾는 것이다. 이 신맛은 체내에 들어 가면 알칼리성으로 바뀌게 되는 식품이다. 이와 같이 몸에서 신 것이 요구되는 현상은 몸이 산성(酸性)경향을 나타내기 때문이라고 볼 수 있다.

인간의 체세포가 정상기능을 유지하기 위해서는 체액이 약알칼리성이어야 한다는 중요한 조건이 있다. 그런데 체액이 산성경향을 나타내면 체세포의 기능이 약해져서 여러 가지 질병에 걸리기 쉽게 된다.

체액의 산성화는, 즉 산성에 의한 혈액의 산독화(酸毒化)이다. 간장과 신장의 기능이 정상적일 때는 혈액의 성상(性狀)이 건전하게 유지된다. 간장은 혈중(血中)의 호르몬의 밸런스를 정상으로 유지시키고 혈액 중의 유해물질을 해독시킨다.

한편, 신장은 혈액을 여과하여 여분의 물과 염분을 배출해서 산과 알칼리의 균형을 정상적으로 조절한다.

혈액이 탁해지는 것은, 이 두 개의 혈액정화장치인 간장과 신장의 입덧은 반드시 임신초기에 나타나는 증상은 아니다. 그 확실한 증거로는, 간장과 신장의 기능이 정상인 임신부에게는 입덧이 거의 일어나지 않는 것을 볼 수 있다. 그리고 같은 임신부라도 태아에 따라서 입덧의 유무가 달라지는 것도, 그때그때의 임신부의 신체 전반의 기능에 차이가 있기 때문이다.

기능이 저하된 것을 의미한다. 따라서 이 중요한 간과 신장의 기능이 저하되면 혈액이 '오탁' 되어 특히 임신 중에 입덧 등 여러 가지 증상이 나타난다.

일반적으로, 간장과 신장기능의 저하는 백미(白米), 백사탕(白砂糖), 정제소금 등의 정백식품을 자주 섭취하는 경우와 육류, 란류(卵類 ; 계란, 오리알 등), 우유 등의 동물성단백식품과, 식품첨가물이 첨가된 가공식품 등을 거의 매일 먹는 것이 주된 원인으로 작용한다고 볼 수 있다.

이러한 식품들은 간이나 신장에 건전한 세포를 만드는 데 절대적으로 필요한 비타민이나 미네랄 등이 극히 부족할 뿐만 아니라, 동물성 담백질이 체내에서의 부패산물이나 유해한 화학물질이 발생하여 간장이나 신장의 해독작용을 현저히 저하시키기 때문이다.

임신하기 전, 적어도 6개월 이전부터 현미잡곡밥과 채식으로 체질을 강화시켜 두는 것이 입덧을 막는 가장 좋은 지름길이다.

입덧에 대한 한의학적인 사고

양의학과는 달리 특이한 견해가 있는 것은 아니고, 한방에서는 입덧을 오저(惡疽), 병귀(病鬼), 오식(惡食), 오잉(惡孕), 자병(子病) 등으로 부른다. 원래부터 몸이 쇠약한 부인이 임신에 의해 영양이 불충분해져서 5장6부의 기능이 쇠약해지고 이로 인해 외계의 영향에 잘 대처하지 못해서 입덧이 발생하며, 특히 이와 같이 기능이 약해진 때에는 찬 과일이나 찬 음료를 과식하면 소화기관의 냉수분(冷水分)이 정체되어 내장의 기능이 약해지고 먹은 음식물을 역류시키는 현상이 발생하게 된다고 정의하고 있다.

지금으로부터 약 1,500년 전에 중국에서 저술된 《병원후론(病源候論)》이라는 책을 보면, 〈입덧은 원래부터 몸이 약한 것이 병원(病因)임으로 수태(受胎)를 원하는 자는 평소에 건강을 유지하기를 힘써야 하며, 특히 월경 때 건강에 주의하여 생리통, 빈혈, 두통, 현훈(眩暈), 변비 등을 치료하여 생리 중에도 얼굴이나 피부색, 맥, 호흡 등이 평소와 다름없을 정도로 섭생에 주의하면, 결코 입덧은 일어나지 않는다〉라고 기록하고 있다.

치험 예 A

속이 메슥메슥하고 금방이라도 토할 것 같아서 음식물을 거의 삼키지 못했던 것이 '소반하가복령탕(小半夏加茯苓湯)'으로 회복되었다.

• 25세 주부의 경우

"임신 5주 초부터 갑자기 심하게 입덧을 하기 시작하였습니다. 가슴 부위가 매스꺼워 금방이라도 토할 것 같았고, 조금 따뜻한 수프나 주스 등을 마시면 금방 토해버리고 말았습니다. 식욕도 없어지고 체력은 급속히 떨어져서 이대로는 태아의 생명에 지장이 있지나 않을까 생각이 되어 한의원을 찾게 되었습니다.

한약은 치료효과가 더디리라고 생각했는데, 한의사 선생님께서 주신 약 '소반하가복령탕(小半夏加茯苓湯)'을 단지 2~3회 복용하고부터 가슴부위가 편안해지고 매스꺼움도 많이 줄어들었습니다. 5일 후부터는 식욕도 완전히 좋아져서 피로도 회복이 되고, 무사히 딸을 출산했습니다."

치험 예 B

목이 막히는 것 같은 불쾌감과 매스꺼움이 '반하후박탕(半夏厚朴湯)'으로 깨끗하게 해소되었을 뿐만 아니라 불안신경증까지 좋아졌다.

• 27세 회사원의 경우

"입덧은 그렇게 심하지 않았으나 항상 인후에 복숭아 씨 같은 것이 달라붙어서 삼킬 수도 없고 뱉어 낼 수도 없는 불쾌감이 심했고, 그것 때문에 불안초조하기까지 했습니다.

이와 같은 증세를 눈치챈 시어머니의 권유로 한의원을 방문하게 되었습니다. 선생님께서 지어주신 약 '반하후박탕(半夏厚朴湯)'을 복용한 이틀 후부터 증상이 많이 완화되기 시작하였으며 3주 후에는 완전히 치료가 되었습니다. 그 후 3.6kg의 건강한 사내아이를 출산하였습니다."

체력과 증상에 따른 한방처방

입덧에 효과가 좋은 처방법	허실(虛實)	자각증상(自覺症狀)													
		하리 경향	소변양소	안색창백	식욕부진	두통	한출과다	인후통	소화불량	동계(動悸)	명치부위 답답	수족냉감	오심·구토	심한구토	물을 마셔도 토함
오령산(五苓散)	허실 중간			△		★	★	★	△	●			●	●	●
반하후박탕(半夏厚朴湯)			△		●			★			△		△	★	★
인삼탕(人蔘湯)	허(虛)	★		★	★	△	△			●	●	●	●		
오수유탕(吳茱萸湯)				★	★	★			★		●		★	●	
당귀작약산(當歸芍藥散)				★						●		★	△		

★ : 증에 가장 잘 맞는 표시. 처방을 선택하는 포인트가 된다.
● : 일반적으로 증에 맞는 경우
△ : 부수적으로 있는 증상

임신구토증의 민간요법

생강엑기스차

생강은 독특한 매운맛이 있으나 그 매운맛의 성분인 '진게론'은 구역(嘔逆)을 억제하는 효과가 있다. 숙취, 차멀미, 그리고 임신구토(입덧)에 먹든지, 마시든지 좋은 효과를 얻을 수 있다. 말린 것은 건강이고 생것은 생강이다. 어느 것이든 효과는 같다.

• **만드는 방법** : 생강 30g 정도를 껍질을 벗겨내고, 기름기 없는 프라이팬에 3분 정도 데운 다음, 강판에 잘게 갈아서 500㎖ 의 물에 넣고 강한 불로 물의 양을 반으로 줄인다.
1회 소주잔 반 잔 정도씩 수시로 마시면 효과가 좋다. 경우에 따라서는, 꿀을 한 티스푼 섞어서 먹어도 좋다.

매실엑기스차

매실은 약효가 매우 다양한 식품이다. 우선, 강한 살균력이 있어서 세균성설사나 식중독에도 효과가 좋다. 식욕이 없을 때도 매우 좋고, 그 신맛은 구토를 진정시키는 작용을 한다.

• **만드는 방법** : 매실 7개를 600㎖ 의 물에 넣고 강한 불로 반으로

줄인 다음 1일 3~4회 수시로 마시면 좋은 효과를 얻을 수 있다.

안임차(安姙茶)

종 류	1일 분량	효 능
생강(生薑)	9쪽	맛은 맵고, 약성은 온하다. 약효는 비생리적인 체액을 제거하고, 사기를 가라앉히며, 구토를 멈추게 하고, 해수를 치료하며, 소화를 돕고, 속을 따뜻하게 한다.
대추(大棗)	12개	맛은 달고, 약성은 평하다. 약효는 마음을 편히 하고, 오장을 보하며, 진액을 생기게 하고, 마음을 편하게 해주며, 모든 약과 잘 조화한다.
지실(枳實)	8g	맛은 쓰고 시며, 약성은 차다. 약효는 명치 부위의 답답함과 복부창만(脹滿)과 숙식(宿食)을 소화시킨다.
매실(梅實)	7g	앞의 민간요법 참고

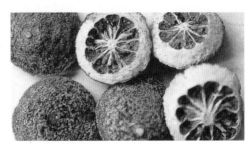

지각 자른 것

"자연은 우리에게 아무 내색도 하지 않고 말없이 나누어 주고만 있다. 이런 자연 앞에서, 이 영원한 모성 앞에서, 지금 우리가 서 있는 자리를 뒤돌아보고 돌이킴이 없다면, 우리는 결코 대지의 자식이 될 수 없다.

이 돌이킴은 명상을 통해서 전해오고, 명상은 깨어 있는 존재의 꽃이다. 존재하는 모든 것은 명상을 통해 자신을 마음껏 꽃피울 수 있다. 자기 자신을 알고자 한다면 무엇보다도 스스로를 조용히 안팎으로 지켜보라, 지켜보는 이 일이 곧 명상이다. 홀로 명상하라. 모든 것을 일단 놓아 버려라. 이미 있었는지를 기억하려 들지 말라. 굳이 기억하려 한다면 그것은 이미 죽어 있는 것이 되리라. 그리고 기억에 매달리면 다시는 홀로 일 수 없으리라. 그러므로 저 끝없는 고독, 저 사랑의 아름다운 속에서 그토록 순결하고 그토록 새롭게 명상하라. 그러면 시들지 않는 아름다움이 있으리라."

너무도 조용한 시간에 홀로 이같은 명상을 통해서 태아와의 만남을 귀히 여기면, 이렇게 아름다운 태아와의 만남으로 인해 '메슥거림(입덧)'은 사라질 수밖에 없다. 아니, 좀 메스껍더라도 이제는 고통이 아니라 새 생명을 기다림과 만남의 설레임으로 바뀌리라.

불임증(不姙症)

건강한 부부가 피임을 하지 않고 보통 부부관계를 2년 이상 지속해도 임신이 되지 않는 경우를 의학적으로 불임증이라고 한다.

임신은 남성측의 사정(射精), 여성측의 배란(排卵), 수정(受精), 착상(着床) 등 네 단계의 진행에 의해서 이루어지는데, 이 과정에서 하나라도 지장이 발생되면 임신은 불가능하다.

남성에게는, 성기 자체의 장해나 정액 중의 정자의 이상이 있는 경우와 여성에게는 자궁이나 난소와, 그리고 이것들을 감싸고 있는 복막(腹膜)과 내분비(內分泌)계에 장해가 있는 경우는 불임증의 원인 된다.

임신은 지극히 자연스러운 생리현상이기 때문에 건강한 남녀의 결합으로는 지극히 당연한 결과이다. 따라서 남녀 누구에게나 생식기능에 장해가 일어나는 것은 선천적인 경우와 체질이 극도로 악화된 원인이라고 볼 수 있다.

여성의 경우, 불임증의 원인 중에서 가장 큰 원인은 간접적이기는 하지만 빈혈증인 경우가 많다. 혈액 중에 헤모글로빈이 감소해서 전신 곳곳에 적당량의 산소와 영양의 공급이 불충분해진다.

이와 같이 헤모글로빈이 부족해지면 생명유지에 절대적으로 중요한 장기인 뇌나 간장과 신장으로 우선적으로 많이 흐르게 되고, 그 때문에 자궁이나 난소에 헤모글로빈의 공급이 감소되어 그 기능이 감퇴되고, 발육부전의 원인이 된다.

미리 알아두어야 할 사항은 우선 부부가 산부인과를 찾아가서 배란은 정상인지 호르몬의 밸런스는 난관은 폐쇄되지 않았는지, 자궁내막증이 심한지 어떤지를 자세히 진단받아야 하며, 특히 요즈음에 와서는 남성이 원인인 불임이 날로 늘고 있는 추세임으로 남편도 정액검사 등 여러 가지 필요한 검사를 사전에 정밀하게 받아야 한다.

예를 들면, 난소의 기능이 약해지면 배란현상이 장해를 받아 밸런스가 깨지든지 무배란증(無排卵症)이 되기 쉽다. 또 다행이 배란이 되어 수정되었다 하더라도 자궁의 기능이 충분치 못해서 수정란이 자궁벽에 착상할 수 없게 되어서 불임증이 된다.

다행히 한의학적인 치료 어느 한 가지에 국한되는 방법이 아니라 전체적으로써 관찰하고 전체 생리기능을 개선하는 요법임으로 매우 좋은 치료효과를 기대할 수 있다.

특히 생리불순에 사용하는 처방은, 여성의 전체 생리기능을 원활히 조절해 주기 때문에 불임증에도 효과가 아주 좋다. 그 치료기간이 짧게는 3개월, 길게는 1년 정도이어서 무척이나 끈기를 필요로 한다.

한의원을 방문해서 소기의 목적을 달성하려면, 우선 산부인과 검사에서 부부가 다 합격판정을 받아야 한다. 그런데, 그럼에도 불구하고 임신을 못하는 경우가 1/3 정도이고, 이 부류의 부부는 한의원의 치료로 매우 만족한 결과를 얻을 수 있다.

불합격판정 중에서, 남성의 성기능저하와 정자활동이 약하고 정자수가 모자라는 경우와 여성의 생리기능부전에 의한 경우는 한방치료가 매우 적합하다.

치험 예 A

"올해로 결혼한 지 7년이 됩니다. 정말 아이를 가질 수만 있다면 무엇이든지 못할 것이 없을 것 같습니다.

남편도 저도 검사에서는 아무런 이상이 나타나지 않았고, 단지 저의 생리주기가 불규칙하고 생리통이 있는 등의 생리불순이 있을 뿐입니다.

친구 언니로부터 소개를 받고 찾아 왔습니다. 선생님! 어떻게 좀 안 될까요? 너무나도 아이를 가지고 싶습니다."

애처롭게 나를 쳐다보는 부인의 물기 어린 눈매하며 35세라고는 도저히 믿어지지 않을 정도로 보기 드문 미인이었다. 나는 이 부인에게 어머니를 닮은 예쁘고 착한 아이가 태어난다면 얼마나 좋을까 하는 안타까운 심정으로 자세히 맥진을 하였다.

진단의 결과는 어혈이었다. '온경탕(溫經湯)'에 '계지복령환(桂枝茯苓丸)'을 2개월 동안 투여하여 제반증상이 깨끗이 호전되었고, 그 후 '당귀작약산(當歸芍藥散)'에 '계지복령환'을 약간 곁들여 8개월 정도 복용하던 중에, 기쁨에 찬 부인의 목이 메인 목소리를 들을 수 있었다.

지금 그 부인은 자신을 빼어 닮은 딸아이를 두고 행복하게 잘 살고 있다.

불임증의 대표적인 처방

한방에서는 여성불임증의 원인 중에서 가장 중요하게 다루는 것이 어혈이다. 그러므로 어혈을 제거하는 처방을 사용하게 되는데, 바로 이 처방들이 불임증에 좋은 결과를 가져온다.

① 체력이 건장하고 변비의 경향이며 상열감이 있고, 생리불순인

경우에는 '도핵승기탕(桃核承氣湯)'에 '계지복령환'을 곁들이면 좋다.

② ①번과 같은 증상이나 제반증상의 정도가 약한 경우는 '계지복령환'만으로도 효과를 발휘한다.

③ 보통의 체력에 가벼운 생리불순인 경우는 '온경탕(溫經湯)'을 추천하고 싶다. 이는 생리불순에 냉(冷)이 많고 때로는 기능성부정출혈(機能性不正出血)이 있든지 발이 냉하고 요통이 있으며, 하복부가 시시로 냉통(冷痛)하고 수족이 저리는 등의 경우에 오래 복용하면 매우 효과적이다.

④ 체력이 약하고 빈혈, 두통, 어지러움, 수족냉, 어깨결림 등의 증상이 함께 일어나는 경우는 '당귀작약산(當歸芍藥散)'이 효과적이다.

⑤ 그 밖에, 체력이 아주 약하고 때로는 강한 빈혈증상이나 생리불순이 있으면서 기능성부정출혈이 가끔 있는 경우는 '궁귀교애탕

체력과 증상에 따른 한방처방

불임증(不姙症)에 효과가 좋은 처방	허虛·실實	변비	소변 소량	안색 창백	상열(上熱)	구갈권조	어깨 결림	시시 복통	수족 냉증	월경 이상	심한 생리통
		자각증상(自覺症狀)									
계지복령환(桂枝茯苓丸)	실實				●			●	△	★	●
도핵승기탕(桃核承氣湯)	실實	★			★		●		★	★	★
가미소요산(加味逍遙散)	중간	△			★		●		△	★	△
당귀작약산(當歸芍藥散)	허虛			★			△	△	★	★	△
온경탕(溫經湯)	허虛				★		●			●	△

★ : 증에 가장 잘 맞는 표시. 처방을 선택하는 포인트가 된다.

● : 일반적으로 증에 맞는 경우

△ : 부수적으로 있는 증상

(芎歸膠艾湯)'에 녹용을 가미하면 효과가 좋다.

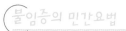

특효식품과 그 섭취방법은, '월경이상' 편과 '냉증' 편을 참고하면 된다.

특별한 민간요법은 없고 체력을 보강하면서 '당귀작약산' 5g을 꿀물과 함께 1일 3~4회 정도 꾸준히 복용하면 거의 좋은 효과를 얻을 수 있고 때로는 놀라운 결과도 종종 보게 된다.

익양보혈차(益陽補血茶)

종 류	1일 분량	효 능
당귀(當歸)	8g	맛은 달고 매우며, 약성은 온하다. 약효는 조혈기능을 도우며, 탁해진 피를 청소하고, 부인병 일체를 치료한다.
천궁(川芎)	8g	맛은 약간 맵고, 약성은 온하다. 약효는 새롭고 신선한 피를 조성하고, 나쁜 피를 제거하며, 울기(鬱氣)를 열어주고, 흉복부의 냉통(冷痛)을 제거한다.
도인(桃仁)	8g	복숭아씨로서, 맛은 달고 쓰다. 약성은 차(寒 ; 비생리적인 염증에 의한 열을 제거한다.)고, 약효는 어혈을 풀어주며, 혈액순환을 돕고, 장(腸)의 연동운동을 촉진하여 변비를 풀어준다.
대추 + 생강		

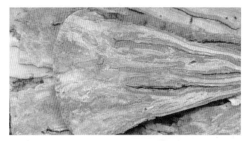
당귀

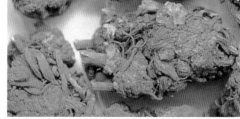
천궁

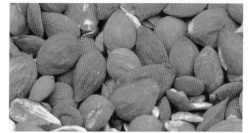
도인

"사람은 누구를 막론하고 자기 자신 안에 하나의 세계를 가지고 있다. 그것은 아득한 과거와 영원한 미래를 함께 지니고 있는 신비로운 세계다. 홀로 있지 않더라도 사람은 누구나 마음의 밑바닥에서는 고독한 존재다. 그 고독과 신비로운 세계가 하나가 되도록 거듭거듭 내 자신을 안으로 살펴보아야 한다.

이때에만 비로소 언젠가 깨달음이 찾아온다. 왜냐하면 진정한 스승은 밖에 있지 않고 우리 마음 안에 있기 때문이다.

따라서 깨달음에 이르는 데는 오로지 두 가지 길이 있다. 자기 자신을 안으로 살피는 명상과 이웃에게 나누는 자비의 실현이다. 그것은 곧 지혜의 길이요 헌신의 길이다."

이같은 자비와 헌신의 시간을 통해서 너무도 귀한 한 새 생명을 명상해 보라. 그러면 아이를 점지받지 않을 수 없는 진정한 가치가 생기리라.

자궁근종(子宮筋腫)

자궁근종은 종양으로서는 양성(良性)에 속하지만 낙관은 금물이다. 왜냐하면, 때때로 자궁체암(子宮體癌)이나 자궁육종(子宮肉腫)과 병합해서 발생함으로, 근종(筋腫)체질은, 즉 암체질의 가능성이 높기 때문에 세심한 주의를 요한다.

자궁근종의 발생빈도는 30~40대가 가장 높으며, 10명에 1명 꼴로 자궁근종이 발병될 정도이다. 근종의 크기가 작아도 증상이 심하면 수술하는 것이 좋고, 커도 수술이 필요 없는 근종도 있다.

자궁을 형성하고 있는 평활근섬유가 이상(異常)증식되어 대소의 종양을 형성하는 질환이다. 종양의 크기는 콩알만한 것부터 어른 머리 정도의 큰 것까지 다양하며, 그 수도 한 개 또는 여러 개 등 다양하다.

근종이 자궁의 내측을 향하여 증식되면 자궁내막의 재생이 방해를 받아 월경이 길어지고 출혈양이 많아지는 관계로 빈혈증상을 일으켜 어지럽고, 나른하며, 동계 등의 심장질환 같은 증상이 나타난다. 그리고 근종의 증식이 자궁 밖으로 향하면 주위의 장기를 압박해서 변비, 빈뇨(頻尿), 요통 등을 일으킨다.

여하튼 수정란의 난관(卵管)통과나 자궁 내의 착상, 그리고 발육이 방해를 받기 때문에 불임증의 큰 원인이 될 뿐만 아니라 임신이 되어도 유산이 될 가능성이 매우 높다.

자궁근종의 원인

한방적인 이론으로는, 氣의 울체가 자궁생리순환에 나쁜 영향을 미쳐서 어혈이 되어 괴(塊)가 형성된 것으로 본다.

양방의학적으로도 확실히 규명되지는 못하였으나, 유전자의 이상으로 생각하고 있다. 현재까지 알려진 바에 의하면, 자궁근종은 난소에서 분비되는 '에스트로겐'의 작용에 의해 장기간에 걸쳐서 커지는 것으로서, 가장 많이 빈발되는 시기가 30~40대이다.

폐경(閉經) 후에도 에스트로겐과 관계없이 커지는 근종도 더러 있으나 일반적으로는 폐경으로 에스트로겐의 분비가 적어지면 근종은 그 이상 커지지 않고 도리어 작아지기도 한다.

그 밖의 원인으로는, 근종이 양성이든, 악성이든 간에 저항력이 약해진 체조직에 대해서 산독(酸毒)물질의 이상(異常)자극이 가해져서 발생하게 되기도 하고, 잦은 유산, 스트레스 등이 원인이며, 특히 유전적인 소인도 무시할 수 없다.

자궁근종의 증상

자궁근종은 점막하(粘膜下), 근층내(筋層內), 장막하(漿膜下)와 자궁의 여러 장소에서 발생하며, 자궁 자체에 발생하는 것도 있고 자궁입구 근처인 자궁경부에 발생하기도 한다.

근종의 크기도 콩알만큼 작은 것에서부터 수박처럼 큰 것 등 다양하다. 또 근종의 수도 1개에서 100개 이상인 경우도 있으며 그 증상도 여러 가지로 복잡하다. 점막면에 발생한 점막하근종은 그 크기가 작아도 부정기 출혈이 있고, 자궁의 외측장막 아래에 발생한 근종은 크기가 아주 커질 때까지 아무런 증상도 나타나지 않기도 한다.

이 양성의 자궁근종으로 인해서 여러 가지 증상이 나타나는데, 특히 생리의 양이 많아진다. 생리에 핏덩어리가 섞이기도 하고, 평소보다 생리의 양이 훨씬 많아져서 빈혈을 일으키기도 하며, 생리 때에 하복부나 허리가 몹시 아픈 월경곤란증, 또는 불임증 등을 일으킨다.

자궁근종의 진단

내진(內診), 초음파진단, CT(컴퓨터단층촬영), MRI(핵자기공명영상), 자궁난관조영법 등의 검사방법이 있고, 점막하근종에는 자궁경이라는 기구로 내강(內腔)을 직접 관찰하는 경우도 있다.

자궁근종의 자각증상

30~40대로서 소변이 잦고 하복부에 이물감이 있거나, 빈혈을 느끼면서 생리량이 많아질 때, 특히 생리혈액에 핏덩어리가 섞여 있고 다른 때보다 양이 유난히 많은 경우, 즉 근래에 와서 생리의 양이 두드러지게 많아지는 경우에는 검사받을 필요가 있다.

자궁근종의 치료

자궁근종은 앞에서 설명한 것과 같이 난소에서 분비되는 에스트로겐 호르몬에 의하여 커지므로 이 호르몬의 분비를 억제하는 약을 투여하면 근종이 일시적으로 작아진다.

그러나 이 치료는 폐경이 된 것과 같은 상태를 억지로 유도하는 결과를 가져오기 때문에 젊은 사람에게도 갱년기장애와 같은 증상이 일어날 수도 있다.

뿐만 아니라 에스트로겐을 억지로 억제하면 뼈[骨]로부터 칼슘이 빠져나가서 뼈가 약해지고 골절이 되기 쉬운 골다공증(骨多孔症)이 발생되므로 이 에스트로겐을 억제하는 약은 장기간 투여할 수는 없다. 호르몬요법을 계속하면 근종이 작아지기는 하나 투약을 중지하면 다시 커지므로 치료의 참뜻이 없다고 하겠다.

따라서 어떤 종류의 치료에도 호르몬요법을 피하는 것이 바람직하다.

한의대에서 근래에 발표되는 자궁근종에 대한 한방치료의 임상결과는 대단히 고무적이다.

대표적인 처방으로는 체질과 증상의 정도에 따라, '대황목단피탕(大黃牧丹皮湯)' '도핵승기탕(桃核承氣湯)' '온경탕(溫經湯)' '계지복령환(桂枝茯苓丸)' '당귀작약산(當歸芍藥散)' 등 주옥 같은 처방들이 있으며, 이러한 치료는 치료비가 저렴한 데 비해 효과가 아주 뛰어나다.

아울러 산전산후 기능조절에도 한방의학이 탁월한 효과를 발휘하므로 때를 놓치지 않는 치료가 자궁근종의 억제는 물론이고 갱년기 이후의 건강을 보장해 준다.

원칙적으로,

① 자궁근종이 어느 정도(주먹만한 크기) 클 때

② 크기가 작아도 빈혈이나 월경곤란 등의 증상이 심할 때

③ 불임증이나 유산, 조산의 원인이 될 때에는 수술을 하는 것을 원칙으로 한다. 그 외의 경우에는 한방으로 치료하고 계속해서 관찰하면서 치료가 진전되는 상황에 따른다.

그러나 앞에서와 같이 수술이 필요한 경우도 한방의 치료로 좋은 결과가 나타나는 경우가 드물지 않으므로 수술하기에 앞서서 한방치료를 일단 받아 보는 것도 좋다.

한방생약의 치료는 자궁근종 그 자체만을 대상으로 치료하는 것이 아니고, 몸의 전체적인 생리기능을 조절하여 주는 치료이기 때문에 근종의 치료는 효과를 보지 못했다고 하더라도 몸의 생리적인 밸런스가 좋아져서 근종을 수술하는 데 큰 도움을 줄 수 있다.

그런 염려는 전혀 없다. 본인뿐만 아니라 남편이나 주위의 사람들도

한방의학의 모든 종류의 생약이 마치 여성만을 위하여 있는 것이 아닌가? 하는 생각이 들 정도로 여성에게 좋은 효능이 있으니 결혼 전에는 반드시 생리기능을 조절해 두는 것이 바람직하다.

이점을 이해하고 협조하여야 하며, 특히 성적인 문제에 관해서 신경을 곤두세우는 경우가 많은데, 이 점 또한 전혀 문제가 되지 않는다.

단지 난소까지 전부 제거하지 않으면 안 되는 불행한 경우는 예외이나, 이것 또한 남성의 고환이 제거된 것 같은 심한 장애는 오지 않는다.

전혀 없는 것은 아니나 일반적인 통계로 보아 그 빈도가 낮으므로 너무 걱정하지 않아도 좋다. 그러나 자궁근종이 있는 사람은 정기적인 검사와 암검사를 게을리하지 말아야 한다.

체력과 증상에 따른 한방처방

자궁근종에 효과가 좋은 처방명	허(虛)·실(實)	변비	상열경향	출혈경향	어깨결림	복통	한복부냉	수족냉	수열·족냉	수열·온·열감	불안초조	기분침체	월경이상	심한 월경통	요통	생리양과다
도핵승기탕(桃核承氣湯)	실實	★	★	△	●			★						★	●	●
계지복령환(桂枝茯苓丸)	실實		★		★	★		△						★	●	●
가미소요산(加味逍遙散)	허실 중간	△	★		★			△	△	★	★	★	★	△		
온경탕(溫經湯)	허虛	△					★	△	★					★	●	●
당귀작약산(當歸芍藥散)	허虛				●	●		★						★	△	●

★ : 증에 가장 잘 맞는 표시. 처방을 선택하는 포인트가 된다.
● : 일반적으로 증에 맞는 경우
△ : 부수적으로 있는 증상

여성의 골반 내에는 여러 가지 장기가 자리하고 있기 때문에 혈관도 매우 복잡하게 분포되어 있어서 혈류장해를 일으키기 쉽다. 따라서 백미나 백설탕 등과 같이 혈관에 나쁜 영향을 미치는 식품이나 육류, 난류(卵類), 우유 등의 부패산물(腐敗産物)을 발생하는 동물성단백식품을 자주 섭취하면 산소나 신선한 영양성분의 공급이 부족하게 된다.

또한 노폐물(老廢物)의 정체(停滯)를 초래하여 자궁조직 전체의 혈행이 방해를 받게 된다. 이와 같은 현상이 만성화되면 근종이 발생하기 쉬운 환경이 조성되는 것이다.

뿐만 아니라, 동물성단백식품의 부패산물은 난소기능을 방해하여 난소호르몬의 분비에 이상을 초래하며 이 때문에 근종의 증식이 촉진된다. 따라서 혈관을 강화하고 혈류를 촉진시킴과 동시에 호르몬의 밸런스를 정상적으로 유지하기 위해서는 정백식품과 육류 중심적인 식생활에서 탈피하여 현미와 채식, 그리고 해조류로 과감하게 전환하는 것이 무엇보다 중요하다.

이렇게 하면 체조직기능이 정상으로 되어서 자궁근종도 피할 수 있을 뿐만 아니라, 이미 생긴 근종도 차차 작아져서 종국에는 사라질 수도 있다.

- **주식** : 현미잡곡밥으로서, 현미 4와 율무 3은 반드시 포함되어야 하고, 그 밖에 팥 1, 콩 1, 좁쌀 1의 비율로 하면 효과가 아주 좋다.(율무는 사마귀뿐만 아니라 암에도 효과가 있는 곡식이다.)
- **부식** : 근채(根菜 ; 뿌리가 주인 야채)류 중심의 야채류, 해조류, 소어패류, 그리고 과식은 금물이다.

파종차(破腫茶)

종 류	1일 분량	효 능
현호색(玄胡索)	15g	맛은 약간 맵고, 약성은 온하다. 약효는 타박상으로 인한 어혈을 깨끗이 하며, 많이 투여하면 유산이 되는데, 이는 자궁 내의 혹(이때는 태아도 혹으로 간주됨)을 잘 제거하고, 월경불순을 치료하며, 자궁 내의 핏덩어리를 잘 부수는 작용을 한다.
도인(桃仁)	15g	복숭아씨로서, 맛은 달고 쓰다. 약성은 차(寒 ; 비생리적인 염증에 의한 열을 제거한다)며, 약효는 어혈을 풀어주고 월경을 순조롭게 하며, 대장의 연동운동을 도와서 변비를 고친다.
목단피(牧丹皮)	8g	맛은 맵고 쓰며, 약성은 약간 차다. 약효는 월경을 잘 통하게 하며, 자궁 내와 복중(腹中)의 덩어리를 잘 헤쳐주는 작용이 있고, 어혈을 잘 제거하며, 체한 것을 내린다.
대추 + 생강		

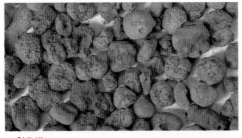

현호색

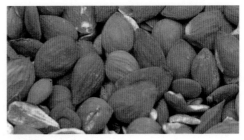

도인

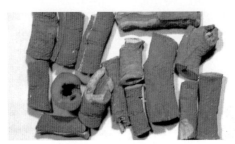

목단피

"초대를 받고 차를 마시러 갔다가도 머물만큼만 머물고 주인에게 폐가 될 새라 이내 자리를 뜬다. 그리하면 당신이 머물던 자리에는 차 향기처럼 은은한 여운이, 그리고 다시 보고픈 아쉬움이 남는다.

삶의 향기란, 맑고 조촐하게 사는 그 인품에서 저절로 풍겨 나오는 기운이다. 향기 없는 꽃이 아름다운 꽃일 수 없듯이 향기 없는 삶 또한 온전한 삶일 수 없다."

그래서 우리도 이런 은은한 여운과 살뜰한 아쉬움을 남기면서 사는 상큼함을 지닐 때, 그 인생이 보람차고 아름답게 자리할 뿐만 아니라, 그 생활에도 지나치지 않은 아쉬움이 남기에 몸 속이 깨끗해져서 덩어리로 정체되지 않음에 틀림없다.

갱년기장해

갱년기라 함은, 일반에서 나이든 장년들이 많이 사용하는 단어이지만, 이를 의학적으로 정확히 정의를 내리기는 쉽지 않다.

사춘기라고 하는 낱말은 소녀기에서 성숙기에 이르는 기간을 나타내는 것과 같이 성숙기로부터 노년기로 이행하는 몇 년 간을 갱년기라고 생각하면 이해가 쉽다.

그런 계산으로 보면 45세 전후에 해당하지만, 근대 여성들의 평균수명이 많이 연장되었기 때문에 45세로부터 52~53세 정도로 늦어지는 경향이다.

여성생리기능을 살펴보면, 사춘기에 일어나는 큰 현상은 배란(排卵)과 월경의 시작이며, 갱년기에는 반대로 배란의 정지와 월경의 폐지이다. 이 기간에 육체적으로나 정신적으로 여러 가지 변화와 이상이 나타나는데, 이것을 갱년기장해라고 한다.

갱년기의 원인

여성은 50세에 가까워지면 난소의 기능이 약해져서 배란이 불규칙하게 되어 드디어 무배란상태가 되며, 따라서 월경도 중지되어 생식(生殖)기능이 종료된다. 이러한 호르몬분비의 변화에 의해서 생리기능 전체의 밸런스가 깨지는데, 이것이 갱년기장해의 원인이다.

노년기가 다가옴에 따라서 몸의 조직에 여러 가지 노화현상이 나타난다. 성선(性腺)이나 간뇌(間腦)를 시작으로 내분비기능이 쇠퇴하면서 성숙기로부터 노년기로 변하는 시기를 갱년기라 한다고 했다. 따라서 이와 같은 현상은 비단 여성에게만 일어나는 것이 아니라 남성에게도 나타난다.

그러나 남성의 경우에 남성호르몬의 분비저하를 보충하기 위하여 뇌하수체의 성선자극호르몬의 분비가 높아져서 다시 남성호르몬의 분비가 촉진됨으로 여성과 같이 심한 장해가 나타나지는 않는다. 때문에 이 갱년기장해를 부인과질환에서 다루기로 한다.

갱년기의 증상

갱년기가 되면 난소호르몬이 감소하는 반면, 뇌하수체전엽의 성선자극호르몬이나 부신피질호르몬이 증가한다. 이와 같이 호르몬계의 밸런스가 혼란을 일으키면 그것이 간뇌(間腦)의 자율신경중추에 영향을 미쳐서 자율신경계에 실조를 초래한다.

갱년기장해는 이 호르몬계의 언밸런스와 자율신경계의 실조상태 등이 합하여 복합적으로 나타나는 증후군이다. 때문에 사람에 따라서 유별난 증상을 호소할 때도 있으나 다음 몇 가지로 요약할 수 있다.

① 자율신경계의 혈관운동신경장해로서는, 상열감, 면적, 냉증, 두통, 두중, 현훈, 이명, 어깨결림, 동계, 혈압의 동요 등이 있다.

② 정신적 증상으로는, 신경과민, 흥분, 우울, 불면, 불안초조, 주의력 산만, 건망증, 공포감, 질투심, 히스테리 등이 있다.

③ 신진대사장해로서는, 비만(하복부, 엉치 부위, 대퇴 부위) 등이 있다.

④ 호르몬계의 언밸런스로는, 월경불순(점점 늦어진다), 자궁부정기출혈(子宮不定期出血), 질점막위축(膣粘膜萎縮), 질내세균저항력감소(膣內細菌抵抗力減少) 등이 있다.

⑤ 피부증상으로서는, 얼굴에 주근깨와 기미가 증가하고 피부색이 검어진다(이는 난소의 기능저하가 원인).

갱년기에 잘못 생각하기 쉬운 것은, 월경이 끝나면 이것으로 여성의 의무가 끝난 것으로 생각하여 급속히 마음이 늙어지고, 여러 가지 불안감과 우울증이 찾아와서 생활에 탄력을 잃게 되는 경우가 많다. 특히 이와 같은 심리작용은 신경증을 불러와서 갱년기증상을 더욱 악화시킬 뿐이다.

오히려 임신분만의 부담에서 해방된 자유의 여성으로서, 한 지아비의 어여쁜 부인으로서 다시 한 번 본래의 인생을 새롭게 맛볼 수 있는 시기이며, 새로운 희망을 가지고 제 3의 인생을 즐길 수 있는 인생의 마지막 찬스이기도 하다.

현재 우리나라에는 11개 한의과대학이 있다. 한의과대학에서는 고전의 한의학, 그리고 현대의 과학의 힘을 빌어 이룩된 또 다른 의미의 한의학, 거기에다가 양방의학의 기초분야까지를 복합적으로 체계 있게 공부하고 있음에도 불구하고 일부의 잘못된 편견과 이해부족으로 인하여 한양방이 학문적인 유대를 맺지 못하고 있는 안타까운 실정이다.

일본 후생성에서 보험약으로 허락하고 있는 한약의 처방이 147개(1995년 현재)나 된다. 이 처방은 모두가 엑기스파우더제재로 되어 있으며, 우리나라의 한방보험에서 보험으로 인정하고 있는 한방처방의 수보다도 더 많다는 놀라운 사실이다.

유감스러운 것은 대부분의 양의학계에서는 한의학을 깊이 있게 연구해 보려고 시도하지도 않고 비과학적인 쪽으로 일축하여 버리는 면이 없지 않다는 것이다.

이에 비해, 일본에서는 몇 개 뿐인 대학의 동양의학연구소(일본에는 한의과대학이 없음)에서 꾸준히 긍정적인 방향으로 연구를 하여, 많은 양의사들을 이해시키고 임상에 응용하도록 하여 놀라운 효과를 얻고 있는 것을 지상을 통하여 볼 수 있는데, 매우 부럽고 답답함이 동시에 느껴진다.

하루 빨리 우리 고유의 동양의학을 보건의 숭고한 차원에서 발전시키기 위하여 동서의학이 아집의 편견을 버리고 서로 손을 잡고서 진지한 연구를 하여야 하며, 이를 위하여 실질적인 의미에서 한·양방의 일원화(一元化)를 위한 노력이 꼭 필요하다고 본다.

그래서 여기에 가까운 이웃인 일본에서 양의사, 특히 산부인과 의사들의 한약이용의 실례를 '아사히 신문(朝日新聞 ; 1988년 1월 17일)'에서 인용하여 본다.

일반적으로 일본에서는, 특히 산부인과에서 한방의학을 이용하는 빈도가 매우 높다.

이미 1985년 일본 산부인과학회 회원 약 2,500명의 67%가 한방생약을 양약과 함께 투약하고 있음을 보고하였다.

의외인 점은 고령의 의사보다는 젊은 의사가 더욱 한방의학의 선호도가 높다는 것이다.

한약이 이용되는 대표적인 병의 종류는 갱년기장해증(젊은 여성의 난소기능부전도 포함)인데, 약 90%에 가까운 산부인과 의사들이 이를 사용하고 있다.

갱년기의학연구학회의 의사들의 보고내용을 들어 보면, "갱년기장해의 치료는 특히 한방의학이 유효한 분야입니다. 현대의학으로도 60% 정도의 치유효과는 있으나, 한약으로는 한방을 전문으로 하는 의사가 아니더라도 80%, 한방전문산부인과의사의 경우는 90% 이상의 치유효과가 있습니다."라는 놀라운 보고를 발표하였다.

갱년기장해는 난소기능이 저하되어 일어나는 것이기 때문에 오래 전부터 난소호르몬주사가 널리 사용되어 왔으며, 요즈음에 와서는 난소호르몬과 남성호르몬을 혼합해서 투여하고 있다. 그러나 이와 같은 호르몬제는 자궁점막의 주기에 영향을 미쳐서 자궁출혈을 일으키는 경우가 많아 자궁점막에 영향이 적은 PHP호르몬이 사용되고 있다.

호르몬(에스트로겐 등)요법과 그때그때의 증상에 따라 대증요법만으로는 자각증상을 깨끗이 치료하기란 몹시 어려울 뿐만 아니라 치료기간도 3~5년 이상의 장기치료를 요하기 때문에, 호르몬제의 투여가 생리밸런스에 미치는 영향, 비만, 특히 유방암과 자궁암 등의 발생에 관한 부작용이 큰 문제가 되고 있는 실정이다.

또 대증요법은 증상에 따라 투약해야 하는 번거로움과 많은 종류의 약을 투여하여야 하는 관계로 치료에 있어서 많은 곤란을 겪고 있는 실정이다.

특히 호르몬요법은 증상을 경감시키는 정도이지 이것으로 인해서 다시 성숙기로 되돌아가는 것은 불가능하고 또 그렇게 되면 근본적인 생리기능의 역행이 되어서 정당한 치료방법이라고 할 수는 없다.

그 밖에 자율신경의 긴장을 억제하기 위해서 각종 신경차단제나 진정제가 사용되고 있으며, 또 자율신경의 중추인 간뇌(間腦 ; 호르몬계와 자율신경계에 관여)의 렌트겐이나 초단파를 조사해서 기능을 조절하기도 하지만 별로 좋은 효과를 얻지 못하고 있다.

호르몬요법을 중지하면 여러 가지 증상들이 억제되었다가 리바운드증상을 일으켜 더욱 악화된다.

갱년기장해의 여러 가지 증상을 개선시키는 데는 한의학적인 치료가 우수한 효과를 발휘한다.

한의학에서는 갱년기장해의 근본적인 원인을 하복부의 울혈, 또는 어혈증상과 그 어혈과 연관되는 신경증증상의 혼합으로 보고 있다.

그 어혈증상을 치료하기 위해서는 정혈(淨血), 행혈(行血), 파혈(破血)제 등과 신경증을 제거하기 위해서 氣의 순환을 원활하게 해주는 순기(順氣)제, 심신의 조화를 조절하는 중추인 간뇌에 작용하는 시호(柴胡)제, 그리고 기력보강제 등의 총합적인 처방을 투여하면, 호르몬제나 신경차단제를 투여하지 않더라도 언밸런스한 신체의 생리적인 리듬이 잘 조절된다. 가장 대표적인 처방이 그 유명한 '가미소요산(加

味逍遙散)'이다.

이웃나라인 일본의 갱년기클리닉에서는 거의 대부분의 양의사들이 가미소요산(양방보험약임)을 즐겨 처방하고, 기대 이상의 효과를 보고 있다고 발표하였다.

이 가미소요산은 빈혈성의 여성으로, 특별하게 기질적인 장해가 없으나 허리 이하가 냉하고, 안색이 나쁘며, 두통, 현훈, 어깨결림, 불면, 수시로 상열면적(上熱面赤)하고, 가슴이 두근거리며, 불안초조 등을 호소하는 경우에 대단히 우수한 효과를 발휘한다.

처방 중에 배합되어 있는 당귀(當歸), 작약(芍藥), 목단피(牧丹皮)는 하복부의 어혈을 제거하고, 시호는 대뇌변연계(大腦邊緣系)에 작용하여 호르몬계와 자율신경계와의 언밸런스를 조절하여 여러 가지 진단하기 어려운 환자의 자각증상을 개선하여 준다.

본 처방은 뭔가 확실치 않은 여러 가지 증상을 개선하는 탕약이 아닌 가루약이기 때문에 소요산(逍遙散)이라는 이름이 붙여졌고, 여기에 사람에 따라서 증감되는 의미에서 '가미(加味)'라는 단어가 첨부되었다.

양방치료의 부작용 때문에, 최근에 특히 중국이나 일본에서는 갱년기장애 치료에 한방생약을 많이 투약하고 있고, 또 높은 개선효과를 얻고 있다.

한방에서는 오래 전부터 이 갱년기장애를 호소하는 제반증상과 난소결락증후군(卵巢缺落症候群 ; 난소절제수술을 했다든지 난소종양 등의 질환에 의해 난소가 제 기능을 발휘하지 못할 때 나타나는 여러 가지 증상) 및 자율신경실조증으로 진단된 여성환자에게 투약하는 대표적인 처방과 효능을 요약하면 다음과 같다.

- **가미소요산**(加味逍遙散) : 상열감, 동계, 불안, 불면, 두통 등의 정신증상 및 냉증 등이다.
- **계지복령환**(桂枝茯苓丸) : 어혈로 인한 하복부 압통(壓痛)이 있는 월경이상, 어깨결림, 두통, 상열감, 여드름 등이다.
- **당귀작약산**(當歸芍藥散) : 허약체질로서 가벼운 신경쇠약증, 부종, 두통, 불임증, 냉증 등이다.

그 밖에 '온경탕(溫經湯)' '억간산(抑肝散)' '귀비탕(歸脾湯)' '가미귀비탕(加味歸脾湯)' '반하후박탕(半夏厚朴湯)' '감맥대조탕(甘麥大棗湯)' '시호가용골모려탕(柴胡加龍骨牡蠣湯)' 등 증상에 적합하게 적용할 수 있는 많은 종류의 처방이 있으며, 이 처방들은 갱년기장애는, 물론 거의 모든 성인병까지도 예방치료가 가능한 명처방의 한방생약들이다.

1991년에 갱년기장애 증상으로 치료한 환자 79명에 대한 통계를 살펴보면, 대부분의 환자에게 투약한 기간은 4주에서 12주 동안이었다.

이 환자들의 전반적인 증상들을 보면, 두통을 비롯하여 관절통, 근육통, 불면, 동계, 상열, 발한, 불안, 초조, 혈관운동신경장애(피부반점, 호흡곤란, 체온이상, 기력쇠퇴 등), 신경질, 하품, 전신권태, 우울증, 생리이상 등이었다.

이들에 대한 개선효과를 살펴보면, 관절통과 근육통의 개선율 36%를 제외한 나머지 증상의 개선율은 82%에 달하였다.

거의 모든 환자들이 약을 복용하기 시작한 후 3주째부터 눈에 띄게 좋아지기 시작하여 6주 후부터는 현저히 좋아졌다. 가장 개선되기 힘든 증상으로는 관절통과 쉽게 피로해지는 증상이었고, 그 밖의 증상에 관하여는 대단히 만족할 만한 결과를 나타내었다.

끝으로, 이와 같이 좋은 치료방법이 왜 우리나라의 양방의료기관에서는 이용되고 있지 못하는지 여러 가지 제도적인 문제가 좋은 길을 방해하고 있는 실정을 볼 때 안타까운 마음을 금할 길이 없다.

위의 내용과 같이 일본에서는 많은 양의사들이 한방생약을 애용하고 있으며, 또 놀라운 효과의 임상결과들이 속속 발표되고 있다. 심히 부러운 일이 아닐 수 없다.

일본어의 발음으로 갱(更)이나 행(幸)의 발음이 둘다 같은 발음인 '고'이다. 이와 같이 발음이 같기 때문에 갱년기(更年期 ; 고넨기)라고 하지 않고 행년기(幸年期 ; 고넨기)라고 하여 새롭게 다른 의미에서 인생을 생각하는 시기이며 부부애도 새롭게 다지는 시기로 삼고 있다.

그 이유로는, 첫째 지겹고 귀찮은 생리가 끝나는 시기일 뿐만 아니라 임신의 염려도 없고, 둘째 자식들의 출가, 그리고 셋째는 적막하도록 조용해진 집안에서 부부가 진솔하게 얼굴을 맞대고 인생과 사랑을 다시 생각하게 하는 시기이기 때문이다.

체력과 증상에 따른 한방처방

갱년기장해에 효과가 좋은 처방명	허실(虛實)	자각증상(自覺症狀)														
		변비	식욕부진	불면경향	두통	피로	상열충혈	어지럼증	어깨결림	두근두근	명치부위답답	허리수족냉	등에오싹함	월경이상	안절부절	신경예민
시호가용골모려탕 (柴胡加龍骨牡蠣湯)	실(實)	★		★		●			●	★			△		★	★
계지복령환(桂枝茯苓丸)					△	△	★	●	★	●	●			★	●	△
가미소요산(加味逍遙散)	중간 허실	△	●	●	●	●	★	●	●	★	△	△	★	★	★	★
감맥대조탕(甘麥大棗湯)	허(虛)		△	●		△									★	★
계지가용골모려탕 (桂枝加龍骨牡蠣湯)			●	●	●	★			●	★			●		★	★
당귀작약산(當歸芍藥散)				●	●			●	●	●		★		★		

★ : 증에 가장 잘 맞는 표시. 처방을 선택하는 포인트가 된다.
● : 일반적으로 증에 맞는 경우
△ : 부수적으로 있는 증상

갱년기장해의 닉이요법

일반적인 갱년기장해의 치료는 호르몬제나 정신안정제, 그리고 자율신경조정제 등의 양의학적 치료와 그에 상응하는 한방치료를 하고 있다. 그러나 갱년기장해의 근본적인 원인은 전체 생리기능의 저하와 물질대사의 불균형에 의한 것으로서 근치는 거의 불가능한 실정이다. 생리기능의 저하나 물질대사의 불균형은 식물종류의 섭취방법이 부적합함에서 기인됨을 알 수 있다.

잘못된 식생활에 의한 장해는 나이를 많이 먹을수록 더욱 쉽게 나타난다. 특히 육류, 난류(卵類), 우유 등의 동물성단백질을 많이 섭취할수록 물질대사나 내분비계가 혼란되고 더욱이 몸의 저항력이 떨어지게 된다.

따라서 갱년기장해를 개선시키기 위해서는 동물성단백질을 가능한 한 줄이고, 장을 청소하고 피를 맑게 해주는 기능이 입증된 현미잡곡밥(현미 5, 콩 2, 율무 2, 기타 1)과 각종 야채(野菜 ; 비타민 B와 철분, 칼슘 등이 풍부한 당근, 아스파라가스, 마늘, 양파, 파), 그리고 소어패류(小漁貝類 ; 멸치, 조개류)와 해조류(海藻類 ; 미역, 다시마, 김, 파래 등에는 요오드가 많이 함유되어 있어서 혈액, 신경, 갑상선 등의 조절을 도와준다) 등을 의식적으로 많이 섭취하면, 장내 세균의 밸런스가 좋아져서 피가 맑아지고, 전신의 생리기능도 좋아지며, 따라서 난소기능의 급격한 저하도 방지되어 괴롭지 않은 갱년기를 맞이할 수 있게 된다.

산조인(酸棗仁) 죽

갱년기 장해에 가장 많이 나타나는 증상은 정신불안과 불면, 그리고 열이 얼굴로 확 달아오르면서 땀이 얼굴과 등에 배는 것이다. 이와 같은 불유쾌한 증상으로 고통을 받고 있는 사람은 산조인[한약 도매상에 있음]이라는 생약을 권하고 싶다. 산조인(酸棗仁)은 진정진경의 작용이 있고 불면을 해소해 준다.

- **만드는 방법** : 산조인 30gm을 프라이팬에 잘 볶아서 600㎖의 물에 넣고 2/3가 되도록 끓인 다음에 산조인은 건져내고, 100gm의 현미를 넣고 소금으로 맛을 조절하면서 죽을 끓여서 적당량씩 먹으면 좋다.

당맥주(當麥酒)

재료는 당귀(當歸), 소맥(小麥), 적포도주(赤葡萄酒)

그 효능으로는 어깨결림, 이명증, 동계, 냉증, 빈혈 등의 갱년기장해의 여러 가지 증상에 효과가 매우 좋다. 그리고 소맥은 '안정차'에 그 효능이 자세히 기재되어 있고, 특히 정신신경불안증과 히스테리에 매우 효과적이다.

- **만드는 방법** : 당귀 200g, 소맥 150g을 2,000㎖의 적포도주에 넣고 15일간 밀봉한 후 뚜껑을 열고 다시 덩어리 흑설탕 100g을 첨가하고 다시 밀봉하여 6개월간 숙성시킨다. 숙성이 된 '당맥주'를 1일 2회 소주잔으로 한 잔씩 마시면 놀라운 효과를 얻게 된다.

안정차(安靜茶)

종　류	1일 분량	효　　　　능
소맥(小麥)	20g	맛은 달고, 약성은 냉하다. 약효는 이 냉 때문에 번열(煩熱 ; 가슴에서 열이 나고 답답)이 치료되고, 마음이 차분해지며, 갈증이 해소되고, 소변을 잘 통하게 하며, 간기능을 좋게 한다.
시호(柴胡)	15g	맛은 약간 쓰고, 약성은 약간 냉하다. 약효는 간화(肝火 ; 일종의 화병)를 가라앉히고 한열왕래(더웠다 추웠다 하는 갱년기장해의 주된 증상이나 화병의 증상)를 치료하며, 흉협고만을 제거한다.
계지(桂枝)	6g	맛은 달고 매우며, 약성은 온하다. 약효는 말초 부위의 혈관을 열어서 혈액순환을 촉진하고 사지를 따뜻하게 하여 신경통과 두통을 치료하며 이뇨작용까지 돕는다.
생강 + 대추		

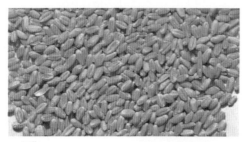
소맥

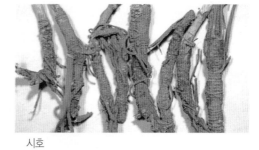
시호

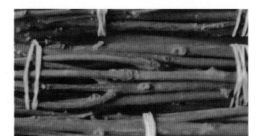
계지

등산이나 걷는 것 이외에는 특별한 운동은 없다. 때때로 얼굴이 빨개지면서 달아오르는 경우가 자주 있는데, 이때는 무릎 아래 부분을 뜨거운 물에 20분 이상 담그면 효과가 좋다.

지나간 과거는 지나간 것이니 그렇게 집착할 것 못 되고, 다가올 미래는 아직 오지 않았으니 조바심으로 안타까워할 것 없다. 미래, 즉 내일이란 오늘의 결과를 올려놓을 쟁반에 지나지 않는다. 때문에 결과보다는 경과가 더욱 중요하다. 따라서 오늘 바로 이 시간이 가장 귀한 시간이다. 매일매일 아름다운 것을 찾기 위해서 노력하면, 인생의 현재나 미래는 건강하고 아름다워질 수밖에 없다.

나이와 상관없이 이처럼 오늘을 아름답게 꽃피우기 위해 전심을 다할 때 갱년기는 그 갱년기대로의 그윽한 향기를 저절로 발할 수 있게 된다.

방광염(膀胱炎)

방광은 신장에서 만들어져 뇨관을 경과하여 흘러들어 오는 소변을 일정량을 받아두었다가 체외로 배출하는 기관이다. 방광의 벽은 탄력성이 잘 발달된 평활근으로 되어 있어서 방광 속이 비어 있을 때는 방광벽의 두께가 1.5cm 정도이나 소변이 증가하는 데에 따라서 늘어 났다가 방광에 꽉 차면 3mm 정도로 엷어진다. 이 방광벽의 긴장자극이 뇌에 전달되어 소변이 보고 싶어지면 소변을 보게 된다.

요도에 연결되어 있는 방광의 출구는 소변이 일정량 이상이 되면 자연히 열리게 되는 내괄약근과 의지에 의해서 개폐되는 외괄약근에 의해서 배뇨가 조절된다. 그런데 방광염은 방광의 점막에 염증이 발생하는 질환으로서 배뇨장애를 일으킨다.

소변의 백탁(白濁)은 염증 부위에 생긴 많은 양의 백혈구가 소변 속에 섞이기 때문이고, 소변이 자주 마렵게 되는 것은 방광이 충혈되어 자극에 민감해지기 때문이다. 또 소변이 급하고, 발열, 그리고 농이 섞인 소변이나 혈뇨 등의 증상도 나타난다.

보통의 경우는 소변양이 300cc 정도가 되었을 때에 요의(尿意)를 느끼게 되나 방광염의 경우는 50~100cc 정도에서 소변이 보고 싶어진다. 소변을 본 후에도 잔뇨감 때문에 느낌이 깨끗하지 못하다. 배뇨통은 소변이 끝날 때쯤에 방광이 수축하게 되는데, 이때 점막이 자극을 받아 통증을 느끼게 된다.

방광염이 발생하게 되는 것은 혈액 중에 독소나 노폐물이 방광조직을 자극해서 종창(腫脹), 충혈(充血), 출혈을 일으키기 때문이다. 방광조직의 저항력이 저하되면 염증은 더욱 일어나기 쉬워진다. 저항력이 약해지는 것은 소변을 오래 참게 되면 방광이 피로해져서 발생하는 경우도 있으나, 대개는 몸이 피로하여 저항력이 약해진 때문이고, 여성에게 더욱 많이 발생하게 되는 이유는 주로 냉증이 주된 원인이다.

뿐만 아니라 여성은 골반 내의 구조가 복잡해서 원천적으로 혈류가 장애받기 쉬워져 냉해지기 때문인 것으로 밝혀졌다. 즉, 여성은 요도가 굵고 짧기 때문에 외음부나 항문 부분의 세균이 방광으로 침입하기 쉬우므로 항상 청결하게 하여야 한다. 그러나 세균이 침입했다고 해서

일반적으로 방광염이 여성에게 많이 발생하는 이유는 여성은 남성에 비해서 요도가 짧고(남성은 약 18cm, 여성은 약 3.5cm) 질구와 항문이 가까워 세균에 감염되기 쉽다.

필연적으로 방광염이 되는 것은 아니고, 몸이 냉하든지 피로가 겹쳐서 체력이 저하되었을 때와 신경과민으로 인한 정신적인 피로가 겹칠 때 주로 발생한다.

요도염은 방광염과 증상이 비슷하기는 하지만, 배뇨의 초기에 통증이 느껴지고, 요도의 출구에서 농(膿)이 나오기도 하고, 벌겋게 붓기도 하며, 얼굴 색이 나빠지고, 식욕도 떨어지는 등 나타내는 증상이 각각 다르다. 방광염이나 요도염은 냉증타입의 사람에게 걸리기 쉬우므로 추위를 잘 타고 다리와 허리부분이 차게 느껴지는 여성은 특히 보온에 주의할 필요가 있다. 방광염은 치료되기는 쉬우나 기능이 약한 상태에서는 몇 번이고 재발하게 됨으로 처음부터 철저한 치료와 자기관리가 중요하다.

특히 한의학은 냉증의 체질을 개선하는 좋은 처방이 많음으로 근치를 위해서는 한의학으로 체질을 개선하는 것이 아주 좋은 방법이다.

한의학적 치료

한의학적인 치료방법은, 방광염을 세균의 감염에 의한 것으로 보기보다는 오히려 체력적인 면과 그 증상을 중요시하여 이를 체계적으로 구분하고 전신적인 생리기능을 조절함을 통해서 병을 이겨나갈 수 있도록 체력을 돕고 증상을 개선하는 요법이다.

① 체력이 보통인 사람으로 맥이나 복력이 약하고, 목이 자주 마르며, 소변은 자주 보고 싶으나 소변이 시원치 않게 나오고, 혈뇨의 경향인 경우는 '저령탕(猪苓湯)'이 아주 유효하다.

② 체력이 약한 사람에게 잘 적응하는 처방으로, 맥도 복력도 약한 편이고, 배뇨이상이 있는 이외에 위(胃) 부위가 답답하고 약간 아프게 느껴지는 위장장해가 있으며, 기분이 우울하고, 입이 마르며, 신경정신과적인 불안요인을 수반하는 경우에는 '청심연자음(淸心蓮子飮)'이 제격이다.

③ 체력이 중간 정도이고 특히 방광염증상만이 두드러지게 나타나는 경우에 적합한 처방으로는 '오림산(五淋散)'이 적합하다. 자주 소변을 보고 싶으나 소변을 보기가 힘들고, 잔뇨감(殘尿感)과 배뇨통(排尿痛)은 물론이고, 소변에 피나 농이 섞여 나오는 경우에 유효하다.

④ 체력이 떨어지고, 맥력과 복력이 약해진 경우에는 '팔미환(八味丸)'이 좋은 효과를 나타낸다. 특히 하복부가 연약하고 약하며, 하반신의 기운이 떨어지고, 자주 피로하며, 수족이 겨울에는 차고, 여름에는 때때로 달아오르는 듯하며, 빈뇨와 야간뇨를 호소하는 경우에 처방된다.

체력과 증상에 따른 한방처방

방광염과 요도염에 효과가 좋은 처방법	허(虛)·실(實)	자각증상(自覺症狀)														
		변비	하리경향	빈뇨(頻尿)	잔뇨·요의(尿意)	소변소량	배뇨통·잔뇨감·뇨혼탁	혈뇨(血尿)	야간빈뇨(頻尿)	불면경향	한출과다 도한(盜汗)	얼굴 적흑색 상열	구강건조	수족냉증	하지부종	월경이상
용담사간탕(龍膽瀉肝湯)	실實	●			●	★	★	●								△
도핵승기탕(桃核承氣湯)		★					★	★			△	★		★		★
저령탕(猪苓湯)	허실 중간		●			★	★	★					★		△	
오림산(五淋散)			△		★	★	★	★								
오령산(五苓散)						★	●					●	★			
팔미환(八味丸)	허虛			●			●		★				●		●	

★ : 증에 가장 잘 맞는 표시. 처방을 선택하는 포인트가 된다.
● : 일반적으로 증에 맞는 경우
△ : 부수적으로 있는 증상

방광염의 식이요법

육류·난류·우유 등의 동물성단백질을 상식하면 이것에 의한 독소가 방광조직에 장해를 일으키고, 골반 내의 장기 전체에 울혈현상을 일으킨다. 즉, 혈액순환에 나쁜 영향을 미친다.

뿐만 아니라 백미, 백사탕(白砂糖) 등의 정제식품이나, 당도가 높은 과일의 과잉섭취는 에너지대사에 혼란을 일으켜 몸의 저항력을 떨어뜨린다. 따라서 방광염에 잘 걸리는 체질을 개선하기 위해서는 이와 같은 음식은 피하고 가능한 한 자연식을 하는 습관을 길러야 한다.

- **주식** : 팥(1할)과 검정콩(2할)을 배합한 현미(5할)잡곡밥에 율무(2할)를 첨가하는 것이 가장 이상적이다.
- **부식** : 야채, 해조류 소어패류 등을 상식하는 것이 좋다.

팥과 파를 다린 즙

팥[小豆]은 이뇨작용이 우수한 식품 중에서도 가장 대표적이다. 방광염의 증상이 심하고 혈뇨가 나올 때 특히 효과를 발휘한다. 염증을 완화시키고 지혈을 시키는 효능이 우수해서 이 팥을 달여서 마시면 좋다. 보통 때에는 팥죽으로 만들어서 먹든지 밥에 팥을 많이 섞어서 자주 먹으면 예방의 효과도 있다.

또한 파는 말초 부위를 따뜻하게 해준다. 때문에 말초혈관을 확장하여 혈행을 도와서 이뇨가 잘 되도록 하는 효능이 있다.

- **만드는 방법** : 팥 50g과 대파(2개)의 흰부분만을 적당한(2~3cm) 크기로 썰고, 이 두 가지를 프라이팬에 넣고 파의 색이 약간 변할 때까지 가볍게 볶은 다음, 믹서로 대강 갈아서, 정종을 250mℓ을 붓고 강한 불에 한 번 끓인 다음, 소주잔으로 한 잔씩 저녁에 마신다.

대맥(大麥 ; 보리)차

보리는 이뇨작용이 있는 식품이다. 열을 내리는 작용이 있고, 또 염증에도 효과를 발휘한다. 그러나 몸이 냉한 사람이 대맥차를 복용한다고 해서 몸이 더 냉해지는 것은 아니니 염려할 필요는 없다. 치료 후 재발방지를 위해서는 현미에 보리를 많이 섞은 밥을 해서 먹으면 좋다.

- **만드는 방법** : 대맥 다섯 숟갈을 500mℓ의 생수에 넣고 반으로 줄여서 보리를 건져내고 약간의 생강을 강판에 갈아서 넣고, 꿀도 약간 넣으면 좋다. 아침과 밤에 수시로 마신다. 위의 분량은 1일분이다.

퇴수차(退水茶)

종 류	1일 분량	효 능
택사(澤瀉)	20g	맛은 약간 달고, 약성은 찬 편이다. 약효는 방광으로부터 소변배출을 원활히 하며, 구갈과 소변불리(小便不利), 부종(浮腫), 두통, 현훈을 다스린다.
금은화(金銀花)	15g	맛은 달고, 약성은 약간 온하다. 약효는 옹저(癰疽 ; 큰 종기)와 종창(腫脹)을 치료한다. 세균의 증식을 억제하고 퇴치하는 한방의 페니실린이다.
계지(桂枝)	12g	맛이 달고 매우며, 약성은 온하다. 약효는 말초 부위의 혈관을 열어서 혈액순환을 촉진하며, 사지를 따뜻하게 하여 신경통과 두통을 치료하고, 이뇨작용까지 돕는다.
대추 + 생강		

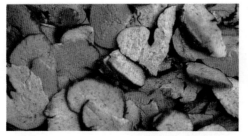
택사

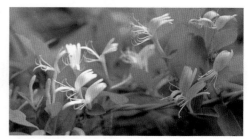
금은화

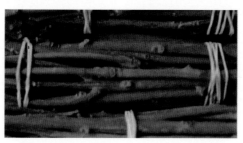
계지

"우리가 산다는 것은 무엇인가? 그것은 기약할 수 없는 것이다. 내일일을 누가 아는가? 이다음 순간을 누가 아는가? 때문에 순간순간을 꽃처럼 새롭게 피어나는 습관을 들여야 한다. 매 순간을 자기 영혼을 가꾸는 일에, 자기 영혼을 맑히는 일에 쓸 수 있어야 한다. 우리 모두는 어김없이 늙는다. 그리고 언젠가 자기 차례가 오면 죽는다. 그렇지만 우리가 두려워할 것은 늙음이나 죽음이 아니다. 녹슨 삶을 두려워해야 한다. 삶이 녹슬면 모든 것이 허물어진다.

우리가 순간순간 산다는 것은 한편으론 순간순간 죽어 간다는 소식이다. 죽음을 두려워할 것이 아니라 녹스는 삶을 두려워해야 한다. 단순한 삶을 이루려면 더러는 홀로 있는 시간을 가져야 한다. 사람은 홀로 있을 때 단순해지고 순수해진다. 이때 명상의 문이 열린다."

이러할 때 조바심으로부터 벗어나 여유로움을 맛보게 된다. 이 여유로움으로 방광염쯤이야 넉넉히 이기고도 남음이 있을 것이다.

피부 질환

 피부소양증

피부 질환 (습진과 피부염)

습진과 피부염이 대표적이다.

습진과 피부염은 피부병 중에서도 가장 흔한 질환으로서 피부병환자의 과반수를 점유하고 있다. 이 두 질환은 거의 같은 질환으로서 증상에 따라 지루성습진(脂漏性濕疹), 건조성습진, 주부습진, 접촉성피부염, 직업성피부염, 아토피성피부염 등 여러 가지 명칭으로 분류된다.

피부 질환의 원인

비전염성피부질환은 단순히 피부 자체의 질환이 아니고 유전적인 소인 및 전신생리기능의 밸런스와 깊은 관련이 있다.

누구나 발생하는 것이 아니고, 알러지체질이 외부나 내부로부터 자극이 가해져서 피부에 이상반응이 발생하는 것으로 본다.

- 내인 : 피부병(비전염성)이 발생되는 대부분의 경우는 체질유전적인 소인인 알러지체질인 경우이다. 이것은 간장의 해독기능과 신장의 신진대사계통(新陳代謝系統), 소화기계통, 자율신경계통, 호르몬계통〔뇌하수체, 갑상선, 췌장, 신장, 부신, 난소 등〕과 관련이 있다. 즉, 전신의 생리기능과 밀접한 관계가 있다.
- 외인 : 자극의 종류로는 화학적인 것으로 땀, 머리염색약, 반창고, 머릿기름, 화장품, 비누, 약품, 그리고 물리적인 것은 햇볕, 온열, 한냉, 또 기계적인 것으로는 옷〔섬유〕, 양말고무밴드 등에 의한 압박이나 마찰 등을 들 수 있다.

습진은 급성과 만성으로 나눌 수 있다.

• 급성습진 : 처음에는 피부가 적색으로 되고〔홍반(紅斑)〕, 그 위에 잘잘한 쌀알같은 구진(丘疹)이 발생하며, 그 속에 진물이 차고〔소수포(小水疱)〕, 드디어 물집이 터져서 진무르며〔미란(糜爛)〕, 분비물이 나오는 습진의 증상을 나타낸다. 이 분비물이 마르면 황색의 딱지〔가피(痂皮)〕가 되고, 이 가피가 자연히 떨어지고 난 다음 건강한 피부로 되돌아간다. 그러나 이와 같이 전형적으로 진행되는 것은 아니고, 어떤 경우는 도중에서 화농되기도 한다. 습진이 발생하는 부위는 전신의 어느 곳이나 발생하는 경우도 있는가 하면, 한 특정 부위만 발생하기도 하는 등 일정하지는 않다. 증상으로는 가려운 것이 특징이고, 대개는 1개월을 전후해서 치료가 되나, 경우에 따라서는 재발하기도 한다.

• 만성습진 : 급성습진으로부터 만성으로 이전되는 경우와 처음부터 만성습진의 형태로 발병하는 경우가 있으며, 그 증상은 피부가 두꺼워지고, 표면의 색이 적흑색을 띠며, 매우 심한 가려움증을 호소한다. 경과는 매우 길어서 수년으로부터 수십 년, 경우에 따라서는 일생 동안 고생하는 경우도 있으며, 더욱 안타까운 것은 그 체질이 대부분 유전이라는 것이다.

• 피부염 : 증상은 급성습진과 거의 같고, 때로는 발병 부위가 화끈거리는 느낌을 느끼게 되는 경우가 많다. 그러나 습진의 경우는 화끈거리는 느낌은 없고 가려움증이 더 심한 편이다. 경과는 일반적으로 짧고, 습진보다는 치유율이 높은 편이다. 그리고 특히 같은 종류의 자극물질에 의한 경우가 많은데, 예를 들면 머리염색약이나 옻나무 등에 의해서 몇 번이라도 재발이 되는 특징이 있다.

옻나무를 모르고
꺾었더니…

벌
받은것…

우리들은 상대방의 얼굴을 보고 기분이 좋은지 나쁜지 등의 심리적인 변화를 알 수 있다. 특히 한의사의 경우는 연륜이 쌓일수록 환자의 얼굴만 보아도 반 이상의 병증을 읽을 수가 있다. 예를 들면, 한의학적으로는 얼굴색이 지나치게 붉으면 심장질환, 누러면 소화기질환, 창백하면 호흡기질환, 검은 색을 띠면 신장질환, 검푸른색을 띠면 간장질환을 의심하게 되는데, 실제로 정확한 진찰을 해보면 이와 같이 얼굴색에 나타난 병증과 같은 결과가 나타나는 경우가 허다하다.

따라서 전염성이 강한 피부병 이외의 피부에 나타나는 피부질환은 거의가 내장의 병증에 속하며, 이를 근거로 근본요법을 꾸준히 하면 좋은 결과를 얻을 수 있다.

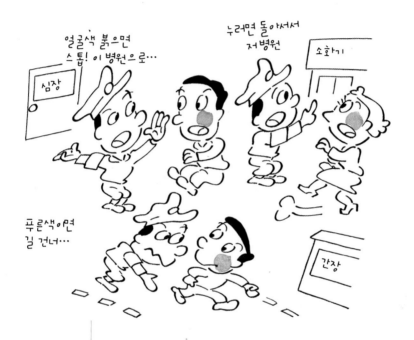

피부 질환의 치료

피부병의 근본적인 치료방침은 국소의 피부에 연고를 바르는 정도의 부분적인 치료가 아닌, 그것과 연관되는 근본적인 원인을 규명해서 내장기관을 치료하는 것에 포인트를 두어야 한다.

가장 좋은 치료방법은 알러지체질의 근본적인 개선이다. 그런데 이것이 매우 어렵다는 데 그 문제점이 있다.

습진이나 피부병의 발생이 용이한 알러지체질은 간장, 신장의 신진대사계통, 소화기계통, 자율신경계통, 호르몬계통 등 내장기관과 밀접한 관계가 있다는 것을 이미 '원인'편에 밝혀 두었다.

바로 이 내장기관을 치료하는 것에 포커스를 맞추면, 알러지체질의 개선이 그 근본인 내장으로부터 개선되어 피부병의 치료가 근본적으로 가능해진다.

현대의학에서도 이 내장기관에 포인트를 맞추고는 있으나 가벼운 내장기관의 변화를 알 수 있는 확실한 방법이 아직은 없다. 이것은 렌트겐사진이나 혈액이나 소변의 이화학(理化學)적인 검사로는 알 수 없을 만큼 미묘한 변화이다. 이 내장기관의 미묘한 변화를 진단할 방법이 없기 때문에 현대의학에서는 피부병의 근본적인 치료가 되지 않고 있다.

그런데, 한방에서는 이 미묘한 내장기관의 변화를 한방 특유의 망진(望診)과 절진(切診 ; 맥을 보는 것), 그리고 복진 등을 통해서 거의 정확히 파악할 수 있다.

그것은 '질병의 반응은 체표에 나타난다.' 고 하는 한의학 원래의 이론, 즉 병이 몸 안에 발생하면 그 병적인 반응은 체표인 얼굴과 피부에 나타난다는 오랜 동안의 임상경험으로부터 터득한 이론이다.

특히 한방의 복진은 복근의 긴장도(緊張度)와 압진(壓診)에 의한 촉진과 환자의 반응 등을 종합해서 근본적인 진찰치료를 하게 된다. 한방의 이와 같은 진찰과 치료를 통해서 어려운 피부질환을 어느 정도 근본적인 근치요법으로 개선할 수 있다.

현대의학의 치료

거의 대부분의 치료요법은 연고요법(부신피질호르몬제)과 부신피질호르몬과 항히스타민제의 경구투여가 거의 대부분을 차지한다.

현대의학에서는 먼저 알러지증상을 억제하기 위하여 항히스타민제와 부신피질호르몬제를 사용하는데, 어느쪽이든 일시적인 스파트요법에 지나지 않는다.

그 이유는 이 두 가지 약제 모두가 피부병을 전문으로 치료할 수 있는 피부약이 아니라는 사실이다. 뿐만 아니라 부신피질호르몬제를 남용하면 여러 가지 심각한 부작용이 나타남으로 각별한 주의를 요한다.

때문에 외용요법에 중점을 두고 피부의 병상에 따라서 적당히 코티손연고를 조절하는 것이 피부과의사의 치료방법이다. 그러나 문제는 이 연고요법을 사용하여 어느 정도 피부가 개선이 되었다고 하더라도 치료를 중지하면 거의 바로 재발한다.

따라서 피부병의 근본적인 치료는 체내의 병변을 잘 판단하여 오랜 기간에 걸쳐서 체질을 개선해 나가는 방법밖에는 더 좋은 길이 없다고 본다.

체력과 증상에 따른 한방처방

피부병에 효과가 좋은 처방법	자각증상(自覺症狀)															
	허(虛)·실(實)	빈뇨·다뇨	소변소량	두통·두중	불쾌경향	한출과다	검은 피부색	거친피부	상열·면적	구강건조	심한 가려움	야간 가려움 심함	겨울철 더욱 심함	분비물이 많다	발진한다	환부 적색
소풍산(消風散)	실(實)									●	★			★	●	★
용담사간탕(龍膽瀉肝湯)	실(實)		★				★				●	●		●		●
인진고탕(茵陳蒿湯)	실(實)		★		△	●				★	●	●		△	△	●
황련해독탕(黃連解毒湯)	허실중간			△	●	●					●				△	
온청음(溫淸飮)	허실중간			△	△	★	●		★	●	★	★	●	●	●	●
당귀음자(當歸飮子)	허(虛)										★	★	●			

★ : 증에 가장 잘 맞는 표시. 처방을 선택하는 포인트가 된다.

● : 일반적으로 증에 맞는 경우

△ : 부수적으로 있는 증상

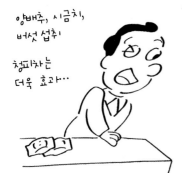

양배추, 시금치, 버섯 섭취

청피차는 더욱 효과…

이번에도 선반 채이면 책임지세요

피부 질환의 먹이요법

• 주식 : 현미잡곡밥으로 한다. 잡곡의 배합비율은, 현미 4할, 율무 4할, 콩 2할의 비율이 좋다. 밥을 지을 때는 우선 율무는 따로 24시간 정도 물에 불리고, 현미는 12시간, 콩은 2시간 정도 불려서 압력솥에 밥을 지으면 맛이 아주 좋다.

• 부식 : 야채, 해조류, 소어패류가 좋다.

특히 항히스타민의 기능을 높여주는 데는 비타민 C가 으뜸이다. 감자와 고구마의 비타민 C는 열에 강해서 조리를 해도 잘 파괴되지 않음으로 많이 섭취하기 바란다. 그리고 피를 맑게 청소해 주는 야채류, 그 중에서도 양배추, 파슬리, 시금치와, 그리고 우리가 즐겨 먹는 김치인 배추도 매우 좋다. 단지 김치는 젓갈을 피하고, 고춧가루도 가능한 한 적게 넣은 것일수록 좋다.

바닷말이나 다시마와 미역 등의 해조류, 그리고 참기름과 양배추 등에는 칼슘이 많이 함유되어 있고, 푸른 야채에는 마그네슘, 호박씨와 과일의 씨에는 아연, 팥과 메밀, 세로리 등에는 비타민 B군, 그리고 표고버섯과 팽이버섯 등의 버섯류에는 비타민 D가 많이 함유되어 있으며, 이 모두는 피를 정화시키는 작용을 아울러 가지고 있다. 때문에 가능한 한 육류와 우유, 계란 등을 피하고 이와 같은 자연식에 가까운 식사를 즐기면 피부병은 물론이고 몸의 전체적인 기능이 스트레스에서 벗어나 아름다운 인생을 즐길 수 있다. 그리고 피부를 좋게 하는 가장 중요한 방법 중의 하나는 과식을 삼가는 것이다.

청피차(淸皮茶)

종 류	1일 분량	효 능
당귀(當歸)	10g	맛은 달고 약간 매우며, 약성은 온하다. 약효는 주로 새로운 피를 생기게 도우며, 나쁜 피를 맑게 하고, 전반적인 부인병을 치료하며, 피부를 맑게 한다.
천궁(川芎)	10g	약간 매운 맛이고, 약성은 온하다. 약효는 새로운 피를 생기게 하며, 피를 맑게 하고, 두통을 고치며, 피부를 윤택하게 해준다.
황금(黃芩)	7g	맛은 약간 쓰고, 약성은 찬 편이다. 약효는 대장기능을 원활히 하여 장염설사를 고치고, 허열(虛熱)을 제거하여 종창(腫瘡)을 다스리며 피부를 맑게 해준다.
대추 + 생강		

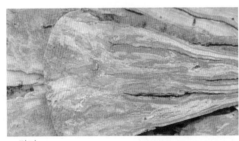
당귀

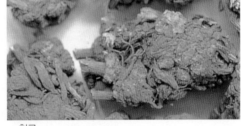
천궁

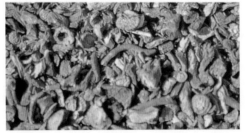
황금

흑참깨차

피부가 건조하고 특히 냉난방으로 인해 건조하고 거칠어지기 쉬운 체질에는 흑참깨차가 좋다. 참깨에는 비타민 E와 리놀산이 풍부한데, 이 성분이 말초혈관의 혈액순환을 원활히 해서 피부를 윤택하게 한다. 때문에 매일 2~3회 정도 참깨차를 마시면 좋은 효과를 얻을 수 있다.

- **만드는 방법** : 흑참깨 15~20g을 500㎖의 생수에 넣고 반으로 줄여 가제로 받쳐서 수시로 마시면 좋은 효과를 얻을 수 있다.

금은화 율무차

금은화(金銀花)는 한방생약 중에 마이신과 같은 우수한 효능을 지닌 항생제로서, 특히 종창을 치료하고 피를 맑게 하며, 율무는 신진대사를 촉진시켜 주고 피를 맑게 함으로써 사마귀나 종창에 효과적이며, 변비를 풀어주고, 특히 피부미용에 좋은 효과를 발휘한다.

- **만드는 방법** : 율무 30g과 금은화 15g을 1ℓ의 물에 넣고 반으로 줄인 다음 1일 3~4회 수시로 마신다. 그리고 가제에 적셔서 환부에 적당한 시간 동안 붙이는 요법도 좋은 효과를 나타낸다.

"명상은 창문을 열어 놓았을 때 들어 오는 산들바람이다. 그런데 일부러 창문을 열고 억지로 불러들이려 하면 그 산들바람은 들어 오지 않는다. 새벽에 일어나 자신의 삶에 귀를 기울여 보라. 나는 누구인가 하고 스스로 묻기를 거듭하여 보라."

피부병은 거의가 속으로부터 터져 나온다. 명상의 창문을 통해 들어 오는 산들바람은 우리의 내면 깊숙이 파고들어 우리의 마음과 피를 맑게 하고 밖으로 깨끗한 기운을 표출한다. 그리하면 피부도 산뜻해지리라.

아토피성피부질환

현대에 와서 여러 가지 인위적인 공해와 가공식품의 공해 때문인지, 많은 사람들이 소위 알러지체질성질환으로 표현하기 어려운 고통에 시달리고 있다. 알러지성피부질환 및 아토피(태열), 천식, 비염, 재채기 등의 개선이 한방치료로 약 80% 정도 치료가 가능하다. 단, 아토피피부질환의 경우는 30~40% 정도의 개선율을 나타낸다.

알러지성피부질환의 발병원인

한방에서는 이 알러지를 거의 체질의 유전적인 소인으로 보고 있다. 이와 같은 질환을 일으키는 체질을 일명 '해독증(解毒症)체질'이라고 부르는데, 이는 몸 속의 피가 깨끗하지 못하여 질환이 발생된다고 보는 견해이다.

특히 아토피성피부병은 아토피체질이라 불리는 선천적인 체질과 관계가 깊다. 보통 이를 '태열(胎熱)'이라고 하는데, 즉 모태로부터 받은 체질유전적인 병이라는 의미이다.

이 아토피는 알러지성질환이나 천식과 매우 닮아 있어서, 지금에 와서는 아토피성과 알러지 사이에는 무엇인가 깊은 관련이 있는 것으로 보고 있다. 아토피성피부질환의 치료는 어렵다. 일반적으로 체질적인 병은 어느 것이나 치료가 매우 어렵다는 특징이 있다. 물론 이 아토피성피부염도 예외는 아니여서 현대의학에서도 대단히 골치 아픈 난치병으로 분류되고 있는 실정이다.

때문에 이 아토피성피부염 환자나 알러지성피부염 환자들은 대개가 현대의학적인 치료를 받고 있음에도 불구하고 기대만큼의 효과를 볼 수 없어서 견디기 어려운 괴로움에 시달리고 있는 실정이다. 그러나 이와 달리 한방에서는 체질적인 질환의 경우에 도리어 한방 특유의 진가를 발휘하고 있다.

엄마가 음식 함부로 먹어 나한테 피부병…

?!

이 아토피성피부질환은 모든 괴로운 피부염 중에서도 좀처럼 근치되기 어려운 악질적이고 골치 아픈 피부병의 하나이다. 이 병은 연령에 따라 증상이 다르게 나타나는 특징이 있으며, 따라서 각각의 처방 구성이 달라지며, 치료의 효과도 차이가 난다. 신생아로부터 2세까지는 유아안면두부급성습진과 구별하기 어려운 형태로 나타난다.

아토피성피부염의 증상은, 머리, 얼굴을 중심으로 해서, 귀의 뒤, 목의 접히는 부분과 겨드랑이, 가슴이나 등, 손발의 접히는 부분 등에 붉은 색을 띤 습성습진을 말한다.

3세부터 10세 전후에는 습성습진이 건조되어 보송보송한 건성습진으로 변한다. 이 아토피성피부염으로 병원을 찾는 환자의 거의가 3세 이상으로서, 피부과에서 여러 가지 치료를 장기적으로 하여도 별다른 효과를 보지 못할 뿐만 아니라, 이 중에는 부신피질호르몬제의 장기적인 복용으로 2차적인 부작용을 일으키는 경우가 많다.

이 아토피성피부질환은 초년기에는 비교적 용이하게 한방의 체질개선(피를 맑게 하는 치료)치료로 완치율이 높은 편이나, 사춘기 이후가 되면 대단히 치료하기 어려운 질환이다.

아토피성피부질환 치료의 특효약이라고 할 수 있는 한방생약처방을 소개하면, 전국의 11개 한의과대학에서 임상실험을 통해 '시호청간산'이라는 생약처방이 염증성이 강한 알러지증상의 개선에 매우 유효하다는 결과가 나왔다.

그동안 나는 알러지성질환에 '온청음(溫淸飮 ; 四物湯 + 黃連解毒湯)'을 처방하여 왔는데, 이는 '시호청간산'과 매우 흡사한 처방으로서 임상통계상 좋은 처방으로 인정되어, 아토피성피부염과 알러지성 피부염에 이 처방을 그 이후부터 지금까지 애용해 오고 있다. 이 시호 청간산은 특히 아토피성피부염에 대하여 믿기 어려울 정도의 높은 약효를 발휘하는데, 이는 중국의 고전에도 없는 처방이다.

이 처방은 일본의 에도[江戶]시대 말기에서 메이지[明治] 초기에 활약한 명의 모리도우하꾸[森道伯]가 독자적으로 완성한 우수한 처방 중의 하나이다. 이 '시호청간산'은 유년기의 '해독증체질(解毒症體質)'의 체질개선약으로 불멸의 위치를 점하고 있는 명처방이다.

놀라운 것은 현대의학에서는 아직까지 그 원인을 확실히 파악치 못한 아토피성피부염의 정체를 이미 그는 '해독증체질' 에 의한 것으로 판정하였다는 사실이다.

해독증체질(解毒症體質) 이란?

옛날에는 결핵에 걸리기 쉬운 체질이라고 정의하였는데, 지금은 그밖에 코나 귀의 질환, 천식, 신경쇠약 등의 병에 걸리기 쉬운 체질을 말한다.

때문에 해독증체질의 사람은, 특히 만성비염, 만성부비강염(축농증), 중이염, 편도선염, 천식, 알러지성비염 등이 발생되기 쉬우며, 아토피성피부염의 환자에게도 이와 같은 질환이 합병되어 있는 경우가 아주 많다. 환자가 해독증체질인지 여부는 전문한의사에게 진찰을 받으면 쉽게 알 수 있다.

예를 들면, '해독증체질의 소아' 는 다음과 같은 증상을 나타낸다.
① 안면이 창백하든지 검푸른 색을 띤다.
② 체격은 마른 편이 많다.
③ 복진하여 보면 복벽이 강하게 긴장되어 있는 것이 특징이고, 가볍게 배를 자극하여도 심한 간지러움을 탄다.
④ 예민하고 신경질적이다.
⑤ 편식이 심하고 밥을 잘 먹지 않기도 한다.
⑥ 밤에 잠꼬대가 심할 때도 있다.
⑦ 코피도 잘 흘리는 편이다.
⑧ 몸이 약함에도 불구하고 잠시도 가만히 있지 못하고 부지런히 움직인다(번잡스럽다.).
이와 같은 여러 가지 특징을 나타낸다.

'시호청간산' 의 약효

나는 3년 7개월 동안 아토피성피부염과 알러지성피부염에 '시호청간산(柴胡淸肝散)', 그리고 알러지성천식, 비염, 재채기 등의 합병증에 '소청용탕(小靑龍湯)' 을 합방해서 투여하여 개선된 예를 살펴보도록 하자.

0세부터 15세까지 169명(아토피성피부염 21명, 알러지성피부염 및 비염, 천식 148명)의 소아환자(남자 102명, 여자 67명)에 각각 '가미시호청간산' 과 '가미소청용탕' 을 투여하였다.

이 169명은 본 의원에 오기 전에 거의가 양방병원에서 치료를 받았으나 개선되지 않은 환자들이었다.

아토피성피부질환의 치료결과

• 탁효(완전히 가려움증이 없어지고 피부도 정상상태로 회복된 경우)
  −51명(30.4%)
• 유효(가려움증은 완전히 가셨으나 피부의 거친 부분이 남은 경우)
  −88명(52.2%)
• 약간 유효(가려움증은 참을 정도이고 피부가 약간 개선된 경우)
  −17명(10.1%)
• 무효(가려움증도 피부도 전혀 개선의 기미가 없는 경우)
  −13명(7.3%)
• 탁효나 유효한 환자 중에 치료한 지 6개월 이내에 가볍게 재발하여 다시 치료를 한 경우는 17건에 불과하였다.

치료결과는 이상과 같았고, 평균 치료기간은 3~6개월이었다.

이뿐만 아니라, '시호청간산' 은 자외선알러지(햇볕에 노출된 피부가 붉게 변하면서 가려운 증상), 한냉성알러지, 습진, 두드러기, 그리고 여드름에도 효과가 좋으며, 노인 및 허약자의 건조성피부소양증에도 탁월한 효과를 나타낸다.

그리고 특히 이 약은 피부질환뿐만이 아니라, 체질이 허약한 선병질(腺病質)의 체질개선제로도 널리 처방되고 있다.

시호청간산의 처방내용

15종류(체질의 특성에 따라 증감됨)의 생약으로 구성된 처방인데, 보혈활혈(補血活血)시켜 주는 '사물탕(四物湯)' 이라는 처방과 청열(淸熱), 청간(淸肝) 해독시켜 주는 '황련해독탕(黃連解毒湯)' 이라는 처방 및 그밖에 소염(消炎) 청열(淸熱) 배농(排膿)을 시켜 주는 약물로 구성되어 있는 매우 합리적이고 과학적인 처방이다.

이와 같은 모든 성분이 종합적인 상승작용에 의해 아토피성피부염

정말 참기 어려운 가려움의 고통 때문에 어린이의 성격형성에도 지대한 영향을 미치는, 알러지성피부질환으로 고생하는 어린이에게 밝은 웃음을 찾아 주는 약은 이 '시호청간산'이나 좀더 간단한 처방인 '온청음'을 따를 처방이 없다고 감히 확신하는 바이다.

과 알러지성피부병을 원천적으로 개선시킨다. 즉, 한의학적인 이론으로 보면, 알러지계통의 피부질환을 피부 그 자체의 질환으로 보지 않고 그 근본이 되는 5장6부의 기능의 밸런스를 개선시켜 주는 치료를 통해서 보다 근본적인 치유를 꾀하는 것이다.

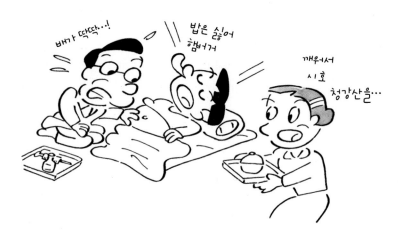

체력과 증상에 따른 한방처방

알러지성피부질환(아토피)에 효과가 좋은 처방명	허실(虛實)	변비	소변 소량	두통·두중	불면 경향	환부 발적	거친 피부	피로	상열·면적	어깨 결림	입속이 건조	입속이 텁텁	오심	명치부위 답답	생리이상	심한 가려움
계지복령환(桂枝茯苓丸)	실實			●	△	△	△		●	★					★	
인진고탕(茵蔯蒿湯)	실實	★	★		△	●					★		△	△	△	●
온청음(溫淸飮)	허실중간	●		△	△	△	★	●	●		●		●	●	●	★
시호청간산(柴胡淸肝散)	허실중간			△	△	●	★		★	△	★		●	●	●	★
시호계지건강탕(柴胡桂枝乾薑湯)	허虛		△		●	★		★	△	△	●	★		△		

★ : 증에 가장 잘 맞는 표시. 처방을 선택하는 포인트가 된다.
● : 일반적으로 증에 맞는 경우
△ : 부수적으로 있는 증상

앞에서 설명한 '피부질환'의 민간요법과 같다.

흑참깨차

피부가 건조하고, 특히 냉난방으로 인해 건조하고 거칠어지기 쉬운 체질에는 흑참깨차가 좋다. 참깨에는 비타민 E와 리놀산이 풍부한데, 이 성분이 말초혈관의 혈액순환을 원활히 해서 피부를 윤택하게 해준다. 때문에 매일 2~3회 정도 참깨차를 마시면 좋은 효과를 얻을 수 있다.

- 만드는 방법 : 흑참깨 15~20g을 500㎖의 생수에 넣고 반으로 줄여 가제로 받쳐서 수시로 마시면 좋은 효과를 얻을 수 있다.

금은화율무차

금은화는 한방생약 중에 마이신과 같은 우수한 효능을 지닌 항생제로서, 특히 종창을 치료하고 피를 맑게 하며, 율무는 신진대사를 촉진하여 피를 맑게 함으로써 사마귀나 종창에 효과적이고, 변비를 풀어 주며, 특히 피부미용에 좋은 효과를 발휘한다.

- 만드는 방법 : 율무 30g과 금은화 15g을 1ℓ의 물에 넣고 반으로 줄인 다음 1일 3~4회 수시로 마신다.

소진차(消疹茶)

종　　류	1일 분량	효　　　　　능
당귀(當歸)	10g	맛은 달고 약간 매우며, 약성은 온하다. 약효는 새로운 피를 생기게 도우며, 나쁜 피를 맑게 하며, 전반적인 부인병을 치료하고, 피부를 맑게 해준다.
도인(桃仁)	10g	맛은 약간 달고, 약성은 약간 온하다. 약효는 대장의 연동을 촉진하여 변비를 풀어 주고, 나쁜 피를 청소하며, 어혈을 풀어 주고, 피부를 윤택하게 한다.
천황련(川黃連)	4g	맛은 아주 쓰고, 약성도 매우 차다. 약효는 생리적인 내열(內熱)을 내리고, 명치 부위의 답답함을 풀어 주며, 눈과 피를 맑게 해주고, 이질과 설사를 다스린다.
대추 + 생강		

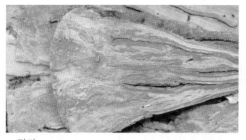
당귀

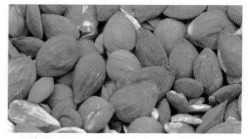
도인

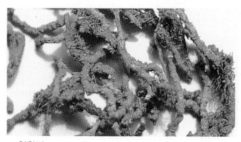
천황련

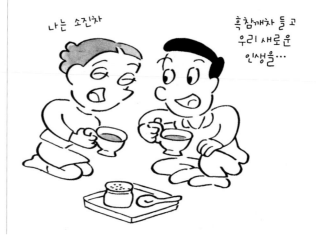

나는 소진차

흑참깨차 들고
우리 새로운
인생을…

"하나의 열매가 익기까지는 봄·여름·가을·겨울 사계절의 질서와 은공이 받쳐 주어야 한다. 그 계절의 질서와 은공에는 편법이나 적당주의가, 빨리빨리나 대충대충이, 그리고 과속이나 추월이 용납되지 않는다. 우리가 선진국이 되려면 모든 분야에서 원리원칙을 지켜야 하고, 편법과 적당주의를 극복하고, 차근차근 꼼꼼하게 해야 하며, 빨리빨리 대충대충의 조급함을 이겨내야 한다." 아토피는 혈열(血熱)증으로 인한 사기(邪氣)가 내부로부터 피부로 배출된 현상으로, 마음을 차분히 하여 혈열(血熱)을 식히면 가려움이 사라진다.

여드름

여드름도 피부병인가?

여드름은 의학적으로 심상성좌창(尋常性座瘡)이라고 한다. 여드름의 원인은 피부에 피지분비가 지나치기 때문에 발생한다. 분비된 피부지방분(피지)이 순조롭게 유출되면 여드름이 생기지 않으나, 피지선(皮脂腺)의 출구에서 피지가 세균에 침식되어 분해되면, 그 분해생성물이 모공(毛孔)의 벽을 자극하고 비후각화(肥厚角化)현상으로 모공을 막게 되어 거기에 피지가 고이게 된다. 이렇게 고인 피지의 반고형(半鼓型)을 여드름[面胞]이라고 한다.

또 고인 피지에 세균이 번식되어 염증을 일으켜 벌겋게 부어 오르는 것을 구진(丘疹)이라 하며, 다시 이것이 화농된 것을 농포(膿胞)라고 한다.

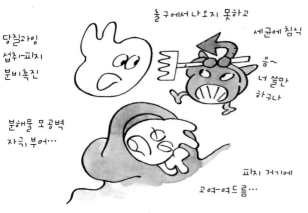

당질과잉 섭취-피지 분비촉진

출구에서 나오지 못하고

세균에 침식

음~ 너 살만 하구나

분해물 모공벽 자극, 부어…

피지 거기에 고여-여드름…

여드름의 원인

여성의 경우는 생리를 전후하여 여드름이 더욱 심해지는 경우가 많은데, 그 이유는 월경불순에 의한 증상으로서, 여성호르몬 중의 황체호르몬이 피지의 분비에 관여하기 때문이다.

특히, 초콜릿, 땅콩, 코코아, 커피 및 당질의 과잉섭취 등을 삼가야 하는데, 이러한 식품들은 피지의 분비를 촉진하여 피지의 원활한 순환을 방해하기 때문이다.

남성호르몬의 과잉, 난소기능장애, 위장기능장애, 정신신경불안정으로부터 오는 자율신경실조증과 비타민 B_2, B_6의 결핍 등에 의하여 일어난다.

그 원인으로는, 비타민 A의 대사장애에 의한 모공벽의 각화현상 등도 2차적인 요인으로 작용한다. 이중에서 위장장애와, 특히 월경불순과 변비는 여드름과 깊은 관계가 있다. 생리호르몬 분비부전에 의한 장애로 발생되는 여드름이 가장 으뜸이라고 할 수 있으며, 식사도 여드름과 관계가 깊다.

여드름은 얼굴에만 발생한다고 생각하는 경우가 많은데, 그렇지 않다. 일반적으로 얼굴에 가장 많이 발생하는데, 얼굴주위에서도 피지선이 잘 발달된 코와 입 주위에 더욱 많이 발생한다. 이 피지선이 얼굴뿐만 아니라 등이나 가슴에도 분포되어 있으므로 그곳에도 여드름이 많이 발생한다.

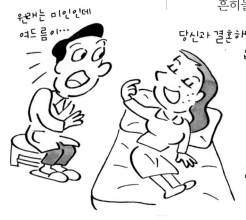

원래는 미인인데
여드름이…

당신과 결혼하면
없어질 것…

여드름의 치료

여드름의 일반적인 체질치료에 관하여 알아보자. 여드름은 피부만의 질환이 아니고 훨씬 더 복잡한 원인으로 발생된다.

흔히들 우리는 얼굴을 마음과 건강의 발현 부위라고 곧잘 표현하고 있는 것과 같이, 얼굴에 발생되는 여드름은 거의 대부분의 원인이 우리 몸 전체의 건강과 밀접한 관계가 있다.

아름다움을 생명 다음으로 중히 여기는 여성들에게 여드름은 더욱 큰 고민거리이다. 남자들은 남성호르몬 관계가 원인인 경우가 대부분이므로 크게 걱정할 일은 아니다.

여드름 치험 예

어느날 눈이 매력적인 24~25세 가량의 아가씨가 눈 이외의 얼굴 전체를 가리울 만한 마스크를 쓰고 나타났다. 때는 늦은 봄이어서 찬 공기를 막기 위한 것도 아닌 듯하였다. 망설이면서 마스크를 벗은 그 아가씨의 얼굴을 보고 나는 그만 깜짝 놀라지 않을 수 없었다. 가만히 살펴보니, 눈 주위를 빼놓고는 머리카락에 가려진 이마를 비롯하여 얼굴 어느 한구석도 성한데라고는 찾아보기 힘들었다.

여드름이 난 정도가 아니라, 얼굴이 검고 두꺼운 딱지가 온통 덮여서 말씀이 아니었다.

여드름 아가씨의 하소연

금방이라도 울먹일 것 같은 아가씨를 달래며 물어 보았더니 "선생님! 저는 16세를 전후해서 생기기 시작한 여드름이 점점 심해져서 약방으로, 피부전문병원으로 전전한 지가 8년 이상 되었습니다. 이제 와서는 여드름이 문제가 아니고, 그동안에 계속해서 복용한 독한 약과 정신적인 스트레스로 인해 위장기능이 많이 나빠져서 전신이 쇠약해졌을 뿐만 아니라 신경증까지 겹쳤습니다. 이제는 여드름은 접어 두고라도 소화기능과 허약해진 몸을 치료하고 싶어서 찾아오게 되었습니다."

자상히 위로하면서 세밀히 진찰하여 보니, 가장 두드러진 증상은 '생리불순' 이었다.

1년에 겨우 3~4회의 생리가 있을 뿐이며, 그나마 생리 때에는 심한 하복통, 요통 및 정신불안 등의 증상이 나타나고, 거기에다가 두통, 어지러움과 메스꺼움, 소화불량, 방광염, 극심한 변비 등의 증상까지 겹쳐서 매우 고통을 받고 있었다.

이 경우의 치료는 의외로 빠른 경우에 속한다. 생리기능을 정상으로 개선해주면 어렵지 않게 해결할 수 있기 때문이다.

나는 이 환자의 여드름은 생리기능부전으로 인한 생리불순 때문에 발병한 것으로 판단하고, 한방맥진상 맥이 유력함으로, 생리불순 치료제 중에서 '계지복령환(桂枝茯苓丸)', 위장과 간장의 기능을 돕고 정신신경기능까지 개선되는 '시호계지탕가소회향모려분(柴胡桂枝湯加小回香牡蠣粉)' 과 수분대사를 조절해주는 '오령산(五苓散)' 을 적당히 합방해서 2주일 분을 우선 투여하였다.

치료의 경과는?

3주일 후 다시 방문한 환자는 매우 만족한 표정이었다. 위장기능과 신경성방광염 증세는 거의 치유되었고, 기분도 많이 좋아졌으며, 여드름도 약간 그 위세가 약해졌다.

나는 이번에는 '계지복령환(桂枝茯苓丸)' 을 위주로 하여 여성의 생리기능에 활력을 주는 '온경탕(溫經湯)' 에 체질개선제를 가미하여 1개월씩 두 달 동안 투약하였다.

2개월 후에 만난 그 환자는 거의 다른 얼굴이 되었을 뿐만 아니라, 생리 때가 되면 공포를 느낄 정도의 생리통도 많이 없어졌다고 하면서 마냥 즐거운 표정이었다.

다시 2개월 후에는 여드름이 거의 좋아졌을 뿐만 아니라 생리기능과 몸의 여러 가지 기능이 개선되었다.

여기에 여드름에 대한 나의 임상치료를 간단히 통계적으로 보면 다음과 같다.

5년간 증세가 심한 128명 중 여자환자들의 여드름 발생의 주된 원인을 살펴보면, 47%가 생리불순, 19%가 위장질환, 17%가 변비, 8%가 정신적 스트레스의 원인이 있었으며, 그 나머지는 이렇다 할 원인을 찾을 수 없었는데, 이는 유전적인 소인인 것 같다.

이 중 4가지 증상을 전부 가지고 있는 경우가 9%, 생리불순과 변비의 경우가 16%, 생리불순과 위장질환이 합병된 경우가 13%로 나타났으며, 그 밖에는 거의가 생리기능부전에 원인이 있었다.

생리기능장애는 크게 허증과 실증으로 나누는데, 그 내용은 다음과 같다.

① 실증에는 '계지복령환(桂枝茯苓丸)'이 좋다.

② 허증에는 '당귀작약산(當歸芍藥散)'이 좋다.

③ 여기에 변비를 수반하는 증상에는 '통도산(通導散)'을 가미한다.

④ 위장장애가 있는 경우에는 증상에 따라 '향사양위탕(香砂養胃湯)'이나 '반하사심탕(半夏瀉心湯)' 등을 가미한다.

⑤ 정신신경증이 겸한 경우에는 '귀비탕(歸脾湯)'이나 '가미소요산(加味逍遙散)' 등을 가감한다.

⑥ 수분(水分)대사가 불균형일 경우에는 '오령산(五苓散)' 등의 약을 가감한다.

앞에서와 같은 처방으로 짧게는 4주간, 길게는 6개월 이상 복용시켜, 63%가 완치되었고, 16%는 현저히 개선되었다.

이상과 같은 결과로 보아 여드름은 부분적으로 발생되는 피부과만의 영역이 아님을 알 수 있다.

체력과 증상에 따른 한방처방

여드름에 효과가 좋은 처방법	허(虛)·실(實)	자각증상(自覺症狀)														
		변비	두통·두충	얼굴색 적흑(赤黑)	거친피부	피로	면적·상열	어깨결림	이명	입속이 텁텁	동계	명치부위 답답	수족 냉감	생리이상	화농하기 쉽다	적색 여드름
청상방풍탕(淸上防風湯)	실實	●		★	△		★								★	★
계지복령환(桂枝茯苓丸)	실實	△	△		△		●	★	●		△	△	●	★		△
도핵승기탕(桃核承氣湯)	실實	★	●	★	△		★	●	●		△		★	★		★
온청음(溫淸飮)	허중실간	△			★	●	●					●		●		
당귀작약산(當歸芍藥散)	허虛		●			△	●	△			●		★	★		

★ : 증에 가장 잘 맞는 표시. 처방을 선택하는 포인트가 된다.

● : 일반적으로 증에 맞는 경우

△ : 부수적으로 있는 증상

여드름의 민간요법

청피차(淸皮茶)

복숭아씨〔桃仁〕는 대장의 연동을 촉진하여 변비를 풀어주고, 나쁜 피를 청소하며, 어혈을 풀어 주고, 피부를 윤택하게 한다. 금은화는 한방생약 중에 마이신과 같은 우수한 효능을 지닌 항생제로서, 특히 종창을 치료하고 피를 맑게 하며, 율무는 신진대사를 촉진하여 피를 맑게 함으로써 사마귀나 종창에 효과적이고, 변비를 풀어 주며, 특히 피부미용에도 좋은 효과를 발휘한다.

- 만드는 방법 : 율무 30g, 복숭아씨 20g, 금은화 15g을 1ℓ의 물에 넣고 물의 양을 반으로 줄인 다음 1일 3~4회 수시로 마신다. 그리고 가제에 적셔서 환부에 적당한 시간 동안 붙이는 요법도 좋은 효과를 나타낸다.

위의 약제에 물 1일 분량으로 끓여서 보리차 대신에 마시고 얼굴에 발라도 좋다.

미인차(美人茶)

종 류	1일 분량	효 능
도인(桃仁)	15g	맛은 약간 달고, 약성은 약간 온하다. 약효는 대장의 연동을 촉진하여 변비를 풀어 주고, 나쁜 피를 청소하며, 어혈을 풀어 주고, 피부를 윤택하게 한다.
금은화(金銀花)	10g	맛은 약간 달고, 약성은 약간 온하다. 약효는 한방생약 중에 마이신과 같은 우수한 효능을 지닌 항생제로서, 특히 종창을 치료하고 피를 맑게 한다.
천황련(川黃連)	2g	맛은 아주 쓰고, 약성도 매우 차다. 약성은 생리적인 내열(內熱)을 내리며, 명치부위의 답답함을 풀어 주고, 눈과 피를 맑게 하며, 이질과 설사를 다스린다.

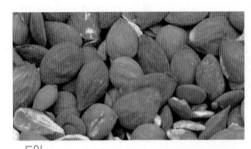
도인

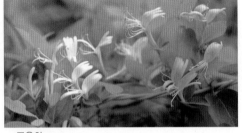
금은화

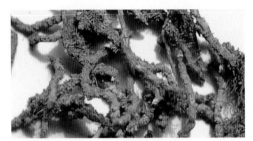
천황련

"꽃들은 자신을 남과 비교하지 않는다. 돌배나무는 돌배나무로 있을 뿐이지 배나무를 닮으려고 하지 않으며, 산자두도 산자두로서 족할 따름이지 자두의 흉내를 내려고 하지 않는다. 벼랑 위에 피어 있는 진달래 또한 산자락의 진달래를 시새우거나 부러워하지 않는다. 이와 같이 저마다 자기 특성을 지니고 그때 그 자리에서 최선을 다해 피어나며 다른 꽃과 비교하지 않는다. 따라서, 사람들도 저마다 그 본래의 그릇이 다르고 삶의 몫이 다르기 때문에, 남의 그릇을 넘어다 볼 필요도 없이 각자 자기 삶의 몫을 챙기면 된다. 그릇이 차면 넘치고, 남의 몫을 가로채면 자기 몫마저 잃고 마는 것이 우주의 질서요. 신의 섭리임을 어리석지 않은 사람은 알아차려야 한다. 세상에는 공것도, 거저 되는 일도, 절대로 없다. 눈앞의 이해관계만 가지고 따지면 공것과 횡재가 있는 것 같지만, 시작도 끝도 없이 흐르는 인과관계(因果關係)의 고리를 보면, 내가 지어서 내가 받는다(뿌린 대로 거둔다). 횡재를 만나면 오히려 횡액(橫厄)을 당하기 일쑤다. 때문에 행복의 비결은 우선 자기 자신으로부터 불필요한 것을 제거하는 일에 있다. 적게 가질수록 더욱 사랑할 수 있다. 넘치는 것은 모자람만 못하다. 적게 가지면 걱정 근심도 적다." 이렇게 욕심을 도려낸 마음에 빈 공간의 여유가 크면 클수록 넘쳐남이 없기 때문에, 가슴은 시원해지고 얼굴은 맑아진다. 여기 어디에 여드름이 발붙일 자리가 있겠는가?

통증 질환

 신경통

우리들이 몸으로 느끼는 통증이라는 것은 모두가 지각신경의 자극에 의해서 전달된다. 이러한 의미로 볼 때 모든 통증을 신경통이라고 말할 수 있으나, 이는 통증이 주된 증상인 류머티스와 혼돈하기 쉽다. 통증은 온몸의 다양한 부위에서 일어나기 쉬운 류머티스에 반해서 신경통의 통증은 신경의 경로를 따라서 일어나는 것이 주된 특징이다.

류머티스나 그 밖의 통증을 일으키는 병과는 다른 신경통의 특징적인 증상은 다음과 같다.

• 극심한 통증이 발작적으로 일어난다.
• 통증은 일정한 신경의 경로를 따라서 발생한다.
• 신경의 경로를 따라서 누르면 극심한 통증이 감지되는 압통점(壓通點)이 있다.

신경통의 종류

신경통은 통증이 나타나는 부위에 따라서 다음과 같이 분류할 수 있다.

• 허리로부터 다리의 뒤편 외측(外側)을 통해서 아래로 통증이 느껴지는 좌골신경통

- 어깨로부터 팔 전체에 걸쳐서 통증이 일어나는 상박(上膊)신경통
- 가슴이나 배부(背部), 즉 늑골과 늑골 사이의 신경에 발생하는 늑간(肋間)신경통
- 복부로부터 허리에 걸쳐서 발생하는 요복(腰腹)신경통
- 머리로부터 안면에 걸쳐서 극심한 통증을 일으키는 삼차신경통(안면신경통)
- 후두부나 목 부위에 발생하는 후두부신경통

등과 암 말기의 극심한 통증, 그리고 대상포진후신경통(帶狀疱疹後神經痛) 등이 있다.

그러나 이와 같은 신경통의 종류는 어디까지나 통증을 느끼는 신경의 명칭에 따라 병명이 달라졌을 뿐 그 본태는 같은 것이다.

신경통의 원인

신경에 자극을 주어서 통증을 느끼게 하는 직접적인 원인으로는,
- 조직의 노화에 의한 변형
- 한랭(寒冷) 등에 의한 알러지반응
- 갱년기 장애 등에 의한 내분비기능의 실조
- 정신적 스트레스에 의한 자극물질의 산출
- 혈관의 이상수축
- 혈류장애
- 외상(外傷)
- 전염병
- 말라리아
- 당뇨
- 감기몸살
- 납 등 중금속 중독
- 비타민 B 부족
- 빈혈
- 암 등을 들 수 있다. 그러나 원인을 알 수 없는 경우도 많이 있다.

이와 같은 원인을 제공하는 배후에는 혈액의 성상의 비정상에 의한 신진대사기능의 실조가 도사리고 있다. 신경통의 거의 대부분은 그 자체가 국소적으로 일어나는 통증이기는 하지만 그 내면에는 전신의 생

리적인 기능의 장해가 본질적으로 작용하고 있다고 볼 수 있다. 따라서 이를 개선하기 위해서는 신경통을 일으키는 원인을 개선하지 아니하면 근본적인 치료는 어렵다.

치료의 포인트

비타민과 미네랄 등의 유효성분이 현저하게 결핍된 정백식품, 가공식품, 여기에다 백설탕, 우유와 유제품은 가능한 한 피하는 것을 원칙으로 한다.

육식을 주로 섭취하여 육식노폐물이 다량으로 정체되어 있는 체질, 즉 육식의 과다섭취로 인해서 생긴 콜레스테롤과 중성지방 등에 의한 장해를 받고 있는 체질에는 식초요법이 좋은 효과를 발휘한다.

그 이유는, 유기산(有機酸)에는 물질대사를 촉진시키는 효능이 있기 때문이다. 그러나 그 외의 체질이 유기산을 다량으로 흡수하면 혈액의 농도를 떨어뜨리는 결과를 초래하기 때문에 부적합하다.

따라서 이 경우는 매실차나 매실엑기스 정도를 상복하는 것으로 충분하다. 또한 식초요법을 할 경우에도, 합성식초가 아닌 순수한 곡물식초를 사용하는 것이 현명함으로 현미식초가 바람직하다. 이 식초를 식용유와 함께 야채나 해조류와 소어패류에 적당히 간을 맞추어 섭취하면 좋은 효과를 얻을 수 있다.

신경통은 경우에 따라서 그 통증이 심하게 지속되기 때문에 혈압이 상승하고 위염을 일으키기도 하며, 자율신경이 실조되기 쉬우므로 약물요법 이외에 대증적인 수단으로서 침구(鍼灸)치료, 전기자극요법, 온천요법 등을 병행하면 더욱 더 좋은 효과를 얻을 수 있다.

현대의학의 신경통 치료는 진통제를 위주로 하여 치료하는데, 경우에 따라서는 부작용이 심각할 수도 있는 부신피질호르몬제까지 투여한다. 그 밖에 온욕(溫浴)요법, 전기치료, 습포, 수술 등으로 치료한다. 아주 심한 구조적인 경우를 제외한 일반적인 신경통은 한의학적인 처치로 비교적 치료가 잘 되는 병 중의 하나이다.

왜냐하면, 신경통을 일으키는 대부분의 원인이 부분적으로 냉하거나, 순환부전이 되거나, 기가 약해서 발생하는 경우가 많은데, 이와 같은 증상을 개선하는 데는 생약의 효과가 뛰어날 뿐만 아니라 침 치료를 병행하면 더욱 더 빠른 효과를 볼 수 있기 때문이다.

때문에 효과가 좋은 경우는 2~3주간의 치료로 완치가 가능하며, 심한 경우에도 2~3개월 동안 치료를 꾸준히 하면 치료가 가능하다. 즉, 신경통의 주된 원인인 체질 자체의 악화를 개선하는 치료방법에 의해서 생리기능이 정상화되기 때문에 통증도 자연히 깨끗해진다.

체력과 증상에 따른 한방처방

신경통에 효과가 좋은 처방법	허실(虛實)	자각증상(自覺症狀)													
		변비 경향	소변 소량	식욕부진	두통 경향	한출 과다	빈혈 경향	안면 홍조	명치부위 답답	흉부 동통	허리이하 냉감	수족냉	생리이상	모든 관절 부종 동통	사지 마비 동통
도핵승기탕(桃核承氣湯)	실實	★			△	△		★				★	★		●
작약감초탕(芍藥甘草湯)	허虛													★	★
계지가출부탕(桂枝加朮附湯)			△			★	△					★		★	●
오적산(五積散)				★	●		★	★			★				●
소경활혈탕(疎經活血湯)														★	●

★ : 증에 가장 잘 맞는 표시. 처방을 선택하는 포인트가 된다.
● : 일반적으로 증에 맞는 경우
△ : 부수적으로 있는 증상

신경통의 식이요법

- 평소의 식사법 : 현미잡곡밥, 야채류, 해조류, 소어패류를 섭취하여 체질개선을 꾀한다.
- 그리고 부추, 파, 양파, 마늘은 비타민 B와 철, 칼슘이 풍부할 뿐만 아니라 몸을 따뜻하게 하는 작용이 있기 때문에 식물성기름을 첨가하여 살짝 볶아서 섭취하면 매우 효과적이다.
- 미역, 파래, 다시마 등의 해조류에는 칼슘뿐만 아니라 각종 미네랄과 비타민 B류가 풍부해서 혈액을 정화하는 작용이 강하기 때문에 신경통이나 류머티스에 좋은 효과를 나타낸다.

근육과 골격을 튼튼히 하고 통증을 진정시키는 뽕나무의 가지(상지(桑枝))와 보기(補氣)하고 혈액순환을 원활히 하여 모든 관절통과 신경통을 치유하는 우슬(牛膝), 기혈(氣血)을 따뜻하게 하여 순환을 돕고 몸의 비생리적인 요소를 개선하는 쑥과, 그리고 진정(鎭靜) 진경(鎭痙) 진통(鎭痛)작용이 우수한 식물성단백인 흑두(黑豆)로 술을 빚어 상복(常腹)하면 효과가 좋다.

• 만드는 방법 : 검정콩 100g을 프라이팬에 타지 않게 볶아 껍질을 제거하고, 뽕나무 가지와 우슬을 각각 100g, 그리고 쑥을 50g씩으로 하고, 역시 살짝 볶은 후, 1ℓ의 소주에 넣고 밀봉해서 암냉(暗冷)한 곳에 보관하며, 3개월이 지난 후부터 1일 2회 소주잔으로 1잔씩 복용하면 매우 좋은 효과를 얻을 수 있다.

제통차(除痛茶)

종 류	1일 분량	효 능
두충(杜沖)	10g	맛은 약간 맵고 달며, 약성은 조금 온하다. 약효는 정력을 도와서 소변의 유통을 원활히 하고, 근골(筋骨)을 튼튼히 하여 요통과 슬통(膝痛)을 치료한다.
작약(芍藥)	10g	맛은 약간 쓰고 시며, 약성은 약간 차. 약효는, 완화자양강장(緩和慈養强壯)제로서 기혈을 보하고, 혈맥을 잘 통하게 하여 신경통을 치료하며, 특히 복통을 멈추고 이질을 치료하며, 부인병에 아주 좋다.
우슬(牛膝)	8g	맛은 쓰고, 약성은 평하다. 약효는 기를 보하고, 정력을 도우며, 혈행촉진(血行促進)을 하는 효능이 있어서, 관절통과 요통, 슬통을 치유하고, 남성의 정력을 돕고, 노화지연에도 매우 좋다.
계지(桂枝)	8g	맛은 달고 매우며, 약성은 온하다. 약효는, 이뇨(利尿) 말초부위의 혈액순환을 촉진하고, 신경통과 두통을 치료한다.
대추 + 생강		

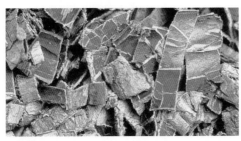

두충

작약

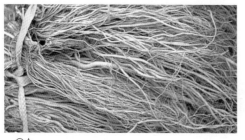
우슬

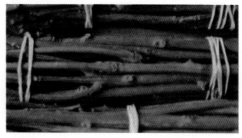
계지

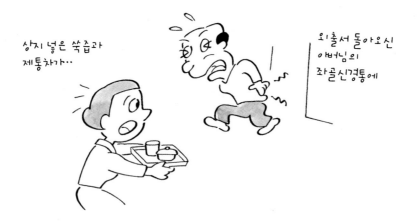

상지 넣은 쑥즙과
제통차가…

외출서 돌아오신
아버님의
좌골신경통에

신경통의 운동요법

　　전신의 신경통의 예방과 치료를 위해서는, 손가락과 손등, 그리고 손바닥을 마사지하고 지압하는 것보다 더 좋은 간단한 운동방법은 없다. 이는 손에는 모든 경락이 통하기 때문에 손을 자극하면 전신의 기와 혈의 순환이 촉진되기 때문이다.

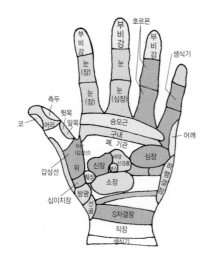

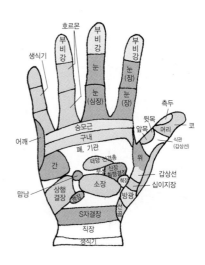

'언제나 청춘'이란 말은, 바로 심신이 건강할 때에 비로소 할 수 있는 말이다. 청춘은 나이의 젊고 늙음이 아니라 마음가짐을 어떻게 가지느냐에 달려 있다. 따라서 청춘이란 인생의 어느 기간을 말하는 것이 아니라 마음의 상태를 말한다. 아름다운 소망, 희열, 용기를 간직하고 있는 한 언제까지나 젊음을 유지할 수 있으나, 영감이 사라지고 희망이 없고 의욕마저 잃게 된 사람은 나이가 비록 20세라 할지라도 그는 이미 늙은이와 다름이 없다. 그러나 머리를 드높여 소망이라는 파도를 탈 수 있는 한 70세일지라도 언제나 청춘의 소유자로 남을 것이다. 이렇게 젊음을 간직할 수 있는 한, 누구나 나이와는 상관없이 신경통 같은 하찮은 질병 때문에 고통을 받는 일은 없을 것이다.

견비통

이 견비통은 모든 짐승은 네 발로 걷는데 반해서 유독 인간만 두 발로 직립생활을 하고 있기 때문에 숙명적으로 따르는 질환의 일종이다. 즉, 약 4kg 이상이나 되는 머리의 압박을 목 부위 근육이 지탱하지 않을 수 없는 것에 의해서, 그리고 여러 가지 스트레스의 누적으로 인한 혈류의 장해 등으로 인해서 발생된다고 본다.

50세를 전후해서, 그리고 연세가 지긋해지면 거의 누구나 한 번, 또는 수시로 겪는 통증이 바로 견비통이다. 50세를 전후해서 퇴행성질환의 일종으로 빈번히 발생되는 증상이라고 해서 50견통이라고도 부르고 있으나 근래에 와서는 여러 가지 환경공해와 정신적인 스트레스 등으로 인하여 40세 전후의 나이에도 빈번히 발생하기 때문에 40견통이라고도 불리어지는 질환 중의 하나이다.

요즈음 이 질환과 함께 많은 사람들이 고통을 받고 있는 증상이 바로 어깨결림증[肩凝]이다.

특히 50견통은 한 번 시작이 되면, 빠르게는 2~3개월, 오래 걸리면 1년 이상, 또는 몇 년씩 고생하는 분들이 많은 퇴행성질환 중의 하나이다.

요즈음은 옛날과 비교도 안 되게 재미 있는 놀이나 운동이 많은데 비해, 이 견비통에 걸리기만 하면, 우선 손을 위로 들 수도 없기 때문에 아무 것도 할 수가 없다. 어디 그것 뿐인가? 밤에 어깨가 쑤셔서 잠을 설치게 되고, 무엇인가 들어 올리려다가 어깨의 극심한 통증 때문에 외마디 소리가 절로 나며 물건을 놓치게 되는 아주 고약한 질환이다.

견갑관절의 역할

설명이 필요치 않을 정도로 너무나 중요하며, 그 역할도 우리는 잘 알고 있다. 이 견갑관절에 의해 사람은 지구상의 모든 생물의 으뜸일 수 있다. 이 견비통항목에서 어깨결림증과 경추부위 응결동통도 함께 살펴보기로 하자.

견갑관절통의 원인과 증상

• 원인 1 : 견갑관절신경통, 즉 50견통, 40견통
노쇠현상인 퇴행성질환으로, 즉 관절 내의 물렁뼈가 나이의 변화에 따라 석회화됨으로 써 관절과 관절주위의 근육에 염증이 발생하여 발병한다. 이런 환자의 경우에는 혈압이 높은 경우가 많다.

그 증상은 특히 팔을 아래에서 위로 들어 올릴 때나 뒤로 돌릴 때 통

증이 너무 심해서 쩔쩔 맬 정도이고, 밤에는 쑤시고 아파서 한밤을 지새우기 일쑤이며, 치료도 몇 개월에서 몇 년이 걸리는 경우도 있을 정도로 매우 어려운 증상이다.

치료약으로는 조등산＋갈근탕＋작약감초탕이 있다.

• 원인 2 : 두통

두통, 즉 뇌산소부족에 의한 뇌압상승으로 인하여 경추 부위의 근육이 긴장되고, 어깨결림이 발생하며, 그 여파로 견갑골 주위의 근육도 염증을 일으켜 발병한다.

증상은 주로 피곤할 때 잘 나타나며, 두통이 함께 나타나는 것이 특징이다. 후두통과 함께 어깨가 몹시 뻐근하면서 팔이 저리고 힘이 빠지는 특징이 있다.

치료약으로는 오령산＋갈근탕이 있다.

• 원인 3 : 신경과민

신경이 예민해지고, 신경 쓸 일이 생기면 발병한다.

증상은 목 뒤부터 어깨까지 당기고, 어깨근육 위에 돌을 올려놓은 것 같이 무겁고 쑤시며, 때때로 팔까지 저려 아무일도 할 수가 없다.

치료약으로는 귀비탕 또는 가미소요산＋작약감초탕이 있다.

• 원인 4 : 무리-주독

무리해서 피곤이 겹친 경우에도 발병한다(주독).

증상은 전날 밤에 잘 자고 일어났는데, 이게 웬일인가? 목이 한쪽으로 전혀 돌아가지 않는다. 목을 숙일 수도 돌릴 수도 없고, 머릿 속이 쿡쿡 쑤시면서 피가 역류하는 것 같은 급한 증상이다. 밤에 베개를 잘못 벼고 잤나 하고 생각하는 경우가 많으나, 이는 피로가 겹친 것이 원인이다.

치료약으로는 갈근탕＋쌍화탕이 있다.

특히 이 견비통은, 40대 중반에서 50대의 초반의 사람들로, 몸은 쇠퇴기에 들어서기 시작했는데, 당사자들은 자신들이 아직 젊다고 생각하고 무리를 하기 때문에 발생한다.

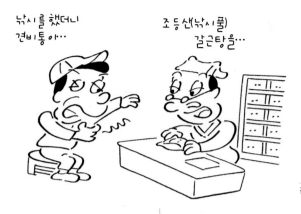

낙시를 했더니
견비통아…

조등산(낚시풀)
갈근탕을…

따라서 건강하게 오래 살려면, 흘러가는 나이를 인정하고 그 나이에 대하여 절대적으로 겸손하여야 한다.

어디 한 번 겨루어 보자! 네가 젊었으면 얼마나 젊었냐! 내가 이래봬도 아직은 젊은데, 네까짓 것쯤이야. 아직은 나도 하루 이틀 밤샘 정도는 얼마든지 할 수 있어, 왜 이래! 하고 객기를 부리면 절대로 오래 못 산다.

어느 오십견통 환자의 호소와 진단

"선생님! 오십견통이라는 병명은 들어서 알고는 있었습니다만, 이렇게 지독한 것인 줄 미처 몰랐습니다. 며칠 전 갑자기 오른손을 움직일 수 없게 되고 팔을 뒤로 조금만 돌려도 비명과 함께 눈물이 날 지경이어서 너무 놀라 정형외과에 가서 진료를 받아 보았으나, 도무지 낫지 않고 더 아프기만 하니 어찌하면 좋습니까?"

호들갑을 떠는 이 환자의 팔을 뒤로 약간 제치는 순간, 그가 내지른 비명소리에 나도 간이 떨어질 뻔 하였다면 좀 지나친 과장일까?

이 오십견통은 간단하게 치료가 되는 증상은 절대로 아니다. 빠르면 1~2개월, 늦으면 1년도 넘게 걸리는 경우도 있다. 그러나 이 환자의 경우는 '조등산＋갈근탕'이 적합한 증상이었고, 다행히 고혈압증상도 함께 많이 개선되었다. 치료기간은 3개월이 조금 더 걸렸다. 견갑통은 동통의 부위나 통증의 정도가 사람에 따라 다르다. 앞의 예를 보아도 알 수 있듯이 견통의 원인은 매우 복잡하다.

60세 이후는 거의가 퇴행성으로 그 원인이 좁혀지지만, 그 이전의 나이에서는, 가장 빈번한 경우가 뇌의 혈류와 관계가 있는 질환, 즉 두통과 편두통을 일으키는 뇌압변동, 고혈압, 저혈압, 그리고 기관지나 폐의 질환, 월경장애, 간장이나 위장장애 등으로부터 발생된다. 따라서 아주 심한 견통은 그 정확한 원인을 알기 위하여 한 번쯤은 종합검진을 받을 필요가 있다.

체력과 증상에 따른 한방처방

견비통·50견통에 효과가 좋은 처방명	허(虛)·실(實)	자각증상(自覺症狀)														
		두통	한다(汗多)	빈혈 경향	안면 홍조	피부가 거칠다	오후 상열	후두부 견인통	어깨 통증	어깨 결림	명치부위 답답	수족냉	관절 부종	관절 동통	생리이상	소변 소량
갈근탕(葛根湯)	실(實)	●						★	★	★					●	
계지복령환(桂枝茯苓丸)	허실 중간				●					★		△			★	
마행의감탕(麻杏薏甘湯)						★	★			●			★	★		
오적산(五積散)	허(虛)	●		★	★				●	●	●					
당귀작약산(當歸芍藥散)				★						●		★			★	
계지가부자탕(桂枝加附子湯)		△	★							●		●	●	●		★

★ : 증에 가장 잘 맞는 표시. 처방을 선택하는 포인트가 된다.
● : 일반적으로 증에 맞는 경우
△ : 부수적으로 있는 증상

견비통의 민간요법

어깨 부위의 혈행을 촉진해주는 처치가 가장 좋은 요법이다.

치료약으로는 생강 + 밀가루 습포가 있다.

유아의 주먹만한 크기의 생강을 껍질을 벗기고 강판에 곱게 간 후, 밀가루를 귓밥보다 약간 부드러울 정도로 섞은 다음, 이것을 파스 정도의 크기로 자른 가제에 3~4mm 정도 두께로 바르고, 어깨나 견갑관절 등 통증이 심한 곳에 붙인다.

① 아픈 쪽의 팔을 머리 위로 올려 놓고, 다른 팔로 잡아당기면서 아픈 반대쪽으로 옆구리를 재끼는 운동을 호흡조절과 함께 반복한다.

② 손을 머리 뒤로 깍지를끼고 양 팔꿈치를 숨을 들이키면서 옆과 뒤로 벌리고, 다시 숨을 내쉬면서 팔꿈치를 앞쪽으로 오무리는 운동을 되풀이한다.

③ 때밀이 수건을 양손으로 잡고 한쪽 어깨의 때를 미는 동작으로 호흡을 가다듬어 되풀이한다.

해견차(解肩茶)

종 류	1일 분량	효 능
갈근(葛根)	20g	맛은 달고, 약성은 평하다. 약효는 감기에 발열, 두통과 전신근육통을 진정·발한(發汗)시키고, 해독하며, 주독(酒毒)과 번갈(煩渴)을 풀어 준다.
우슬(牛膝)	15g	맛은 쓰고, 약성은 평하다. 약효는 기를 보하고, 정력을 도우며, 혈행촉진(血行促進)하는 효능이 있어서, 관절통과 요통, 슬통(膝痛)을 치유하고, 남성의 정력을 돕고, 노화지연에도 매우 좋다.
마황(麻黃)	3g	맛은 약간 맵고, 약성은 온하다. 약효는 발한하여 해열진통하고, 기침을 멈추며, 두통과 전신근육통을 치료하고, 류머티스질환에도 탁월한 효과를 나타낸다.
대추 + 생강		

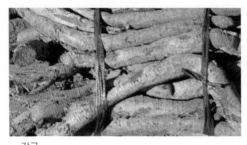
갈근

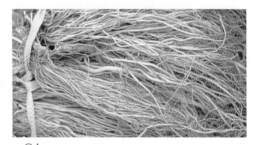
우슬

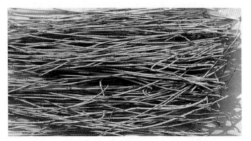
마황

"많은 이들은 세월이 덧없이 흘러간다고 말들을 하지만, 실은 우리 각자가 자신에게 주어진 세월을 아무 의미나 가치 없이 흘려 보내고 있는 경우가 더욱 많다. 이렇게 무료하게 별 의미 없이 타성적으로 세월을 보내면, 우리의 몸도 그 세월에 따라 덧없이 나약해지고, 무력해지는 법이다." 따라서 늘 새로운 것을, 아름다운 것을 찾아서 시작하는 습관을 길러야 한다. 그리하면 정신이 새로워지는 것처럼, 몸도 새로워질 수 있기 때문에 어깨도 튼튼해질 수 있다.

🫖 요통

모든 척추동물은 네 발로 몸의 체중을 분산시키기 때문에 특별히 경추(頸椎)나 요추(腰椎)에 부담이 되지 않으나, 인간은 두 발로 체중을 지탱하지 않으면 안 되기 때문에 척추에 부담이 되지 않을 수 없다.

요통이라 함은, 인류가 두 발로 걷기 시작하면서부터 함께 하게 된 숙명적인 대표적인 질환이다.

무거운 머리를 지탱하는 경추 부위와 상체의 하중을 지탱하는 요추 부 위가 부담을 받아 어깨결림이나 요통이 발생될 수밖에 없다.

척추는 32개의 골(骨)들이 연결되어 있으며, 골과 골 사이에는 추간판(椎間板)이 있어서 쿠션역할을 한다. 추간판 자체에는 신경이나 혈관이 비교적 적기 때문에 다른 조직기관보다는 비교적 노화가 빨리 진행되어 탄력성이 떨어지기 쉽다. 추간판이 노화되면 상하의 추골(椎骨)의 압박을 받아 얇아지고 밖으로 돌출되어 추간판연골탈출증을 일으켜 주위에 분포되어 있는 신경이나 척수(脊髓)신경을 압박해서 심한 요통을 일으킨다.

이는 남성에게 압도적으로 많이 발생하는 특징이 있다. 요통은 전에는 노인들의 병으로 생각되었으나 최근에는 여러 가지 요인으로 인하여 20~30대의 젊은이들에게도 빠른 속도로 증가하고 있는 추세이다.

근래의 직장인들이 호소하는 일상적인 증상 중에 후두부로부터 어깨가 뻐근하게 결려서 심하면 머리가 돌아가지 않는 견갑신경통(어깨부위 응결)이 가장 많고 그 다음이 요통이다. 이는 현대에 와서 교통기관의 발달과 가전제품의 폭넓은 보급 등의 다양한 생활여건의 변화에 의해 체위나 체력은 좋아진 반면, 걷는 시간이 짧아지는 것과 비례하여 허리가 약해져서 좌섬요통(挫閃腰痛)과 요추디스크증 등이 많이 발생되고 있기 때문이다.

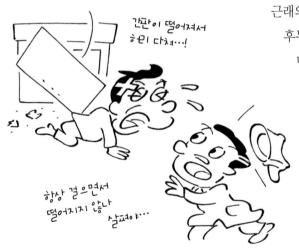

간판이 떨어져서 허리 다쳐…!

항상 걸으면서 떨어지지 않나 살펴야…

요통의 원인으로는, 첫째 내장의 질환에 의한 경우이고, 둘째는 척추에 직접적으로 관계하는 질환에 의한 경우로 나눌 수 있다.

- 내장의 질환에 의한 경우 : 요통을 발생시키는 내장의 질환으로서는, 담석증이나 신석증(腎石症) 등의 경우가 많고, 그 밖에 신염(腎炎), 유주신(遊走腎 ; 정상위치에서 벗어난 신장), 산부인과질환, 당뇨병, 통풍, 류머티스, 비타민 B 부족, 그 밖에 소화기병이나 기타 암 등이다. 자궁후굴증에 의한 요통은 최근에 와서는 요통의 원인 중에서 제거되었다.

- 척추에 직접적으로 관계한 질환에 의한 경우 : 첫째 원인보다는 이 둘째 원인이 압도적이다. 질환으로서는, 좌섬요통(挫閃腰痛 ; 허리를 삔 요통), 요추디스크증(요추추간반연골탈출증), 변형성척추증, 척추분리증(스포츠선수들의 격렬한 연습 등에 의해 발생), 골다공증(骨多孔症), 척추암, 평발, 비만 등이다.

치료와 예방의 네 가지 요소

첫째, 항상 바른 자세를 유지한다. 바른자세의 조건은 우선 눈으로 보기에 바른 자세이고, 이는 에너지 소비가 적어서 피로하지 않을 뿐만 아니라 다음 동작으로 이동하기 쉬운 기능적인 자세이기 때문에 척추를 편안하게 한다.

둘째, 적당한 휴식을 취한다. 특히 노인들이 주의해야 할 사항인데, 같은 자세나 동작을 쉬지 않고 계속하면 피로해지기 쉽고 자세도 나빠져서 허리에 부담을 주게 된다. 때문에 틈틈이 휴식을 취하는 것이 대단히 중요하다.

셋째, 잠자리에서 좋은 자세를 취해야 한다. 하루의 1/3이 누워 있는 시간인데, 이 취침시간에 좋은 자세를 취하는 것이 대단히 중요하다. 가장 좋은 자세는 옆으로 누워 개나 고양이와 같이 등을 약간 둥그렇게 하고 잠을 자는 자세이다.

넷째, 적당한 운동을 지속적으로 실시한다. 1일 1~2회 등에서 땀이 약간 날 정도로 전신운동을 계속하는 것이 중요하다. 가장 좋은 운동으로는 본인에게 알맞는 적당한 시간 동안의 속보가 좋다.

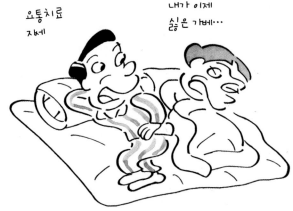

요통치료
자세

증 예 1

저녁에는 멀쩡하던 허리가 새벽에 눈을 뜨면 무겁고 뻐근한 경우가 많다. 그러나 힘겹게 일어나 나들이를 하면 얼마 지나지 않아 통증을 잊어버리는 요통에는 '보음탕(補陰湯)'이 좋고, 이를 복용하면 피곤도 없어지고 몸도 아주 가벼워진다.

"재작년 가을 만 60세의 나이에 재혼을 하고, 작년 겨울에는 정년, 금년 봄에 용기를 다하여 새 사업을 시작하는 등 여러 가지 피곤한 요인이 겹친 탓인지, 요즈음 몸이 무겁고 몹시 피곤하였습니다. 보름 전부터 아침에 눈을 뜨면 허리에 쇳덩어리를 달아맨 것 같이 무겁고 뻐근하여 한참 고생하다가 겨우 출근하여 업무를 시작하고, 그리고 시간이 지나면서 가벼워지기 시작하여 점심 때가 지날 무렵이면 통증을 잊어버리게 됩니다. 그런데 이상한 것은 그 다음날 새벽이면 어김없이 허리가 무겁고 아파서 눈을 뜨게 됩니다. 진통제를 복용하다가 여의치 못하여 병원에서 주사까지 맞아 보았으나 효과가 없습니다."

증상 - 발병원인

이와 같은 증상을 한방에서는 '신허요통(腎虛腰痛)'이라 하여, 그 치료는 주로 피로회복과 스태미너의 증진을 목표로 한다. 60세가 넘었지만, 건장한 체격에 기운도 좋은 체질이다. 그렇지만 역시 나이는 속일 수가 없는 모양이다. 같은 연배의 다른 이들보다는 스태미너가 좋음에도 불구하고 이와 같은 증상이 발생한 것은 과도한 업무에 의한 스트레스와 원천적으로 몸이 건강하기 때문에 건강에 겸손하지 않고 무리를 한 것이 그 원인이 아닌가 한다.

여기에서 '신허'라 함은, 신허(腎虛)가 아니고 신허(腎虛)임에 유의하여야 한다. 앞에서와 같은 요통은 몸이 극도로 피곤하거나 체력이 떨어져서 발병되는데, 이를 유독키 신허(腎虛)요통이라 칭하는 의미는, 원래는 몸이 약하지 않은 사람이 과로로 인하여 체력이 저하되어 발병된 것을 의미한다.

반면에, 신허(腎虛)는 원래부터의 소인이 약하여 항상 허리가 뻐근하고 아픈 증상을 말함으로 그 근본원인이 다를 수밖에 없다.

따라서 이와 같은 신허(腎虛)요통은 정(精), 즉 스태미너를 보충해야 하므로, '보음탕(補陰湯)'에 그 유명한 정력제인 '팔미원(八味元)'을 함께 투약한 지 1주 후에는 요통이 거의 없어지고, 그 후 3개월 동안 지속적인 투약으로 옛날의 왕성한 정력도 회복하였다.

증 예 B

어느날 돌연히 좌측허리가 심하게 아파서 일어날 수도 구부릴 수도 없는 요통에 '계지가령출부탕(桂枝加苓朮附湯)'을 10일 정도 투약하여 완치되었다.

"허리가 아프기 전날은 토요일이었습니다. 저는 20년 이상 테니스를 즐기고 있습니다. 이제는 나이도 64세나 되어서 운동량을 많이 줄이고 있는 형편입니다. 그런데 지난 토요일에는 친구들과 함께 아주 지칠 때까지 테니스 시합을 하고, 그날 저녁은 별일 없이 잘 잤는데, 그 다음날인 일요일 아침에 일어나니 허리가 약간 뻐근하다가 오후부터는 갑자기 통증이 심하여져서 꼼짝도 못하고 누워서 왕진을 부탁하여 침치료를 받았습니다.

치료 후 좀 나은 듯하였으나, 다음날 아침 더욱 심해져서 마침 외국에서 오랜만에 찾아온 친한 친구와도 좋은 만남을 가지지 못했습니다."

몸이 약간 통통한 편인데, 의외로 손발이 차고 땀을 잘 흘리는 체질이며, 몸이 약간 탈기(脫氣)된 듯하여 '계지가령출부탕'에 '우슬(牛膝)' '오가피(五加皮)' '당귀(當歸)' '목과(木果)' '마황(麻黃)' 등을 가미해서 투약하여 10일이 지나지 않아서 완쾌되었다.

요즈음은 중·고등학교 아이들이 요통으로 고생하는 경우가 많다. 요통의 연령층이 낮아진 것 같은데, 특별한 원인이라도 있는 것인가?

이 요통이라는 질환을 이제는 중년기 이후의 질환이라고 말할 수 없게 되어 버렸다. 증예 1과 같은 요통은 과로성요통, 기운부족성요통이라고 말할 수 있다.

예를 들면, 일정한 자세로 계속해서 작업을 과하게 하거나, 피곤한데 무리를 해서 허리의 근육이나 골이 긴장되고 압박되어 발생된다. 즉, 자신의 체력의 한계를 넘어서 무리를 하였거나, 그 일을 체력이 이겨내지 못할 때 발생된다.

이는 아침에 일어나면 허리가 무겁고 아프다가 회사에서 일을 시작하면 차차 통증을 잊어버리는 증상으로서, 한방에서는 '신허요통'이라 하고, 양방에서는 이를 '변형성척추증'이라고도 한다.

요통의 연령이 젊어지는 것은 현대사회의 구조적인 문제가 가장 큰 원인이다. 하루에 거의 10시간 동안에 책상에 앉아 있어야 하는 잘못된 교육제도의 여건, 그리고 무엇보다도 중요한 운동인 '걷기'를 할 기회가 없어졌다. 즉, 편리한 교통수단이 우리들의 젊은이들의 허리와 다리를 약하게 만들고, 급기야는 몸 전체가 겉보기와는 달리 약골이 되었다.

그 밖에, 증예 2와 같이 갑자기 운동을 너무 무리하게 하거나, 무거운것을 무리하게 들다가 다쳐서 가벼운 디스크가 되는 경우도 있다. 이는 보통 때 하루 종일 책상에 앉아서 사무만 보는 회사원에게 많이 발생되고, 또 노년기의 요통은 퇴행성이 주된 원인이 된다.

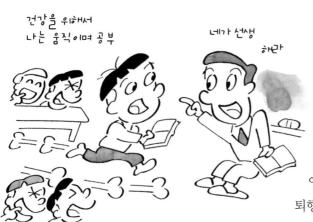

체력과 증상에 따른 한방처방

요통에 효과가 좋은 처방명	허(虛)·실(實)	자각증상(自覺症狀)													
		변비	비뇨·다뇨	야간뇨	피로	상열감	어깨결림	목마름	극심한 요통	허리가 무겁다	허리아래 탈력감	허리아래 냉통	수족냉	생리이상	다리가 저린다
계지복령환(桂枝茯苓丸)	실實					●	★		●					★	△
도핵승기탕(桃核承氣湯)		★				★	●		●					★	
작약감초탕(芍藥甘草湯)	허실중간								★	△	△				●
독활기생탕(獨活寄生湯)							●		★	●	●	●			△
오적산(五積散)	허虛				●	★			●			★	★	●	
팔미환(八味丸)		△	★	★	★		△		★		●	●	●		●

★ : 증에 가장 잘 맞는 표시. 처방을 선택하는 포인트가 된다.
● : 일반적으로 증에 맞는 경우
△ : 부수적으로 있는 증상

스태미너를 증진하여 요통을 치료하는 효과가 좋은 '보골주(補骨酒)'를 소개한다.

재료 : 당두충(唐杜沖) 100g, 오가피(五加皮) 100g, 우슬(牛膝) 100g, 복분자(覆盆子) 100g, 소주 1ℓ

• 만드는 방법 : 소주 1ℓ에 위의 생약을 담근 다음 밀봉한 후 3개월이 지난 다음부터 잠들기 전에 적당량(소주잔 1~2잔 정도)을 마시면, 요통은 물론이고 정력증진에도 도움이 된다.

안요차(安腰茶)

종 류	1일 분량	효 능
두충(杜沖)	12g	맛은 약간 맵고 달며, 약성은 조금 온하고, 약효는 정력을 도와서 소변의 유통을 원활히 하고, 근골(筋骨)을 튼튼히 하여 요통과 슬통을 치료한다.
우슬(牛膝)	10g	맛은 쓰고, 약성은 평하며, 약효는 기를 보하고, 정력을 도우며, 혈행촉진(血行促進)을 하는 효능이 있어서, 관절통과 요통, 슬통(膝痛)을 치유하고, 남성의 정력을 돕고, 노화지연에도 매우 좋다.
오가피(五加皮)	8g	맛은 맵고 쓰며, 약성은 약간차고, 약효는 5장6부를 보하며, 기를 살리고, 정력을 도우며, 근골을 굳게 하여 신경통과 요슬통을 고친다.
대추 + 생강		

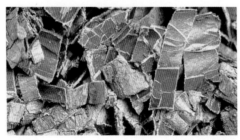
두충

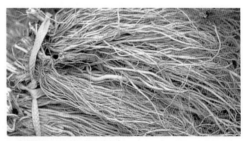
우슬

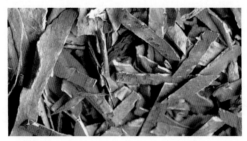
오가피

허리를 강하게 하는 방법 중 가장 효과적인 방법으로는, 첫째로 속보(速步)이고, 둘째도 빨리 걷는 운동, 즉 속보이다. 아침에 1시간 정도 속보를 계속하는 한 요통의 재발은 결코 없다고 단언해도 좋은 효과가 있는 운동이다. 그러나 무리는 절대 금물이다.

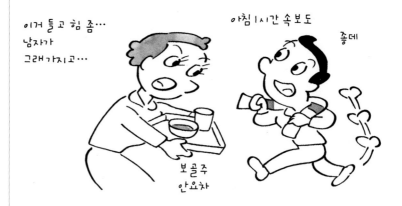

이거 들고 힘 좀…
남자가
그래가지고…

아침1시간 속보도
좋데

보골주
안요차

나의 지난날들을 완전히 지우거나 바꿀 수는 없다. 그러나 새롭게 다시 시작할 수는 있다는 것을 명심하기 바란다. "이 나이에 무슨 새로운 것을 시작하겠는가?"라고 반문하겠으나, 무엇이든 시작하는 바로 그 시점이 나에게는 가장 적합한 시기인 것이다. 내일을 새롭게 함에는 나이가 무슨 상관이 있겠는가? 이미 지나간 날들보다는 단 며칠이라도 남아 있는 나 자신의 날들이 훨씬 더 귀한 것이다. 그 날을 위해서 바로 오늘 새로운 것을 계획하고, 바로 시작하는 사람만이 아름다운 인생을 살 권리를 얻을 수 있는 것이다. 내일의 아름다움은 오늘에 어떤 아름다움을 만들어 나가느냐 하는 것에 전적으로 좌우된다. 이렇게 보람된 것에 정신이 팔려 있으면, 요통인들 찾아와 자리할 틈새가 어디에 있겠는가?

 관절염

퇴행성관절염, 류머티스성관절염

암보다 무서운 만성관절류머티스

아침에 잠자리에서 일어나려고 하면 왠지 모르게 손발이 굳어서 움직이기 불편할 뿐만 아니라 통증을 느낀다. 잡았던 컵을 놓치기도 하고 시간이 경과하면 몸으로 일기예보를 할 정도로 기후에 민감해져서 다음날의 일기예보가 가능할 정도까지 된다.

때로는 관절이 아프기 전에 미열이 나며 전신이 무겁고, 그런 중에 점점 손가락이나 손목, 무릎, 발목 등의 관절이 붓고 통증을 느끼기 시작한다.

이것이 만성관절류머티스의 경과증상이다. 이를 증상이라고 하더라도 이것은 아주 초기 증상이고, 이 병의 진정한 고통을 말하면 이 정도는 아무것도 아니다. 10~20년 동안 누워지내든지 아니면 휠체어 생활을 한 환자가 "차라리 암에 걸리는 것이 더 낫다"라고 말할 정도이다.

이 병의 특징은, 어떤 병보다도 오랫동안 고통을 받으면서도 거기에 비해서는 사망하는 경우가 대단히 적은 병이다. 이와 같이 사망률이 낮기 때문에 '암은 대단히 무서운 병이지만 만성관절류머티스는 대단하지 않다'라고 가볍게 여겨왔다.

사망률이 높은 병만이 무서운 병은 아니다. 이 류머티스의 치료를 위해서 세계적으로 계속해서 새롭게 개발되는 고효능의 약도 단지 통증을 잠깐 멈추게 할 뿐이지 결정적인 치료는 되지 않는다. 환자 중에는 "차라리 죽는 것이 낫겠다"라고 절규하는 중증의 환자들을 볼 때 이 관절류머티스의 무서움을 강조할 수밖에 없다.

류머티스는 관절만의 질환이 아니다

류머티스는 관절류머티스가 대표적인 질환이며, 현대에 와서 고통을 많이 받고 있는 질환 중의 하나이다. 그런데 류머티스의 역사를 돌이켜 보면, 암이나 통풍은 이집트와 그리스 시대에도 기록상 출현하지만 이 류머티스는 17C 말부터 18C에 나타난 병으로서 의학적으로는 '운동기의 통증과 굳어지는 증상이 있는 질환'으로 정의하고 있다.

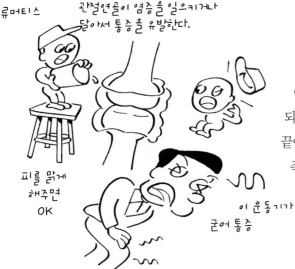

류머티스

관절연골이 염증을 일으키거나 닳아서 통증을 유발한다.

피를 맑게 해주면 OK

이 운동기가 굳어 통증

운동기(運動器)라 함은, 인체의 운동에 관계가 있는 기관으로서 골이나 근육, 건(腱 ; 힘줄), 인대 등으로 되어 있으며, 이 가운데서도 가장 영향을 받는 곳이 바로 관절이다. 관절은 뼈와 뼈가 연결되는 곳으로서 그 구조를 살펴보면, 각 뼈의 끝에 연골로 둘러싸여 있고, 이 연골은 완충, 즉 쿠션역할을 한다. 이 연골은 활막(滑膜)이라고 하는 엷은 막으로 둘러싸여 있으며, 다시 그 주위는 단단한 관절주머니로 보호되어 있다. 그 활막 속에는 끈끈한 관절액이 들어 있어서 관절의 굴신을 원활하게 하고 열의 발생도 적당히 억제하는 역할을 한다. 그런데 이 운동기가 굳어져서 굴신운동이 불편해지고, 통증이 나타나는 질환이 바로 류머티스이다. 그런데, 왜 운동기가 고장이 나는 걸까?

사람의 세포와 세포 사이에는 양자를 결합시키는 역할을 하는 결합직(結合織)이라고 불리는 결합체가 있다. 이 결합직은 혈관에서 나온 영양분이 세포 내로 들어 가든지 노폐물이 혈관으로 들어올 때 반드시 통과하지 않으면 안 되는 곳으로서, 이 결합직의 역할이 제 기능을 다하지 못하면 세포가 살아갈 수가 없게 된다.

그리고 이 결합직에는 교원섬유(膠原纖維)와 탄력섬유(彈力纖維), 망상섬유(網狀纖維) 등의 섬유가 들어 있다. 이 결합조직에 병변이 발생한 질환을 교원병(膠原病)이라고 한다. 따라서 만성관절류머티스도 교원병의 한 종류에 속한다고 볼 수 있다.

이제까지는 류머티스라고 하면 골의 병으로 분류해서 정형외과의 질환으로 여겨왔으나 위에서 설명한 바와 같이 결합직의 구조를 정확하게 파악하고 보니 이와 같은 분류는 잘못된 이론이라는 것을 알 수 있다.

예를 들면, 소화가 안 되어서 일어나는 두통치료에 진통제를 처방하는 것과 같은 현상이다. 그러나 극단적으로 잘못되었다는 것은 아니나, 유전적인 소인을 제외하면, 거의가 섭생(攝生)의 잘못에서 비롯된 질환으로서, 그 근본을 해결하기 위해서는 피를 맑게 해주는 것이 가장 근본적인 이치에 맞는 치료라고 사료된다.

기후의 변화에 따라 민감하게 반응하는 관절 류머티스

관절류머티스와 신경통은 증상이 비슷해 보여서 잘 혼동하는 경우가 있으나 전혀 다른 질환이다.

관절류머티스는 손가락, 팔꿈치, 무릎 등의 관절이 붓고 열이 나며 몹시 아프고 기후변화에 민감하게 반응하는 질환으로서 현대의학에서도 잘 해결하지 못하는 난치병 중의 하나이다.

이 질환은 관절뿐만 아니라 전신적으로 나타나는 병으로서 현재 우리나라에는 적어도 30만 명 이상의 환자가 있는 것으로 추정된다.

류머티스는 그리스어로서 '흐른다'는 의미이다. 류머티스는 한의학적으로 유사(類似)한 증상을 찾아보면 통풍(痛風), 풍습(風濕), 습비(濕痺) 등의 증상으로 볼 수 있다. 이것은 류머티스의 통증이 바람과 같이 신체의 여기저기를 이동하는 것으로 보고 통풍이라고 병명을 붙였으나 이것은 현재의 통풍질환과는 다르다.

이 통풍에 대해서는 484페이지의 통풍편을 참고하기 바란다.

그리고 습(濕)이라고 하는 것은 수분에 관한 것으로서 류머티스는 습기와 관계가 깊고 물이나 습기로 인해서 통증이 발생하며 마비증상이 일어나는 것으로 볼 수 있기 때문에 풍습(風濕)과 습비(濕痺)라고 병명을 지은 것으로 보인다.

우리나라는 다행히 습기가 적고 일기의 변화가 완만하나, 이웃나라인 일본은 습기가 많고 일기의 변화가 심하기 때문에 류머티스의 발병률이 매우 높다. 발병률은 남자보다도 여자가 3배 정도 많고, 특히 갱년기 여성에게 집중적으로 많이 나타난다.

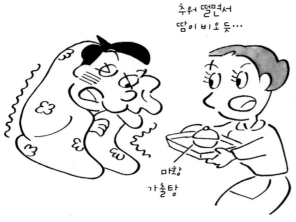

추워 떨면서 땀이 비오듯…

마황가출탕

원인은 용혈성(溶血性)랜저구균(球菌)의 감염에 의한 것으로 보고 있다. 이 균은 자주 발생하는 목 감기에 의한 편도선염이 주범이다. 이 용혈성랜저구균에 대한 알러지반응에 의해 발생하는 신체의 변화가 류머티스의 증상으로서 그 변화가 나타나는 관절이나 근육에 통증을 느끼게 된다.

그 증상으로는, 목감기에 의한 편도선염으로 30~40° 전후의 고열이 나고 전신을 비트는 듯한 통증이 일어나며, 결국에는 그 통증이 관절에 국한되어 일어나는 것이 전형적인 증상이다. 관절은 주로 큰 관절, 즉 견관절(肩關節), 주관절(肘關節), 고관절(股關節), 슬관절(膝關節), 족관절(足關節) 등이 차례로 증상이 나타나서 환부(患部)가 벌겋게 부어오르고 열이 난다. 열이 40° 전후의 고열이 나는 경우는 감기열인지, 류머티스열인지 구별하기 매우 어렵다.

고열은 몸이 떨리면서 오한(惡寒)이 나는 특유의 증상이 있고, 이 오한이 가라앉자마자 땀이 비오듯이 흐른다. 그런 중에 심장이 몹시 두근거리고 호흡이 곤란해지며, 팔꿈치와 무릎, 그리고 등에는 연주창(連珠瘡)과 같은 멍울이 생기고 자신도 모르게 손발이 제멋대로 움직인다. 이 급성관절류머티스(류머티스열)는 어린이로부터 청년기의 남녀에게 발생하는 확률이 높다.

이 만성관절류머티스의 원인은 아직까지 확실히 밝혀진 것은 없으나, 뇌하수체(腦下垂體), 부신피질(副腎皮質), 그 밖에 내분비기관의 밸런스가 깨져서 발병의 원인이 된다. 만성관절류머티스(류머티스성관절염)에는 급성으로부터 이전된 경우와 본인도 모르는 사이에 서서히 발병하는 경우가 많다.

그 증상으로는 손, 팔꿈치, 무릎, 다리 등의 관절이 좌우대칭적으로 발병하여 통증과 함께 굳어지는 현상으로서 그 증상은 일진일퇴의 양상을 띤다. 손가락은 특유의 방추상(紡錘狀) 모양을 나타내고 피부도 특유의 광택을 두른 기후의 변화에 따라 극심한 통증이 일어나며 관절은 변형되어 굳어지고 움직일 수 없게 된다.

퇴행성관절염이란?

나이가 먹어 감에 따라 관절의 양쪽 말단 부위에 있는 연골이 점점 석회화되어 인대의 탄력도 점점 약해지고 굳어져 간다. 이로 인해서 관절의 완충작용이 약해지고 굴신이 원활치 못하게 되어 염증이 발생하며 통증 때문에 보행이 어려워지는 증상을 말한다.

이는 류머티스성관절염과 구별이 되는데, 이 관절염의 특징은 환부에서 열이 발생하고, 붓기도 하며, 벌겋게 피부색이 변하기도 하고 가

- 인대 : 관절이 반대 방향으로 틀어지지 않게, 그리고 떨어지지 않게 외부를 굳건하게 해주는 선유상(象)의 힘줄을 말한다.
- 활막(滑膜) : 관절 면이 매끄럽게 잘 움직이도록 해주는 점액을 말하며, 류머티스란, 독일어의 류머티즘에서 온 말로 어원은 '흐른다' 는 뜻이다. 이것은 유전적인 요소가 많고, 또 호르몬의 변화에 의한 것도 있으나 원인을 아직까지 확실히 밝히지 못하고 있다.

만히 있어도 통증이 느껴지는 경우가 많고 매우 고약한 병인데, 의외로 노인에게는 그리 많지 않다.

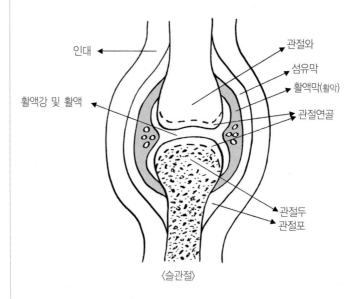

〈슬관절〉

퇴행성관절염의 원인

나이가 들어 감에 따라 관절말단의 연골이 석회화되면서 발생된다.

류머티스성관절염은 그 원인이 완전히 밝혀지지는 않았으나 유전적인 소인과 식생활습관이 원인인 경우로 보고 있다. 따라서 동물성지방의 과잉섭취와 과식이 원인인 경우가 많다고 할 수 있다.

퇴행성관절염의 증상

신경통은 신경 자체에 문제가 발생하여 느껴지는 통증이고, 퇴행성관절염이나 류머티스성관절염은 관절의 연골에 염증이 발생되어 느껴지는 통증이다. 양쪽이 모두 기온이나 습도의 변화에 민감하게 반응하는 질환으로서, 특히 겨울이나 환절기에 증상이 더 심해진다.

퇴행성의 경우는 무릎에 가장 많이 발생하고, 그보다 먼저 50견이라고 해서 견갑상완관절에 통증이 가장 먼저 일어난다.

현대의학에서는 급성의 경우에 아스피린, 아미노피린 등을 사용해서 열을 떨어뜨리고 통증을 가라앉히고, 만성의 경우는 비교적 다량의 아스피린을 장기간에 걸쳐서 복용시킨다. 그러나 진통이 여의치 않을 때는 코티손이나 플레드릭솔론 등의 부신피질 호르몬제를 사용한다. 이 약을 복용하게 되면 통증은 일시적으로 좋아지기는 하지만 장기간 복용을 하면 다음과 같은 부작용이 일어난다.

먼저 문페이스라고 하여 얼굴이 보름달 모양으로 살이 찐 것 같이 붓고, 위염이나 위·십이지장궤양의 증상이 나타난다. 그리고 혈압이 높아지고 손끝이 하얗게 되며 불이 활활 타는 것 같은 증상이 나타나면서 붓는다.

여성의 경우에는 생리불순이 되며, 때로는 무월경(無月經)으로도 된다. 뿐만 아니라 종국에는 신경이 침해를 받아 정신이 이상하게 되기도 한다.

이와 같이 부신피질 호르몬의 일시적인 효과에 현혹되어 장기간 복용하면 아주 강한 중독증상으로 인해 오히려 몸이 나빠지기 때문에 신중을 기해야 한다. 그리고 신경통은 경우에 따라서는 악성종양에 의하여 발생되는 경우도 있으므로, 이와 같은 점은 확실한 검사를 통해서 원인을 규명하고 적절한 치료를 받아야 한다.

한방치료

한방에서는 류머티스를 풍(風), 습(濕), 한(寒)에 의해서 발생하는 체질적인 병으로 간주하여 풍을 쫓는 효능이 있는 계지(桂枝), 갈근(葛根), 마황(麻黃), 방풍(防風), 강활(羌活) 등이 있다.

그리고 습을 제거하는 효능이 있는 복령(茯苓), 출(朮), 방기(防己), 목과(木果), 황기(黃芪), 그리고 한을 몰아내고 생리적인 온기를 발생시켜 신진대사기능을 향상시키는 부자(附子), 인삼(人蔘) 등을 배합한다.

여기에 진통완화보기(鎭痛緩和補氣)작용이 있는 감초(甘草), 작약(芍藥), 우슬(牛膝), 오가피(五加皮) 등을 가미한 처방을 체질에 따라서 처방한다.

특히 침이나 뜸 치료를 하는 경우가 많은데, 이는 그리 효과가 크지 못하다.

체력과 증상에 따른 한방처방

관절류머티스에 효과가 좋은 처방명	허(虛)·실(實)	자각증상(自覺症狀)											
		두통	발열 오한	땀이 너무 난다	얼굴색이 나쁘다	허리가 무겁다	손발이 차다	허리 아래가 차다	관절이 붓는다	관절이 아프다	통증이 심하다	슬관절 부종 동통	사지 동통 마비 경직
계지가출부탕(桂枝加朮附湯)	허(虛)			★			★	●		●	●		★
방기황기탕(防己黃芪湯)				★		★			★	★	★	★	●

★ : 증에 가장 잘 맞는 표시. 처방을 선택하는 포인트가 된다.
● : 일반적으로 증에 맞는 경우
△ : 부수적으로 있는 증상

관절염의 닉이요법

류머티스관절염에 좋은 특효식품과 만드는 방법
- **평소의 식사법** : 현미잡곡밥, 야채류, 해조류, 소어패류를 섭취하여 체질개선을 꾀한다.
- 그리고 부추, 파, 양파, 마늘은 비타민 B와 철, 칼슘이 풍부할 뿐만 아니라 몸을 따뜻하게 하는 작용이 있기 때문에 식물성기름을 첨가하여 살짝 볶아서 섭취하면 효과적이다.
- 미역, 파래, 다시마 등의 해조류에는 칼슘뿐만 아니라 각종 미네랄과 비타민 B류가 풍부해서 혈액을 정화시키는 작용이 강하기 때문에 류머티스관절염에 좋은 효과를 나타낸다.

관절염의 민간요법
습포(濕布)로 고친다.

관절통이 만성화되면 따뜻하게 하는 것이 치료효과가 있다. 이런 경우에는 대파온습포가 효과적이다.
- **만드는 방법** : ① 대파 500g(10개 정도)과 계지분말 30g, 그리고

율무 100g을 가제주머니에 넣고 2ℓ의 물이 반으로 줄 때까지 달인다.

② 달인 물에 타올이나 가제를 적셔서 환부에 습포(濕布)하면 효과적이다.

반면에, 초기나 만성이라도 가끔 열이 나면서 몸이 붓고 아플 때가 있는데, 이때는 열도 내리고 부기도 빼야 한다. 이와 같은 경우에 토란·무습포가 효과적이다.

• 만드는 방법 : ① 토란이나 무에는 해열작용을 하므로, 부종과 통증을 진정시키는 작용을 한다. 토란 5개와 같은 분량의 무를 준비하고, 토란은 껍질을 벗기고 무는 그대로 강판에 곱게 간다.

② 같은 양의 밀가루(오래 된 것일수록 효과가 좋다)를 혼합해서 기름종이에 바르고 피부가 닿는 면은 가제를 한 장 얇게 덮은 후 환부에 습포하고, 물기가 마를 때 갈아 붙이면 효과가 매우 좋다.

안슬차(安膝茶)

종 류	1일 분량	효 능
우슬(牛膝)	15g	맛은 쓰고, 약성은 평하다. 약효는 氣를 보하고, 정력을 도우며, 혈행촉진(血行促進)을 하는 효능이 있어서, 관절통과 요통, 슬통(膝痛)을 치유하며, 남성의 정력을 돕고, 노화지연에도 매우 좋다.
오가피(五加皮)	10g	맛은 맵고 쓰며, 약성은 약간 차다. 약효는 5장6부를 보하며, 기를 살리고, 정력을 도우며, 근골(筋骨)을 굳게 하여 신경통과 요슬(腰膝)통을 고친다.
방기(防己)	8g	맛은 쓰고, 약성은 차다. 약효는 이뇨작용이 있어서 부종을 고치고, 기혈의 순환을 촉진하며, 대·소변을 잘 통하게 하고, 신장기능을 개선한다.
대추 + 생강		

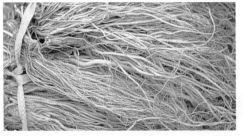

우슬

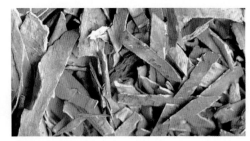

오가피

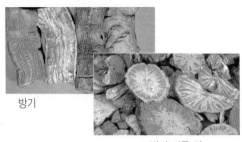

방기

방기 자른 것

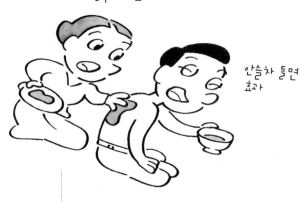

대파즙, 토란, 밀가루에
개서 환부에 바르고…

안슬차 틀면
효과

관절염의 운동요법

별다른 운동이 없다. 단지 관절이 굳지 않게 따뜻하게 하여 혈행을 촉진하고 부드럽게 마사지를 자주 해 주는 것이 좋다.

그 밖에 권유할 만한 것으로는 반욕법(半浴法)이 있다.

먼저 배꼽 부위까지만 뜨거운 물에 담근다. 몸의 반만 더운물에 담그면, 상하로 기혈이 잘 순환되나, 목까지 담그면 몸과 머리로만 짧은 순환을 할 수밖에 없기 때문에 효과가 별로 없다.

특히 노인은 상부는 열하고 하부는 냉함으로 이 반욕법을 열심히 조석으로 꾸준히 하면 신경통과 류머티스의 증상에도 효과적이다.

"사람이 사람답게 살기 위해선 나눠 가질 줄 알아야 한다. 이웃은 나와 무관한, 전혀 인연이 없는 타인이 결코 아니다. 그들은 나의 분신이다. 왜냐하면 한 뿌리에서, 생명의 커다란 뿌리에서 나누어진 가지가 바로 이웃이기 때문이다. 내 자신은 그 한 가지에 지나지 않는다. 내 이웃이란 또 다른 가지이다. 나눠 가짐으로 내 인간의 영역이 그만큼 확산된다. 열린 눈으로 사물을 대해야 한다. 모든 일은 내가 공들여 뿌려서 거두는 것이지 거저 되는 일은 하나도 없다.

사람답게 살기 위해선 또한, 작은 것과 적은 것으로도 참으로 만족할 줄 알아야 한다. 작은 것과 적은 것이 귀하고 소중하고 아름다운 것이다. 그러나 우리는 모두가 크고 많은 것만을 추구한다. 그러다 보니까 늘 갈증상태에 놓여 있다. 소유물은 우리가 그것을 소유하는 이상으로 우리 자신을 소유해 앗아가 버린다. 내가 무엇인가를 가졌을 때 그 물건에 의해 내가 도리어 가짐을 당하는 꼴이 되는 것이다." **많이 가지면 가질수록 피는 욕심으로 탁해지고, 몸은 주체할 수 없이 무거워진다. 그 욕심으로 가득한 천근만근의 몸을 그 가녀린 무릎으로 견디기에는 어림도 없는 일이다.**

통풍

통풍의 특징은, 대개는 어느날 갑자기 엄지발가락의 둘째 관절이 바늘로 콕콕 찌르는 듯한 심한 통증이 일어나며, 환자는 너무 아파서 땀을 흘리며 쩔쩔 맬 수밖에 없을 정도의 참기 어려운 증상을 말한다. 동통이 심할 때는 관절의 마디마디가 떨어져 나가는 것 같은 통증으로 말로는 형용키 어려울 정도이다. 동시에 혈액 중의 뇨산치가 높게 올라가는 것이 특징이다.

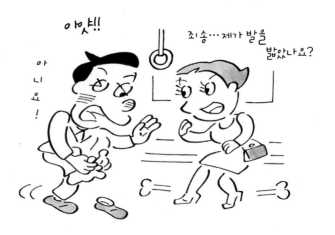

통풍의 원인

단백질의 대사기능장해에 의해 다량의 과잉된 뇨산이 만들어져 혈액 중 뇨산치가 높아져 고뇨산혈증이 되어 관절에 염증을 일으키게 되는데, 이 통풍은 98% 정도가 남자에게 주로 발생한다.

원인으로는, 고뇨산혈증(高尿酸血症)과 비만, 그리고 식생활의 잘못된 습관과 유전적인 소인으로 본다.

고뇨산혈증이라고 해서 반드시 통풍이 되는 것은 아니다. 고뇨산혈증인 경우에 통풍발작을 일으키지 않는 경우가 매우 높은 편이다. 통풍진단의 기준으로서는 먼저 혈액 중의 뇨산치를 측정하는데, 대개는 현저히 높게 나타난다.

정상적인 사람은 혈액 100㎖ 중에 뇨산은 3~6mg인데 비해, 통풍의 경우는 8~11mg 이상이 된다. 혈액 중에 뇨산이 증가하여 뇨산의 결정이 관절 내에 침착(沈着)하게 되면 염증을 일으켜 통풍이 발생한다.

뇨산생성에는 다음과 같이 세 가지 종류로 나눌 수 있다.

- 간장에서 생성되는 것이다.
- 체내의 세포액에 들어 있는 핵산이 분해되는 대사과정에서 그 최종산물이 만들어진다.
- 식사로부터, 즉 식사성(食事性) 푸린체에 의한 것이다.

이와 같이 체내에서 요산이 생성되어 뇨의 일부로서 배출되는데, 이 뇨산의 생성과 배설의 밸런스가 무너질 때에 고뇨산혈증이 일어난다. 이 밸런스가 무너지는 이유는 체내에서 뇨산이 과잉·생성되는 경우와 신장에서 배설기능이 저하되어 뇨산의 배설이 원활하게 이루어지지 못하기 때문이다.

뇨산이 과잉·생성되는 원인은 성호르몬, 유전, 식사관계 등에 의해서 일어난다. 식사에 의한 것은 푸린체라고 불리우는 물질을 함유한 식품을 섭취하는 것에 의하여 기인된다. 그러나 식사에 의한 원인으로는 성호르몬이나 유전적인 원인에 비하면 영향이 적다. 그리고 뇨산의 배설이 원활하게 이루어지지 않아서인데, 그 이유로는 신장의 기능저하나 약물(고혈압 약)의 작용에 의해서이다.

그런데 어떤 사람이 통풍에 걸렸을 때 그 원인이 성호르몬에 의해서냐?, 유전적인 원인이냐? 그렇지 않으면 푸린체에 의한 것이냐를 판별하기에는 매우 어렵다.

이 통풍의 증상은 시간이 경과함에 따라서 통증은 점점 더 심해지고 열이 나기도 하며, 오한이 들기도 할 뿐만 아니라 아주 작은 자극에도 심한 통증을 느낀다.

통증의 부위는 특히 엄지발가락의 둘째 마디에 많이 발생하며, 다리의 관절, 무릎, 팔꿈치관절, 손가락관절 등에 발생한다. 발작이 시작되면 옆으로 사람이 지나가는 미세한 공기의 진동 정도에도 통증이 발작적으로 일어나 참으로 견디기 힘든 정도이니 본인이 아니고는 말로 표현할 수 없는 정도이다.

통풍의 동통 부위에 뇨산(尿酸)이라고 하는 물에 용해되지 않는 결정(結晶)이 쌓인다. 뇨산이란 인체에서 사용하여 생명이 다한 세포이나, 음식물로 섭취된 식품세포 내(內)에 있는 핵성분(核成分), 즉 핵산 어떤 환자에게 물어 보았더니, "씨름선수에게 엄지발가락을 뺀찌로 잡히고 굉장한 힘으로 눌리고 비틀림을 당하는 듯한 느낌입니다"라고 대답했다. 이 통증은 심지어 바람에 닿아도 아픔을 느낄 정도로 민감한 통증이다.

때문에 통풍(痛－아프고 괴로울 통, 風－바람, 바람이 불풍)이라는 병명이 붙여졌다.

(核酸)을 뇨로 방출하기 위하여 체내에서 합성하는 성분이다.

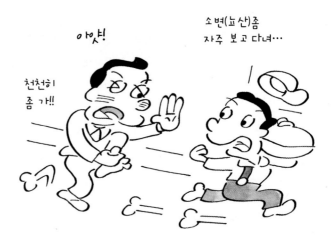

발작 부위는 벌겋게 되고 붓기도 하며, 열이 난다. 때로는 전신의 발열, 오한, 두통을 일으키기도 한다. 이와 같은 증상이 4~5일 정도 경과하면 부기도 빠지고 통증도 사라지며, 2주 정도 후에는 증상이 완전히 사라지는 것이 보통이다. 그러나 발작 후 치료하지 않고 그대로 방치해 두면 1년을 전후해서 다시 재발하게 되는데, 발작간격이 서서히 좁아진다.

통풍의 발생연령별로 보면, 30~40대에 가장 많고, 50~65세에도 비교적 많은 편이다. 젊은 사람에게 발병되는 경우는 체내에서 세포의 핵분해에 의해 뇨산이 합성되는 비율이 높은 체질, 유전적인 소인이 있든지, 신장기능에 이상이 있는 경우이다.

통풍의 치료

아직까지는 이 통풍을 근본적으로 완치시킬 수 있는 방법은 없다. 그러나 우수한 치료약이 등장해서 발작했을 때나 발작 후의 치료에 효과적으로 대처할 수 있게 되었다.

발작이 일어나면, 약물치료를 통해서 혈액 중의 뇨산치료를 정상수치로 조정하면 통풍발작을 어느 정도 완화시킬 뿐만 아니라 통풍발작에 의한 심장이나 신장의 2차적인 장해도 막을 수 있다.

이 약은 '콜히친(colchicine)'이라고 하는 소염제로서 통풍발작이 일어났을 때 복용하면 급속히 효과가 나타날 뿐만 아니라, 평소에 발작의 증후가 보일 때 복용하면 통풍의 발작을 거의 예방할 수도 있다.

십여 년 전까지만 해도 치료는 거의 식사요법에만 의존하였으나, 현재는 약물요법을 위주로 한다. 그렇지만 통풍의 가장 큰 원인 중 하나인 비만이 되지 않도록 식이요법을 철저히 병행하는 것이 좋으며, 이는 발작의 예방과 빠른 회복을 위함이다.

통풍의 예방에 역시 식사요법은 매우 중요하다. 십여 년 전까지만 해도 통풍의 식사요법은 푸린체를 함유한 식품을 엄격히 제한했으나, 푸린체가 많이 포함된 식품을 많이 섭취한다고 하더라도 그것이 뇨산으로 변화하는 양은 체내에서 생성되는 뇨산 양이 거의 10~20%에 지나지 않는다.

건강한 사람은 별 문제가 없으나, 통풍환자의 경우에는 통풍발작이 일어나기 쉬워지므로, 당뇨병 환자가 당분을 많이 섭취했을 때 혈당치가 올라가는 것과 같이 확실히 인과관계가 있다고 볼 수 있다. 때문에 푸린체가 많이 함유되어 있는 식품을 피하는 것이 통풍발작을 억제하는 것임으로 현명하게 대처해 나갈 필요가 있다.

한 번이라도 통풍발작이 발생한 사람이나 비만도가 높은 사람은 푸린체가 많이 함유되어 있는 식품을 가급적이면 삼가는 것이 좋다.

통풍의 식사요법으로는 단백질을 제한하지 않으면 안 된다고 생각하는 사람이 많으나 그것은 단백질의 최종 분해물질이 뇨산이기 때문에 단백질 자체가 뇨산을 만드는 요인이라고 생각하는 오해의 소지가 깊다.

뇨산은 핵산의 합성물질로서 단백질을 많이 섭취한다고 해서 고뇨산치로 되는 것은 아니다. 그러나 단백질의 과잉섭취는 고뇨산치의 유인이 되므로 역시 과하게 섭취하지 않도록 주의해야 한다.

통풍의 닉이요법
칼로리의 과잉섭취를 억제할 것

비만의 가능성이 있는 사람은 칼로리 섭취를 억제하여 체중을 표준체중까지 조절하여야 한다. 그러나 갑작스러운 체중감량을 위하여 단식과 같은 과격한 감량방법은 좋지 않다.

갑자기 장기간의 과잉된 절식(節食)은 피하지방뿐만 아니라 몸을 형성하고 있는 단백질마저 에너지로 환원되기 때문인데, 도리어 뇨산이 자연스럽게 배설되지 못하면 혈액 중에 증가하므로 통풍발작을 일으

식생활의 변화에 의해 통풍도 따라서 증가하고 있다. 말하자면 식생활의 서구화로 인해 칼로리의 증가는 물론 동물성 단백질과 지방의 섭취양이 날로 증가하기 때문에 발생한다고 본다.

킬 가능성이 도리어 높아진다.

통풍환자의 거의 대부분은, 내인성(內因性)의 고뇨산혈증의 체질로서 식사에 의한 영향은 거의 받지 않는 것으로 알려져 있다. 그러나 고칼로리인 스테이크, 대구알, 연어알 등을 많이 섭취한 다음날은 엄지발가락과 아킬레스근 부위, 팔꿈치 등 여러 부위의 관절과 근 등에 강한 통증이 온다.

이와 같은 현상은 체질적인 관계로 인하여 신장으로부터 뇨산의 배설량이 줄어들어 고뇨산혈증이 되어 통풍의 증상을 나타내기 때문이다.

다음과 같은 사항을 꼭 지켜야 한다.

• 고칼로리 음식과 알코올 섭취를 줄일 것 : 고단백식사와 고지방, 그리고 알코올 섭취가 많으면 통풍발작의 확률이 아주 높아진다. 특히 계속적인 음주는 뇨산의 배설을 확실하게 방해하여 고뇨산혈증으로 되기 쉬워지므로 과음은 절대적으로 삼가 해야 된다.

• 단백질을 적당히 섭취할 것 : 양질의 단백질을 섭취하기 위한 방법은, 첫째 고기를 섭취할 때에는 지방분이 많은 고기를 피한다. 둘째, 푸린체가 많이 들어 있고 콜레스테롤도 많은 내장의 섭취를 가능한 한 피한다. 셋째, 동물성단백질에는 아미노산이 많이 부족함으로 콩 음식을 많이 섭취한다.

• 야채와 과일을 충분히 섭취할 것 : 비타민 C, 섬유질, 칼슘, 철 등 미네랄의 보고(寶庫)인 야채와 과일을 많이 섭취한다.

• 생수를 많이 마실 것 : 뇨산을 배설하고 동시에 뇨산혈석을 예방하기 위하여 1일의 뇨량을 2ℓ(보통 사람은 1.2~1.5ℓ) 정도로 하는 것이 바람직하다. 그러나 수분이면 무엇이든지 다 좋다는 생각으로 술이나, 짠 된장국, 콜라, 사이다, 주스 등을 많이 마시면 오히려 해롭다.

수분을 현명하게 섭취하는 방법은, 첫째 아침에 물이나 우유를 마신다. 둘째, 짜지 않고 묽은 야채수프나 된장국을 마신다. 셋째, 야채나 과일을 많이 섭취한다. 넷째, 옅게 걸러낸 녹차를 마신다.

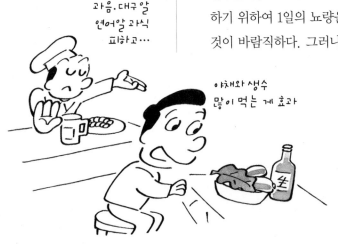

과음.대구알 연어알 과식 피하고…

야채와 생수 많이 먹는 게 효과

- 푸린체가 많이 함유되어 있는 식품을 삼갈 것 : 정어리, 내장(간장, 신장), 육즙 등이 가장 함량이 높고, 베이컨, 쇠고기, 우설(牛舌), 잉어, 닭고기수프, 대구, 오리, 넙치 등등의 순서이다.

체력과 증상에 따른 한방처방

통풍에 효과가 좋은 처방명	허실(虛實)	자각증상(自覺症狀)												
		변비	식욕부진	불면 경향	안색 창백	거친 피부	검은 피부	어깨 통증	장열	생리이상	불하눗조	잘 놀랜다	구내염 재발 체질	입냄새
방풍통성산(防風通聖散)	실實	★	●		●	★		●	●	●			●	
도핵승기탕(桃核承氣湯)		★	●	△	★				●	●		★	●	★
방기황기탕(防己黃芪湯)	허虛			★			★	●			★		●	★
당귀사역가오수유생강탕 (當歸四逆加吳茱萸生薑湯)							△	△	△			★	★	●

★ : 증에 가장 잘 맞는 표시. 처방을 선택하는 포인트가 된다.
● : 일반적으로 증에 맞는 경우
△ : 부수적으로 있는 증상

통풍의 민간요법

치자(梔子), 진피(秦皮), 팥, 율무, 현미 등
주식을 통한 통풍치료에 효과가 좋은 민간요법을 소개하고자 한다.
- 준비물 : ① 치자(梔子) : 5개(통풍발작의 관절통에 매우 효과가 우수하다.)
  ② 진피(秦皮) : 6g(무풀에나무 껍질로서 風을 다스리고, 열을 내리며, 통증을 멈춘다.)
  ③ 팥 50g
  ④ 율무 50g
  ⑤ 현미 100g을 준비하고, 우선 팥, 율무, 현미를 따로따로 하룻밤 동안 물에 불린다. 먼저 치자와 진피를 적당히 다린(약한 불로 1시간 정도) 물에 세 가지 곡물을 넣고 약간의 소금을 넣은 다음 죽이나 밥을 지어서 먹으면 통풍의 치료는 물론 예방도 된다.

통풍차(通風茶)

종 류	1일 분량	효 능
우슬(牛膝)	10g	맛은 쓰고, 약성은 평하다. 약효는 기를 보하고, 정력을 도우며, 혈행촉진(血行促進)하는 효능이 있어서, 관절통과 요통, 슬통(膝痛)을 치유하고, 남성의 정력을 돕고, 노화지연에도 매우 좋다.
강활(羌活)	10g	맛은 약간 매운 편이고, 약성은 약간 온하다. 약성은 기의 순환을 조절하여 모든 통증, 특히 신경통계통의 통증을 치료한다.
방기(防己)	8g	맛은 쓰고, 약성은 차다. 약효는, 이뇨작용이 있어서 부종을 고치고, 기혈의 순환을 촉진하며, 대·소변을 잘 통하게 하고, 신장의 기능을 개선한다.
대추 + 생강		

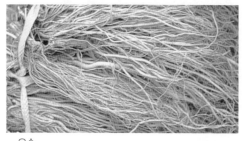
우슬

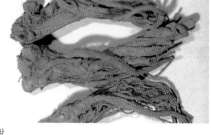
강활

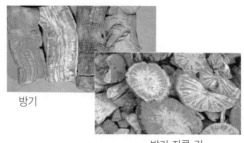
방기

방기 자른 것

통풍의 운동요법

기공(氣功) : 단족축기
구법(單足蹴氣球法)

① 허리와 무릎을 쭉 펴고 양손을 좌우허리의 약간 뒤편에 손바닥 쪽으로 올려놓는다.

② 왼쪽 다리에 체중을 옮기고, 숨을 들이쉬면서, 오른발을 왼발에 가까이 붙이는 자세로 들어올린다.

③ 숨을 힘차게 내쉬면서 오른쪽 다리로 지면을 누르는 기분으로 무릎을 펴면서 앞으로 힘을 모아 천천히 찬다. 무엇을 차는가 하면,

발 앞에 사기(邪氣)로 뭉친 축구공이 있다고 가정을 하고 그것을
차는 것이다. 찰 때는 상체는 약간 뒤로 제낀다. 이 동작을 할 때
가능한 한 온몸의 기를 모으는 듯한 기분으로 힘을 주는 것을 잊
으면 안 된다. 이를 계속적으로 10회 정도 반복한다.
④ 다음은 발을 바꾸어 10회 정도 반복해서 운동한다.

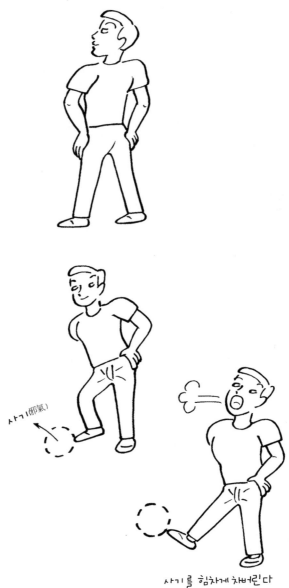

사기(邪氣)

사기를 힘차게 차버린다

"보다 적은 것이 보다 귀한 것이고, 결과적으로도 넉넉한 것이다. 이를 소극적인 생활태도라고 잘못 알아선 안 된다. 그것은 도리어 지혜로운 삶의 선택이다. 행복의 조건은 결코 크거나 많거나 거창한 데 있지 않다. 작은 일을 갖고도 우리는 얼마든지 행복해질 수 있다. 별이 빛나는 밤하늘을 보면서 행복해질 수도 있고, 저녁노을을 보면서 하루의 행복을 누릴 수 있다. 우리가 너무나 거창한 데서, 야단스러운 데서 행복을 찾으려고 하기 때문에 우리들에게 주어진 그런 행복도 놓치고 만다.

행복의 조건은 지극히 일상적이고 작은 일 속에 있다. 우리가 그걸 찾아내면 되는 것이다. 조촐한 삶과 드높은 영혼을 지니고 자기 자신답게 살 줄 안다면 누구나 어떤 상황에서라도 행복할 수 있다." 음식도 적고 작은 것, 즉, 보다 귀하고 넉넉한 자연식에 가깝게 섭취하면, 우리의 피는 맑아지고 발가락에 어느날 갑자기 찾아오는 깜짝 놀랄 아픔도 피해갈 수밖에 없다.

스태미너

 자율신경실조

자율신경(自律神經)이란?

자율신경이란, 교감신경과 부교감신경으로 구성되어 있으며, 심장이나 소화기관 및 기타 장기의 운동과 기능을 주관한다. 보통 우리들은 이 움직임을 의식하지도 못하고 또 마음대로 자신의 주관에 의해서 조절하지도 못한다. 다만 생명현상에 순응해서 자동적으로 조절되는데, 이를 자율신경이라고 부른다.

그런데 어떤 원인(많게는 스트레스)에 의해서 그 자율신경 기능의 밸런스에 이상이 발생하여, 그로 인해서 많은 종류의 증상이 나타나는데, 이것을 자율신경실조증이라 한다.

자율신경실조의 증상

자율신경실조의 대표적인 증상으로는, 전신권태감, 어지럼증, 직립성현훈(直立性眩暈), 두통, 두중, 동계, 위장장해, 발한이상(發汗異常), 안면홍조(顔面紅潮), 상열감, 수족냉, 불면 등이 있다.

이 전신증상의 특징은, 다소성(多訴性), 즉 동시에 여러 가지 증상을 다양하게 호소하기도 하고, 증후이동(症候移動), 즉 예를 들면 순환기 증상을 호소하다가 그 증상이 사라지면서, 아니면 겹쳐서 소화기 증상이 나타나기도 하며, 또 다른 기관으로 이동하는 경향이 있다.

때문에 한 장기에 질환이 의심되어 자세하게 검사를 하여도 현대의학적인 견지에서는 아무런 문제가 발견되지 않기 때문에 신경성으로 간주해 버리는 경향이 있다.

이와같은 결과로 인해 자율신경을 조절하는 약으로 치료를 하고 있으나, 근본적으로 치료되는 율은 매우 낮은 형편이어서 요즈음은 한방치료를 희망하게 되고, 또 효과도 어느 정도 좋은 결과를 얻고 있다.

자율신경실조의 치료

한방에서는 이 자율신경실조를 단지 자율신경 그 자체에 문제가 있는 것으로 보지 않고, 좀더 광범위하게 전신의 생리기능의 부조화에 의한 것으로 보며, 몸 전체, 즉 5장6부의 기능조화를 조절하는 목적의 치료를 통해서 좋은 결과를 얻고 있다. 그 중에서도 氣의 운행을 중요시하고 氣의 운행, 즉 순환을 원활히 하는 한방 특유의 치료방법으로 자율신경을 조절한다.

한방에서는 자율신경실조증의 증상 중에서 무엇보다 중요시 여기는 증상인 어지럼증과 상열감, 냉증 등은 양의학에서는 별로 관심도 없고 거기에 대한 이론은 물론 약도 없는 실정이지만, 한방에는 이와같은 증상을 조절하는 아주 좋은 생약과 처방이 많으며, 체질과 증상에 따라 적당한 처방을 잘 선택 하면, 좋은 치유효과를 얻을 수 있다.

또한 치료기간은 짧게는 1~2개월, 길게는 3~5개월 정도 소요된다. 한방의 허실별로 처방을 정리해 보면 다음과 같다.

실증(實證)에 사용하는 처방

- 시호가용골모려탕(柴胡加龍骨牡蠣湯) : 비교적 체격이 좋은 사람으로서, 자각증상으로는 명치 부위가 답답하고, 양쪽 협하(脇下)에 저항감과 압통(壓痛)감이 있으며, 정신불안, 불면, 안절부절, 자주 놀람, 불안초조 등의 신경증 증상이 나타나고, 입 속이 텁텁하고 쓰며, 어깨결림, 동계, 변비 등의 증상이 있고, 배꼽 주위에 복부대동맥(腹部大動脈)의 박동이 느껴지며, 타각적(他覺的)으로는 맥력과 복력이 유력한 경우에 매우 유효하다.
- 도핵승기탕(桃核承氣湯) : 체력이 매우 충실한 사람으로서, 상열감이 심한 편이며, 어깨결림, 요통, 변비, 수족냉감, 여성인 경우

는 월경장해가 있고, 얼굴색이 검붉고 기름지며, 배꼽의 좌측 3~4cm 되는 곳에 저항감이 있고, 누르면 통증을 느끼는 자율신경실조증에 효과적이다.

허실(虛實) 중간증에 사용하는 처방

- **가미소요산(加味逍遙散)** : 여성의 자율신경실조증에 가장 많이 사용되는 처방이며, 그 밖에 신경증의 여러 가지 증상에 많이 사용되는 귀중한 처방이다. 특히 여성의 다양한 증상에 처방을 하면 좋다. 또한 오후가 되면 얼굴이 달아오르고, 식욕이 없어지며, 여성의 월경장해, 꿈을 자주 꾸고, 깊은 잠을 못 자며, 거의 몸이 나른한 증상이 있고, 정신불안과 히스테리 등의 증상과 특히 등이 확 뜨거워지며 땀이 나는 듯하다가 곧바로 한기를 느끼는 매우 색다른 특징적인 증상이 이에 속한다. 타각적으로는, 맥력과 복력은 약간 중간 이하이며, 우측 협하에 약간 뻐근한 느낌이 있는 경우에 효과가 매우 좋다.
- **억간산가반하진피(抑肝散加半夏陳皮)** : 신경과민으로 흥분하기 쉽고, 화를 잘 내며, 안절부절하고 때로는 성격이 난폭해지기도 하고, 불면 등의 증상에 처방된다. 복진을 해보면, 좌측 복직근이 긴장되어 있는 반면에 복력은 약한 편이고, 복부의 대동맥의 박동(拍動)이 항진(亢進)되어 있는 경우가 이 처방의 목표이다.
- **시호계지탕(柴胡桂枝湯)** : 체질이나 체력이 중간 정도로서 피로하기 쉽고, 기분 안정이잘 안 되며, 상열감, 불안감, 좌우 협하에 저항감이 있고, 누르면 둔통(鈍痛)이 있으며, 식욕이 없는 경우에 사용된다.
  - **황련해독탕(黃連解毒湯)** : 중간 정도의 체력으로서 명치 부위가 답답하고, 상열감, 안절부절하며, 불면 등의 정신신경증을 호소하고, 눈이 자주 충혈되며, 얼굴이나 귀가 항상 적색인 경우에 사용된다.

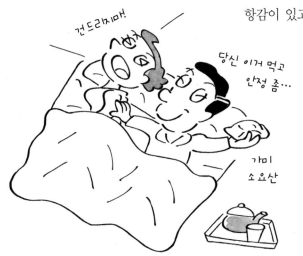

건드리지마!

당신 이거 먹고 안정 좀…

가미 소요산

허증(虛證)에 사용하는 처방

- 감맥대조탕(甘麥大棗湯) : 확실한 원인도 없는데 괜히 슬퍼지고, 눈물이 나며, 졸리지도 않은데 하품을 자주 하고, 불면증에 시달리다가 잠이 들면 꿈속을 헤매는 등의 자율신경실조증에 처방한다. 특히 히스테리가 심한 경우에 사용된다.
- 계지가용골모려탕(桂枝加龍骨牡蠣湯) : 실증의 시호가용골모려탕(柴胡加龍骨牡蠣湯)과 같으나, 이 경우에는 체력이 보다 약하고 변비가 없는 반면, 쉽게 상기가 잘 되고, 얼굴이 잘 달아오르는 증상이 일어난다.

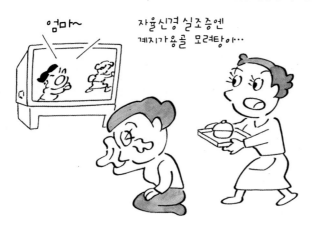

- 가미귀비탕(加味歸脾湯) : 이유도 없이 우울해지고, 별 것 아닌 일로 근심이 가득하며, 건망증이 심한 경우에 좋고, 불면, 권태감, 피로감을 잘 느끼는 허약체질의 자율신경실조증에 매우 유효하다.

치험 예 A

자율신경실조증의 제(諸) 증상이 '계지가용골모려탕'으로 치료된다.

- 44세의 주부의 경우

"약 1년 전부터 얼굴이 심하게 달아오르고, 허리 이하의 다리는 매우 차며, 의욕도 떨어져서 가사일도 제대로 손에 잡히지 않았습니다. 여러 곳의 병원을 다니면서 자율신경실조증으로 진단되어 안정제와 영양제 등으로 치료하고 있었으나 호전의 기미가 보이지 않던 중 친구에게 소개를 받고 찾아왔습니다."

환자는 중간 정도의 체격과 체력으로서 다소 얼굴 색은 상기되어 있었다. 맥력과 복력은 중간보다 약간 약한 정도이고 배꼽 상부(上部)의 복대동맥(腹大動脈)의 동계가 확실히 느껴졌다. 그리고 때때로 등이 더워지다가 곧 다시 한기(寒氣)가 느껴지는 증상이 있었다.

갱년기장해와 증상이 흡사해서 '가미소요산'을 20일 정도 투약하였으나 효과가 거의 없었다. 그 다음에는 배꼽 상부의 동계를 목표로 '시호가용골모려탕'으로 처방을 바꾸었더니, 놀라울 정도의 속도로 호전되기 시작하여 40일 후에는 완전히 치료가 되었다.

치험 예 B

몇 번 실패하고 난 후에 '감맥대조탕(甘麥大棗湯)'으로 극적인 효과를 보았다.

• 52세의 주부의 경우

"선생님, 저는 거의 매일밤 잠을 설치는데, 잠이 들기만 하면 꿈이 연속이어서 잠을 자고 나도 개운함이 전혀 없고, 가슴은 답답하고 두근거리며, 얼굴은 수시로 달아오르고, 별일이 아닌데도 신경질이나고 히스테리를 부리며, 식욕은 없고, 거기다 변비 증상까지 있습니다. 반 년동안 여러가지 치료를 받았지만 별로 효과가 없어서 찾아뵙습니다."

약간 건실한 체격과 체질이고, 호소하는 증상 등 보기에 따라서 갱년기장해일 가능성과 자율 신경실조증, 그리고 신경증의 일종인 히스테리 등 여러 가지 복합적인 상태여서 우선 '가미소요산'을 20일간 투여하였으나 효과가 거의 없었다.

다음은 '시호가용골모려탕'을, 그리고 여기에 '황련해독탕'을 합방하기도 하였으나 효과는 50% 이하였다.

치료하는 동안 몇 가지 증상은 좋아졌으나 히스테리 증상이 점점 심해져서 히스테리의 명약인 '감맥대조탕'을 투여하게 되었는데, 그 빠른 효과에 놀라지 않을 수 없었다.

'감맥대조탕'을 투여한 다음날부터 하루가 멀다 하게 증상이 호전되기 시작했고, 1주일도 지나지 않은 동안에 모든 증상은 완전히 호전되었다. 15일분을 다시 투약하고 치료를 끝내려고 하였으나 환자의 간곡한 부탁으로 그 후에 2개월을 계속하였다. 재발하면 다시 방문하겠다던 그 부인을 못 본 지 3년이 지났다.

체력과 증상에 따른 한방처방

자율신경실조증에 효과가 좋은 처방명	허실(虛實)	변비	식욕부진	불면 경향	다몽(多夢)	두통·두중	피로	상열감	어지럼증	어깨 결림	동계(動悸)	안절부절	기분 침체	불안초조	설사 경향
시호가용골모려탕 (柴胡加龍骨牡蠣湯)	실(實)	★		★	★		●				●	★	★	★	●
가미소요산(加味逍遙散)	허실중간	△	●	●	●	●	●	★	△	●	●	★	★	★	●
억간산가반하진피 (抑肝散加半夏陳皮)											●	★		★	●
시호계지탕(柴胡桂枝湯)			●			△	●	★	△						
황련해독(黃連解毒)				△			●	△			△	△	●	△	
감맥대조탕(甘麥大棗湯)	허(虛)		△	●			●					★	★	★	★
계지가용골모려탕 (桂枝加龍骨牡蠣湯)				●	●	●	●	★			●	★	★	★	●
가미귀비탕(加味歸脾湯)			●	★	★		★				●	★	△	★	

★ : 증에 가장 잘 맞는 표시. 처방을 선택하는 포인트가 된다.
● : 일반적으로 증에 맞는 경우
△ : 부수적으로 있는 증상

자율신경실조의 식이요법

갱년기장해의 경우와 동일하다.

자율신경실조의 민간요법

백합근차(百合根茶)

자율신경실조증 중에 안절부절하고 자주 긴장이 되며, 불안초조한 증상이 있을 때 이 백합뿌리가 대단히 유효하다. 옛날부터 중국에서는 자율신경실조증과 매우 유사한 증상을 '백합병(百合病)'이라고 하고, 이 증상에는 백합근차를 애용하였다. 불안신경증이나 불면증에는 취침 전에 이 차를 마시면 좋은 효과를 얻을 수 있다.

• 만드는 방법 : 백합뿌리 100g을 잘 씻은 다음 적당한 크기로 자른다. 이것을 그릇에 넣고 꿀 3~4 숟갈을 넣고 찜통에 백합뿌리가 부드러워질 때까지 찐 다음 차를 만들어 잠들기 전에 적당량을 섭

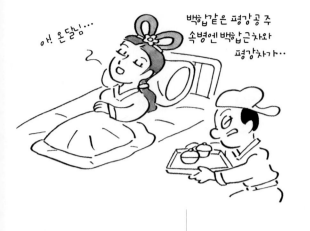

애! 온달님…

백합같은 평강공주
속병엔 백합근차와
평강차가…

취하면 좋다.

부추안신차

　부추의 특이한 냄새의 성분이 유화(硫化)아릴인데, 이는 자율신경을 자극하는 특성이 있다. 정신적으로 긴장감을 느낄 때와 인후가 답답한 신경증에 좋다. 그리고 안절부절한 신경증에 효과가 있는 우유를 섞으면 더욱 효과가 좋다.

• 만드는 방법 : 연근(蓮根) 90g, 배 1/3, 생강 10g을 강판에 갈아 가제로 싸서 즙을 짠다. 그리고 부추 150g을 잘게 썰고 즙으로 낸 후, 이 네 가지를 300mℓ의 우유에 넣고 살짝 끓여, 1일 3~4회 따뜻하게 마신다.

평강차(平康花)

종　류	1일 분량	효　　　　　능
소맥(小麥)	25g	맛은 달고, 약성은 약간 차다. 약성은 번열(煩熱 ; 속이 타는 느낌)을 제거하고, 갈증을 멈추며, 소변을 잘 나가게 하고 간기능을 도우며, 신경을 안정시킨다.
박하(薄荷)	15g	맛은 약간 맵고, 약성은 서늘하다. 약효는 머리와 눈을 맑게 하고, 가슴과 명치 부위의 답답함을 열어 주며, 복부창만과 소화를 도우며, 신경을 안정시킨다.
감초(甘草)	8g	맛은 달고, 약성은 온하다. 약성은 모든 급박한 것을 가라앉히며, 신경을 안정시키고, 통증을 완화하며, 화를 제거하고, 속을 따뜻하게 한다.
대추	10개	맛은 달고, 약성은 냉하지도 온하지도 않고 평하다. 약효는 5장6부를 고르게 보하고, 조혈기능이 있으며, 기의 흐름을 원활히 하여 신경을 안정시킨다.
생강		

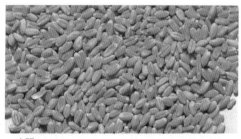

소맥

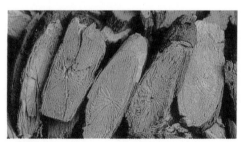

감초

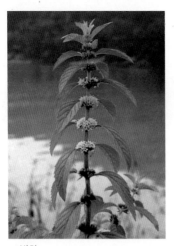
박하

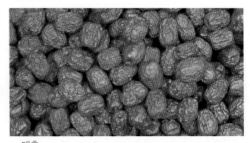
대추

자율신경을 강하게 하는 여러 가지 기공 중에서 가장 좋은 효과가 있는 것이 도해배산세(倒海排山勢)이다. 이는 호흡을 깊게 그리고 천천히 하면서 동작을 하는 것이 포인트이다. 내뱉는 숨을 가능한 한 아주 길게 실행함으로써 부교감신경이 활성화되어 이완하게 된다.

이 기공법은 각각 개(開)·합(合)·승(昇)·강(降)이라고 하는 기를 돌게 하는 4가지 동작을 실행함으로써 기의 순환을 원활히 하는 기공이다. 개는 기의 확산(擴散), 합은 기의 응결(凝結), 승은 기의 상승(上昇), 강은 기의 하강(下降)으로서, 이것에 의해서 체내의 기의 순환을 활발하게 하며 혼란된 자율신경의 밸런스를 회복시키는 기공이다. 양손으로 구름을 가르고, 바다의 물을 가르며, 산을 눌러서 옮기는 느낌으로,

① 몸을 앞을 쳐다보며 바르게 세우고, 무릎을 약간 구부리며, 팔꿈치는 양 옆구리에 붙이고 손을 앞으로 천천히 구부리면서 숨을 천천히 깊게 들이 쉬고, 다음에 손을 내리면서 가볍게 내쉰다. 이 동작을 9회 정도 반복한다.

② 앞의 체형을 그대로 유지하고 팔꿈치를 옆구리에 붙인 채로 손을 서서히 어깨높이만큼 천천히 들어올리면서 숨을 깊게 들이쉰 다음 구름을 가르듯 바다의 물을 가르듯이 손바닥을 좌우로 향하여 힘껏 밀어제끼면서 동시에 숨을 내쉰다. 이때 손가락은 전부 벌린다. 다시 팔꿈치를 옆구리에 붙이면서 숨을 들이쉬고, 다시 팔

을 들어 손바닥을 좌우로 밀어내면서 숨을 힘껏 내쉬기를 9회 정도 반복한다.

"내 자신이 몹시 초라하고 부끄러움을 느낄 때가 있다. 그것은 내가 가진 것보다 더 많은 것을 갖고 있는 사람 앞에 섰을 때는 결코 아니다. 나보다 훨씬 적게 가졌어도 그 단순과 간소함 속에서 삶의 기쁨과 순수성을 잃지 않은 사람 앞에 섰을 때이다. 그때 내 자신이 몹시도 초라하고 가난하게 되돌아 보인다." 이와같은 마음의 상태를 맑음이라고 표현할 수 있으리라. 이 때 묻지 않은 상태가 우리의 자율신경을 문자 그대로 지극히 자연스러운 자율을 가능케 할 수 있다는 생각이 든다.

피로

피로의 원인

'아! 피곤해', '아! 지쳤다' 등의 말을 한 번도 듣지 못하고 하루를 지내기 어려울 정도로 우리들은 서로 입버릇처럼 말한다. 특히 장시간에 걸친 출퇴근과 격무에 시달리는 샐러리맨치고 만성적 피로감을 느끼지 않는 사람이 없고, 따라서 일의 능률도 현저히 떨어지는 것이 사실이다. 피로는 생리적으로 어떤 원리에 의해서 일어나는 현상인지에 대해서는 아직까지 확실히 규명하지 못하고 있다.

다만, 이제까지는 글리코겐이나 산소와 같은 체내의 에너지원(源)의 소모설, 유산(乳酸) 등의 물질대사산물의 축적에 의한 근육이나 신장 등의 기능저하, 체내의 물리화학적 항상성의 상실설 등이 거론되고 있으나, 최근에는 대뇌의 흥분수준(興奮水準)의 저하가 전신적인 생리기능의 변화를 일으킨다는 설이 유력하다.

하룻밤을 숙면함으로써 다음 날에 회복되는 경우의 피로는 생리적인 피로라고 말하나 이는 건강한 상태임으로 전혀 문제가 되지 않는다.

반면에 하루가 아니라 완전히 피로가 회복되는 데 여러 날이 걸리는 경우를 급성피로라고 한다. 그러나 회복이 되지 않은 상태에서 다음의 피로가 계속해서 겹쳐 축적되는 것이 과로(過勞)이다. 이와같은 현상이 계속되면, 병적인 만성피로가 되며, 모든 질병의 원인으로 작용할 수 있다.

피로의 증상

일반적인 피로의 정도가 진행되면, 강한의 탈력감, 불면, 식욕부진, 두통, 현훈, 오한, 발열, 위장장해, 과민성대장염, 정력감퇴, 의욕저하 등이 나타나며 성인병의 원인으로도 작용한다.

피로회복의 개선책
위장을 건강하게

피로를 분석해 보면, 일의 양과 질의 문제, 직장의 환경이나 대인관계, 일에 대한 의욕이나 흥미, 수면과 휴식, 운동, 영양 등과 관계가 깊다. 같은 일을 같은 시간에 하더라도 그 일에 대하여 의욕을 가지고 일하는 사람과 그렇지 못한 사람에 따라서 느껴지는 피로의 정도는 상당

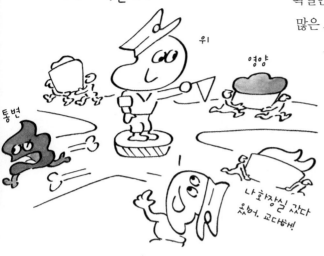

피로회복을 위해서는
위장의 기능을 건강하게

위

영양

통변

나화장실 갔다
왔어. 꼬다봐!

한 차이가 있다. 따라서 이 가운데서 피로의 원인이 확실한 경우에는 물론 그것을 선별적으로 개선하면 많은 효과를 볼 수 있다.

그리고 피로의 회복은 무엇보다도 정신적으로나 육체적으로 충분히 쉬는 것이 가장 좋은 처치이다. 즉, 수면을 충분히 취하고, 소화가 잘 되는 영양의 충분한 음식을 규칙적으로 섭취하고, 입욕 특히 반욕법이 좋으며, 아울러 적당한 운동이 아주 좋다.

피로하지 않게, 그리고 빠른 피로회복을 위해서는 위장을 잘 돌봐야 한다. 한의학에서는 '위는 물과 곡식[水穀]의 바다'라고 하여서 몸의 중앙에 영양을 운반하는 혈액이나 임파액 등의 체액을 관장한다고 생각하였다. 실제로 피로를 잘 느끼는 사람은 거의가 위장이 약하다. 따라서 피로회복을 위해서는 가장 먼저 위장의 기능을 건강하게 유지하도록 노력하는 것이 기본이고, 또 매일 규칙적으로 통변(通便)이 되도록 하는 것이 가장 중요하다.

피로는 건강한 사람에게도 자주 찾아오는 반갑지 않은 손님이지만, 더욱이 간장병, 고혈압, 빈혈, 저혈압, 위장병, 당뇨병 등의 각종 성인병과 만성질환이 필수적인 원인임으로 항상 주의를 요한다. 이제까지 아무런 병이 없었는데 근래에 자주 피로를 느낄 때는 종합검진을 받아보는 것이 좋으며, 특히 간장기능을 필수적으로 검사해 보는 것이 좋다.

피로회복의 대표적인
한방처방

• 보중익기탕(補中益氣湯) : 위장이 약하고 냉하며, 식욕이 없고, 추위를 잘 타며, 쉽게 피로하고, 입 속에 거품이 있는 침이 자주 생기는 증상일 때 사용된다. 그 밖에 도한(盜汗 ; 잠잘 때 나는 식은땀)과 기분마저 저하될 때에 투약하면 빠른 회복속도를 느낄 수 있다.
• 십전대보탕(十全大補湯) : 평소에 소화도 잘 되고 건강한 사람이 무리를 해서 갑자기 체력이 떨어지고 피로를 자주 느낄 때에 효과

가 좋다. 갑작스런 병으로 인해 체력이 급격히 떨어진 경우에도 물론 잘 듣는다. 진찰상, 빈혈, 피로, 권태감이 있고, 맥력과 복력이 모두 약한 경우에 좋으나 위장장해가 있는 경우에는 소화제를 가미하는 것이 좋다.

- 시호계지건강탕(柴胡桂枝乾薑湯) : 체력이 아주 약한 사람으로서 피로감이 심하고, 도한(盜汗), 불면경향, 입 속이 텁텁하고 쓰며, 기분이 저조한 상태가 많고, 배꼽주위에 심하게 동계가 감지되는 경우에 매우 효과가 좋다.

- 인삼탕(人蔘湯) : 전형적인 허약체질로서, 혈색이 나쁘고, 수족이 냉하며, 명치 부위가 답답하고 때로는 아프며, 변이 묽은 경우가 많고, 입 속과 인후가 자주 마르는 듯한 느낌이 들며, 꿈이 많고, 식욕이 없으면서 거의 매일 피로를 심하게 느끼는 사람에게 효과가 좋다.

- 팔미원(八味元) : 체력이 약하고, 특히 정력이 저하된 신허(腎虛 ; 한방에서는 신(腎)을 모든 생명의 원천으로 보고 이 신허를 기초 체력부족의 대명사로 사용한다)한 사람으로서, 허리 이하에 탈력 감이 있고, 무릎이 뻐근하게 아프면서 굴신이 불편하고, 자주 가벼운 목마름을 느끼며, 밤에 한두번 소변을 보려고 일어나는 증상과 상복부에 비해서 하복부가 힘이 없고, 하복부가 자극에 아주 민감한 증상이 있으면서 장기간에 걸쳐 피로를 자주 느끼는 사람, 특히 노인의 만성피로에 좋다.

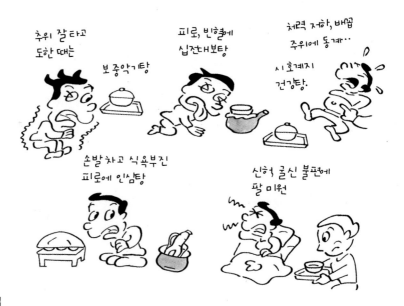

추위 잘 타고 도한 때는 보중익기탕

피로, 빈혈에 십전대보탕

체력 저하, 배꼽 주위에 동계‥ 시호계지건강탕.

손발 차고 식욕부진 피로에 인삼탕

신허 굴신 불편에 팔미원

체력과 증상에 따른 한방처방

만성피로에 효과가 좋은 처방명	허실(虛實)	자각증상(自覺症狀)											
		피로·권태	지구력 부족	입·인후 건조	한출 과다	위 기능 허약	수족 냉	다리·무릎 탈력감	묽은 대변	식욕부진	빈혈	블편 경향	맥·보력 허약
보중익기탕(補中益氣湯)	허증(虛症)	★			●	●	●	●		●	●		
십전대보탕(十全大補湯)		●	●		●				△	●	★		
시호계지건강탕(柴胡桂枝乾薑湯)		●	△	●	●					●			
인삼탕(人蔘湯)		●	★	△		●	●	●	●	●			●
팔미원(八味元)		●	★	●	△		●	●		△	●		★

★ : 증에 가장 잘 맞는 표시. 처방을 선택하는 포인트가 된다.
● : 일반적으로 증에 맞는 경우
△ : 부수적으로 있는 증상

피로회복의 닉이요법

정력감퇴편을 참고할 것

피로회복의 민간요법

• **참깨차** : 참깨는 몸에 결핍되어서는 안 되는 필수아미노산으로 여러 종류를 함유하고 있으며, 단백질의 보고인 동시에 비타민, 칼슘, 철분 등 밸런스를 좋게 하고, 또 함유하고 있는 가장 이상적인 자양강장식품이다. 참깨를 상식(常食)하면 피로회복은 물론이고 자양강장의 작용에 의해서 노화를 지연시킬 수 있고, 정력도 오래 간직할 수가 있다.

　만드는 방법 : 검정참깨 2~3컵을 프라이팬에 적당히 볶아서 대충 간다. 여기에 강장(強壯)·강정(強精)의 대표적 약인 하수오(何首烏) 75g을 분말을 내어 참깨와 섞는다. 여기에 같은 분량의 생수와 반 분량의 꿀을 넣고 약한 불로 끈끈한 상태가 되도록 끓인 다음 식혀서 작은 단지에 담아두고 조석으로 큰 숟갈 하나 정도의 분량을 복용하면 좋은 효과를 얻을 수 있다.

활력차(活力茶)

종　　류	1일 분량	효　　　　　　능
두충(杜冲)	20g	맛은 약간 맵고 달며, 약성은 약간 온하다. 약효는 보정(補精)하여 체력을 도우며, 근육과 뼈를 튼튼히 하고, 요통과 슬통(膝痛)을 고친다.
오가피(五加皮)	15g	맛은 약간 맵고 쓰며, 약성은 약간 차다. 약효는 5장6부를 보하고, 기운을 돕고 근육과 뼈를 튼튼히 하며, 정력을 강하게 하고 요통과 신경통을 치료한다.
하수오(何首烏)	10g	맛은 약간 쓰고, 약성은 온하다. 약효는 기를 보충하고, 근골을 튼튼히 하며, 피로를 회복시키며, 특히 정력을 좋게 한다.
대추 + 생강		

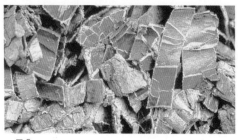

두충

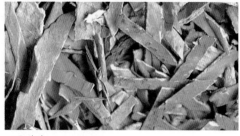

오가피

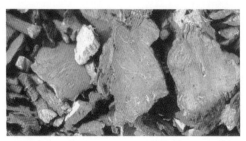

하수오

피로회복의 운동요법

기공(氣功)

• 선당추운세(仙掌推雲勢) : 이 기공법은 기초체력을 돕는 요법이다. 한방에서는 피로는 눈으로부터 오고, 또 피로해지면 눈부터 피로를 느낀다고 말한다. 그리고 한방의 근본원리인 오행(五行)의 원리 중의 오근(五根)에서 살펴보면 눈의 근(根)은 간이다.

따라서 눈을 똑바로 뜨고 양손의 끝을 응시하는 동작이 간을 자극하는 것으로서 간장의 기능을 개선한다. 이것이 한방의 오행의 원리인 것이다. 눈을 끄게 뜨고 앞을 응시하는 것이 포인트이다.

① 경마장 기수가 말 등에 앉은 것 같은 자세, 즉 무릎은 약간 구부리고 엉덩이는 뒤로 빼고 가슴은 내민 상태를 취하면서 숨을 깊이 들이쉰다.

② ①번의 자세에서 손바닥을 앞으로 향하고 양손을 천천히 앞으로 밀어내는데, 어깨와 팔꿈치, 그리고 손이 수평이 되도록 앞으로 쭉 뻗는다.

③ 이때에 눈을 크게 뜨고 손끝을 주시하면서 숨을 완전히 내뱉는다.

④ 다음에는 숨을 들이쉬면서 ①번의 자세로 돌아오고, 이와같은 움직임을 계속해서 9회 정도 반복하고 몸을 이완시켜서 편안한 자세로 하여 숨을 가볍게 3번 쉬고, 다시 처음부터 전체를 3회 반복

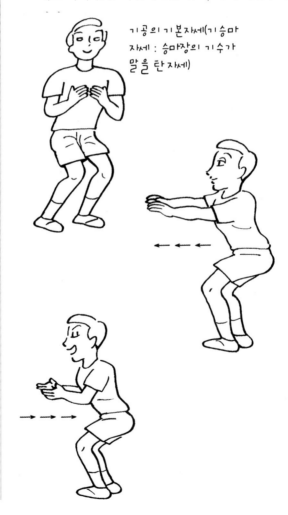

기공의 기본자세(기승마 자세 : 승마장의 기수가 말을 탄 자세)

"사람이 사람답게 살려면 먼저 자신부터 억제할 줄 알아야 한다. 작은 것과 적은 것이 귀하고 소중하고 아름답고 고마움을 귀하게 여길 줄 알고, 소중하게 여길 줄 알고, 아름답게 여길 줄 알아야 하며, 또한 감사하게 여길 줄 아는 데서 맑은 기쁨이 솟아난다. 하나가 필요할 때 둘을 가지려고 하지 말라. 일상적인 경험을 통해서 익히 체험하고 있듯이, 둘을 가지게 되면 그 하나의 소중함마저 잃게 된다. 가수요란 허욕에서 싹튼다. 모자랄까봐 미리 걱정하는 그 마음이 바로 모자람이 아니겠는가." **그러면 늘 꼭 필요한 하나로 만족할 수 있을 때가 피로를 느낄 수 없는 때인가보다.**

전립선비대

전립선이란?

평균수명이 점점 늘어나고 50대 이상의 노년인구가 증가하면서부터 노화현상의 대표적인 전립선비대가 큰 문제로 대두되기 시작했다.

전립선비대는 남성에게만 있는 노화현상 중의 하나로서, 남성의 갱년기장해증의 한 질환이라고 볼 수 있다.

전립선의 중요한 기능은 전립선액을 분비하는 것이다. 이 전립선액은 정액의 대부분을 차지하는 액체성분으로서 고환에서 만들어진 정자에게 영양을 주고 활동하기 좋은 환경을 만들어 주는 일을 한다.

최근 수년간 전립선비대증으로 비뇨기과를 찾는 환자들이 매우 증가하는 추세이다. 인생이 겨우 50년이라고 생각한 옛날에는 이 병이 별로 문제가 되지 않았다. 즉, 노년기 남성에게 있어서 소변이 잘 나오지 않게 되는 현상과 갱년기를 경과한 여성의 소변이 잦아지는 것과 거의 같은 현상으로 보고 별문제를 삼지 않았었다.

그런데 전립선비대증은 왜 생기는 것일까? 자세하고 정확한 원인에 대해서는 아직 확실히 잘 알려져 있지 않고 막연히 노화현상의 한 과정으로 보고 있다. 인간이 50세를 넘어서 노화가 진전되면 남성호르몬의 분비가 감소한다. 그래서 체내의 남성호르몬과 여성호르몬의 밸런스가 어긋나게 되고 그 현상과 함께 전립선이 나이를 먹을수록 비대해진다. 즉, 이는 남성특유의 갱년기장해로 볼 수 있다. 이와같이 전립선은 50세 전후부터 비대해지는 증후가 나타나기 시작하지만, 정도가 가벼운 경우는 크게 걱정을 하지 않아도 된다. 즉, 소변이 자연스럽게 잘 나오면 약간 전립선이 비대되어 있다고 하여도 병으로 보기보다는 일종의 노화현상으로 볼 수 있기 때문이다.

그러나 대학병원의 비뇨기과에 수술을 시행한 예로부터 관찰해 보면, 60~70대 환자에게서 절제한 전립선의 무게가 무려 60~160g이라고 한다. 정상이 불과 10~15g에 지나지 않는 기관이 10배 이상 비대해졌기 때문에 배뇨에 영향을 미치는 것은 당연하다.

다시 자세히 설명하면, 전립선은 방광 바로 밑의

찔끔 찔끔… 누지 말고 한꺼번에다 누세요…

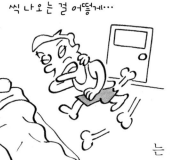

요로가 좁아져 조금씩 나오는 걸 어떻게…

요도 후부에 위치하는 호도 알 크기의 장기로서, 그 무게는 10~15g 정도이며, 남성에게만 있는 부생식기(副生殖器)의 하나이다. 내선(內腺)과 외선(外腺)으로 대별되며, 내선은 요도가 마르지 않게 분비물을 분비하고 외선은 정액의 성분을 만든다.

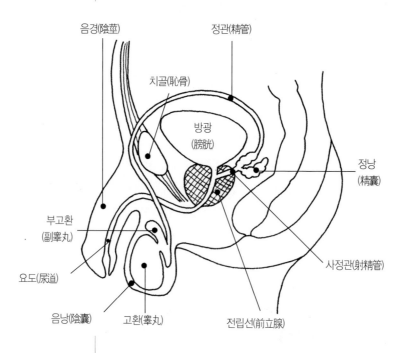

음경(陰莖)　정관(精管)

치골(恥骨)

방광(膀胱)

정낭(精囊)

부고환(副睾丸)

요도(尿道)

사정관(射精管)

음낭(陰囊)　고환(睾丸)　전립선(前立腺)

전립넌비대의 원인

남성이 나이가 들면 남성호르몬과 여성호르몬의 내분비대사가 밸런스를 잃게 되어 전립선의 선조직(腺組織)이 증식되면 선종(腺腫), 또는 종류(腫瘤)를 형성한다. 그것으로 인해서 전립선은 내측과 외측이 공히 비대해지고 방광을 압박하게 된다.

전립넌비대의 증상

전립선비대의 대표적인 증상은, 배뇨(排尿)의 곤란이다.

그 자각증상으로는, 빈뇨(頻尿), 다뇨(多尿), 소량배뇨, 배뇨통(排尿痛), 잔뇨감(殘尿感), 소변의 혼탁, 혈뇨, 야간뇨, 구강건조, 견갑통, 요통, 슬통, 수족냉, 하지부종, 그리고 자주 피곤하며 정력감퇴 등을 호소한다.

초기에는 주간(晝間)의 배뇨횟수에는 별 변화가 없으나 취침 후에는 소변이 잦아진다. 그런데 소변이 나오기 시작할 때까지 시간이 걸리고 〔배뇨개시지연(排尿開始遲延)〕, 소변을 보는 시간〔배뇨시간연장(排尿時間延長)〕이 길어진다. 그리고 증상이 진전되면 취침 후에 잦은 배변으로 인해 잠을 설치게 되고, 소변을 보고 나서도 잔뇨(殘尿)감 때문에 기분이 개운치 않다.

그리고 전신적으로 나타나는 증상은, 초기에는 구갈(口渴), 식욕부진, 위장장해, 변비 등을 호소하게 되며, 병상이 진전되면 배뇨곤란으로 극심한 고통을 호소하게 된다.

그 후에는 고통은 좀 덜해지지만 잔뇨량이 방광용량의 한계를 넘어서게 되어 무의식중에 요실금(尿失禁)의 증상이 나타나게 되며, 계속 치료하지 않고 방치하면, 혈중의 노폐물의 농도가 상승하게 되어 무서운 증상인 요독증(尿毒症)으로 이행되기도 한다.

전립선비대증을 어떻게 하면 본인 스스로 발견할 수 있을까? 어떤 병이든지 몸에 처음으로 나타나는 이상한 증상에 대해서는 각별히 신경을 써야 하며, 지체하지 말고 검사를 서둘러 받는 습관을 기르는 것이 좋다.

비뇨기과의사는 항문쪽에 손가락을 집어넣어서 전립선의 크기나 경도(硬度)를 촉진해서 판단하지만, 본인 스스로는 할 수 없기 때문에 자신의 소변이 나오는 상태의 변화에 의해서 판단해야 한다.

일반적으로 전립선의 자각증상은 제1기로부터 제4기까지 특징을 다음과 같이 있다.

제1기 : 소변이 잦아진다.

제2기 : 소변이 잘 나오지 않는다.

제3기 : 잔뇨감 때문에 불쾌해진다.

제4기 : 잔뇨가 심해져서 신장까지 나빠진다.

이와같이 4단계로 진행을 하며, 이것을 각 단계에서 나타나는 특징을 체크포인트로 해서 병상을 세밀히 설명하면 다음과 같다.

제1기

처음에는 소변이 잦아지기 시작한다. 이전까지는 밤에 숙면을 하고

전립선비대증의 자각증상

화장실에 가는 일이 거의 없던 사람이 하룻밤 사이에 두세 번의 소변 때문에 일어나게 된다.

이것은 전립선의 종대(腫大)로 인하여 방광의 출구가 자극을 받아 과민하게 된 것이다. 방광은 보통 400cc 정도의 소변을 담을 수 있으나 전립선이 비대해지면 그 자극에 의해서 방광에 소변이 조금만 차도 요의(尿意)를 느끼게 된다. 그러나 이 단계에서는 아직은 소변을 보는 데는 별 문제가 없다.

제2기

소변이 자주 보고 싶어질 뿐만 아니라, 요로가 좁아져서 소변의 줄기가 가늘어지고 분사하는 힘이 약해진다. 그 밖에 소변이 보고 싶어도 변기 앞에 서면 배뇨될 때까지 시간이 많이 걸린다.

함께 소변을 보는 옆 사람이 있는 경우 마음이 급해서 힘을 주게 되는게, 도리어 하복부에 압박이 가해져서 더욱 더 소변이 빨리 나오지 않게 된다. 그런데 이와같은 현상은 정력이 약한 사람보다 강한 사람에게 더 많이 나타나는 현상이다.

이와같이 배뇨개시시간이 길어질 뿐만 아니라, 소변이 나오는 시간도 함께 길어진다. 또한 힘 있게 잘 나오지도 않고 더디게 나온다. 그런데 이와같은 전립선비대의 현상은 정력이 약한 사람보다는 오히려 정력이 왕성한 사람에게 더 많이 나타나는 경향이 있다. 때문에 정력이 강한 사람이 정신적으로 위축이 되어 정력에 대한 자신을 잃게 되는 경우가 있다.

이 단계까지 가게 되면, 지체치 말고 바로 전문의사와 상담해야 한다.

왜냐하면 이 단계에서 진단과 치료가 빠르면 빠를수록 치료가 가능하기 때문이다.

제3기

시간을 걸려서 노력을 해도 소변이 깨끗하게 나오지 않은 것 같은 잔뇨감의 심한 상태가 제3기이다. 이와같은 현상은 꽤 중증에 속한다. 앞에 설명한 바와 같이 방광은 보통 400cc 정도의 용적을 가지고 있으나 건강상태에는 200cc 정도 이상의 소변이 차면 요의를 느끼게 된다.

그런데 제3기에 들어서면 자주 요의를 느껴 소변을 보더라도 1회에 나오는 분량이 아주 소량이고, 노력을 해도 방광에는 소변이 깨끗이 방출이 안 되고 남게 된다. 이렇게 되면 거의 수술을 해야 좋아지는 경

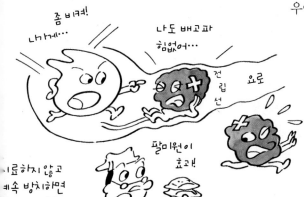

우이다.

제3기 증상이 더욱 더 나빠지면 요도가 압박되어 배뇨가 되지 않는 요폐(尿閉)상태로 진전될 위험성이 많다.

제4기

제3기 증상이 더욱 진전되면, 거의 배뇨가 불가능해져서 방광이 소변으로 꽉 차게 되고 신장으로부터 뇨관을 거쳐 방광으로 소변이 유입되는 과정이 방해를 받게 되어 신장의 기능이 나빠진다. 이와같이 되면 결국 요독증으로 발전하여 아주 위험한 상태가 된다.

이상 4기에 걸쳐서 관찰한 것과 같이, 노화와 함께 일어나는 전립선 비대증에는 앞에서와 같은 단계가 있고 증상도 여러 가지로 나타난다. 대개 사람들은 제2기 때 병원을 찾게 되나, 개중에는 제3기에 갑자기 소변이 나오지 않게 되어 병원을 찾는 경우도 있는데, 이때는 치료가 어려워진다.

전립선비대의 치료방법은 전에는 호르몬제를 투여하기도 하였으나 현재는 몇 가지 종류의 약이 시판되고 있다. 또한 효과가 매우 미약해서 완치는 불가능하게 되지만, 결국은 수술에 의해서 비대해진 부분을 절제하게 되는 경우가 많다.

최근의 수술은 복부를 절제하지 않고 요도로부터 가늘고 긴 기계를 집어넣고 고주파 전류로 비대해진 부분을 절제하는 수술(TUR)방법을 택하고 있다. 이 수술요법은 기력과 체력이 약한 고령자에게 유리하다.

양의학적인 치료법은 약물요법보다는 외과적인 수술요법이 더욱 효과적이지만, 수술을 받는다는 것이 마음이 내키지 않는 경우에는 너무 실망하지 않아도 된다.

제2기 정도에서 그 유명한 한방의 정력제인 ‘팔미원’을 꾸준히 복용하면, 70~80%는 전립선이 그 이상 더 악화되지 않으며, 몸의 여러 가지 기능의 개선도 가능해지고 정력도 좋아질 뿐만 아니라, 노화현상도 지연되는 1석3조의 효과를 얻을 수 있다.

전립선비대는 이제까지 설명한 바와 같이 수술에 의해 매우 높은 치료효과를 얻을 수 있기 때문에 별로 무서운 병은 아니지만, 이 전립선에 가장 문제가 되는 질환이 바로 전립선암이다.

전립선암의 경우는 전립선비대증의 경우와 같이 배뇨장해를 수반하지 않는 경우도 있다. 때문에 자각증상 없이 진전되다가 어느 시점에서 요폐증상이 갑자기 나타나기 때문에 손을 쓸 수 없는 상태까지 진전되는 경우도 있다.

이제까지 한국인에게는 아주 드문 병으로 알려졌던 전립선암도 최근에는 증가하고 있음으로 50세를 넘긴 사람들은 종합검진 등을 통해서 정기적인 검사를 받을 필요가 있다.

예방과 치료의 명약으로는 그 유명한 '팔미원'을 따를 처방이 없다.

실증에 사용하는 처방

- **계지복령환**(桂枝茯苓丸) : 체격이 좋고 얼굴색은 붉은 편이며, 맥력과 복력이 모두 중간 이상의 사람으로서, 어깨가 자주 결리고, 얼굴로 열이 잘 오르며, 수시로 허리가 뻐근하게 아픈 자각증상이 있고, 배꼽의 좌측 3~4cm 정도의 부위가 저항감과 압통감이 있는 어혈경향성 증상이 있고, 자주 소변을 보는 경우에 효과가 좋다.

허실간증(虛實間症)에 사용하는 처방

- **저령탕**(猪苓湯) : 체격과 체력이 중간 정도의 사람으로서 입과 인후가 마르고, 수분을 많이 섭취하는 데도 불구하고 소변이 시원하게 잘 나오지 않으며, 땀도 잘 나지 않는 경향으로서, 입속이 쓰고, 복부가 창만(脹滿)하면서 배뇨통(排尿痛)이나 잔뇨감이 있는 경우에 좋은 효과를 발휘한다.

허증에 사용하는 처방

- **팔미원**(八味元) : 허약하거나 노인성인 경우의 전립선비대증 치료에 이 팔미원을 능가할 처방은 어디에도 없다. 허리 이하에 탈력감이 있고 냉하며, 요통이 있는 체력이 약한 경우와 노인성의 배

뇨장해에 놀라운 효과를 나타낸다. 목이 자주 마르고, 특히 저녁에 여러 번 소변을 보기 위해서 잠을 깨지 않을 수 없으나 시원하게 잘 배출이 안 되고, 상복부에 비해서 하복부의 복력이 약할 때 사용하면 좋다.

하복부의 복직근에 긴장감이 있고 감각이 매우 민감하며, 이명증을 동시에 호소하는 경우가 많다. 전립선비대증에는 이 '팔미원'을 체력에 관계없이 누구나 복용하여도 좋을 정도로 명약 중의 명약이다.

체력과 증상에 따른 한방처방

전립선비대에 효과가 좋은 처방명	허실(虛實)	자각증상(自覺症狀)														
		빈뇨·다뇨	소변소량	배뇨통·잔뇨감	뇨혼탁	혈뇨(血尿)	야간뇨(夜間尿)	땀이 안 남	피로감	어깨 결림	입·인후건조	요통	수족냉	하지(下肢) 부종	무릎 불편	정력감퇴
계지복령환(桂枝茯苓丸)	실(實)	●								★		●	△			
저령탕(猪苓湯)	중간	●	★	★			★				★			△		
팔미원(八味元)	허(虛)	●		●	●		★	△	★		●	★	●		●	★

★ : 증에 가장 잘 맞는 표시. 처방을 선택하는 포인트가 된다.
● : 일반적으로 증에 맞는 경우
△ : 부수적으로 있는 증상

전립선암의 식이요법

다음의 정력감퇴와 같다.

전립선암의 민간요법

• **가지산(散)** : 가지는 반찬으로 즐겨 먹는 실과야채의 한 종류이지만, 여러 가지 효능이 있기 때문에 민간요법으로도 자주 사용된다. 그 효능을 살펴보면, 열을 내리는 작용, 진정작용, 이뇨작용, 염증을 가라앉히는 작용 등이 있다. 전립선비대에 의해서 소변 배출이 잘 안 될 때에는 이 가지가 위력을 발휘한다. 또 염증을 진정시키는 작용도 있기 때문에 전립선비대를 억제하는 효능이 있다.

- **만드는 방법** : 가지 몇 개를 껍질 채로 두께 3~4mm로 썰어서 물에 담가 떫은 맛을 제거한다. 건져내어 햇볕에 완전히 말린 후 믹서에 곱게 갈고, 1/10의 계피가루를 섞는다. 1일 2회 4g씩 생수로 복용하면 좋은 효과를 얻을 수 있다.

생약차

다음의 정력감퇴의 생약차와 동일하다.

전립선암의 운동요법
기공(氣功)

전립선비대증의 증상개선에 유효한 기공법은 마소복(摩小腹), 안곡골(按曲骨), 제항(提肛) 등의 세 가지가 있다. 전립선비대증에는 전립선의 충혈과 비대에 의해서 배뇨장해, 빈뇨, 잔뇨감 등의 증상이 나타난다.

기공법에서는 마소복에 의해서 하복부를 마사지하면 기혈의 흐름이 좋아지고, 안곡골에 의한 치골 상부의 자극을 통해서 전립선의 충혈을 제거할 수 있다. 그리고 제항요법으로 신장과 방광의 기능을 강화시킨다. 이 세 가지 기공법을 열심히 계속하면 좋은 효과를 얻을 수 있다.

- **마소복** : 서서도 좋고, 앉아서 해도 좋다. 양손을 겹쳐서 하복부에 올려놓고, 하복부을 약간 누르면서 시계방향으로 3~5분간 천천히 돌린다.
- **안곡골** : 치골 중앙의 상측(上側)을 양손의 집게손가락과 중지(中指)로 2~3분간 누른다. 5~9번 반복한다.
- **제항** : 항문의 괄약근(括約筋)을 오므리고 위로 치켜올리는 운동을 1일 99번 이상 반복한다.

이 세 가지 운동을 반복하면 전립선에 좋을 뿐만 아니라 정력도 좋아진다.

"명성과 자기 자신 중 어느 것이 더욱 절실한가? 자기 자신과 재물은 어느쪽이 더 소중한가? 탐욕을 채우는 것과 욕심을 버리는 것 중 어느 편이 더 근심걱정을 불러일으키는가? 그러므로 애착이 지나치면 소모하는 바가 커지고, 재물을 많이 간직하면 필연코 크게 잃게 마련이다. 때문에, 자기 자신의 분수를 알면 욕되지 않고, 그칠 줄 알면 위태롭지 않다. 이와같이 하면 오래도록 편안할 수 있다." 이 지극히 편안한 마음이 우리들의 나이 먹어 감을 더디게 한다.

정력감퇴

노화현상이란?

여하한 방법으로도 노화는 방지할 수 없다. 때문에 이 숙명적인 노화현상을 가능한 범위 내에서 지연시키는 방법을 찾아내는 것이 장수의 비결이다.

아주 오랜 옛날, 인류가 이 세상에 탄생된 그때부터 인간은 장수하기를 원했다. 과연 어떤 좋은 방법을 택해서 노력하고 또 어떤 수많은 노력을 하여도 최고 150세 이상 산 사람은 거의 없다.

나이가 먹어 감에 따라 노화현상이 일어나고, 사람은 누구나 이 세상을 떠나게 된다. 즉, 인간의 신체는 나이가 들어 감에 따라 우선 뇌신경 세포의 노화, 각 세포의 유전정보의 오보(誤報), 면역력의 저하, 호르몬의 분비부족, 동맥경화, 간장중량의 저하, 적혈구 수의 감소 등 헤아릴 수 없이 많은 기관과 기능이 노화된다.

노년기에 생명을 건강하게 유지시키기 위해서는 두 가지 요소가 있다.

첫째는 면역력을 높여야 한다. 이것이 제1의 방법이다. 노쇠(老衰)로 사망하는 경우의 대부분이 바로 면역력의 저하이다. 즉, 세균이나 바이러스 등에 공격을 당하여 패배하는 것이다.

예를 들면, 가벼운 감기 후 폐렴을 일으켜 목숨을 잃게 되는 것이 하나의 예이다.

본래 우리들의 신체는 세균이나 바이러스 등에 공격을 받을 경우에 염증이나 알러지 등의 증상이 나타난다. 이와같은 증상은 아직도 적과 싸울 수 있는 면역력이 있다는 것을 의미한다. 그런데 면역력이 저하하게 되면, 이와같은 반응도 매우 약해지고, 결국은 생명의 유지도 어렵게 된다. 예를 들면, 폐렴에 걸려서 고열이 나는 등의 증상은 아직 적과 싸울 수 있는 여력이 있다는 증거이고, 따라서 바로 항생물질을 투약하면 어렵지 않게 완치된다. 그러나 저항력이 극도로 약해져서 폐의 세포가 폐렴균에 의해 잠식되면 폐의 기능이 극도로 저하되고, 그 때문에 산소부족을 일으켜서 결국은 사망에 이르게 된다. 이와같이

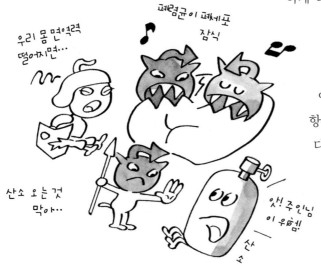

우리 몸 면역력 떨어지면…

폐렴균이 폐세포 잠식

산소 오는 것 막아…

앗! 주인님 이 위험!

산소

폐렴균에 대해서 면역력이 약해지거나 저항할 기력이 떨어지게 되는 것도 노쇠의 한 현상이다.

암(癌)에 대해서도 같은 의미로 볼 수 있다. 암은 발암성물질이나, 발암성바이러스, 그리고 방사선과 극심한 스트레스의 누적에 의해 세포가 가지고 있는 유전정보가 밸런스를 잃어, 근본적으로 기능이 다른 성질의 세포가 새롭게 생성되는 현상이다.

한편 다른쪽에서 고찰해 보면, 몸이 나이가 들어 늙는다고 하는 것은, 몸이 굳어지는 것을 말한다. 즉, 젊었을 때에는 골(骨)에 교질(膠質)이 많고 무기질(無機質)이 적으나, 나이가 들수록 이 함량이 역전되어 무기질이 많아진다. 뼈가 탄력을 잃고 굳어지기 때문에 가볍게 골절상을 입게 된다. 혈관이나 근육도 마찬가지이다.

빠른 사람은 20대 후반부터 혈관의 동맥경화가 시작되어 급기야는 혈관벽이 탄력성을 잃게 되며, 근육도 순발력이나 탄력성이 좋은 백근(白筋)섬유가 감소되어 과격한 운동을 할 수 없게 된다.

예를 들면, 나이에 따른 시력의 변화이다. 카메라의 렌즈역할을 하는 수정체는 탄력이 좋아서 가까운 곳을 볼 때는 두꺼워지고, 먼곳을 볼 때는 반대로 얇아지는 기능에 의하여 초점을 조절하게 된다.

그런데 나이를 먹게 되면, 수정체의 탄력성이 약해져서 두꺼워질 수 없기 때문에 망막의 초점을 맞추기 어려워 사물을 멀찌감치 놓고 보게 된다. 이것이 노안(老眼)이다.

따라서, 노년기에는 몸의 상태를 면밀히 주시하여, 자기 자신이 먼저 몸의 이상을 감지하지 아니하면 아무도 나 대신에 먼저 알려 주지 않는다는 생각을 가지고 항상 주의깊게 자신의 몸의 상태를 잘 관찰해야 한다. 그리하여 조금 이상한 증세가 나타나더라도 조속히 전문의와 상의하여 철저한 검사를 받아야 한다.

노화에 의한 면역력의 저하는 암의 발생률을 훨씬 높이기 때문에 항상 관찰을 게을리하지 말아야 하며, 이와같은 것을 몸에 습관화하면 생명연장도 가능하다.

최근 40~50년 동안에 평균연령이 급상승한 것은 환경, 영양, 위생, 의학 등 과학의 발달로 인하여 노인의 건강이 좋아져 장수하게 되기도 하였으나 그보다 영아나 소아의 사망률이 현저히 저하한 때문이다.

둘째는 혈관을 언제까지나 건강하게 유지시켜 주는 것이다. 이것이

면역력이 충실하면, 세포가 암세포로 잘 변형되지도 않고, 혹시 변한다고 하더라도 정상적인 면역시스템에 의해서 암세포가 처리되어 정상적인 세포로 되돌아 올 수 있으나, 면역력이 떨어지면 암세포는 오히려 점점 증가하게 되고 드디어 생명을 잃게 되는 것이다.

제2의 방법이다.

60조 이상되는 인간의 세포에 산소와 각종 영양분을 공급하고 노폐물을 실어나르는 통로가 바로 혈관이다. 고속도로나 지방도로, 골목에 이르기까지 잘 포장되고 정비되어 있어야 원활한 유통으로 한 나라가 잘 영위될 수 있듯이 인체도 마찬가지이다. 건강한 생명력을 잃지 않기 위해서는, 모든 공급의 통로인 혈관을 건강하게 유지시켜야 한다.

정력감퇴
기초체력의 저하

정력이라고 하는 것을 다른 말로 바꾸면 생명력과 성력(性力)이다. 생체가 필요로 하는 에너지를 충분히 만족시키고, 그 여분이 정력으로 나타날 수 있기 때문에 기초체력이 저하되면 먼저 성에너지가 감소하게 되는 것이다.

여기에 정신적 스트레스까지 겹치든지, 뇌나 척추 등의 신경기능에 장해가 발생하게 되면 만성적인 정력감퇴로 고통을 받게 된다.

특히 현대의 고령자들은 대개는 정신적으로나 육체적으로 여러 모양의 불균형에 의해 누구나 스태미너의 부족을 호소하는 경우가 많은데, 이와같은 기초체력저하의 최대 원인은 간기능의 저하에 근본적인 원인이 있다.

간장은 몸에 필요한 영양물질이나 혈액성분의 대사와 각종 유해물의 해독, 혈중호르몬의 조절작용 등 중요한 생리작용을 담당하고 있다.

이 간기능의 장해가 발생하면 정력의 감퇴뿐만 아니라 생체를 만족하게 유지할 수 없게 된다.

생명력과 정력을 높이기 위해서는 간장기능과 거기에 밀접한 관계가 있는 위장의 활동을 원활히 하는 것이 무엇보다도 중요하다.

노년기에 접어들면 거의 누구나 간장의 기능과 위장의 기능이 저하된다. 그리고 스태미너는 적혈구의 수와 매우 밀접한 관계가 있다. 적혈구의 수가 정상보다 약간 높은 경우가 보통의 경우보다도 매우 왕성한 정력을 소유하는 것을 보면, 보혈이 될 수 있는 식품이나 보혈제를 복용하는 것이 좋고, 운동으로는 속보가 가장 효과적이다.

정력감퇴의 자각증상

변비 또는 잦은 배변, 상열감, 아침에 일어나면 입 속이 끈적끈적하든지 쓰게 느끼는 증상에, 잦은 목마름, 견응통, 명치 부위의 답답함, 배꼽 주위에 동계, 하복부의 탈력감(脫力感), 요통, 무릎통증, 야간 빈뇨, 잦은 피로감, 불면경향, 꿈을 많이 꾸는 등의 증상을 말한다.

한의학에서는 정력감퇴를 신허(腎虛)라고 한다.

이 경우의 신(腎)은 현대의학에서 말하는 신장 그 자체에 국한된 의미가 아니고 비뇨기와 생식기, 그리고 그 밖에 전반적인 호르몬기능까지 포함된 전체적인 생명력을 가리키는 의미로 해석한다.

이 신이 허(虛)하다고 하는 것은 우선 비뇨생식개통이 쇠약해진 상태를 말하며, 반대로 실(實)하다고 하는 경우는 병적으로 기능이 이상 항진된 상태를 가리키는 것이다. 그리고 위축신 등으로 저녁에 소변을 자주 보게 되는 것도 신허이고, 정력이 약해서 임포텐스가 되는 것도 신허에 속한다. 그러나 보통의 경우에 신허는 정력감퇴의 대명사로서 쓰인다.

한방치료에서는 이 정력감퇴나 임포텐스가 실증에 속하는지 허증에 속하는지를 감별하는 것이 중요한 문제이다. 현재 강정제로서 시판되고 있는 생약 처방에는 거의 대부분이 '인삼'과 '부자'가 처방되어 있어서, 이를 체력이 약하고 혈압이 낮고 추위를 잘 타면서 정력이 약한 경우에 복용하면 좋은 효과를 얻을 수 있으나, 체력이 건실한 실증의 증상인 고혈압이나 더위를 잘 타는 체질이 장기적으로 복용할 경우에는 오히려 부작용을 유발할 가능성이 높기 때문에 주의해야 한다.

한방의 대표적인 강정제

녹용대보탕(鹿茸大補湯)

정자의 원료는 역시 단백질이기 때문에 양질의 단백질을 많이 섭취하는 것이 좋다. 특히 기름기가 없는 살코기와 생선, 콩과 같은 여러 종류를 편식하지 말고 섭취하는 것이 좋다.

그리고 생약 중에서는 녹용이 대표적인 강장약이다.

녹용은 원래 매화사슴의 뿔 중에서도 골화(骨化)되기 전인, 털이 많은 표피가 덮여 있는 시기의 유용(幼茸)의 가장 상단 부위(약 15cm 이내)를 사용한다. 왜냐하면 체취시기와 부위에 따라서 유용한 성분의 함량의 차이가 많이 나기 때문이다.

체취시기가 중요한 것은, 사슴뿔이 골화되기 전이라야 효과가 있기 때문이다. 이 골화되기 전의 뿔에는 많은 양의 혈액이 순환되고 있기 때문에 그 시기에 맞추어 채취하여 복용하여야 효과를 볼 수 있다. 물론 녹용의 피에 강장의 효과가 있는 것은 아니다.

녹용의 성분은 신경의 대사를 현저하게 항진시키는 작용을 갖고 있다. 신경은 단지 전달하는 역할에 지나지 않으나 신경도 에너지를 받지 않으면 신경활동을 할 수 없게 된다.

녹용은 에너지대사를 원만하게 항진시키는 작용이 있기 때문에 성적 자극에 관여하는 신경도 정상적인 역할을 담당할 수 있도록 도와주는 작용이 우수하다. 녹용에는 임포텐스뿐만 아니라 몸의 생리대사기능을 정상적으로 항진시키며, 신경통까지도 개선하는 효과가 있다.

이와같은 효능이 우수한 녹용이 첨가된 한방의 대표적인 처방으로는 '녹용대보탕'을 능가하는 처방이 없다고 해도 과언이 아니다. 이 처방은 중국의 명나라 때 저서인 《의학입문》에 발표된 처방으로서 우리나라 한방처방의 성서에 해당하는 '대방약합편'에 기재되어 있는 명처방이다.

이 책에는 이 처방의 효능을 한 마디로 "일체의 허손(虛損)에 투약한다."라고 기재되어 있으며, 각자의 체질에 따라 두세 가지의 약재를 가감(加減)하여 1개월 이상 복용하면, 누구나 좋은 효과를 얻을 수 있는 좋은 처방이다.

팔미원(八味元)

이는 하늘이 점지한 노화지연의 대표적인 처방이다. 노화지연을 목적으로 팔미원을 장복하면, 백내장이 좋아지고 돋보기안경이 필요 없어지며, 정력이 좋아지는 경우를 자주 보게 된다.

노인들은 눈뿐만 아니라 몸의 전체적인 부조화를 거의가 호소하는데, 피로하기 쉽고, 요통, 견갑통, 수족냉(手足冷), 노인성변비 및 소변을 보기 힘들고, 소변 때문에 밤에 2~3회씩 일어나게 되어 잠을 설치게 하는 전립선비대 등으로 고생하는 경우가 많다.

특히 이 팔미원은 전립선치료에 탁월한 효과를 나타낸다. 그런데 백내장을 치료하기 위해 팔미환을 복용하는 동안 위와 같은 증상인 노인성질환이 함께 개선되는 것을 흔히 경험하게 된다.

노인이 되면 아랫배에 탄력감이 없어지면서 스태미너가 떨어지는데, 이는 노화의 대표적인 증상이다. 한방에서 복진은 가장 중요한 진단방법 중의 하나이다. 복력의 충실도는 환자의 허실을 판별하는 가장 기초적이면서도 중요한 의미를 갖는다.

그러면 복력이란 무엇인가? 먼저 골격을 형성하여 몸의 운동을 주관하는 근육인 골격근(骨格筋)의 근육긴장을 생각할 수 있다. 예를 들

팔미원의 적응증 : ① 제하불인(臍下不仁) ② 허로(虛勞) ③ 정력감퇴 ④ 소변불리(小便不利) ⑤ 요통증 ⑥ 구갈(口渴)증 ⑦ 다뇨(多尿) ⑧ 전립선비대증 ⑨ 불면 ⑩ 두통 ⑪ 두중(頭重) ⑫ 족허(足虛) ⑬ 족냉(足冷) ⑭ 수족열감증 ⑮ 동계(動悸) ⑯ 상열감(上熱感)

어, 감기에 걸리면 근육을 긴장시켜 포도당과 지방산을 왕성하게 연소시켜 열을 발생하게 하며 병마와 대결할 수 있게 한다.

발병 초기에는 체력이 충분할 때를 양증(陽證)의 시기라고 하는데, 이때는 근육을 긴장시켜 체온을 높이나 체력이 약해졌을 때[陰證]에는 이와같은 생리현상을 일으키지 못하게 된다.

또 골격근의 긴장력이 약해지면 복강 내의 평활근(平滑筋), 즉 위나 장 등의 내장벽을 구성하고 있는 근육의 긴장력도 어느 정도 병행해서 약해진다.

다시 말해서 복부가 기운 없는 상태라고 하는 것은 골격근의 긴장력과 내장의 긴장력이 떨어져서 5장6부의 기능이 약해지는 상태를 말한다.

따라서 팔미원은 이와같은 기능이 떨어진 복부 전체를 활성화시켜 주는 대표적인 생약이다. 이와같이 5장6부를 새롭게 긴장시켜 줌으로써 우리 몸에 활력을 주어 노화를 방지할 수 있게 해 준다.

평범한 곳에 진실된 길이 있듯이, 천수 백년 동안 꾸준히 투약되어 온 평범한 약 중에 귀하고 보배로운 것, 바로 이것이 팔미원이다.

팔미원(八味元)

숙지황(熟地黃) : 생산신혈(生産新血), 강근골(强筋骨)
산수유(山茱萸) : 보정력(補精力), 익기운(益氣運)
산약(山藥)   : 허로보강(虛勞補强), 보익기력(補益氣力)
택사(澤瀉)   : 이뇨(利尿), 청혈(淸血), 청두통(淸頭痛)
복령(茯苓)   : 이뇨(利尿), 강심(强心), 신경안정(神經安靜)
목단피(牧丹皮) : 파어혈(破瘀血), 행혈(行血), 소식(消食)
계지(桂枝)   : 이뇨(利尿), 통말초기혈순환(通末梢氣血循環)
부자(附子)   : 축냉통5장6부(逐冷通五臟六腑), 보양회생(補陽回生)

체력과 증상에 따른 한방처방

정력감퇴에 효과가 좋은 처방명	허실(虛實)	변비	얼굴이 달아오름	아침에 입속이 텁텁	갈증	어깨 결림	명치부위 답답	배꼽 주위 동계	하복부에 탈력감	요통과 탈력감	무릎이 뻐뻐함	얀 다뇨	쉽게 피로함	불안초조 울병·	불면, 경향·다몽	기력이 극도로 허약
대시호탕(大柴胡湯)	실증(實證)	★	●	★	△	★	★									
시호가용골모려탕(柴胡加龍骨牡蠣湯)		●	●	●	△	●	★	★						●		
쌍화탕 (雙和湯)	중간		●	△	△				●	●	●		★	△	△	★
계지가용골모려탕(桂枝加龍骨牡蠣湯)			●			●		★					●	★	★	●
녹용대보탕(鹿茸大補湯)	허증(虛證)	●	△		●	△		△	★	●	●	△	★	△	△	★
팔미원(八味元)		△			●				★	★	●	★	★	●	△	★

★ : 증에 가장 잘 맞는 표시. 처방을 선택하는 포인트가 된다.
● : 일반석으로 증에 맞는 경우
△ : 부수적으로 있는 증상

정력증강의 먹이요법

① 밸런스가 좋은 식사로 소식해야 된다.

② 무리하지 않은 적당한 운동(속보, 건포마찰, 단전호흡 등)을 한다.

③ 그리고 두뇌를 잘 사용하는 방법으로 노화를 지연시킬 수 있다.

특히 음식은, 육류, 계란, 우유, 백미, 흰빵 등의 식품을 줄이고, 현미잡곡밥과 채식을 많이 섭취하여야 한다. 이는 혈액성상을 정상화하고 간장의 부담을 줄여주어 간장의 혈액순환을 원활히 하고 모든 생리기능을 개선한다.

육류를 많이 섭취하면 정력이 좋아진다고 일반적으로 믿고 있으나, 그것은 혈액을 산독화(酸毒化)시켜서 중추신경을 자극하기 때문에 일시적으로 정력이 좋아진 것 같은 착각을 일으키기 때문이다.

그러나 결과적으로는 간세포의 질이 약해지고 기능이 저하되어서 오히려 기초체력이 떨어지게 되어 결국은 정력이 약해진다.

① 주식으로는 현미잡곡밥(현미 5, 율무 2, 콩 2, 기타 1), 부식은 야채, 해조류(미역, 다시마, 김), 소어패류(조개류, 멸치)가 좋다.

② 식물유(植物油)에는 젊음을 되찾아주는 비타민 E와 신경의 활동을 안정시켜서 간장의 지방대사를 좋게 하는 비타민 F가 많이 함유되어 있어 정력증강에 많은 도움이 된다. 그 밖에 비타민 E를 많이 함유하고 있는 야채로는 시금치, 당근, 셀러리, 파세리가 있다.

③ 아연을 다량으로 함유하고 있는 굴과 기초체력을 높이고 강정효과도 높이는 생약으로는 인삼이 가장 좋고, 그리고 로얄제리와 그 밖에 마늘, 은행, 참깨, 양파, 참마 등은 생명력과 정력을 강하게 하는 식품이다.

④ 식품으로는, 하늘이 우리를 어여삐 보시고 하사한 별식, 땅 위에는 '마늘', 바닷속에는 '굴'이다.

저녁에 잠들기 전에 소주잔 1~2잔 정도를 꾸준히 마셔 두기만 하여도 묘한 효과를 얻을 수 있는 값도 저렴한 정력주를 소개한다. 재료로는 소주 1ℓ에 6년근 인삼, 오가피나무껍질, 당두충나무껍질, 음양곽, 구기자열매, 토사자, 복분자(산딸기), 파극(가운데 줄기를 제거한 것)을 각각 50g씩을 넣고 밀봉하여 3개월 이상 땅에 묻어 두었다가 장복하면, 그 효력에 스스로 놀라게 된다.

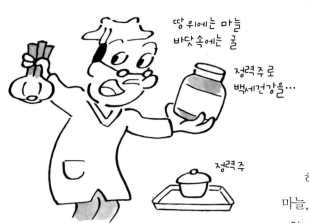

땅 위에는 마늘
바닷속에는 굴

정력주로
백세건강을…

정력주

하늘이 내린 정력제로는, 산 속의 참마와 밭의 마늘, 그리고 바닷속의 굴이 으뜸이다.

• 참마 : 특히 참마는 자양강장식품으로서 유명한데, 그 유래는 참마의 특유하게 미끈미끈한 점액(粘液)성분에 있다. 이 끈끈한 성분은 '무친'이라고 하는 점액질로서, 이미 섭취된 단백질의 이용효율을 높이는 작용이 우수해서 스태미너를 증진시킨다. 쉽게 피로하기 쉬운 체질이 상식하면 피

로회복은 물론이고 정력도 좋아진다.

- **만드는 방법** : ①적당량의 참마를 미끈미끈하게 될 때까지 잘 으깬다.

② 멸치와 다시마로 만든 수프를 으깬 참마에 적당량을 섞고 간장으로 간을 맞추어 차게 한다.

③ 또 여기에 1~2쪽의 잘 다진 마늘과 레몬즙을 적당량 섞는다.

④ 이렇게 만든 참마(차게 해야 맛이 좋다)를 적당량 밥에 얹어서 저녁마다 섭취한다.

- **연밥**〔연(蓮)의 실(實)〕: 이는 연못에서 자라나는 다년생 수초(水草)인 연으로서, 이를 연실(蓮實), 연자(蓮子) 또는 연자육(蓮子肉)이라고 한다. 이 연자를 중국에서는 예로부터 왕실에서 과자를 만들 때 정력증강의 목적으로 자주 활용한 자양강장(滋養强壯)제이다. 그대로 달여서 차로 마시든지, 다른 곡식을 섞어 죽을 끓여 장기간 복용하면 좋은 효과를 얻을 수 있으며, 정력뿐만 아니라 심장병과 연변(軟便)에도 좋다.

  만드는 방법 : ① 연자육(짙은 갈색의 껍질을 물에 불려서 벗긴다) 30g을 600mℓ의 물에 넣고 반으로 줄여서 1일 3회 나누어 마신다.

  ② 쌀 1홉에 껍질을 벗긴 연자육〔불려서 믹서에 대강 갈아서 사용〕50g을 섞어서 죽을 만드는데, 죽이 거의 다 되었을 때 술〔청주〕과 소금을 약간 넣고 1일 3회로 나누어 먹는다.

강정차(强精茶)

종　류	1일 분량	효　　　　　능
음양곽(淫羊藿)	15g	맛은 약간 매운 편이고, 약성은 온하다. 약효는 남자의 절양불기(絕陽不起)와 여자의 절음무자(絕陰無子)를 고치고, 근골(筋骨)을 굳세게 하고 지력(志力)을 더하게 한다.
토사자(兎絲子)	15g	맛은 약간 맵고 달며, 약성은 평하다. 몽설(夢泄)과 유정(遺精)을 다스리고, 정력을 더하여 근육을 강하게 하며, 요통과 슬냉(膝冷)을 고친다.
두충(杜冲)	12g	맛은 약간 맵고 달며, 약성은 약간 온하다. 약효는 정력을 도와서 소변의 유통을 원활히 하고, 근골을 튼튼히 하여 요통과 슬통을 치료한다.
대추 + 생강		

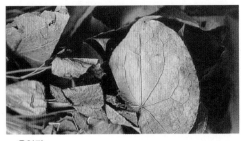

음양곽　　　　　　　　　토사자

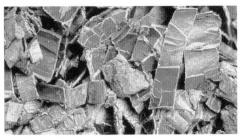

두충

제신공(提腎功)

　　가장 효과적인 운동은 속보(速步)이다. 절대로 뛰면 안 된다. 시간은 개인에 따라 다르나, 요령은 등에 땀이 촉촉하게 밸 정도가 적당량이다.

　　정력감퇴와 임포텐스에 유효한 기공법은, 제신공이라고 하는 기공이다.

　　한의학에서는 정력감퇴나 임포텐스는 신장〔현대의학에서 말하는 부신과 전체 생명대사를 말함〕의 기능이 약해진 때문으로 본다.

　　이 기공법은, 단전호흡〔배꼽과 치골의 가운데에 의식을 집중시키고 하복부를 불려서 하는 호흡)에 의해서 하복부에 기력을 충실하게 하고, 그 기에 의해서 고환을 끌어올리는 듯한 느낌의 동작을 통해서 신기(腎氣)를 자극해서 체력과 정력을 회복시키는 기공이다.

① 양다리를 어깨넓이로 벌리고 무릎을 약간 구부리면서 양손은 손바닥이 위를 행하게 해서 단전 부위에 모으고, 단전 부위를 수축시키면서 숨을 내뱉는다. 이때에 단전 부위, 고환, 음경, 그리고 항문의 괄약근에 의식을 집중하고 그 전체를 위로 끌어올리는 듯한 느낌으로 만든다.

② 무릎을 펴면서 양손의 바닥을 지면을 향하게 하고 단전 부위의 하복부를 부풀리면서 숨을 내쉰다.

③ 이 동작을 9회 연속으로 시행하고, 3분 정도 쉰 다음, 다시 9회씩 두 번, 전체 세 번 되풀이하고 끝맺는다.

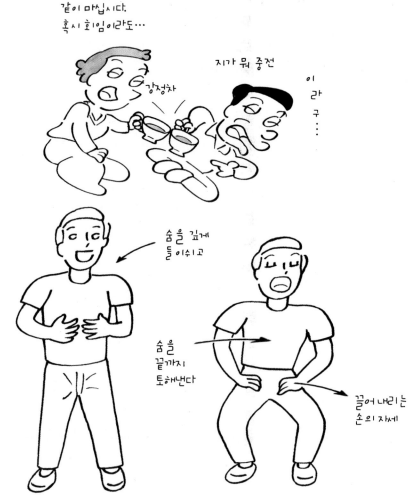

여기에서 한번 깊이 있게 생각하고 넘어가야 할 대단히 중요한 것이 있다. 나이가 먹어감에 따라 특히 남성의 정력이 감퇴되는 것은 지극히 고마운 현상이다. 이는 조물주가 우리에게 주는 특별한 은혜가 아닐 수 없다. 왜냐하면 60세가 지났음에도 불구하고 20~30대의 정력을 그대로 지니고 있다고 상상해 보자. 이 얼마나 끔찍한 일인지. 그 여분의 정력은 누구를 위한 정력이 되겠는가? 양심적으로 생각하여 보라! 그 정력을 어디에 쓸 것인가를. 늙은 아내가 아닌 젊은 여자를 주책없이 찾아 헤맬 것은 뻔한 일이 아니겠는가? 어디 한 번 그 결과를 상상해 보시라!

몸에 좋다니, "도대체 그 몸이란 게 무엇인가? 사람이 어디 몸만으로 이루어진 것인가? 몸은 마음의 그림자에 지나지 않는다. 사람을 비롯해서 살아 있는 모든 생물은 제명대로 살지 못하고 죽임을 당할 때 하늘에 사무치는 원한을 갖게 된다. 들짐승 고기를 보신제로 즐겨 먹는 사람들은, 비명으로 죽어간 짐승의 원한이 자신의 혈액을 타고 돌게 된다는 사실을 알고 있는가? 원한은 곧 독이다. 원한의 독이 몸에 좋다니 당치 않는 소리다.

우리가 산다는 것은 무엇인가? 그것은 기약할 수 없는 것이다. 내일 일을 누가 아는가? 이 다음 순간을 누가 아는가? 순간순간을 꽃처럼 새롭게 피어나는 습관을 들여야 한다. 매순간을 자기 영혼을 가꾸는 일에, 자기 영혼을 맑히는 일에 쓸 수 있어야 한다.

우리는 모두가 늙는다. 그리고 언젠가 자기 차례가 오면 죽는다. 그렇지만 우리가 두려워할 것은 늙음이나 죽음이 아니다. 녹슨 삶을 두려워해야 한다. 삶이 녹슬면 모든 것이 허물어진다. 우리가 순간순간 산다는 것은 한편으론 순간순간 죽어 간다는 것이다. 죽음을 두려워할 것이 아니라 녹스는 삶을 두려워해야 한다. 단순한 삶을 이루려면 더러는 홀로 있는 시간을 가져야 한다. 사람은 홀로 있을 때 단순해지고 순수해진다. 이때 명상의 문이 열린다.

우리들 생의 저녁에 이르면 우리는 이웃을 얼마나 사랑했는가를 두고 심판을 받을 것이다. 또 무엇이 우리의 삶을 증언해 줄 것인가? 철학인가? 아니다. 오직 사랑만이 우리의 존재를 증명해 줄 뿐이다."

오늘은 어제의 결과이고, 내일은 오늘을 올려놓는 쟁반이다. 그 쟁반 위에 무엇을 담느냐 하는 것은 오로지 오늘을 어떻게 사느냐, 어떤 아름다움을 보고 찾으려고 했느냐, 또 이웃에게 아름다움을 얼마나 전했느냐에 따라서 달라질 수밖에 없다.

욕심과 무절제(無節制) 때문에 지난밤 잠들지 못함으로 인한 몽롱함으로 어떻게 내일의 쟁반 위에 봄직한 값을 올려놓을 수 있겠는가? 내가 여기 상(床) 위에 여러분의 건강을 위한 방법을 차려 놓았다. 받아 먹지 않으면 그냥 한 장의 그림일 수밖에 없다.

처방

〈처방의 각 생약 분량은 1첩당 분량이고, 건강차의 각 생약 분량은 1일 분량이다.〉

【가】

加味歸脾湯(가미귀비탕)

龍眼肉(용안육) 6g, 白朮(백출), 茯苓(복령), 人蔘(인삼), 酸棗仁(산조인) 각 4g, 黃茋(황기), 當歸(당귀), 遠志(원지) 각 3g, 木香(목향), 甘草(감초) 각 2g, 생강 3쪽, 대추 2개.

加味逍遙散(가미소요산)

當歸(당귀), 白芍藥(백작약), 白茯苓(백복령), 白朮(백출), 陳皮(진피) 각 6gm, 牧丹皮(목단피), 柴胡(시호) 각 4g, 山梔子(산치자), 生薑(생강) 각 3쪽, 薄荷(박하), 甘草(감초) 각 2g.

葛根湯(갈근탕)

葛根(갈근) 12g, 麻黃(마황), 桂枝(계지), 白芍藥(백작약), 甘草(감초) 각 4g, 생강 5쪽, 대추 3개.

**甘食茶(감식차)

厚朴(후박) 12g, 枳實(지실) 8g, 黃栢(황백) 6g····································382

甘麥大棗湯(감맥대조탕)

小麥(소맥) 30g, 甘草(감초) 9g, 대추 9개.

甘草瀉心湯(감초사심탕)

半夏(반하) 12g, 甘草(감초) 8g, 黃芩(황금), 大棗(대조) 각 6g, 乾薑(건강), 人蔘(인삼) 각

4g, 黃連(황련) 2g.

**强精茶(강정차)

淫羊藿(음양곽) 15g, 兎絲子(토사자) 15g, 杜冲(두충) 12g····································527

**祛風茶(거풍차)

牛膝(우슬) 10g, 桂枝(계지) 8g, 麻黃(마황) 5g····································38

**健胃茶(건위차)

砂仁(사인) 15g, 山査肉(산사육) 8g, 厚朴(후박) 8g····································337

桂枝加附子湯(계지가부자탕)

桂枝(계지), 白芍藥(백작약), 甘草(감초) 각 4g, 附子(부자) 3g, 생강 5쪽, 대추 3개.

桂枝加龍骨牡蠣湯(계지가용골모려탕)

桂枝(계지), 白芍藥(백작약), 龍骨(용골), 牡蠣(모려) 각 6g, 甘草(감초) 4g, 생강 5쪽, 대추 3개.

桂枝加芍藥大黃湯(계지가작약대황탕)

白芍藥(백작약) 12g. 桂枝(계지) 6g, 甘草(감초) 4g, 大黃(대황) 4~8g. 생강 5쪽, 대추 3개.

桂枝加朮附湯(계지가출부탕)

蒼朮(창출) 8g, 桂枝(계지), 白芍藥(백작약),

白茯苓(백복령) 각 6g, 甘草(감초) 4g, 附子(부자) 3g. 생강 5쪽, 대추 3개.

桂枝茯苓丸(계지복령환)

細桂枝(세계지), 白茯苓(백복령), 牧丹皮(목단피), 桃仁(도인), 白芍藥(백작약) 각 등분.

桂枝人蔘湯(계지인삼탕)

桂枝(계지), 甘草(감초) 각 8g, 白朮(백출), 人蔘(인삼) 각 6g, 생강 5쪽.

藿香正氣散(곽향정기산)

藿香(곽향) 6g, 蘇葉(소엽) 4g, 大腹皮(대복피), 白芷(백지), 白茯苓(백복령), 厚朴(후박), 白朮(백출), 陳皮(진피), 半夏(반하), 桔梗(길경), 甘草(감초) 각 2g, 생강 3쪽, 대추 2개.

九味羌活湯(구미강활탕)

羌活(강활), 防風(방풍) 각 6g, 川芎(천궁), 白芷(백지), 蒼朮(창출), 黃芩(황금), 生地黃(생지황) 각 4g, 細辛(세신), 甘草(감초) 각 2g.

芎歸膠艾湯(궁귀교애탕)

熟地黃(숙지황), 白芍藥(백작약) 각 8g, 當歸(당귀), 艾葉(애엽) 각 6g, 川芎(천궁), 阿膠珠(아교주), 甘草(감초) 각 4g.

歸脾湯(귀비탕)

龍顔肉(용안육) 6g, 當歸身(당귀신), 酸棗仁(산조인), 遠志(원지), 人蔘(인삼), 白朮(백출), 白茯神(백복신) 각 4g, 木香(목향), 甘草(감초) 각 2g, 생강 5쪽, 대추 3개.

【나】

鹿茸大補湯(녹용대보탕)

肉從蓉(육종용), 杜冲(두충), 鹿茸(녹용) 각 4g, 熟地黃(숙지황), 白芍藥(백작약), 當歸(당귀), 人蔘(인삼), 黃芪(황기), 白朮(백출), 附

子(부자), 肉桂(육계), 半夏(반하), 石斛(석곡), 五味子(오미자), 白茯苓(백복령) 각 3g, 甘草(감초) 2g, 생강 3쪽, 대추 2개.

【다】

當歸四逆加吳茱萸生薑湯(당귀사역가오수유생강탕)

當歸(당귀), 桂枝(계지), 白芍藥(백작약), 細辛(세신), 木通(목통), 甘草(감초) 각 6g, 吳茱萸(오수유) 3g, 생강 5쪽, 대추 3개.

當歸芍藥散(당귀작약산)

白芍藥(백작약), 白茯苓(백복령), 白朮(백출), 澤瀉(택사) 각 6g, 當歸(당귀), 川芎(천궁) 각 4g.

當歸飮子(당귀음자)

當歸(당귀) 6g, 熟地黃(숙지황), 白芍藥(백작약), 川芎(천궁), 防風(방풍), 각 4g, 何首烏(하수오), 荊芥(형개), 黃芪(황기) 각 3g, 甘草(감초) 2g.

大柴胡湯(대시호탕)

柴胡(시호) 12g, 半夏(반하) 6~12g, 黃芩(황금), 白芍藥(백작약), 枳實(지실) 각 4g, 大黃(대황) 4~8g, 생강 7쪽, 대추 5개.

大和中飮(대화중음)

山査肉(산사육), 麥芽(맥아) 각 8g, 陳皮(진피), 厚朴(후박), 澤瀉(택사) 각 6g. 枳實(지실), 砂仁(사인) 4g.

大黃甘草丸(환)(대황감초환)

大黃(대황), 甘草(감초)

大黃牧丹皮湯(대황목단피탕)

冬瓜子(동과자) 12g, 大黃(대황), 桃仁(도인) 각 8g, 牧丹皮(목단피) 6g, 芒硝(망초) 8~12g.

大黃附子湯(대황부자탕)

大黃(대황) 6g, 細辛(세신) 4g, 附子(부자) 3g.

陶氏平胃散(도씨평위산)

蒼朮(창출) 6g, 厚朴(후박), 陳皮(진피), 白朮(백출) 각 4g, 黃連(황련), 枳實(지실) 각 3g, 草果(초과), 神曲(신곡), 山査肉(산사육), 乾薑(건강), 木香(목향), 甘草(감초) 각 3g, 생강 3쪽.

桃核承氣湯(도핵승기탕)

桃仁(도인), 桂枝(계지), 芒硝(망초), 大黃(대황) 각 8g, 甘草(감초) 4g.

獨活寄生湯(독활기생탕)

獨活(독활), 當歸(당귀), 白芍藥(백작약), 桑寄生(상기생) 각 4g, 熟地黃(숙지황), 川芎(천궁), 人蔘(인삼), 白茯苓(백복령), 牛膝(우슬), 杜冲(두충), 秦艽(진교), 細辛(세신), 防風(방풍), 肉桂(육계) 각 3g, 甘草(감초) 2g, 생강 3쪽.

**得男茶(득남차)

當歸(당귀) 8g, 川芎(천궁) 8g, 桃仁(도인) 8g.

【마】

麻子仁丸(마자인환)

麻子仁(마자인), 大黃(대황) 각 32g, 厚朴(후박), 杏仁(행인) 각 20g, 白芍藥(백작약), 枳實(지실) 각 16g.

麻杏甘石湯(마행감석탕)

麻黃(마황), 杏仁(행인) 각 6g, 甘草(감초) 3g, 石膏(석고) 20g.

麻黃附子細辛湯(마황부자세신탕)

麻黃(마황), 細辛(세신) 각 4g, 附子(부자) 3g.

麻黃定喘湯(마황정천탕)

麻黃(마황) 12g, 杏仁(행인) 6g, 黃芩(황금), 蘿蔔子(나복자), 桑白皮(상백피), 桔梗(길경), 麥門冬(맥문동), 款冬花(관동화) 각 4g, 百果炒黃(백과초황) 21개

麻黃湯(마황탕)

麻黃(마황), 杏仁(행인) 각 8g, 桂枝(계지) 6g, 甘草(감초) 3g.

麥門冬湯(맥문동탕)

麥門冬(맥문동) 12g, 半夏(반하) 8g, 乾地黃(건지황) 6g, 人蔘(인삼), 黃連(황련), 阿膠珠(아교주), 甘草(감초) 각 4g, 粳米(갱미) 16g, 대추 3개.

木防己湯(목방기탕)

木防己(목방기) 6g, 石膏(석고) 24g, 人蔘(인삼) 8g, 桂枝(계지) 4g.

**美人茶(미인차)

桃仁(도인) 15g, 金銀花(금은화) 10g, 川黃連(천황련) 2g⋯⋯⋯⋯⋯⋯452

【바】

半夏白朮天麻湯(반하백출천마탕)

半夏(반하), 陳皮(진피), 麥芽(맥아) 각 6g, 白朮(백출), 神曲炒(신곡초) 각 4g, 蒼朮(창출), 人蔘(인삼), 黃芪(황기), 天麻(천마), 白茯苓(백복령), 澤瀉(택사), 乾薑(건강), 黃栢(황백-酒洗) 각 2g, 생강 5쪽.

半夏厚朴湯(반하후박탕)

半夏(반하) 8g, 白茯苓(백복령) 6g, 厚朴(후박), 蘇葉(소엽) 각 4g, 생강 5쪽.

半夏瀉心湯(반하사심탕)

半夏(반하) 12g, 黃芩(황금), 乾薑(건강), 人蔘

(인삼) 甘草(감초) 4g, 黃連(황련) 2g, 대추 5개.

防己黃芪湯(방기황기탕)

黃芪(황기) 10g, 防己(방기) 8g, 白朮(백출), 甘草(감초) 각 4g, 생강 3쪽, 대추 2개.

**防風茶(방풍차)

葛根(갈근) 20g, 芍藥(작약) 8g, 麻黃(마황) 8g ·······································299

防風通聖散(방풍통성산)

滑石(활석) 8g, 甘草(감초) 5g, 石膏(석고), 白茯苓(백복령), 桔梗(길경) 각 3g, 防風(방풍), 川芎(천궁), 當歸(당귀), 赤芍藥(적작약), 大黃(대황), 麻黃(마황), 薄荷(박하), 連翹(연교), 芒硝(망초), 荊芥(형개), 白朮(백출), 梔子(치자) 각 2g, 생강 5쪽.

白虎加人蔘湯(백호가인삼탕)

石膏(석고) 32g, 粳米(갱미) 18g, 知母(지모) 12g, 人蔘(인삼) 6g, 甘草(감초) 4g.

補中益氣湯(보중익기탕)

黃芪(황기) 8g, 人蔘(인삼), 白朮(백출), 當歸(당귀) 각 6g, 甘草(감초) 4g, 陳皮(진피) 3g, 升麻(승마), 柴胡(시호) 각 2g.

**補血茶(보혈차)

當歸(당귀) 8g, 川芎(천궁) 8g, 芍藥(작약) 8g, 人蔘(인삼) 8g ·······························267

茯苓飮合半夏厚朴湯(복령음합반하후박탕)

半夏(반하) 6g, 白茯苓(백복령), 白朮(백출), 厚朴(후박), 蘇葉(소엽) 각 4g, 人蔘(인삼), 陳皮(진피) 각 3g, 枳實(지실) 2g, 생강 5쪽.

茯苓杏仁甘草湯(복령행인감초탕)

白茯苓(백복령) 8g, 杏仁(행인) 6g, 甘草(감초) 3g.

茯苓澤瀉湯(복령택사탕)

白茯苓(백복령), 澤瀉(택사) 각 6g, 白朮(백출) 4g, 桂枝(계지), 甘草(감초) 각 3g, 생강 3쪽.

分消湯(분소탕)

蒼朮(창출), 白朮(백출), 陳皮(진피), 厚朴(후박), 枳實(지실), 赤茯苓(적복령) 각 4g, 香附子(향부자), 猪苓(저령), 澤瀉(택사), 大腹皮(대복피) 각 3g, 砂仁(사인), 木香(목향) 각 2g, 燈心草(등심초) 8g, 생강 3쪽.

【사】

四君子湯(사군자탕)

人蔘(인삼), 白朮(백출), 白茯苓(백복령), 甘草(감초) 각 6g, 생강 3쪽, 대추 2개.

四物湯(사물탕)

熟地黃(숙지황), 白芍藥(백작약), 當歸(당귀), 川芎(천궁) 각 8g.

四逆湯(사역탕)

甘草(감초) 6g, 附子(부자) 2g, 생강 3쪽.

雙和湯(쌍화탕)

白芍藥(백작약) 10g, 熟地黃(숙지황), 黃芪(황기), 當歸(당귀), 川芎(천궁) 각 4g, 桂皮(계피), 甘草(감초) 각 3g, 생강 3쪽, 대추 2개.

酸棗仁湯(산조인탕)

酸棗仁(산조인) 15g, 白茯苓(백복령) 6g, 知母(지모), 川芎(천궁) 각 4g, 甘草(감초) 3g.

三黃瀉心湯(삼황사심탕)

大黃(대황), 黃連(황련), 黃芩(황금) 각 6g.

**三黃茶(삼황차)

黃芩(황금) 6g, 川黃連(천황련) 3g, 大黃炒

(대황초) 5g------------38

生薑瀉心湯(생강사심탕)

半夏(반하) 12g, 生薑(생강) 8g, 甘草(감초), 人蔘(인삼), 黃芩(황금), 大棗(대조) 각 5g, 乾薑(건강), 黃連(황련) 각 2g.

小建中湯(소건중탕)

白芍藥(백작약) 12g, 桂枝(계지), 甘草(감초) 각 6g, 餃飴(교이) 40g, 생강 3쪽, 대추 2개.

소경활혈탕(疎經活血湯)

白芍藥(백작약) 6g, 當歸(당귀), 川芎(천궁), 熟地黃(숙지황), 蒼朮(창출), 桃仁(도인), 白茯苓(백복령) 각 4g, 牛膝(우슬), 威靈仙(위령선), 防己(방기), 羌活(강활), 防風(방풍), 龍膽草(용담초), 白芷(백지), 陳皮(진피), 甘草(감초) 2g, 생강 3쪽.

**消肌茶(소기차)

冬瓜(동과) 12g, 防己(방기) 10g, 木通(목통) 8g------------238

小半夏加茯苓湯(소반하가복령탕)

半夏 12g, 白茯苓(백복령) 6g, 생강 7쪽.

**消浮茶(소부차)

澤瀉(택사) 15g, 白朮(백출) 15g, 桂枝(계지) 8g, 防己(방기) 8g------------222

小柴胡湯(소시호탕)

柴胡 12g, 半夏 4-12g, 白茯苓(백복령), 人蔘(인삼), 甘草(감초) 6g, 생강 5쪽, 대추 3개.

**消食茶(소식차)

山査肉(산사육) 12g, 厚朴(후박), 枳實(지실) 각 8g.

消疹茶(소진차)

當歸(당귀) 10g, 桃仁(도인) 10g, 黃連(황련)

3g------------445

小青龍湯(소청용탕)

麻黃(마황) 4~8g, 白芍藥(백작약), 細辛(세신), 桂枝(계지), 五味子(오미자), 甘草(감초) 각 4g, 半夏(반하) 6~12g. 생강 5쪽, 대추 3개.

消風散(소풍산)

當歸(당귀), 熟地黃(숙지황), 石膏(석고) 각 4g, 防風(방풍), 蒼朮(창출), 木通(목통), 牛蒡子(우방자), 知母(지모), 胡麻(호마) 각 3g, 蟬退(선퇴), 苦蔘(고삼), 荊芥(형계), 甘草(감초) 각 2g.

小陷胸湯(소함흉탕)

半夏(반하) 8g, 瓜蔞仁(과루인) 6g, 黃連(황련) 3g.

續命湯(속명탕)

石膏(석고) 8g, 杏仁(행인) 6g, 麻黃(마황), 桂枝(계지), 當歸(당귀) 각 4g, 川芎(천궁), 乾薑(건강), 甘草(감초) 3g.

柴朴湯(시박탕)

柴胡(시호) 8g, 半夏(반하), 白茯苓(백복령) 각 5g, 黃芩(황금), 厚朴(후박), 蘇葉(소엽) 4g, 人蔘(인삼), 甘草(감초) 3g. 생강 5쪽.

柴胡加龍骨牡蠣湯(시호가용골모려탕)

柴胡(시호), 半夏(반하) 8g, 龍骨(용골), 牡蠣粉(모려분), 人蔘(인삼), 黃芩(황금), 桂枝(계지), 白茯苓(백복령), 鉛丹(연단), 大黃(대황) 각 4g, 생강 3쪽, 대추 2개.

柴胡桂枝乾薑湯(시호계지건강탕)

柴胡(시호) 12g, 括蔞仁(괄루인) 8g, 桂枝(계지), 黃芩(황금), 牡蠣粉(모려분) 각 6g, 乾薑(건강), 甘草(감초) 각 3g.

柴胡桂枝湯(시호계지탕)

柴胡(시호), 半夏(반하) 각 8g, 桂枝(계지), 黃芩(황금), 人蔘(인삼) 白芍藥(백작약) 각 4g, 甘草(감초) 2g, 생강 3쪽, 대추 2개.

柴胡淸肝散(시호청간산)

當歸(당귀), 白芍藥(백작약), 川芎(천궁), 熟地黃(숙지황), 柴胡(시호) 각 4g, 連翹(연교), 桔梗(길경), 牛蒡子(우방자), 瓜蔞仁(과루인), 薄荷(박하), 甘草(감초) 3g, 黃芩(황금), 黃連(황련), 黃栢(황백), 山梔子(산치자) 각 2g.

십미폐독산(十味敗毒散)

白茯苓(백복령) 6g, 柴胡(시호), 獨活(독활), 陳皮(진피), 防風(방풍), 桔梗(길경), 川芎(천궁) 각 4g, 荊芥(형계), 甘草(감초) 각 2g. 생강 3쪽.

十全大補湯(십전대보탕)

人蔘(인삼), 白朮(백출), 白茯苓(백복령), 甘草(감초), 熟地黃(숙지황), 當歸(당귀), 白芍藥(백작약), 川芎(천궁), 黃芪(황기), 肉桂(육계) 각 4 g, 생강 3쪽, 대추 2개.

【아】

**安眠茶(안면차)

小脈(소맥) 30g, 酸棗仁(산조인) 15g, 遠志(원지) 10g

**安膝茶(안슬차)

牛膝(우슬) 10g, 五加皮(오가피) 10g, 防己(방기) 8g

**安神茶(안신차)

小麥(소맥) 30g, 대추(大棗) 10개, 甘草(감초) 10g

**安腰茶(안요차)

杜冲(두충), 牛膝(우슬) 12g, 五加皮(오가피) 8g

安中散(안중산)

桂枝(계지) 10g, 玄胡索(현호색), 牡蠣粉(모려분) 각 8g, 小茴香(소회향), 砂仁(사인), 甘草(감초) 각 3g, 良薑(양강) 2g.

**安姙茶(안임차)

枳實(지실) 8g, 梅實(매실) 7g, 대추 5개, 생강 3쪽

**安靜茶(안정차)

小麥(소맥) 20g, 柴胡(시호) 15g, 桂枝(계지) 3g, 대추 15개, 생강 5쪽

**安中茶(안중차)

牡蠣粉(모려분) 12g, 芍藥(작약) 8g, 玄胡索(현호색) 8g

抑肝散加半夏陳皮(억간산가반하진피)

當歸(당귀), 白朮(백출), 白茯苓(백복령), 釣鉤藤(조구등), 半夏(반하), 陳皮(진피) 각 6g, 川芎(천궁), 柴胡(시호) 각 4g, 甘草(감초) 3g.

如神湯(여신탕)

玄胡索(현호색), 當歸(당귀), 桂枝(계지), 杜冲(두충) 각 등분.

苓桂朮甘湯(영계출감탕)

白茯苓(백복령) 8g, 桂枝(계지) 6g, 白朮(백출), 甘草(감초) 각 4g.

五苓散(오령산)

澤瀉(택사) 6g, 白茯苓(백복령) 3g, 白朮(백출) 3g, 猪苓(저령) 각 2g, 桂枝(계지) 5g.

五淋散(오림산)

赤芍藥(적작약), 山梔子(산치자) 각 8g, 當歸(당귀), 赤茯苓(적복령) 각 4g, 黃芩(황금), 甘

草(감초) 각 2g.

吳茱萸湯(오수유탕)

吳茱萸(오수유) 8g, 人蔘(인삼) 6g, 생강 7쪽, 대추 5개.

五積散(오적산)

蒼朮(창출) 8g, 麻黃(마황), 陳皮(진피) 각 4g, 厚朴(후박), 桔梗(길경), 枳殼(지각), 當歸(당귀), 白芍藥(백작약), 白茯苓(백복령) 각 3g, 川芎(천궁), 白芷(백지), 半夏(반하), 桂枝(계지), 甘草(감초) 각 2g, 생강 3쪽.

溫經湯(온경탕)

麥門冬(맥문동) 8g, 當歸(당귀) 6g, 人蔘(인삼), 半夏(반하), 白芍藥(백작약), 川芎(천궁), 牧丹皮(목단피) 각 4g, 阿膠珠(아교주) 甘草(감초) 각 3g, 吳茱萸(오수유), 肉桂(육계) 각 2g. 생강 3쪽, 대추 2개.

溫淸飮(온청음)

當歸(당귀), 川芎(천궁), 熟地黃(숙지황), 白芍藥(백작약) 각 6g, 黃芩(황금), 黃栢(황백) 각 5g, 川黃連(천황련), 山梔子(산치자) 각 3g.

龍膽瀉肝湯(용담사간탕)

當歸(당귀), 川芎(천궁), 白芍藥(백작약), 熟地黃(숙지황), 龍膽草(용담초), 澤瀉(택사), 薏苡仁(의이인) 각 4g, 黃連(황련), 黃芩(황금), 黃栢(황백), 山梔子(산치자), 連翹(연교), 薄荷葉(박하엽), 木通(목통), 車前子(차전자), 土茯苓(토복령), 甘草(감초) 각 3g.

越婢加半夏湯(월비가반하탕)

石膏(석고) 12g, 麻黃(마황) 10g, 半夏(반하) 8g, 白朮(백출) 4g, 대추 3개, 생강 5쪽.

越婢加朮湯(월비가출탕)

石膏(석고) 16g, 麻黃(마황) 12g, 白朮(백출) 8g, 甘草(감초) 4g, 생강 5쪽, 대추 5개.

胃苓湯(위령탕)

蒼朮(창출), 白朮(백출), 茯苓(복령), 猪苓(저령), 澤瀉(택사), 陳皮(진피), 厚朴(후박), 白芍藥(백작약), 桂枝(계지) 각 4g, 甘草(감초) 3g, 생강 3쪽.

六君子湯(육군자탕)

半夏(반하), 白朮(백출), 陳皮(진피), 白茯苓(백복령), 人蔘(인삼) 각 4g, 炙甘草(자감초) 2g, 생강 3쪽, 대추 2개.

六鬱湯(육울탕)

香附子(향부자), 蒼朮(창출), 神曲(신곡), 梔子(치자), 連翹(연교), 陳皮(진피), 川芎(천궁), 茯苓(복령), 貝母(패모), 枳殼(지각), 蘇葉(소엽), 각 4g, 생강 3쪽.

潤腸湯(윤장탕)

當歸(당귀), 熟地黃(숙지황), 生地黃(생지황) 6g, 麻子仁(마자인), 桃仁(도인), 杏仁(행인), 枳殼(지각), 厚朴(후박), 黃芩(황금) 각 4g, 大黃(대황) 2~6g, 甘草(감초) 2g.

薏苡仁湯(의이인탕)

薏苡仁(의이인) 15g, 麻黃(마황), 當歸(당귀), 白朮(백출) 각 6g, 白芍藥(백작약), 桂枝(계지) 4g, 甘草(감초) 3g.

二朮湯(이출탕)

半夏(반하) 6g, 蒼朮(창출), 白朮(백출), 白茯苓(백복령), 陳皮(진피), 南星(남성), 香附子(향부자), 黃芩(황금), 威靈仙(위령선), 羌活(강활) 각 4g, 생강 3쪽.

**益陽茶(익양차)

當歸(당귀), 人蔘(인삼) 각 8g, 肉桂(육계)

6g·····171

人蔘湯(인삼탕-理中湯)

人蔘(인삼), 白朮(백출), 乾薑(건강) 각 8g, 炙甘草(자감초) 4g.

茵蔯五苓散(인진오령산)

澤瀉(택사) 10g, 白茯苓(백복령), 白朮(백출), 桂枝(계지), 茵蔯(인진) 각 7g, 猪苓(저령) 5g.

茵蔯蒿湯(인진호탕)

茵蔯蒿(인진호) 8g, 梔子(치자) 5g, 大黃(대황) 3g.

【자】

炙甘草湯(자감초탕)

生地黃(생지황) 32g, 麥門冬(맥문동) 10g, 炙甘草(자감초), 麻子仁(마자인) 각 8g, 桂枝(계지) 6g, 人蔘(인삼), 陳皮(진피) 각 4g. 생강 5쪽, 대추 7개.

芍藥甘草附子湯(작약감초부자탕)

白芍藥(백작약), 甘草(감초) 각 6g, 附子(부자) 3g.

芍藥甘草湯(작약감초탕)

白芍藥(백작약), 甘草(감초) 각 12g.

猪苓湯(저령탕)

木通(목통), 猪苓(저령), 澤瀉(택사), 滑石(활석), 枳殼(지각), 牛膝(우슬), 黃栢(황백 : 酒洗), 麥門冬(맥문동), 車前子(차전자), 瞿麥(구맥) 각 4g, 甘草(감초) 2g, 萹蓄(편축), 燈心(등심) 각 8g.

靜心茶(정심차)

石菖蒲(석창포) 10g, 遠志(원지) 10g, 當歸(당귀) 8g·····41

制糖茶(제당차)

麥門冬(맥문동) 10g, 五味子(오미자) 6g, 人蔘(인삼) 6g·····215

制毒茶(제독차)

金銀花(금은화) 20g, 枳實(지실) 8g, 黃連(황련) 3g·····353

制痛茶(제통차)

杜冲(두충) 10g, 芍藥(작약) 8g, 牛膝(우슬) 8g, 桂枝(계지) 8g·····459

調經茶(조경차)

當歸(당귀) 8g, 川芎(천궁) 8g, 玄胡索(현호색) 8g·····392

釣藤散(조등산)

釣鉤藤(조구등), 陳皮(진피), 半夏(반하), 麥門冬(맥문동), 白茯苓(백복령), 石膏(석고) 각 8g, 人蔘(인삼), 菊花(국화), 防風(방풍) 각 3g, 甘草(감초) 2g, 생강 3쪽.

調胃承氣湯(조위승기탕)

芒硝(망초) 12g, 대황 8g, 감초 4g.

竹茹溫膽湯(죽여온담탕)

半夏(반하) 6g, 柴胡(시호), 竹茹(죽여), 茯苓(복령), 生薑(생강), 香附子(향부자), 桔梗(길경), 枳實(지실) 각 4g, 黃連(황련), 人蔘(인삼), 甘草(감초) 각 2g.

竹葉石膏湯(죽엽석고탕)

石膏(석고) 30g, 粳米(갱미), 麥門冬(맥문동), 半夏(반하) 각 8g, 人蔘(인삼), 竹葉(죽엽), 甘草(감초) 각 4g.

增損木防己湯(증손목방기탕)

石膏(석고) 16g, 人蔘(인삼) 6g, 木防己(목방기), 蘇子(소자) 각 4g, 桂枝(계지), 桑白皮(상백피) 각 3g, 생강 3쪽.

眞武湯(진무탕-玄武湯)

白茯苓(백복령), 白芍藥(백작약), 白朮(백출)
각 6g, 附子(부자) 2g, 생강 5쪽.

鎮咳茶(진해차)

麥門冬(맥문동) 20g, 杏仁(행인) 15g, 麻黃
(마황) 8g -------------------------- 326

鎮眩茶(진현차)

澤瀉(택사) 20g, 白朮(백출) 10g, 桂枝(계지)
8g -------------------- 260

【차】

天壽茶(천수차)

白芍藥(백작약) 12g, 當歸(당귀) 10g, 黃芪
(황기) 10g, 桂皮(계피) 8g -------------- 43

清肝茶(청간차)

柴胡(시호) 12g, 人蔘(인삼) 6g, 黃芩(황금)
4g -------------------- 214

清腔茶(청강차)

黃栢(황백) 15g, 梔子(치자) 10g, 黃連(황련)
5g -------------------- 351

清頭茶(청두차)

澤瀉(택사) 15g, 白朮(백출) 12g, 桂枝(계지)
10g -------------------- 252

청심연자음(清心蓮子飮)

蓮子肉(연자육) 8g, 人蔘(인삼), 黃芪(황기)
白茯苓(백복령), 麥門冬(맥문동), 地骨皮(지
골피), 車前子(차전자), 黃芩(황금) 각 4g, 甘
草(감초) 2g.

清上防風湯(청상방풍탕)

防風(방풍) 6g, 白芷(백지), 連翹(연교), 桔梗
(길경), 黃芩(황금), 川芎(천궁) 각 4g, 荊芥
(형개), 梔子(치자), 黃連(황련), 枳殼(지각),
薄荷(박하), 竹茹(죽여) 각 3g, 甘草(감초)

2g.

清心茶(청심차)

炙甘草(자감초) 10g, 防己(방기) 10g, 梔子
(치자) 4g -------------------- 203

清肺瀉肝湯(청폐사간탕)

葛根(갈근) 16g, 黃芩(황금), 藁本(고본) 각
8g, 蘿蔔子(나복자), 桔梗(길경), 升麻(승마),
白芷(백지), 大黃(대황) 각 4g.

清肺茶(청폐차)

金銀花(금은화) 20g, 瓜蔞仁(과루인) 10g, 黃
蓮(황련) 3g -------------------- 318

清皮茶(청피차)

當歸(당귀) 10g, 川芎(천궁) 10g, 黃芩(황금)
7g -------------------- 438

清血茶(청혈차)

釣鉤藤(조구등) 12g, 山査肉(산사육) 10g, 黃
芩(황금) 5g -------------------- 64

聰明茶(총명차)

澤瀉(택사) 15g, 茯苓(복령) 10g, 桂枝(계지)
10g -------------------- 42

蹴冷茶(축냉차)

桂皮(계피) 15g, 川芎(천궁) 10g, 人蔘(인삼)
6g -------------------- 400

【카】

快鼻茶(쾌비차)

辛夷花(신이화) 12g, 麻黃(마황) 10g, 桂枝(계
지) 8g -------------------- 306

【타】

澤瀉湯(택사탕)

澤瀉(택사) 16g, 白朮(백출) 6g.

通快茶(통쾌차)

麻子仁(마자인) 15g, 桃仁(도인) 10g, 大黃(대황) 8g·····························356

通氣茶(통기차)

麥門冬(맥문동) 15g, 麻黃(마황) 8g, 桂枝(계지) 8g·····························312

通導散(통도산)

當歸(당귀), 大黃(대황), 枳殼(지각), 厚朴(후박), 陣皮(진피) 각 4g, 芒硝(망초), 木通(목통), 紅花(홍화), 蘇木(소목), 甘草(감초) 각 3g.

退水茶(퇴수차)

澤瀉(택사) 20g, 金銀花(금은화) 15g, 桂枝(계지) 12g·····························27

【파】

破瘀茶(파어차)

山查肉(산사육) 12g, 牧丹皮(목단피) 10g, 桃仁(도인) 8g, 桂枝(계지) 8g·····················80

破腫茶(파종차)

玄胡索(현호색) 20g, 桃仁(도인) 15g, 牧丹皮(목단피) 8g·····························416

八味元(팔미원)

熟地黃(숙지황) 16g, 山藥(산약), 山茱萸(산수유) 각 8g, 白茯苓(백복령), 牧丹皮(목단피), 澤瀉(택사) 각 6g, 肉桂(육계), 附子(부자) 각 3g.

팔물탕(八物湯)

人蔘(인삼), 白朮(백출), 白茯苓(백복령), 甘草(감초), 熟地黃(숙지황), 白芍藥(백작약), 當歸(당귀), 川芎(천궁) 각 6g.

平康茶(평강차)

小麥(소맥) 25g, 薄荷(박하) 15g, 甘草(감초) 8g, 대추 10개·····················499

平胃散(평위산)

蒼朮(창출) 8g, 陣皮(진피) 6g, 厚朴(후박) 4g, 甘草(감초) 3g, 生薑(생강) 3쪽, 대추 2개.

【하】

解酒茶(해주차)

桂枝(계지) 10g, 黃芩(황금) 6g, 黃連(황련) 4g·····························375

解肩茶(해견차)

葛根(갈근) 20g, 牛膝(우슬) 12g, 麻黃(마황) 6g·····························466

行氣茶(행기차)

杜冲(두충), 牛膝(우슬), 桂枝(계지), 각 10g 대추+생강 10g·····················194

行血茶(행혈차)

牛膝(우슬) 12g, 桂枝(계지), 桃仁(도인) 각 10g·····························187

香砂養胃湯(향사양위탕)

白朮(백출) 6g, 砂仁(사인), 蒼出(창출), 厚朴(후박), 陣皮(진피), 白茯苓(백복령) 각 4g, 白豆蔲(백두구), 人蔘(인삼), 木香(목향), 甘草(감초) 각 3g.

香蘇散(향소산)

香附子(향부자), 蘇葉(소엽) 각 7g, 蒼朮(창출) 5g, 陣皮(진피) 4g, 甘草(감초) 3g, 생강 3쪽, 대추 2개.

黃連解毒湯(황련해독탕)

川黃連(천황련) 3g, 黃芩(황금), 黃栢(황백), 山梔子(산치자) 각 6g.

자료 2

찾아보기

【ㄷ】

【ㅇ】

【ㅈ】